AF557194

H. C. Allen

Meister der klassischen Homöopathie

Leitsymptome homöopathischer Arzneimittel

Henry C. Allen

Meister der klassischen Homöopathie

Leitsymptome homöopathischer Arzneimittel

5. Auflage

Herausgegeben, bearbeitet und ergänzt von: Manfred Freiherr von Ungern-Sternberg

ELSEVIER

ELSEVIER
Hackerbrücke 6, 80335 München, Deutschland
Wir freuen uns über Ihr Feedback und Ihre Anregungen an: books.cs.muc@elsevier.com

ISBN 978-3-437-56972-2
eISBN 978-3-437-18074-3

5. Auflage 2017

1.–3. Auflage Burgdorf Verlag, Göttingen 1982–1999

Titel der Originalausgabe von 1898:
Keynotes and Characteristics with Comparison of Some of the Leading Remedies of the Materia Medica

Wichtiger Hinweis für den Benutzer
Die Erkenntnisse in der Medizin unterliegen laufendem Wandel durch Forschung und klinische Erfahrungen. Der Herausgeber dieses Werkes hat große Sorgfalt darauf verwendet, dass die in diesem Werk gemachten therapeutischen Angaben (insbesondere hinsichtlich Indikation, Dosierung und unerwünschter Wirkungen) dem derzeitigen Wissensstand entsprechen. Das entbindet den Nutzer dieses Werkes aber nicht von der Verpflichtung, anhand weiterer schriftlicher Informationsquellen zu überprüfen, ob die dort gemachten Angaben von denen in diesem Werk abweichen, und seine Verordnung in eigener Verantwortung zu treffen.

Für die Vollständigkeit und Auswahl der aufgeführten Medikamente übernimmt der Verlag keine Gewähr.
Geschützte Warennamen (Warenzeichen) werden in der Regel besonders kenntlich gemacht (®). Aus dem Fehlen eines solchen Hinweises kann jedoch nicht automatisch geschlossen werden, dass es sich um einen freien Warennamen handelt.

Bibliografische Information der Deutschen Nationalbibliothek
Die Deutsche Nationalbibliothek verzeichnet diese Publikation in der Deutschen Nationalbibliografie; detaillierte bibliografische Daten sind im Internet über http://www.d-nb.de/ abrufbar.

17 18 19 20 21 5 4 3 2 1

Um den Textfluss nicht zu stören, wurde bei Patienten und Berufsbezeichnungen die grammatikalisch maskuline Form gewählt. Selbstverständlich sind in diesen Fällen immer Frauen und Männer gemeint.

Planung: Sonja Frankl, München
Projektmanagement und Herstellung: Anke Drescher, München
Redaktion: Christel Hämmerle, München
Satz: abavo GmbH, Buchloe
Druck und Bindung: Dimograf, Bielsko-Biała, Polen
Zeichnung: Stefan Dangl, München [L231]
Umschlaggestaltung und Grafik: SpieszDesign, Neu-Ulm

Aktuelle Informationen finden Sie im Internet unter **www.elsevier.de** und **www.elsevier.com**.

Vorwort des Herausgebers zur Neuauflage

Habent sua fata libelli

Als der Elsevier-Verlag die Idee äußerte, H. C. Allens Leitsymptome wieder aufzulegen, hatte ich in der Zwischenzeit wieder eine Menge an Erfahrungen sammeln können. Diese habe ich großenteils in meine Praxisexemplare hineingeschrieben. So sind bei etwa 60 Mitteln Ergänzungen, einige Fallbeispiele, Beobachtungen, Lesefrüchte eingearbeitet worden, und es wurden ein knappes Dutzend neuer Arzneimittel wie die Asthmamittel *Blatta americana* und *Blatta orientalis* sowie *Phellandrium aquaticum* und einige Milchmittel u. a. m. aufgenommen. Deren Leitsymptome herauszustellen erschien mir praxisrelevant. Wer sich beim Nachschlagen im Repertorium an einmal Gelerntes erinnert, findet auch schneller das Mittel für das aktuelle Krankheitsbild.

Ebenfalls wichtig war mir, die Kurzbiografie *H. C. Allens* aus der ursprünglichen 1. Auflage wiederaufzunehmen. Das war bei den weiteren Auflagen vergessen worden. Das zugehörige Bild ist dem von H. C. Allen verfassten Buch *Nosoden* entnommen, das von Thomas v. Grudzinski übersetzt wurde und 1987 im Verlag Barthel und Barthel erschienen ist.

Obwohl dieses Buch nicht als Lehrbuch konzipiert ist, war es mir wichtig, dass der Anhang, der in der 1. Auflage enthalten war, manchen Lesern dienlich sein könnte. Schließlich ist es für eine zielsichere Verordnung erforderlich, die Gewichtung der Symptome zu kennen: So zeigt die Abbildung der sieben Schichten der Ähnlichkeit (ein Ausdruck Hans Breyers) sehr anschaulich, auf welche Ebene sich unsere Verordnung stützt. Da wir es mit Phänomenen der Lebenskraft der Patienten zu tun haben, die zur Selbstheilung angeregt werden soll, ist es notwendig, auch über die erfahrungsgemäße Wirkungsdauer der einzelnen Potenzen informiert zu sein. Hier wird durch Überdosierung oft mancher Fall unnütz verdorben, wenn in die Besserung vorschnell hinein therapiert wird.

Die Zusammenarbeit mit dem Verlag war stets angenehm, ein besonderer Dank gilt Frau Sonja Frankl, Frau Christel Hämmerle und Frau Anke Drescher, die mir manche Klippe zu umschiffen halfen.

So kann ich den Nutzern dieses Buches ein höchst praktikables Buch zur raschen Orientierung im täglichen Gebrauch an die Hand geben zum Segen für unsere Patienten.

Detmold, im März 2017
Dr. med. Manfred Freiherr von Ungern-Sternberg

Hinweise zur Entstehungsgeschichte und Terminologie

Entstehungsgeschichte des Buches

Im Jahre 1973 lud ich als Vorsitzender des Vereins selbstdispensierender homöopathischer Ärzte und stellvertretender Vizepräsident *der Liga Medicorum Homoeopathica Internationalis* (LMHI) für Deutschland zum ersten Seminar für Propädeutik der klassischen Homöopathie auf die Nordseeinsel Spiekeroog ein. Im Jahr zuvor hatte ich durch eine längere Zusammenarbeit mit dem *Paschero*-Schüler *Raul Gulle* aus Buenos Aires gelernt, mit dem Kent-Repertorium umzugehen, und schon bei den ersten beiden gemeinsam behandelten Fällen die Mängel unserer bisherigen Weiterbildung zum homöopathischen Arzt erkennen können. Auch waren mir die elementaren Fehler klargeworden, die mich bisher von den sicheren, vorhersehbaren und wiederholbaren Therapieerfolgen abgehalten hatten, und ich befand mich in einem geistigen Amoklauf des Entdeckens. Mein Motto: „Das sollen alle Kollegen wissen dürfen!"

Auch meine Freunde *Hilmar Deichmann,* Chefredakteur der „Zeitschrift für Klassische Homöopathie (ZKH)", und *Max Tiedemann,* geschäftsführender Arzt unseres Vereins und gleichzeitig Schatzmeister der LMHI, hatten mit *Gulle* zusammengearbeitet und mich zu dem Seminar ermutigt, denn damals war die Situation der Homöopathie in Deutschland ziemlich geschwächt. Das neue Arzneimittelgesetz hing wie ein Damoklesschwert über ihr, und es bedurfte des energischen Einsatzes kundiger Kollegen, um den Kampf für die Verbesserung unserer Position aufzunehmen. Unser Ziel war es, die Voraussetzungen für Lehrinstitute zu schaffen nach dem Motto: „Erst Könner, dann Mauern." *Tiedemann* steuerte die Idee bei, *Jost Künzli von Fimmelsberg* aus St. Gallen einzuladen, um uns den Umgang mit der Theorie der Homöopathie und mit den homöopathischen Kriterien bei besonders kniffligen Fällen gründlich beizubringen. Aufgrund unserer Verbindungen zur Liga und durch die Freundschaft mit *Kees Eenhoorn,* dem nachmaligen Ligapräsidenten, war von Anfang an eine internationale Atmosphäre in der Gruppe. *Künzli* sollte jeweils den Vormittag gestalten. Er ließ uns im Seminar alles selbst erarbeiten: Referate über „Organon"-Studien, gemeinsame Lektüre und Diskussion von *Kents* Vorlesungen, Einzelarbeit an den von ihm gegebenen Fallbeispielen, wobei er uns selbst auf das zu verordnende Mittel kommen ließ. Erst wenn drei richtige Lösungen gefunden waren, gewichtete er gemeinsam mit uns im Plenum den Fall, wonach allen die Arzneimitteldiagnose klar wurde und jeder seine Fehler selbst evaluieren konnte.

Für die nachmittäglichen Gruppenübungen in der vergleichenden Arzneimittellehre hatte ich als Arbeitstexte aus *H. C. Allens* jahrzehntelang bewährten „Keynotes and Characteristics" einige Arzneimittelbilder übersetzt, die wir zum Aufsuchen der einzelnen Symptome im Kent-Repertorium benutzten, um die Wertigkeit der Symptome und Rubriken kennen zu lernen. Dabei ermunterte mich *Heinrich Gerd-Witte,* die „Leitsymptome" zu Ende zu übersetzen, was mir jedoch wegen Überlastung in der Praxis zu viel schien. Niemand hatte geahnt, dass die Idee der gemeinsamen Arbeitswoche so epochemachend einschlagen sollte. Die Spiekerooger Woche haben wir drei Freunde, *Künzli, Tiedemann* und ich, in 14 Jahren 17 Mal veranstaltet. Die Teilnehmerzahl wuchs, aus 14 Ländern kamen die Ärztinnen und Ärzte. Die Zahl der übersetzten Mittel aus *Allens* „Leitsymptomen" wuchs. Auch wir selber entwickelten uns. Wir bildeten für die Gruppenarbeit Tutoren aus. Die Computerfrage wurde diskutiert, Programme wurden entwickelt und vorgestellt. *Künzli* arbeitete mit seiner Züricher Gruppe und brachte 1987 *Kents* „Repertorium Generale" heraus. Während *Tiedemann Lathouds* „Materia Medica" für die Arzneimittelstudien übersetzte und den niedersächsischen Landesverband befruchtete, arbeitete ich mit dem Arbeitskreis Ostwestfalen-Lippe, vervollständigte die Übersetzung der „Leitsymptome" und veröffentlichte schließlich mithilfe von *Ulrich Burgdorf* 1982 die erste Auflage in seinem Verlag – nicht ohne

einiges an eigenen Beobachtungen und Praxistipps sowie die erste Zusammenstellung des *Carcinosinum*-Bildes hinzuzufügen.
Auch unser ursprüngliches Ziel, die Voraussetzungen für Lehrinstitute zu schaffen, wurde erreicht: Infolge der häufigen Hospitationswünsche und der Beschäftigung von Assistenzärzten in meiner Praxis gründete ich 1982 gemeinsam mit meinem damaligen Partner *Gotthard Behnisch* und dem Arbeitskreis das August-Weihe-Institut für Homöopathische Medizin in Detmold, das 1984 in einem dafür erworbenen Haus eröffnet wurde. Bald darauf folgte die Gründung des Niedersächsischen Instituts für homöopathische Medizin und der Akademie für Naturheilverfahren und Homöopathie in Celle. Gleichzeitig eröffnete in Zürich eine homöopathische Gruppenpraxis.
Die „Leitsymptome" wurden begeistert gekauft, die erste Auflage fand aber eine herbe Kritik durch *Will Klunker* in der ZKH. Mir war entgangen, dass die Quellen großenteils aus dem Deutschen ungeprüft ins Englische übersetzt worden waren. Dabei war es zu Fehlern und Missverständnissen gekommen, die bei der Rückübersetzung ins Deutsche zwar nicht die Brauchbarkeit des Buches in Frage stellten, aber eben auch nicht abgestellt worden waren. Die zweite Auflage machte entsprechende Mühe. Es hieß ad fontes – auf zu den Quellen! Nachdem ich die Mittelbilder um die relevanten Zitate von Hahnemann ergänzt und sämtliche Quellen durchstöbert hatte, die mir zur Verfügung standen, bat der Burgdorf-Verlag Dr. *Andreas Grimm,* nochmals die Quellen auf die wissenschaftliche Treue zu prüfen, was er in dankenswerter, mühevoller und zeitintensiver Kleinarbeit sehr effektiv geleistet hat. Die Neuauflage habe ich zur erneuten Anreicherung mit Praxiserfahrungen, die großenteils noch nicht in der Literatur zu finden waren, genutzt.
Nach dem Tod von *Ulrich Burgdorf* übernahm der Elsevier/Urban & Fischer-Verlag die vorliegende Neuauflage von *Allens* „Leitsymptomen". Inzwischen hatte ich so viele Nachträge an Praxiserfahrungen und Lesefrüchten, an Mitteilungen von Freunden und von Kollegen aus meinen beiden Arbeitskreisen in Detmold und Witten gesammelt, die ich einfachheitshalber in meine *Allen*-Ausgabe hineingeschrieben hatte, dass ich dem Verlag anbot, sie einzuarbeiten. So finden sich jetzt über 120 neu aufgenommene, mehr oder weniger kurz skizzierte Arzneimittel ohne Anspruch auf Vollständigkeit und bei etwa 150 Mitteln teils nicht unerhebliche Ergänzungen. Es war mir dabei wichtig, neben den Leitsymptomen die Hintergründe aus Heilungen in den Arzneimittelbildern mit zu berücksichtigen.

Keynotes – Leitsymptome

„Keynotes" ist ein Ausdruck von *Egbert Guernsey,* den er 1867 zur Kennzeichnung charakteristischer Symptome geprägt hat, die schon für sich allein auf ein bestimmtes Mittel aufmerksam machen. In der Regel sind es vollständige Symptome mit Lokalisation, Sensation und örtlicher oder zeitlicher Erstreckung. „Aufmerksam werden" heißt aber, das Mittel eingehend mit dem Fall zu vergleichen. Die Verordnung erfolgt selbstverständlich erst, wenn die Arzneimitteldiagnose gesichert ist. Das Anliegen *H.C. Allens* als Lehrer der Homöopathie war, die unübersehbare Vielzahl der banalen Lokalsymptome herauszuhalten, die bei Intoxikationen und Arzneimittelprüfungen auftreten und bei klinischer Verifikation auch Eingang in das Repertorium gefunden hatten.
Nur wer sich im Repertorium gut auskennt, ist in der Lage, alle Beobachtungen zu verwerten, intelligente Zielfragen zu stellen und im konkreten Fall akuter und chronischer Erkrankung rasch und sicher das heilende Mittel zu finden.
Nur wer die „Keynotes" vieler Arzneimittelbilder kennt, kann die wahrgenommenen Charakteristika des Patienten im Sinne des Paragraphen 153 des „Organon" schnell als ranggleiche Symptome wiedererkennen.
Nur wer vergleichende Arzneimittelstudien treibt, wird den Wert der für das Gedächtnis notwendigen Klischeevorstellung von Leitsymptomen bestimmter Mittel relativieren können und im Abwägen der Möglichkeiten an jedem Fall dazulernen.
Wenn uns der Zugriff auf ein auffallendes Symptom fehlt, haben wir die Möglichkeit, „konkordant" aus Bruchstücken von bei verschiedenen Prüfern aufgetretenen Symptomen das vollständige Symptom zusammenzusetzen. Dafür ist das Repertorium unumgängliche Hilfe.
Über den Hintergrund geheilter Personen Bescheid zu wissen, ermöglicht es, die „Kondition" des Pati-

enten besser beurteilen zu können und in die Mittelfindung mit einfließen zu lassen. Dazu dienen in der vorliegenden Ausgabe der „Leitsymptome“ die Quellen-Nachträge und meine eigenen Praxiserfahrungen. Sie skizzieren Facetten, unter denen das Mittel wirksam war. Jedoch gemach, liebe Freunde der Homöopathie! Die Vielzahl der heutigen psychologisierenden Literatur lässt an *Künzlis* Ausspruch erinnern: „Hüten Sie sich vor dem Dschungel der Seele!“ Es muss wirklich handfest sein, worauf die Arzneidiagnose gestützt wird.

Hinweise zur Bearbeitung

Symbole

Bei der Darstellung der Arzneimittelbilder werden die in der internationalen homöopathischen Literatur gebräuchlichen Symbole verwendet.

- Aggravation/verschlimmert (durch): <
- Amelioration/gebessert (durch): >

Nachträge

Einfügungen des Herausgebers bzw. Nachträge aus der homöopathischen Literatur sind mit Sigeln in [eckigen Klammern] gekennzeichnet. Steht ein Sigel innerhalb eines Satzes vor dem Punkt bzw. vor einer schließenden (runden Klammer), ist nur dieser Satz bzw. Ausdruck in Klammern auf den jeweils zitierten Autor bezogen. Steht das Sigel nach einem Punkt, bezieht es sich auf den ganzen vorherigen Absatz.
Längere Nachträge sowie Tipps des Herausgebers wurden am Ende des jeweiligen Arzneimittelbildes in einen „Kasten" gesetzt. Die im Haupttext mit Sternchen (*) gekennzeichneten Begriffe werden ebenfalls im Rahmen der Nachträge erklärt. Im Quellenverzeichnis sind die in den Siglen verschlüsselten Texte und ihre Autoren nachschlagbar.

Modalitäten

Paradox mag dem Leser erscheinen, wenn ein Mittel gleichzeitig sowohl Verschlimmerung als auch Besserung unter ein und derselben Bedingung aufweist. Verstehbar ist dieses Phänomen durch die Dreiphasigkeit des Stresses nach *Selye* („Stress beherrscht unser Leben"): Akutphase, Gewöhnungsphase und Ermüdungsphase. Das heißt: Der Kranke hat es „mit dem Meer zu tun", „mit dem Wind zu tun" oder „mit den Eiern zu tun". Erst reagiert er akut, in der Gewöhnungsphase verlangt er – mitunter geradezu suchtartig – danach, in der Ermüdungsphase hat er eine ausgesprochene Abneigung dagegen. Oder: Der Säugling verträgt Kuhmilch nicht und reagiert über Darm, Lunge und Haut. Daraufhin ist die Mutter froh, wenn sich das Kind trotz bleibender Infekt- oder Ekzemneigung an die Milch gewöhnt hat und ein starkes Verlangen nach der unbekömmlichen Milch auftritt. Schließlich setzt die totale Abneigung wegen Zusammenbruchs der Abwehr ein.

Auszeichnung der homöopathischen Mittel

Die Auszeichnung der Symptome und Zeichen in farbiger bzw. fetter Schrift geht auf die ersten Auflagen des Buchs im Burgdorf-Verlag zurück: In Farbe ausgezeichnet sind besonders häufig beobachtete, in den Repertorien mindestens dreiwertig aufgeführte, Symptome. **Fett** hervorgehoben sind die häufig beobachteten auffallenden Symptome, die in den Repertorien mindestens zweiwertig verzeichnet sind.

Sprachgebrauch

Es kann sein, dass der eine oder andere Leser über das Wort „rezidierend" stolpert. Diese Schreibweise ist grammatikalisch die einzig korrekte. Das Verb heißt „recidere", demnach „rezidiert" der Fall. Rezidiv ist das Perfektum, ein Ergebnis, ein Rückfall; es ist das, was der Patient erleidet.

Abkürzungsverzeichnis

Mittel, die im Text erwähnt werden, denen aber kein eigenes Arzneimittelbild gewidmet ist, sind *kursiv* gedruckt.

Abrot.	Abrotanum
Acet-ac.	Acidum aceticum
Acon.	Aconitum napellus
Act-sp.	*Actaea spicata*
Aesc.	Aesculus hippocastanum
Aeth.	Aethusa cynapium
Agar.	Agaricus muscarius
Agav-a.	Agave americana
Agn.	Agnus castus
Agra	Agraphis nutans
Ail.	*Ailanthus glandulosa*
Alet.	Aletris farinosa
All-c.	Allium cepa
All-p.	Allium porrum
All-s.	Allium sativum
Aloe	Aloe socotrina
Alum.	Alumina
Alumn.	*Alumen*
Ambr.	Ambra grisea
Am-br.	Ammonium bromatum
Am-c.	Ammonium carbonicum
Aml-ns.	Amylium nitrosum
Am-m.	Ammonium muriaticum
Anac.	Anacardium orientale
Anan.	Anantherum muricatum
Anh.	Anhalonium lewinii
Anis.	*Anisum stellatum*
Ant-c.	Antimonium crudum
Anthr.	Anthracinum
Ant-t.	Antimonium tartaricum
Aphis	*Aphis chenopodii glauci*
Apis	Apis mellifica
Apoc.	Apocynum cannabinum
Aral.	*Aralia racemosa*
Aran.	*Aranea diadema*
Arg-m.	Argentum metallicum
Arg-n.	Argentum nitricum
Arn.	Arnica montana
Ars.	Arsenicum album
Ars-j.	*Arsenicum jodatum*
Art-v.	Artemisia vulgaris
Arum-d.	*Arum dracontium*
Arum-t.	Arum triphyllum
Arund.	Arundo mauritanica
Asaf.	*Asa foetida*
Asar.	Asarum europaeum
Asc-t.	Asclepias tuberosa
Aspar.	Asparagus officinalis
Astac.	*Astacus fluviatilis*
Aster.	Asterias rubens
Aur.	Aurum metallicum
Bad.	*Badiaga*
Bamb-a.	Bambusa arundinacea
Bapt.	Baptisia tinctoria
Bar-c.	Barium carbonicum
Bar-j.	Barium jodatum
Bar-m.	Barium muriaticum
Bell.	Belladonna
Bell-p.	Bellis perennis
Benz-ac.	Acidum benzoicum
Berb.	Berberis vulgaris
Berb-a.	Berberis aquifolium
Bism.	Bismutum subnitricum
Blatta-a.	Blatta americana
Blatta-o.	Blatta orientalis
Bor.	Borax veneta
Bov.	Bovista lycoperdon
Brom.	Bromium
Bry.	Bryonia alba
Bufo	Bufo rana
Cact.	Cactus grandiflorus
Calad.	Caladium seguinum
Calc.	Calcium carbonicum Hahnemanni
Calc-ar.	Calcium arsenicosum
Calc-f.	*Calcium fluoricum*
Calc-j.	*Calcium jodatum*
Calc-p.	Calcium phosphoricum
Calc-s.	Calcium sulfuricum
Calc-sil.	Calcium silicatum
Calend.	Calendula officinalis
Camph.	Camphora
Cann-i.	Cannabis indica
Cann-s.	Cannabis sativa
Canth.	Cantharis
Caps.	Capsicum annuum
Carb-ac.	Acidum carbolicum
Carb-an.	Carbo animalis
Carbn-s.	Carboneum sulfuricum
Carb-v.	Carbo vegetabilis
Carc.	Carcinosinum
Card-m.	Carduus marianus
Casc.	*Cascarilla*
Caul.	Caulophyllum thalictroides
Caust.	Causticum Hahnemanni
Cench.	Cenchris contortrix
Cham.	Chamomilla
Chel.	Chelidonium majus
Chim.	Chimaphila umbellata
Chin.	China officinalis
Chin-s.	*Chininum sulfuricum*
Chion.	Chionanthus virginica
Chlor.	Chlorum
Cic.	Cicuta virosa

Cimic.	Cimicifuga racemosa
Cimx.	*Cimex lectularius*
Cina	Cina maritima
Cinnb.	*Cinnabaris*
Cinnb.	Mercurius sulfuratus ruber
Cinnm.	*Cinnamomum ceylanicum*
Clem.	Clematis erecta
Cob.	Cobaltum metallicum
Coca	Coca
Cocain.	*Cocainum hydrochloricum*
Cocc.	Cocculus indicus
Coc-c.	Coccus cacti
Coff.	Coffea cruda
Colch.	Colchicum autumnale
Coll.	Collinsonia canadensis
Coloc.	Colocynthis
Com.	*Comocladia dentata*
Con.	Conium maculatum
Cond.	*Condurango*
Conv.	Convallaria majalis
Cop.	*Copaiva officinals*
Cor-r.	*Corallium rubrum*
Croc.	Crocus sativus
Crot-h.	Crotalus horridus
Crot-t.	Croton tiglium
Cubeba	*Cubeba officinalis*
Culex	*Culex moscae*
Cupr.	Cuprum metallicum
Cur.	Curare
Cycl.	Cyclamen europaeum
Daph.	Daphne indica
Dig.	Digitalis purpurea
Dios.	Dioscorea villosa
Diph.	Diphtherinum
Dol.	*Dolichos pruriens*
Dros.	Drosera rotundifolia
Dulc.	Dulcamara
Elaps	Elaps corallinus
Epig.	*Epigea repens*
Equis.	Equisetum hyemale
Erech.	*Erechthites hieracifolia*
Erig.	Erigeron canadensis
Eug.	*Eugenia jambosa*
Euph.	*Euphorbium officinarum*
Euphr.	Euphrasia officinalis
Eup-per.	Eupatorium perfoliatum
Eup-pur.	*Eupatorium purpureum*
Ferr.	Ferrum metallicum
Ferr-p.	Ferrum phosphoricum
Fl-ac.	Acidum fluoricum
Form.	*Formica rufa*
Form-ac.	Acidum formicicum
Gala.	Galanthus nivalis
Gal-ac.	Acidum gallicum
Gamb.	*Gambogia*
Gels.	Gelsemium sempervirens
Get.	*Gettysburger Wasser*
Glon.	Glonoinum
Gnaph.	*Gnaphalium polycephalum*
Graph.	Graphites naturalis
Grat.	*Gratiola officinalis*
Grin.	Grindelia robusta
Guaj.	Guajacum officinale
Gymn.	*Gymnocladus canadensis*
Ham.	Hamamelis virginica
Hecla	Hecla lava
Hell.	Helleborus niger
Helon.	Helonias dioica
Hep.	Hepar sulfuris calcareum
Hir.	Hirudo medicinalis
Hura	Hura brasiliensis
Hydr.	Hydrastis canadensis
Hydr-ac.	*Hydrocyanicum acidum*
Hyos.	Hyoscyamus niger
Hyper.	Hypericum perforatum
Iber.	Iberis amara
Ign.	Ignatia amara
Indg.	*Indigo tinctoria*
Indium	*Indium metallicum*
Ip.	Ipecacuanha
Iris	Iris versicolor
Jal.	*Jalapa*
Jatr.	*Jatropha curcas*
Jod.	Jodum
Just.	Justicia adhatoda
Kali-ar.	Kalium arsenicosum
Kali-bi.	Kalium bichromicum
Kali-br.	Kalium bromatum
Kali-c.	Kalium carbonicum
Kali-chl.	Kalium chloricum
Kali-cy.	Kalium cyanatum
Kali-fcy.	Kalium ferrocyanatum
Kali-j.	Kalium jodatum
Kali-m.	Kalium muriaticum
Kali-n.	Kalium nitricum
Kali-ox.	Kalium oxalicum
Kali-p.	Kalium phosphoricum
Kali-perm.	Kalium permanganicum
Kali-pic.	Kalium picricum
Kali-s.	Kalium sulfuricum
Kali-sil.	Kalium silicicum
Kali-sula.	Kalium sulfuratum
Kali-tel.	Kalium telluricum
Kalm.	Kalmia latifolia
Kreos.	Kreosotum
Lac-ac.	*Lactis acidum*
Lac-c.	Lac caninum
Lac-d.	Lac defloratum
Lac-e.	Lac equinum
Lac-f.	Lac felinum
Lac-m.	Lac mulieris
Lac-c.	Lac vaccinum
Lach.	Lachesis muta
Lachn.	Lachnanthes tinctoria

Lac-m.	Lac mulieris
Lac-v.	Lac vaccae
Lappa	*Lappa arctium*
Lath.	Lathyrus sativus
Laur.	Laurocerasus
Led.	Ledum palustre
Lept.	*Leptandra virginica*
Lesp-s.	Lespedeza sieboldii
Lil-t.	Lilium tigrinum
Lith.	Lithium carbonicum
Lob.	Lobelia inflata
Lyc.	Lycopodium clavatum
Lyss.	Lyssinum (= Hydrophobinum)
Mag-aust.	*Magnetus polus australis*
Mag-c.	Magnesium carbonicum
Mag-m.	Magnesium muriaticum
Magn-gl.	Magnolia glauca
Mag-p.	Magnesium phosphoricum
Mag-s.	Magnesium sulfuricum
Maland.	Malandrinum
Manc.	Mancinella
Mand.	Mandragora officinalis
Mang.	Manganum
Mang-ac.	*Manganum aceticum*
Mang-m.	*Manganum muriaticum*
Med.	Medorrhinum
Medus.	Medusa
Meli.	Melilotus alba
Meny.	Menyanthes trifoliata
Meph.	Mephitis putorius
Merc.	Mercurius (solubilis und vivus)
Merc-c.	Mercurius corrosivus
Merc-cy.	Mercurius cyanatus
Merc-d.	Mercurius dulcis
Merc-j-f.	Mercurius jodatus flavus
Merc-j-r.	Mercurius jodatus ruber
Merc-sulf.	Mercurius sulfuricus
Mez.	Mezereum
Mill.	Millefolium
Mosch.	Moschus
Mur-ac.	Acidum muriaticum
Murx.	Murex purpurea
Mygal.	Mygale lasiodora
Naja	Naja tripudians
Nat-ar.	Natrium arsenicosum
Nat-br.	Natrium bromatum
Nat-c.	Natrium carbonicum
Nat-caust.	Natrium causticum
Nat-f.	Natrium fluoratum
Nat-j.	Natrium jodatum
Nat-lac.	Natrium lacticum
Nat-m.	Natrium muriaticum
Nat-n.	Natrium nitricum
Nat-ns.	Natrium nitrosum
Nat-p.	Natrium phosphoricum
Nat-s.	Natrium sulfuricum
Nat-sal.	Natrium salicylicum
Nat-sil.	Natrium silicicum
Nep.	Nepenthes distillatoria
Nicc.	Niccolum metallicum
Nit-ac.	Acidum nitricum
Nit-s-d.	*Nitri spiritus dulcis*
Nux-m.	Nux moschata
Nux-v.	Nux vomica
Oci.	*Ocimum canum*
Okou.	Okoubaka
Ol-an.	Oleum animale
Olib.	Olibanum sacrum
Ol-j.	Oleum jecoris aselli
Olnd.	Oleander
Op.	Opium
Orig.	*Origanum majorana*
Orni.	Ornithogalum umbellatum
Oscilloc.	Oscillococcinum
Ox-ac.	*Oxalicum acidum*
Pall.	Palladium metallicum
Paris	Paris quadrifolia
Passi.	Passiflora incarnata
Pert.	Pertussinum
Petr.	Petroleum
Petros.	Petroselinum sativum
Ph-ac.	Acidum phosphoricum
Phell.	Phellandrium aquaticum
Phos.	Phosphorus
Phys.	Physostigma venenosum
Phyt.	Phytolacca decandra
Pic-ac.	Acidum picrinicum
Pip-m.	Piper methysticum
Pix.	*Pix liquida*
Plan.	*Plantago major*
Plat.	Platinum metallicum
Plb.	Plumbum metallicum
Podo.	Podophyllum peltatum
Psor.	Psorinum
Ptel.	*Ptelea trifoliata*
Puls.	Pulsatilla pratensis
Pyrog.	Pyrogenium
Ran-b.	Ranunculus bulbosus
Ran-s.	*Ranunculus sceleratus*
Rat.	Ratanhia
Rheum	Rheum officinale
Rhod.	Rhododendron chrysanthum
Rhus-r.	*Rhus radicans*
Rhus-t.	Rhus toxicodendron
Rhus-v.	*Rhus venenata*
Rob.	*Robinia pseudacacia*
Rumx.	Rumcx crispus
Ruta	Ruta graveolens
Sabad.	Sabadilla officinals
Sabal.	Sabal serrulata
Sabin.	Sabina
Sac-raf.	Saccharum raffinatum
Sal-ac.	Acidum salicylicum
Sal-ac.	*Salicylicum acidum*

Samb. Sambucus nigra
Sang. Sanguinaria canadensis
Sang-n. *Sanguinaria nitrica*
Sanic. Sanicula aqua
Santin. *Santoninum*
Sarcol-ac. Acidum sarcolacticum
Sars. Sarsaparilla
Scilla Scilla maritima
Sec. Secale cornutum
Sed-ac. *Sedum acre*
Sel. Selenium
Senecio Senecio aureus
Seneg. Senega
Sep. Sepia
Sil. Silicea
Sin-a. Sinapis alba
Sin-n. Sinapis nigra
Spig. Spigelia
Spong. Spongia tosta
Stann. Stannum metallicum
Staph. Staphisagria
Stict. Sticta pulmonaria
Stram. Stramonium
Stront-c. Strontium carbonicum
Stry. *Strychninum*
Sulf. Sulfur
Sulf-ac. Acidum sulfuricum
Sul-j. Sulfur jodatum
Sumb. Sumbulus moschatus
Symph. Symphytum officinale
Syph. Syphilinum (= Luesinum)
Tab. Tabacum
Tarant. Tarantula hispanica
Tarax. Taraxacum officinale
Tax. Taxus baccata
Tell. Tellurium metallicum
Ter. Terebinthina oleum
Teucr. Teucrium marum verum
Teucr-s. Teucrium scorodonia
Ther. Theridion curassavicum
Thlas. Thlaspi bursa pastoris
Thuj. Thuja occidentalis
Trill. Trillium pendulum
Trom. *Trombidium muscae domesticae*
Tub. Tuberculinum (= Bacillinum)
Tub-b. Tuberculinum Bovis
Urt-u. *Urtica urens*
Ust. *Ustilago maydis*
Valer. Valeriana officinalis
Vario. Variolinum
Verat. Veratrum album
Verat-v. Veratrum viride
Verb. *Verbascum thapsus*
Vib. Viburnum opulus
Viol-o. Viola odorata
Viol-t. Viola tricolor
Wye. Wyethia helenoides
Xan. *Xanthoxylum fraxineum*
X-Ray X-Ray
Yuc. Yucca filamentosa
Zinc. Zincum metallicum
Zing. Zingiber officinale

Inhaltsverzeichnis

KAPITEL

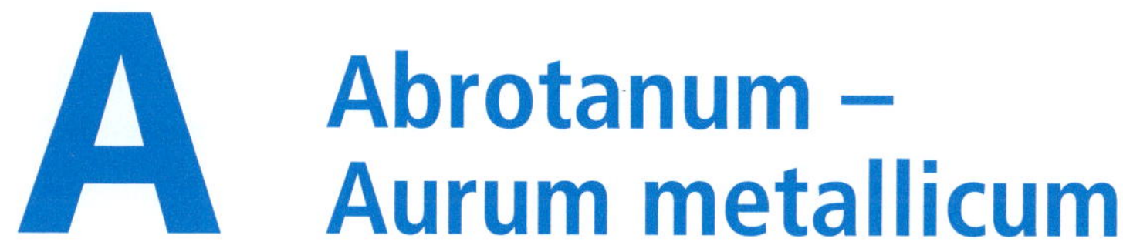

A Abrotanum – Aurum metallicum

Abrotanum

Eberraute. Compositae.

Typisches

Große Schwäche und Kraftlosigkeit und eine Art auszehrendes Fieber bei Kindern; unfähig zu stehen. Marasmus bei Kindern mit deutlicher Abzehrung, besonders an den Beinen *(Jod., Sanic., Tub.);* schlaffe Haut, hängt lose in Falten (am Nacken: *Nat-m., Sanic.*). Bei Marasmus kann der Kopf vor Schwäche nicht aufrecht gehalten werden *(Aeth.).*
Marasmus nur der unteren Extremitäten.

Gemüt

Quengelige, widerspenstige Kinder, blass mit mageren Beinen, aufgedunsenem Bauch, lassen den Kopf hängen. [1]
Kinder sind boshaft, reizbar, verdrießlich, verzagt; heftig, unmenschlich, mit Verlangen, grausam zu handeln.
Grausamkeit, extrem gereizt; glaubt, sie müsse etwas Grausames tun. [11]
Wahnidee, er habe Gehirnerweichung; hört Stimmen im Bett, die aufhören, sobald er genau hinhört. [11]

Gesicht

Altes, bleiches, runzeliges Gesicht *(Op.).*

Nase

Epistaxis bei Jungen. [53]

Magen

Heißhunger; rasche Abmagerung trotz guten Essens *(Jod., Nat-m., Sanic., Tub.).*

Rektum

Verstopfung wechselt mit Durchfall ab; Lienterie.

Genitalien

Hydrozele bei kleinen Jungen. [11]

Extremitäten

Schmerzhafte Kontraktionen der Glieder durch Krämpfe oder nach Kolik.
Rheumatismus: Übermäßige Schmerzen **vor** Auftreten der Schwellung; durch plötzliches Stocken (bzw. durch Unterdrückung) einer Diarrhö oder anderer Absonderungen; abwechselnd mit Hämorrhoiden oder mit Dysenterie.
Gicht: Steife oder geschwollene Gelenke mit prickelndem Gefühl. Hand- und Fußgelenke schmerzhaft und entzündet.
Überall sehr lahm und empfindlich wie wund.
Juckende Frostbeulen *(Agar.).*

Verwandtschaft

Nach *Hep.* bei Furunkeln; nach *Acon.* und *Bry.* bei Pleuritis, wenn ein Druckgefühl zurückbleibt, das auf der befallenen Seite die Atmung behindert.

ERGÄNZUNGEN

Modalitäten

Verschlimmerung: kalte Luft, Feuchtigkeit, Nebel; unterdrückte Absonderungen; nachts.
Besserung: Bewegung; lockerer Stuhl.

Tipps

Ein wichtiges Symptom ist der Feldwechsel (Metastasierung) von z. B. Rheuma und katarrhalischen Beschwerden oder Gicht mit Durchfall; Acne rosacea und vergröberte Kapillarvenen und auch Hämangiome sind bewährte Indikationen. Metastasierung des Rheumas von den Gelenken zum Herzen, zur Wirbelsäule.
Rekonvaleszenz nach Grippe mit Schwäche und hektischem Fieber bei Kindern.
Periumbilikalekzem, mit Krusten bei Kindern; schreiende Neugeborene mit blutig-nässendem Nabel. Lymphatische Kinder, die leicht frieren.

A

Drucksensible Punkte

Weihepunkte: Äußerer Nabelring li. o.; Bl 21.

Acidum aceticum

Eisessig. CH_3COOH.

Typisches

Passt für blasse, magere Personen mit schlaffer Muskulatur; **Gesicht bleich, wächsern** *(Ferr.).*
Hämorrhagie: aus jeder Schleimhaut, aus Nase, Kehle, Lunge, Magen, Darm, Uterus *(Ferr., Mill.);* Metrorrhagie; vikariierend; Nasenbluten nach Traumen *(Arn.).*
Marasmus und andere zehrende Krankheiten bei Kindern *(Abrot., Jod., Sanic., Tub.).* Fleischvergiftungen [11].
Große Entkräftung: nach Verletzungen *(Sulf-ac.);* **nach chirurgischen Eingriffen; nach Narkosen** (und Anästhetika [11]).

Magen

Durst: stark, brennend, auch durch große Mengen nicht zu stillen bei Wassersucht, Diabetes, chron. Diarrhö; aber kein Durst bei Fieber.
Saures Aufstoßen und Erbrechen in der Schwangerschaft, Sodbrennen und reichliche Speichelbildung, Tag und Nacht *(Lac-ac.;* Speichelfluss < nachts: *Merc.).*

Rektum

Diarrhö: reichlich, erschöpfend, großer Durst; bei Wassersucht, Typhus, Phthise; mit Nachtschweiß.

Atemwege

Echter Krupp, pfeifende Atmung, Husten beim Einatmen *(Spong.);* letzte Stadien.
Inhalationen von Apfelessigdämpfen wurden erfolgreich bei Krupp und bösartiger Diphtherie verwendet.

Schlaf

Kann nicht auf dem Rücken liegend schlafen (schläft besser auf dem Rücken: *Ars.);* Gefühl des Sinkens im Abdomen verursacht Dyspnoe; **ruht besser auf dem Bauch liegend** *(Am-c.).*

Fieber

Zehrendes Fieber, Haut trocken und heiß; **roter Fleck auf der li. Wange und durchnässende Nachtschweiße.**

Verwandtschaft

Antidot für betäubende Dämpfe *(Aml-ns);* Holzkohlen- und Gasdunst; *Op.* und *Stram.*
Apfelessig ist Antidot für *Carb-ac.*
Folgt gut auf: *Chin.* bei Hämorrhagie; auf *Dig.* bei Wassersucht. Verschlimmert die Symptome von *Arn., Bell., Lach., Merc.;* besonders den Kopfschmerz von *Bell.*

Acidum benzoicum

Benzoesäure. Destillat aus Styrax-Harz. C_6H_5COOH.

Typisches

Gichtig-rheumatische Diathese auf gonorrhoischem oder luetischem Terrain.
Gichtige Konkrementbildungen; Arthropathie; affiziert alle Gelenke, speziell die Knie, Knacken bei Bewegung; Knotenbildung *(Berb., Lith., Lyss.).*
Schmerzen ziehend, stechend in den Großzehengrundgelenken; Röte und Schwellung der Gelenke; Gicht < nachts.

Rektum

Diarrhö der Kinder; weiß, **stinkt sehr,** erschöpfende, flüssige Stühle laufen „direkt durch die Windel" *(Podo.);* dunkelroter, stinkender Urin.

Harnorgane

Blasenkatarrh nach unterdrückter Gonorrhö. Enuresis nocturna zarter Kinder; Harnträufeln alter Männer mit Prostatahypertrophie; strenger, charakteristischer Geruch; hoher Harnsäurespiegel.
Urin dunkelbraun, sehr intensiver Uringeruch.

Atemwege

Husten; mit Auswurf grünen Schleims *(Nat-s.);* extreme Müdigkeit und Mattigkeit.

Verwandtschaft

Ähnlich: *Cop., Ferr., (Kali-n.* [11]), *Thuj.;* besonders wenn *Nit-ac.* bei Enuresis nicht heilte; *Berb., Lith.* bei arthritischen Beschwerden. Nützlich bei erfolgloser Behandlung von Gicht mit *Colch.;* nach Abusus von *Cop.* bei Unterdrückung von Gonorrhö.

Unverträglich: Wein, der die Harnsymptome und die gichtig-rheumatischen Beschwerden verschlimmert.

ERGÄNZUNGEN

Modalitäten

Verschlimmerung: Wetterwechsel, im Freien, durch Aufdecken, Kälte.
Besserung: reichliche Harnausscheidung; Hitze.

Drucksensibler Punkt

Weihepunkt: Lu 2 re

Acidum carbolicum

Phenol. C_6H_5OH.
Wird nur mit Alkohol potenziert (Ausnahme von der Regel zur Herstellung von Säurepräparaten).

Typisches

Schreckliche Schmerzen; **plötzlich auftretend,** kurze Zeit anhaltend und plötzlich verschwindend *(Bell., Mag-p.).*

Äußerste Schwäche, Kollaps; Haut blass und in kalten Schweiß gebadet *(Camph., Carb-v., Verat.).*

Physische Anstrengung, sogar viel Umhergehen, bringt in irgendeinem Körperteil einen Abszess hervor – aber meistens im re. Ohr. *(R. T. Cooper)*

Kopf

Dumpfer, schwerer Stirnkopfschmerz, **als ob ein Gummiband eng über die Stirn gespannt wäre,** von Schläfe zu Schläfe *(Gels., Plat., Sulf.).*

Magen

Verlangen nach Whisky und Tabak *(Asar., Carb-v.).*
Erbrechen: bei Trinkern, in der Schwangerschaft, bei Seekrankheit, bei Krebs; von dunkler, olivgrüner Flüssigkeit *(Pyrog.).*

Rektum

Dysenterie: flüssiger Schleim, wie Fetzen von Schleimhaut, und starker Tenesmus *(Canth.);* Diarrhö, dünner Stuhl, unfreiwillig, schwarz, unerträglich stinkend.

Verstopfung, mit schrecklich übelriechendem Atem *(Opium, Psor.).*

Genitalien

Leukorrhö: scharf, reichlich, stinkend, grün.

Haut

Wenn Verbrennungen zu Ulzeration und jauchiger Absonderung tendieren.
Eitrige Absonderung aus Mund, Nase, Hals, Rektum und Vagina *(Anthr., Psor., Pyrog.).*
Maligne Scharlach- und Pockenerkrankung *(Am-c.).*
Risswunden von stumpfen Instrumenten; Knochen bloßgelegt, zermalmt; große Abschürfungen weicher Teile *(Calend.).*

Verwandtschaft

Vgl.: *Ars., Kreos.* bei Verbrennungen; bei Ulzera mit ungesunder, stinkender Absonderung: *Gels., Merc., Sulf.*

Phenol wird antidotiert durch verdünnten Apfelessig, äußerlich wie innerlich, wenn es zufällig oder in suizidaler Absicht geschluckt worden ist.

ERGÄNZUNGEN

Modalitäten

Verschlimmerung: Lärm; Lesen; Schwangerschaft; Haare kämmen.

Tipps

Wichtiges Mittel bei Insektenallergie. Kollaps nach Bienen- oder Wespenstichen.
Toxische Zustände bei akuten Infektionskrankheiten, wie Diphtherie mit Gaumensegellähmung. Bewährt: C 3.

Drucksensibler Punkt

Weihepunkt: Mitte zwischen Ni 16 und Ma 21 re.

Acidum fluoricum

Acidum hydrofluoricum. HF.

Typisches

Krankheiten alter Menschen oder vorzeitig alternder Menschen; bei syphilitisch-merkurialer Dyskrasie. Interstitielle Entzündungen, Enteroptose [17]. **Junge Menschen, die alt aussehen.**

Gesteigerte körperliche Leistungsfähigkeit ohne Gefahr für die Gesundheit *(Coca, Anh.* [11]); leidet weniger unter Temperaturextremen wie Sommerhitze oder Winterkälte.

Rapider Zahnverfall, Karies; Zahnfisteln, Tränenfisteln; Exostosen der Gesichtsknochen *(Hekla).*

Wallungen mit Schweiß, oben. [11]

Kopf

Haarausfall, Kopfhaut juckt. Frühzeitig kahl. [11]

Magen

Elendes, hungriges Gefühl, könnte immer essen bis zur Gefräßigkeit; oder schlechter Appetit mit Verlangen nach scharf Gewürztem, kalten Getränken. [11]

Rektum

Hämorrhoiden fallen beim Stuhlgang vor, nachts im Bett juckend, Bindegewebsschwäche. [7]

Rücken

Skolioseneigung [11].

Extremitäten

Karies und Nekrose speziell der langen Röhrenknochen, psorisch oder syphilitisch, Missbrauch von *Merc.* oder *Sil. (Ang.).*

Krampfadern und Ulzera, hartnäckige, langwierige Fälle, bei Frauen, die mehrere Geburten hinter sich haben.

Krampfadern < Stehen, < Wärme, < warme Luft, > örtliche Kälte. Kalte Schweiße. Chronische Thrombophlebitis. [17]

Heiße Füße nachts im Bett; steht auf, um seine Unterschenkel kalt abzuduschen. [11]

Die Nägel wachsen sehr schnell, ständig müssen sie geschnitten werden. Warzen in Nagelnähe *(Caust., Dulc., Lyc.).* [11]

Haut

Alte Narben röten sich an den Rändern und drohen sich zu offenen Geschwüren zu entwickeln *(Caust., Graph.).* Keloide [11].

Flacher Nävus bei Kindern (re. Schläfe); Teleangiektasien (vgl. *Calc-f., Tub.*).

Ulzera: rote Ränder und Bläschen; Dekubitus; reichliche Eiterung; < Wärme, > Kälte; heftige, blitzartige Schmerzen, die sich auf eine kleine Stelle beschränken.

Hautjucken abends, < Bettwärme, < Sonne, > kalt Baden. [11]

Verwandtschaft

Ergänzend: *Coca, Sil.*

Folgt gut nach *Ars.* bei Aszites von Alkoholikern; nach *Kali-c.* bei Hüftleiden; nach *Coff., Staph.* bei empfindlichen Zähnen; nach *Ph-ac.* bei Diabetes; nach *Sil., Symph.* bei Knochenerkrankungen; nach *Spong.* bei Struma.

ERGÄNZUNGEN

Modalitäten

Verschlimmerung: Hitze, Zimmerwärme; nachts; Alkohol, saure Nahrungsmittel.

Besserung: kaltes Baden; schnelle Bewegung; kurzer Schlaf; Zurückbeugen des Kopfes; Essen.

Quellen-Nachtrag

Wahnidee, er müsse seine Ehe auflösen; gleichgültig gegenüber geliebten Menschen. Gleichgültig gegenüber seinen geschäftlichen Angelegenheiten wegen lasziver Gedanken. Steht auf der Straße und schielt nach vorübergehenden Frauen. Unfähig, seine Verantwortlichkeit zu realisieren. [13]

Nachträge

Nach *Wright-Hubbard* (KH 4 / 81) ist *Fl-ac.* mehr ein Männermittel. Man denke besonders daran beim Typ Casanova – liebenswürdiger Schmetterling, Flaneur, liebäugelt gern, junger Nachtschwärmer – brennendes Verlangen nach Abwechslung. Liebt Umgang mit Fremden. Neigung zu ausgedehnter Stirnglatze.

Männliche Frauen, die gern ihre Männlichkeit demonstrieren, sich exklusiv geben.

Wollüstig, unternehmungslustig (glaubt in jeder Gans einen Schwan zu sehen). Energische Bewegungen.

Keine Angst vor Misshelligkeiten; liebt lange Spaziergänge.

Fehlende Reife bei Kindern mit überstreckbaren Gelenken und Schreib-Lese-Schwäche.

Drucksensible Punkte

Weihepunkte: Gb 12 li., Mi 5 li.

Acidum formicicum [11]

Ameisensäure. Formica rufa. Waldameise.

Typisches

Harnsaure Diathese, Glieder steif > Bewegung. Plötzlich kommende Schmerzen [7]. Schmerzen beginnen li., wandern nach re. und kehren wieder zurück in umgekehrter Richtung.
Erschöpfte Manager.
Nasenpolyposis.
Chronische Nephritis.
Urtikaria.

Augen

Schmerz morgens, mit Seitenwechsel > kaltes Wasser. Episkleritis, granulomatös belegte Skleren [7].

Modalitäten

Verschlimmerung: Nässe und Kälte.
Besserung: Bewegungsdrang (trotz Schmerzen).

ERGÄNZUNGEN

Tipp

Bei Tinnitus D 12 als s. c.-Injektion an den Warzenfortsatz [93].

Acidum gallicum [11]

Gallsäure. $C_6H_2(OH)_3COOH$.

Typisches

Pulmonale Hämorrhagien mit exzessivem Auswurf und Nachtschweiße. Lungenkaverne.
Schwäche mit Reizbarkeit.

Gemüt

Unverschämtes Benehmen, missbraucht jeden, sogar seine besten Freunde. Angst alleine zu sein; besteht darauf, dass man dauernd auf ihn aufpasst. Möchte **immer beachtet werden.** Grobheiten, Kinder schlagen ihre Mütter. Destruktivität, Zerstörungswut.
Wildes Delirium in der Nacht, springt aus dem Bett, ruhelos. Schwitzt reichlich.

Augen

Fotophobie, Lider brennen und jucken.

Nase

Heuschnupfen mit Urtikaria. Dicke, fadenziehende Absonderung, Nasenbluten.

Mund

Zahnfleisch wund um die faulen Zähne herum. Trockenheit von Mund, Rachen und Hals. Adstringierender Geschmack im Mund.

Hals

Rauheit und vermehrte Schleimsekretion.

Magen

Nachlassender Appetit. Schwächeempfindung und übles, hungriges, nagendes Gefühl in den Eingeweiden nach dem Stuhlgang, das sich bis zum Magen ausdehnt und fast den ganzen Nachmittag andauert.

Rektum

Kontraktionsgefühl im Anus, Stuhl später als gewöhnlich, kann nur mit Mühe abgesetzt werden. Große Stuhlmassen.

Harnorgane

Polyurie, rotes Sediment.

Atemwege

Heuasthma. Schmerz in der re. Lunge > beim Hinlegen um 21 Uhr. < beim Husten, beim Gähnen und tiefer Inspiration. Kaverne in li. Apex, eitriger Auswurf. Schmerzhaftigkeit der Lunge dehnt sich durch die Nackenmuskulatur zur re. Schulter und zum oberen Teil der Wirbelsäule hin aus.

Haut

Pruritus, Urtikaria.

Modalitäten

Verschlimmerung: beim Bewegen und Drehen des Kopfes, morgens.

Acidum muriaticum

Salzsäure. HCl.

Typisches

Passt für Menschen mit dunklem Haar, dunklen Augen, dunklem Teint.

Typhus oder Typhoid; tiefer, benommener Schlaf; bewusstlos in wachem Zustand; lautes Stöhnen oder Murmeln; Zunge belegt an den Rändern, **zusammengeschrumpft, trocken, lederartig, gelähmt;** unwillkürliche, stinkende Stühle **während des Urinierens; Herunterrutschen im Bett;** Puls setzt bei jedem dritten Schlag aus.

Erkrankungen kraftlosen Typs, mit Stöhnen, Bewusstlosigkeit, Verdrießlichkeit. Heftige Krankheitsbilder [11].

Geschwüre mit pilzartigen Wucherungen und pseudomembranösen Ablagerungen im Darmkanal.

Große Schwäche: sobald er sich hinsetzt, schließen sich seine Augen; Unterkiefer hängt nach unten; rutscht im Bett herunter.

Mund und After sind hauptsächlich angegriffen; die Zunge und der Afterschließmuskel sind gelähmt.

Gemüt

Reizbar, mürrisch, neigt zu Ärger und Verdruss *(Nux-v.);* Ruhelosigkeit und Schwindel.

Isoliert sich, will nicht reden [11].

Gesicht

Herzklopfen wird im Gesicht gefühlt. Sommersprossen; Ekzema solaris.

Mund

Bösartige Affektionen des Mundes; besetzt mit Ulzera, tief, perforierend; mit schwarzem oder dunklem Grund; stinkender, fauliger Atem; starke Erschöpfung; Diphtherie, Scharlach, Krebs. Rissige Landkartenzunge [7].

Magen

Kann den Gedanken an oder den Anblick von Fleisch nicht ertragen *(Nit-ac.).* „Widerwille gegen Fleisch" [2].

Rektum

Wenn der After sehr empfindlich ist, sei es mit oder ohne Hämorrhoiden; After wund während der Menses.

Hämorrhoiden: **geschwollen, blau,** empfindlich und schmerzhaft bei Berührung; **plötzlich bei Kindern** auftretend; zu wund, um die geringste Berührung zu ertragen, sogar das Betttuch ist unangenehm; **fallen während des Urinierens vor.**

Diarrhö: unwillkürlicher Stuhlabgang **während des Urinierens; beim Abgang von Winden** *(Aloe);* kann nicht urinieren **ohne gleichzeitigen Stuhlgang.**

„Dünner, wässrichter Stuhl geht ihm unversehens beim Harnen ab, ohne vorheriges Noththun." [2]

Harnorgane

Urin läuft langsam; Blase schwach, muss lange Zeit warten; muss so pressen, dass der Anus vortritt.

Genitalien

Weiblich: Kann nicht die **geringste Berührung** der Genitalien ertragen, nicht einmal die des Betttuches *(Murx.).*

Verwandtschaft

Folgt gut auf: *Bry., Merc., Rhus-t.*

Heilt Muskelschwäche nach exzessivem Genuss von Opium und Tabak.

ERGÄNZUNGEN

Modalitäten

Verschlimmerung: Berührung; feuchtes Wetter; Gehen; kalte Getränke; Baden; Sitzen; menschliche Stimme.
Besserung: Bewegung; Wärme; Liegen auf der li. Seite.

Drucksensibler Punkt

Weihepunkt: Ma 12.

Acidum nitricum

Salpetersäure. HNO_3.

Typisches

Besonders geeignet für dünne Personen mit straffem Gewebe, dunklem Teint, schwarzen Haaren und Au-

gen – eher für Brünette als für Blonde – und nervösem Temperament.
Personen, die an chronischen Erkrankungen leiden und sich leicht erkälten; Neigung zu Diarrhö; selten passend bei Obstipierten.
Alte Menschen mit großer Schwäche und Diarrhö. Mangel an Vitalwärme [11].
Außerordentliche **körperliche** Reizbarkeit.
Schmerzen: Stechen, wie von Splittern; „Stiche in der Nase, wie von Splittern, beim Berühren derselben" [2]; plötzlich kommend und gehend; bei Temperatur- oder Wetterwechsel; im Schlaf; Nagen hier und da, als ob sich Geschwüre bildeten.
Empfindung: wie ein Band um den Kopf, um die Knochen *(Carb-ac., Sulf.)*; „Kopfschmerz, als wäre der Kopf fest zusammengebunden" [2]; Gefühl **eines Splitters** in den befallenen Körperteilen: Geschwüre, Hämorrhoiden, Kehle, eingewachsene Zehennägel, < leiseste Berührung.
Geschwüre von Haut und Schleimhäuten: leicht blutend; in den Mundwinkeln *(Nat-m.)*; **splitterartige Schmerzen,** besonders bei Berührung *(Hep.)*; gezackte, unregelmäßige Kanten; Basis sieht wie rohes Fleisch aus; reichliche Granulation; nach Quecksilber oder Syphilis oder beidem, bei einer skrofulösen Anlage.
Ausscheidungen: dünn, stinkend, ätzend; braun oder schmutzig gelblichgrün gefärbt; kaum pus laudabile. „Stinken und Bluten" [11].
Hämorrhagie: aus dem Darm bei typhusartigen Zuständen oder bei Typhus *(Crot-t., Mur-ac.)*; nach Fehlgeburten oder post partum; nach körperlicher Überanstrengung; hell, reichlich, oder dunkel.
Knacken: in den Ohren beim Kauen; in den Gelenken bei Bewegung *(Cocc., Graph.)*. „Knacken im Ohre beim Kauen (Frühstück)" [2].
Beschwerden: abhängig von irgendeinem starken Gift; von Quecksilber, Syphilis, Skrofulose; bei erschöpfter, kachektischer Verfassung.
Nach fortgesetztem Schlafmangel, lang dauernder Angst, Überanstrengung von Geist und Körper beispielsweise bei der Krankenpflege *(Cocc.)*.

Gemüt

Große Besorgnis wegen seiner Erkrankung; denkt ständig an seine vergangenen Kümmernisse; krankhafte Furcht vor der Cholera *(Ars.)*; deprimiert und ängstlich am Abend.
Seelischer Schmerz durch den Verlust des liebsten Freundes; Indifferenz; Lebensmüdigkeit; Traurigkeit vor den Menses.
Vergräbt sich in seinen Kummer, < Trost. Heimweh. Kann nach Ermahnungen nicht aufhören zu weinen. [11]
Reizbar, halsstarrig; hasserfüllt und nachtragend; Hass auf Personen, die ihn beleidigt haben, hartnäckiger Groll, unbewegt durch Entschuldigungen.
Eigensinnig. Zittern vor Zorn. [11]

Kopf

Sehr empfindlich gegen Wagengerassel auf Straßenpflaster; Kopfschmerzen durch Hutdruck *(Calc-p., Carb-v., Nat-m.)*.

Ohren

Schwerhörigkeit besser beim Fahren in Eisenbahn oder Wagen *(Graph.)*.

Nase

Ozaena: grüne Borken jeden Morgen aus der Nase.

Mund

Zähne wackelig, gelblich, mit schwarzen Streifen. [11]

Magen

Verlangen nach Fett, Salz, Unverdaulichem, Kreide, Erde. Unverdaulichkeit von Milch. Abneigung gegen Fleisch, Brot, Zucker. Übelkeit mit Aufstoßen, kann nichts zu sich nehmen. Magenkarzinom, Ulcus ventriculi. [11]

Abdomen

Ileus löst sich bei der Fahrt in die Klinik. [11]

Rektum

Diarrhö: große Anstrengung, aber wenig geht ab; als bliebe Stuhl zurück und könnte nicht herausgebracht werden *(Alum.)*; Schmerzen, als ob es Anus und Rektum zerrisse oder einrisse *(Nat-m.)*; heftige schneidende Schmerzen **nach dem Stuhlgang,** stundenlang (*Rat., Sulf.*; während und danach: *Merc.*).
Fissuren im Rektum; reißende, krampfartige Schmerzen während des Stuhlgangs; durchbohrend, sogar nach weichem Stuhl *(Alum., Nat-m., Rat.)*.

Harnorgane

Urin **spärlich, dunkelbraun,** stark riechend, wie Pferdeharn; **kalt beim Abgang;** trübe, aussehend wie Rückstände in einem Apfelweinfass. Harninkontinenz [11].

Genitalien

Männlich: Wundheit der Glans penis mit Feigwarzen. [11]
Weiblich: Trichomoniasis nach Schwangerschaftsabbruch, Vagina juckt nach der Regel und nach Koitus; Hände kaltschweißig, < geistige Anstrengung, < Wind und Regen, < Fett. [7]

Brust

Interkostalneuralgie re. Rippenbogen, plötzlich kommend und gehend, > Druck, < Bewegung, Brustschmerz stechend beim Tiefatmen, Brustbeklemmung beim Husten (D 15). [7]

Haut

Warzen (gestielt; am Hals, klein [11]); Kondylome: sykotisch oder syphilitisch; groß, gezackt, gestielt; bluten leicht beim Waschen; feucht, mit Absonderung; stechende Schmerzen *(Staph., Thuj.).*
Betroffen sind bevorzugt die schleimhautüberzogenen Körperöffnungen, an denen Haut und Schleimhaut aneinandergrenzen; Mund, Nase, Rektum, Anus, Urethra, Vagina *(Mur-ac.).*
Schmerzhafte Hühneraugen. [11]

Verwandtschaft

Komplementär: *Ars.* und *Calad.*
Feindlich: *Lach.*
Ähnelt *Ars.* in seiner krankhaften Furcht vor der Cholera.
Häufig schwer von *Merc.* zu unterscheiden; passt aber besser für dunkelhaarige Menschen, während *Merc.* mehr für hellhaarige Personen geeignet ist.
Erleichtert durch Quecksilbermissbrauch verursachte Beschwerden, besonders bei Reizbarkeit; schlimme Folgen wiederholter Digitalisdosen.
Folgt gut auf: *Calc., Hep., Merc., Nat-c., Puls.* oder *Thuj.* – aber am wirkungsvollsten nach *Kali-c.*

Modalitäten

Verschlimmerung: abends und nachts; nach Mitternacht; Berührung; Temperatur- oder Wetterwechsel; während Schweißstadium; beim Gehen.
Besserung: beim Fahren im Wagen (umgekehrt: *Cocc.*).

ERGÄNZUNGEN

Nachträge

Karzinophobie treibt ihn von Arzt zu Arzt, will unbedingt die objektive Meinung eines weiteren Arztes hören. Kann sein Leben nicht genießen. Vor lauter Angst redet er davon, sich zu erschießen – hat aber Furcht, zu sterben.
Ein sehr typisches ich-nahes Symptom ist das Verlangen nach Fett und Speck – in der Erschöpfungsphase kehrt sich das Symptom in Aversion um.
Sonderlich ist das Symptom **einseitiger Fußschweiß.**
Kehlkopfpolyp, zweimal nach Operation rezidierend, geschwächter Patient mit fahlem Aussehen und starkem Fettverlangen – ausgehustet nach C 1000. Stimmbandpolypen.
Schlafstörung neun Monate lang, nachdem ihr ein Internist sagte, sie hätte ein Pankreaskarzinom, obwohl dies nie durch klinische Untersuchungen, Computertomographie etc. nachgewiesen werden konnte.
Unheilsame Wunden, sechsmal rezidierend nach Operation, an den Fußsohlen; sehr schmerzhafte Wunden; Haut Spannung, Sohlen brennen (D 6, nachdem C 30 sine effectu verordnet worden war).

Tipp

Wichtiges Mittel bei Blasenpolyposis, Darmpolypen; Blasen-, Magen- und (Dick-)Darmkrebs und postoperativen Darmfisteln bei Patienten, die sich von kummervollen und Ärger-Erlebnissen nicht lösen können. Verschlimmert beim Denken an seine Krankheit. Trägt die Angst in seinem Inneren mit sich herum.

Drucksensible Punkte

Weihepunkt: Di 17 li., Ma 42.

Acidum phosphoricum

Phosphorsäure. H_3PO_4.

Typisches

Passt am besten auf Menschen mit ursprünglich kräftiger Konstitution, die durch Säfteverlust geschwächt worden sind, durch sexuelle Exzesse

(Chin.); durch heftige akute Krankheiten; durch Ärger oder eine lange Folge von Gemütsbewegungen wie Gram, Sorge, enttäuschte Zuneigung.
Beschwerden: durch Sorge, Verdruss, Gram, Kummer, Heimweh *(Ign.)*; schläfrig, neigt zum Weinen; Nachtschweiße gegen Morgen.
Blasse, kränkliche Gesichtsfarbe, Augen eingesunken und von blauen Ringen umgeben. Milde, nachgiebige Veranlagung *(Puls.)*. Bei Kindern und jungen Menschen, die zu schnell wachsen *(Calc., Calc-p.)*; Rücken- und Gliederschmerzen, wie zerschlagen.
Nervöse Schwäche durch Säfteverlust, zu schnelles Wachstum, Niedergeschlagenheit.
Zerebraltyphoid oder Typhus; vollkommene Apathie und Stupor; teilnahmslos, liegt da wie ein Klotz, ohne der Umgebung irgendwelche Beachtung zu schenken; Darmblutung, dunkles Blut.

Gemüt

Ist träge, apathisch; **gleichgültig gegenüber den Dingen des Lebens; erschöpft und benommen vor Kummer;** gegenüber jenen Dingen, die früher von größtem Interesse waren, besonders bei Schwäche und Abmagerung.
Wortfindungsstörungen, sucht nach Worten. Findet in der Unterhaltung nicht die richtigen Worte. Schlechtes Gedächtnis, Unlust zu sprechen. [11]
Delirium: murmelnd, unverständlich; liegt im Stupor oder in benommenem Schlaf, ist sich der Dinge, die um ihn vorgehen, nicht bewusst; wenn er geweckt wird, ist er voll bei Bewusstsein, antwortet langsam und korrekt und fällt in Stupor zurück.

Kopf

Kopfschmerzen: **niederdrückendes Gewicht auf dem Scheitel;** „Druck im Kopfe, wie von einer Last, von oben herab, oder als wenn der Kopf oben zerschlagen wäre" [2]; durch langanhaltenden Kummer oder Erschöpfung der Nerven; in Hinterkopf und Genick; gewöhnlich von hinten nach vorne; < durch die geringste Bewegung, Geräusch, besonders Musik; „Kopfschmerz durch die geringste Erschütterung oder durch Lärm ungeheuer vermehrt" [2]; > im Liegen *(Bry., Gels., Sil.)*.
Kopfschmerzen bei Schülerinnen durch Anstrengung oder Überbeanspruchung der Augen *(Calc-p., Nat-m.)*; bei Jugendlichen, die zu schnell gewachsen sind.

Rektum

Diarrhö: **schmerzlos; nicht schwächend; weiß** oder gelb, wässrig; durch saure Speisen, unwillkürlich, mit dem Flatus *(Aloe, Nat-m.)*; choleraartig, durch Furcht.

Harnorgane

Urin: sieht aus wie Milch, gemischt mit gallertartigen, blutigen Stücken; zersetzt sich schnell; **reichliches Urinieren nachts von klarem, wässrigem Urin,** der sofort eine weiße Wolke bildet (Überschuss an Phosphaten, bei nervlichem Verfall).

Genitalien

Masturbation; wenn der Patient deswegen von Schuldgefühlen sehr gequält wird (vgl. *Dios., Staph.*).
Pollutionen: **häufig, reichlich, schwächend;** nach dem Koitus; nach einer Pollution gesteigertes sexuelles Verlangen; mehrere in einer Nacht; **verlegen, traurig, verzweifelt an der Heilung** (mit unwiderstehlichem Drang zu masturbieren: *Ust.*).

Brust

Schwach durch Reden oder Husten *(Stann.)*; bei Phthisis.

Rücken

Bohrend-ziehende Schmerzen zwischen beiden Schulterblättern, < li. Liegen. Schmerzen am Außenrand des re. Schulterblatts nach oben ziehend, < Liegen auf der re. Seite; Schmerzen unter dem re. Schulterblatt. Schmerzen im li. Schultergelenk, < li. liegend. [11]

Extremitäten

Patient zittert, Beine schwach, stolpert leicht oder tut Fehltritte; Neigung zum Umknicken im Knöchelgelenk [11]; schwach und gleichgültig gegenüber den Dingen des Lebens.
Interstitielle Knochenentzündungen, skrofulös, sykotisch, syphilitisch, durch Quecksilber; Periostitis, brennende, ziehende Schmerzen, wie mit einem Messer geschabt *(Rhus-t.)*; „Empfindlicher Schmerz, wie Schaben mit einem Messer, auf der Beinhaut aller Knochen" [2].
Karies, Rachitis, aber keine Nekrose; Wachstumsschmerzen.

Bohrende, ziehende, grabende Schmerzen in den Nerven der Extremitäten; Stumpfnekrose nach Amputationen *(All-c.).*

Schlaf

Schlaflosigkeit bei Erschöpfung, Endschlafstörung bei jungen Menschen nach langer Geistesarbeit; erwacht nach erotischen Träumen mit Pollution. [11]

Verwandtschaft

Vgl.: *Phos., Puls., Pic-ac., Sil.; Mur-ac.* bei Typhoid; *Nit-s-d.* bei apathischem Stupor und Delirium.
Ph-ac. wirkt gut vor und nach *Chin.* bei erschöpfenden Schweißen, Diarrhö, Schwäche; nach *Nux-v.* bei Ohnmacht nach einem Mahl.

Modalitäten

Verschlimmerung: psychische Affektionen; Säfteverlust, besonders Sperma; Onanie, sexuelle Exzesse; Reden verursacht Schwäche in der Brust *(Stann.).*

ERGÄNZUNGEN

Modalitäten

Besserung: Wärme.

Nachtrag

Aus der psychischen Asthenie wird später die physische – aber kein Lebensüberdruss wie bei *Phos.* Erwartungsspannung mit Durchfall. Furcht vor Krankheit wegen Schwäche, Stumpfheit und Niedergeschlagenheit.

Drucksensible Punkte

Weihepunkt: Ma 27 re., Ren 15.

Acidum picrinicum

Pikrinsäure. $HOC_6H_2(NO_2)_3$.

Typisches

Wirkt häufig kräftigend auf einen verbrauchten und ausgelaugten Organismus; ein deutliches Bild von nervöser Erschöpfung *(Kali-p.).*
Fortschreitende, perniziöse Anämie; **Neurasthenie. Brennen am Rückgrat entlang** und große Schwäche der Wirbelsäule und des Rückens; Rückenmarkserweichung *(Phos., Zinc.).* Polysklerose [11].
Mattigkeit, die von einem leichten Gefühl der Ermüdung bei Bewegung bis zu vollständiger Lähmung fortschreitet.
Müdes, schweres Gefühl über den ganzen Körper, besonders der Extremitäten, < bei Anstrengung.

Gemüt

Geistige Erschöpfung: bei Gelehrten oder Geschäftsleuten; geringste Aufregung, geistige Anstrengung oder Überarbeitung führt zu Kopfschmerzen und verursacht Brennen entlang der Wirbelsäule *(Kali-p.).*
Wahnidee: Stirn, Zunge, Arme reichen bis in die Wolken – bei erschöpfter geistiger Kapazität. Konzentration schwierig, unfähig, lange zu denken. Faulheit, Indolenz, gedächtnisschwach, fehlende Willenskraft, etwas zu unternehmen. [11]

Kopf

Kopfschmerzen: bei Studenten, Lehrern und überarbeiteten Geschäftsleuten; durch Kummer oder niederdrückende Gemütsbewegungen; **in der Hinterkopf- und Halsgegend** *(Nat-m., Sil.);* < oder ausgelöst von geringster Bewegung oder **geistiger Anstrengung.**

Genitalien

Priapismus, mit Rückenmarkserkrankung; (heftige, langanhaltende [11]) Erektionen; (reichliche Pollutionen [11]); Satyriasis *(Canth., Phos.).*

Haut

Kleine Furunkel an allen Stellen des Körpers, besonders im äußeren Gehörgang.

Verwandtschaft

Vgl.: *Arg-n., Gels., Kali-p., Ph-ac., Phos., Petr., Sil.*

Modalitäten

Verschlimmerung: geringste **geistige Anstrengung;** Bewegung; Lernen; nasses Wetter.
Besserung: kalte Luft und kaltes Wasser.

ERGÄNZUNGEN

Drucksensibler Punkt

Weihepunkt: Du 13.

Acidum salicylicum [11]

Salicylsäure. 1,2-$C_6H_4(OH)$ COOH.

Typisches
Bewährt bei Morbus Menière, Schwindel mit Übelkeit und Erbrechen, Brausen und Klingeln in den Ohren. Schwerhörigkeit und Schwindel.
Folgen von unterdrücktem Fußschweiß, von Aspirinmissbrauch.

Gemüt
Angst und Sorgen, ruhelos, dennoch sanft.

Modalitäten
Verschlimmerung: Bewegung; nachts; kalte Luft.
Besserung: trockene Hitze.

Acidum sarcolacticum [11]

Fleischmilchsäure, rechtsdrehende Milchsäure. $CH_3CHOHCOOH$.

Typisches
Rheumatoide Beschwerden mit Muskelschmerz, Müdigkeit und Bewegungsverschlimmerung, muss gekrümmt gehen wegen Kreuzschmerzen. Schwäche und Lähmigkeit, Wadenkrämpfe.

Hals
Zusammenschnüren und Enge, Schlundkrämpfe.

Magen
Saure Dyspepsie. Übelkeit, Erbrechen, Druck und Schmerz im Epigastrium, viel Magensäure.

Abdomen
Empfindung, als ob in der Leistengegend ein Bruch heraustreten wolle. Reichliche Blähungen. Durchfallneigung mit sauren Stühlen.

Atemwege
Schnupfen, blutig-schleimig mit trockenem Kitzelhusten, kruppartig, < nachts, langanhaltend. Erhebliche Schmerzen im Oberfeld der re. Lunge, < Atmung und Bewegung.

Brust
Puls nach geringer Anstrengung ansteigend auf 120 und schmerzhaftes Zusammenschnüren in der Aortengegend.

Extremitäten
Hände und Füße stundenlang kalt, Frieren im Bett. Re. Hand nicht durch äußere Wärme zu erwärmen.

Acidum sulfuricum

Schwefelsäure. H_2SO_4.

Typisches
Passt für Hellhaarige; alte Menschen, besonders Frauen; Hitzewallungen in den Wechseljahren.
Schmerz von gradweiser und sich langsam steigernder Intensität, der plötzlich aufhört, wenn er den Höhepunkt erreicht hat, und oft wiederkommt *(Puls.)*. „Zusammenschnürung der Stirn, erst steigend, dann plötzlich verschwindend" [2].
Drückender Schmerz wie von einem stumpfen Gegenstand. Tendenz zu Gangrän nach mechanischen Verletzungen, besonders bei alten Menschen.
Kind riecht sauer trotz sorgfältigen Waschens *(Hep., Mag-c., Rheum)*.
Schwach und erschöpft durch irgendeine tiefsitzende Dyskrasie; keine anderen Symptome *(Psor., Sulf.)*.
Gefühl, als ob man überall zitterte, ohne tatsächliches Zittern; inneres Zittern bei Trinkern.

Gemüt
Unwillig, Fragen zu beantworten, nicht aus Starrsinn, sondern aus Unfähigkeit.
„Hastiges Wesen; alles, was sie thut, kann sie nicht schnell genug verrichten, was sie jedoch ungemein angreift" [2] *(Arg-n.)*.*

A

Kopf

Vertigo mit Tinnitus, mit Husten bis zum Erbrechen, < Kaffee und Kaffeeduft; Ekel vor dem Essen. [11]

Gefühl, als ob das Gehirn in der Stirn locker wäre und hin- und herfiele *(Bell., Bry., Rhus-t., Spig.)*.

„Schwere des Kopfes, und Schmerz darin, als fiele das Gehirn vor und wollte heraus." [2]

Gehirnerschütterung durch Sturz oder Schlag, wenn die Haut kalt und der Körper in kalten Schweiß gebadet ist.

Kopfschmerz im Liegen. Kopfsymptome und Parotitis linksseitig – sonst Mittel für die re. Seite. [11]

Nase

Stockschnupfen, Niesen, Nasenfluss. [11]

Mund

Aphthen; Mund, Zahnfleisch oder ganze Mundhöhle; Zahnfleisch blutet leicht; Geschwüre schmerzhaft; stinkender Atem *(Bor.)*.

Magen

Chronisches Sodbrennen, **saures Aufstoßen, macht die Zähne stumpf** *(Rob.)*.

„Jedes Getränk erkältet den Magen, wenn nichts Geistiges beigemischt ist." [2]**

Schlaf

Munter in der Nacht, schläfrig am Tag; Albträume. [11]

Haut

Schlimme Folgen von mechanischen Verletzungen, mit Quetschungen, wund gescheuerter und livider Haut; Entkräftung *(Acet-ac.)*.

Ekchymosen; Narben werden blutrot oder blau, sind schmerzhaft (werden grün: *Led.*).

Petechien: Purpura haemorrhagica; blaue Flecken; bläuliche, rote, juckende Flecken.

Hämorrhagie von schwarzem Blut aus allen Körperöffnungen *(Crot-h., Mur-ac., Nit-ac., Ter.)*.

Verwandtschaft

Komplementär: *Puls.* Vgl.: *Ars., Bor., Calend., Led., Ruta, Rheum, Symph.*

Bei Quetschungen und Rissverletzungen der Weichteile wetteifert es mit *Calendula*.

Folgt gut nach *Arn.* bei Quetschungsschmerz, bläulicher Haut und reichlichem Schweiß; nach *Led.* bei Ekchymosen.

Wird gefolgt von: Puls. *[11]*

Beschwerden durch Branntweintrinken.

Ein Teil Schwefelsäure mit drei Teilen Alkohol gemischt, 3-mal tgl. 10–15 Tropfen, 3–4 Wochen lang, hat sich bewährt zur Dämpfung des Verlangens nach Alkohol. (Hering)

ERGÄNZUNGEN

Nachträge

Weinen ohne Grund. Kann nicht weinen.

Innere Hast, dadurch oberflächlich in seinen Kontakten, möchte alles auf einmal erledigen: drückt auf die Spülung noch vor dem Urinieren – oder liest ein paar Zeilen und muss schon wieder etwas anderes beginnen. Bringt nichts zu Ende. Geistesabwesend – vergisst, was er tun wollte.

Ruhelos, legt sich hin und steht nach ein paar Minuten wieder auf. Wegen Erschöpfung legt er sich wieder hin.

Unzufriedenheit, wegen Kontaktschwierigkeiten, mit seinen eigenen Gefühlen und denen anderer. Äußerlich ruhig, ist er so reizbar, dass er die Beherrschung verliert und Gegenstände zertrümmert oder schlägt, weil er nicht mehr anders kann. Isoliert sich aus Erschöpfung, vertraut sich nicht mehr. Geizig – mit Engbrüstigkeit.

Mag nicht wegen materieller Dinge kämpfen, ist aber berührt durch menschliches Leid. Herzschmerz bei Gemütsbewegung ist oft der Anlass, zum Arzt zu gehen, nimmt seine Krankheit vorher nicht wahr. Spasst gerne.

* Engl. Original: „Feels in a great hurry; everything must be done quickly."

** Engl. Original: „Water drunk causes coldness of the stomach unless mixed with alcoholic liquor."

Aconitum napellus

Sturmhut. Ranunculaceae.

Typisches

Im Allgemeinen indiziert für akute oder frische Fälle, eher bei jüngeren Personen, besonders Mädchen von vollblütigem Habitus **mit sitzender Lebensweise.** Gegen Wetterwechsel empfindliche Personen. Dunkle Haare und Augen, steife (rigide) Muskulatur.

Durch **trockene, kalte Luft, trockene Nord- oder Ostwinde (Landwinde)** verursachte Leiden, oder nach Zugluft in verschwitztem Zustand.* Schlimme Folgen unterdrückten Schweißes.
Für das kongestive Stadium einer Entzündung, bevor eine Lokalisation erfolgt.
Schmerzen: unerträglich, machen ihn verrückt; Ruhelosigkeit; nachts.
Beim Erheben aus liegender Stellung wird das rote Gesicht totenblass, oder der Kranke wird schwach oder schwindlig und fällt, fürchtet sich abermals aufzustehen. Oft gleichzeitig Verlust von Sehvermögen und Bewusstsein.

Gemüt

Große Furcht und Ängstlichkeit des Gemüts mit starker nervöser Erregung. Angst, auszugehen, Angst in einer Menschenmenge mit vielen oder aufgeregten Menschen; Angst beim Überqueren der Straße.
Das Gesicht drückt Furcht aus, **durch die Furcht ist das Leben erbärmlich geworden.** Ist sicher, dass seine Krankheit sich als tödlich erweist. Sagt seine Todeszeit voraus. Angst, während der Schwangerschaft zu sterben. Furcht, springt aus dem Bett auf [11].
Ruhelos, ängstlich, tut alles in großer Hast; muss öfter seine Lage wechseln; alles erschreckt ihn.
„Bei jeder Wahl des Sturmhuts als homöopathisches Heilmittel ist vorzüglich auf die Gemüths-Symptome zu sehen, damit besonders diese recht ähnlich seyen" [1].** Das sind: (Folgen von Schreck [11],) Pein von Gemüt und Körper, Ruhelosigkeit, nicht zu besänftigende Unruhe. Diese Unruhe des Gemüts, Sorge, Furcht begleiten die unbedeutendsten Beschwerden.
Musik ist unerträglich, macht sie traurig *(Sabin.*, während Menses: *Nat-c.*).

Mund

Konvulsionen bei zahnenden Kindern; Hitze, Rucken und Zucken einzelner Muskeln. Kind nagt an seinen Fäusten, ist aufgeregt und kreischt; Haut heiß und trocken; hohes Fieber.

Genitalien

Amenorrhö plethorischer junger Mädchen. Nach Schreck zur Behebung oder Verhinderung einer Mensesunterdrückung.

Atemwege

Husten: Krupp; trocken, heiser, erstickend; laut, rau, krächzend; hart, klingend, pfeifend; bei Exspiration *(Caust.*, beim Einatmen: *Spong.)*; von trockenen, kalten Winden oder Zugluft.
Krupp bei Kindern nach aufregenden Flugreisen; Aufenthalt in feuchter Wärme und anschließend im klimatisierten, trocken-kühlen Flugzeug. [36]

Fieber

Plötzlich und sehr hoch – vor Mitternacht [11]. Trockene und heiße Haut; Gesicht rot oder abwechselnd blass und rot; **brennender Durst auf große Mengen kalten Wassers.** Stärkste nervöse Ruhelosigkeit, wirft sich gepeinigt herum; wird unerträglich gegen Abend und beim Schlafengehen.
Acon. sollte niemals lediglich zur Senkung des Fiebers gegeben werden, auch niemals abwechselnd mit anderen Mitteln für diesen Zweck. Wenn der Fall *Acon.* erfordert, ist kein anderes Mittel nötig, da es ihn heilen wird.
Falls nicht durch Unruhe begründet, ist es fast immer schädlich in den ersten Stadien typhoiden Fiebers.
In regenreichen Gegenden, wie z. B. Westfalen, sehr selten als Fiebermittel angezeigt. [11]

Verwandtschaft

Komplementär: zu *Coff.* bei Schlaflosigkeit im Fieber, Intoleranz gegen Schmerzen; zu *Arn.* bei Verletzungen; zu *Sulf.* bei allen Fällen. Selten angezeigt bei Fiebern, die Ausschläge hervorrufen. *Acon.* ist das akute *Sulf.* und wird bei akuten Entzündungszuständen sowohl vor als auch nach *Sulf.* gegeben. Folgemittel: Die von *Hahnemann* angegebene Folge für Krupphusten ist *Acon., Spong., Hep.*; in regenreichen Gegenden ist meistens *Bell.* statt *Acon.* angezeigt. [11]

Modalitäten

Verschlimmerung: abends und nachts, Schmerzen sind unerträglich; im warmen Zimmer; beim Erheben vom Bett; Liegen auf der kranken Seite *(Hep., Nux-m.)*. Kaffee [11].
Besserung: in der frischen Luft *(Alum., Mag-c., Puls., Sabin.)*. Verlangen nach Licht [11]

A

ERGÄNZUNGEN

Nachträge

Unfallfolgen: chronische Obstipation und Bursitis nach schwerem Verkehrsunfall vor vier Jahren durch *Aconit*-Fieber geheilt.
Die Anfälle – gleichgültig in welchem Organbereich – sind plötzlich und stürmisch, nicht unbedingt häufig. Panische Angst mit Herzklopfen, Wallungen und Unruhe. Der Kranke sagt: „Ich sterbe bald!"
Schlechtes Verhältnis zum unnachgiebigen Vater – Furcht vor Menschen; Tachykardie mit Furcht, sterben zu müssen, Gedankenflucht, tausend Gedanken. Puls langsam mit Herzstolpern, Furcht, den Verstand zu verlieren. Abendliche Sinustachykardie aus Angst vor dem Arbeitgeber.
Schockerlebnisse: Starr vor Schreck nach Anblick eines Unglücks, erwacht schreiend aus dem Schlaf mit großer Unruhe. Starr vor Schreck bei zufälligem Mithören eines Gesprächs, das die Untreue des Ehegatten erkennen lässt, unmittelbar gefolgt von heftigem Bauchschmerz im re. Unterbauch, sodass sie sich nicht rühren kann, mit anschließender Appendizitis.
Stottern nach Schreckerlebnis; Patient denkt jeden Vormittag an den Tod, verlor seine Eltern mit fünf Jahren bei Bombardement und entkam selber in den Kriegswirren mehrfach knapp dem Tod.
Verlangen, schnell getragen zu werden – dem Kranken geht die Behandlung nicht schnell genug, möchte seine Beschwerden sofort verlieren. Indiskret.
Verlangen nach Licht – erkundigt sich eingehend nach Befunden, nach dem Befinden des Arztes und seiner Familie, sagt öfter: „Ich weiß nicht ..."
Kopfschmerz **wie von einem Schlag,** nach Schreck und längerer Verfolgung.

Tipp

Paroxysmale Tachykardie mit Todesangst nach plötzlichen oder unerwarteten Todesfällen geliebter Personen (C 200).
* Engl. „Dry north or west winds". Hier wurde das Symptom gemäß den klimatischen Verhältnissen im Osten Nordamerikas von den dort lebenden Autoren umformuliert (➤ Anmerkung zu *Sep.*).
Dt.: „Kalter, scharfer Ostwind" [74].
** Engl. Original: „Whenever Aconite is chosen homeopathically, you must, above all, observe the moral symptoms, and be careful that it closely resembles them; ..."

Drucksensible Punkte

Weihepunkte: He 7, Pe 9.

Aesculus hippocastanum

Rosskastanie. Hippocastanaceae.

Typisches

Personen mit Neigung zu Hämorrhoidalleiden, die an gastrischen, biliösen und katarrhalischen Beschwerden leiden.
Völlegefühl in verschiedenen Körperteilen, wie von übermäßiger Blutfülle; Herz, Lungen, Magen, Gehirn, Becken, Haut.
Venöse Kongestion, besonders im Pfortader- und Hämorrhoidalgebiet.
Schleimhäute von Mund, Hals, Rektum sind geschwollen, brennen, fühlen sich trocken und wund an.

Gemüt

Verzagt, schwermütig; leicht reizbar; verliert schnell die Gemütsruhe und gewinnt schwer wieder seine Fassung; **höchst mürrisch*** *(Cham.).*

Nase

Schnupfen: dünn, wässrig, brennend; Wundheit, empfindlich gegen eingeatmete kalte Luft.

Hals

Follikuläre Pharyngitis: heftiges Brennen und Wundheitsgefühl im Hals; Trockenheit und Rauheit des Halses.
Neigung zu häufigem Schlucken mit brennenden, stechenden, beißenden und trocken zusammengezogenen Fauces *(Apis, Bell.).*

Rektum

Trockenheit und Hitze; Gefühl **wie voll von kleinen Stöckchen** (man stelle sich eine Kastanie mit ihrer Stachelschale im Rektum vor [11]); Schmerzen wie von einem Messer schießen das Rektum hinauf *(Ign., Sulf.);* Hämorrhoiden blind, schmerzhaft, brennend, purpurfarben, selten blutend. Rektum wund, mit Völlegefühl, Brennen und Jucken *(Sulf.).*
Obstipation: harter, trockener Stuhl, schwer gehend; mit Trockenheit und Hitze im Rektum; **heftiger Lumbosakralschmerz.**

Nach Stuhlgang **Völle im Rektum und intensive Schmerzen im Anus** über Stunden *(Aloe, Ign., Mur-ac., Sulf.).*

Genitalien

Uterusprolaps und ätzender, dunkler Ausfluss mit Lumbosakralschmerz und großer Schwäche, < durch Gehen.

Rücken

Heftiger, dumpfer Schmerz im Lumbosakralgelenk; mehr oder weniger konstant; erstreckt sich zu Kreuz und Hüften.
Kann durch Schmerzen weder sitzen noch liegen, die einzig mögliche Haltung ist das Knien. [53]
Rücken „versagt“: während Gravidität, bei Prolaps, Leukorrhö; beim Gehen oder Bücken; muss sitzen oder liegen.
Gefühl von Schwere und Lahmheit im Rücken.

Extremitäten

Lahmheitsgefühl in Armen, Beinen und Rückgrat.

Verwandtschaft

Ähnlich: *Aloe, Coll., Ign., Mur-ac., Nux-v., Sulf.* bei Hämorrhoiden. Nachdem *Coll.* Hämorrhoiden gebessert hat, ist *Aesc.* oftmals heilend. Nützlich, wenn durch *Nux-v.* und *Sulf.* die Hämorrhoiden zwar gebessert, aber nicht geheilt werden konnten.

Modalitäten

Verschlimmerung: Bewegung; Rückenschmerzen und Empfindlichkeit durch Gehen und Bücken; Einatmen kalter Luft.

ERGÄNZUNGEN

Modalitäten

Besserung: Kälte, frische Luft; Baden; Knien; fortgesetzte Anstrengung; Hämorrhoidenblutung.

Nachträge

Hals- und Darmsymptome alternieren.
Drei Stunden nach dem Essen Empfindung wie von einem Stein im Magen mit nagendem, anhaltendem Schmerz. Empfindlichkeit und Völle in der Lebergegend.
* Engl. Original: „miserably cross“.

Drucksensibler Punkt

Weihepunkt: Mi 8.

Aethusa cynapium

Hundspetersilie. Umbelliferae.

Typisches

Besonders für Kinder, die bei heißem Sommerwetter zahnen; Kinder, die keine Milch vertragen.
Große Schwäche: Kinder können nicht stehen; unfähig, den Kopf aufrecht zu halten *(Abrot.);* Erschöpfung mit Schläfrigkeit.
Idiotie bei Kindern: unfähig zu denken; verwirrt.

Kopf

Konvulsionen: Epileptische Spasmen mit **eingeschlagenen Daumen,** rotem Gesicht und nach unten gedrehten Augen, Pupillen starr und geweitet; Schaum vorm Mund, Kiefer zusammengebissen; Puls klein, hart und schnell.
Schwäche und Kraftlosigkeit mit Schläfrigkeit; nach Erbrechen, nach Stuhl, nach Krampfanfall.

Gesicht

Zug von großer Angst und Schmerz von den Nasenflügeln zu den Mundwinkeln, ausgeprägte Nasolabialfalte.
Gesichtszüge drücken Schmerz und Ängstlichkeit aus.
Flechtenartiger Ausschlag auf der Nasenspitze.

Magen

Völliges Fehlen von Durst (*Apis, Puls.*; Gegenteil von *Ars.*).
Unverträglichkeit von Milch: **kann Milch in keiner Form vertragen;** wird bald nach dem Trinken in großen Gerinnseln erbrochen; darauf Schläfrigkeit infolge der Schwäche (vgl. *Mag-c.).*
Verdauungsstörungen zahnender Kinder; **heftiges, plötzliches Erbrechen** einer schaumigen, milchigen Masse; oder einer gelben Flüssigkeit, **gefolgt von geronnener Milch und käsiger Masse.**
Hochkommen von Nahrung etwa eine Stunde nach dem Essen; reichliches grünliches Erbrechen.

Verwandtschaft

Ähnlich: *Ant-c., Ars., Calc., Sanic.*

A

Modalitäten

Verschlimmerung: nach Essen oder Trinken; nach Erbrechen; nach Stuhl; nach Krampfanfall.

ERGÄNZUNGEN

Quellen-Nachträge

Babys, die ohne Unterlass schreien und deren Mütter ihnen ohne Unterlass zu trinken geben und sie alle zwei bis drei Stunden an die Brust legen. Das Kind wird vollgestopft und bekommt Verdauungsprobleme. Fehlende Kommunikation zwischen Mutter und Kind, das Kind schreit, die Mutter ängstigt sich, weiß nicht, was dem Kind fehlt, und legt das Kind an die Brust oder greift zum Fläschchen. Milchintoleranz bis zur Allergie und Gärungsdyspepsie sind die Folgen. [36]
Vithoulkas beschreibt seine geheilten, chronisch *Aethusa*-krank gewesenen Patienten als selbstgenügsame Personen, die sich isolieren. Weil sie ihre Gefühle nur schwer ausdrücken können, können sie auch nicht schreien und schimpfen. Sie können nicht weinen, auch wenn sie zu Tränen gerührt sind. Sie führen Selbstgespräche, neigen zum Schlafwandeln. Speichelfluss im Schlaf. Übersteigerte Tierliebe, das Sprechen mit den Tieren erleichtert sie. Auch Wahnvorstellungen von Tieren, Ratten laufen im Zimmer umher. Es kann auch sein, dass sie ihre emotionale Energie in Sozialarbeit einbringen. Gesteigerte Reizbarkeit und Kopfschmerzen vor der Regel. Nach der Regel gesteigertes sexuelles Verlangen, das vor der Regel völlig verschwindet. Fluor albus macht Flecken in der Wäsche. [32]

Nachträge

Furcht vor dem Schlaf, Furcht, die Augen zu schließen, weil er nie mehr aufwachen könnte, dementsprechend Narkose- und Operationsfurcht; Atemnot und Erstickungsanfälle in der Dunkelheit. Macht Licht an, fürchtet sich, öffnet das Fenster.
Furcht, die Angehörigen zu verlieren.
Plötzliche Rötung des Gesichts mit wildem Aussehen. Bei verbrauchter Vitalität, z. B. bei langjähriger Bronchitis mit Harninkontinenz oder chronischer Diarrhö, völlig ausdruckslose, müde und niedergeschlagene Gesichtszüge. Völle mit Trommelbauch bei Erregung oder nach opulenter Mahlzeit. Erbricht, um sich zu erleichtern. Verlangen nach Käse, Salz, **Mehlspeisen,** Abneigung gegen Milch. Uterustumor bei Patientin mit Atemnot, wenn sie im Dunkeln auftrat und Gefühl, am nächsten Morgen nicht aufwachen zu können, wenn sie abends zum Schlafen die Augen schließt.

Drucksensibler Punkt

Weihepunkt: Bl 21.

Agaricus muscarius

Fliegenpilz. Fungi.

Typisches

Personen mit hellem Haar; Haut und Muskeln schlaff. Alte Menschen mit schwachem, trägem Kreislauf.
Trinker, besonders für deren Kopfschmerzen; **schlimme Folgen von Ausschweifungen** *(Lob., Nux-v., Ran-b.).*
Delirium: mit ständigem Toben; versucht, aus dem Bett zu kommen; bei Typhoid und Typhus.
Äußerst empfindlich gegen kalte Luft *(Calc., Kali-c., Psor.).*
Beschwerden erscheinen diagonal; obere li. und untere re. Seite *(Ant-t., Stram.* – obere re. und untere li. Seite: *Ambr., Brom., Med., Phos., Sulf-ac.*).

Kopf

Kopfschmerzen: bei Menschen, die im Fieber und bei Schmerzen leicht delirieren *(Bell.);* bei Personen, die an Chorea, Zuckungen oder Grimassen leiden; von spinalen Affektionen.
Unwillkürliche Bewegungen **im Wachen,** im Schlaf aufhörend; Chorea (minor [11]), von einfachen Bewegungen und Zuckungen einzelner Muskeln bis zum Tanzen des ganzen Körpers; **Zittern des ganzen Körpers** (Zuckungen der Gesichtsmuskeln: *Mygal.*). Lidzucken, Tic [11].
Epilepsie durch unterdrückte Hautausschläge *(Psor., Sulf.).*

Genitalien

Nervliche Schwäche nach sexuellen Ausschweifungen.
Uterusprolaps, postklimakterisch; abwärts drängender Schmerz, fast unerträglich (vgl. *Lil-t., Murx., Sep.*).

Rücken

Rückgrat berührungsempfindlich *(Ther.);* < morgens.
Schmerzen: wie wund, Schmerzhaftigkeit in Lumbal- und Sakralregion; während Anstrengung tagsüber; **im Sitzen** *(Zinc.).*

Jede Bewegung, jede Körperdrehung verursacht Schmerzen im Rückgrat. Einzelne Wirbel berührungsempfindlich.
Spinalirritation infolge sexueller Exzesse *(Kali-p.)*.

Extremitäten

Unsicherheit beim Gehen, stolpert über alles im Weg Liegende; Fersen schmerzen im Stehen wie zerschlagen.
Ungeschickt; Epikondylitis mit Taubheitsempfindungen. [11]

Haut

Frostbeulen, die unerträglich brennen und jucken; Erfrierungen und alle Folgen von Kälteexposition, besonders im Gesicht.
Empfindung wie von Eis berührt, oder als ob eiskalte Nadeln in die Haut eindringen; wie von heißen Nadeln.
Brennen, Jucken, Röte verschiedener Körperteile; Ohren, Nase, Gesicht, Hände und Füße; (im Mund, ausstrahlend zu den Ohren [11]). Körperteile rot, geschwollen und heiß.

Verwandtschaft

Bei Alkoholdelirium ähnlich zu: *Calc., Cann-i., Cimic., Hyos., Kali-p., Lach., Nux-v., Op., Stram.* Bei Chorea zu: *Mygal., Tarant., Zinc.*

Modalitäten

Verschlimmerung: nach dem Essen; nach Koitus; kalte Luft; geistige Beschäftigung; vor einem Gewitter *(Phos., Psor.)*. Erfrierungen, Kälte, Frost [11].

ERGÄNZUNGEN

Modalitäten

Besserung: Kaffee.

Quellen-Nachträge

Allergose: Schnupfen anfallsweise, Nase kribbelt innen, innere Unruhe – **Husten endet mit Niesen.** Viel Niesen, Mundschleimhaut schwillt an < **nach Erdbeeren,** Genuss von rohem Obst oder Gemüse. Zunge wie verbrannt und taub, juckt bis zum Hals, Brennen im Magen. [7]
Kinder mit verzögerter Entwicklung – unruhig, lernen spät Sprechen und Gehen. Krämpfe nach Tadel *(Ign.)* und Schreck *(Op.)*. Pavor nocturnus im ersten Schlaf. Knochenschmerzen im Wachstumsalter *(Calc-p.)*, ungeschickt, lassen alles fallen. Hastige Bewegungen, Gedächtnis schwach, faul in der Schule. [19]
Perinatale Traumen. [36]

Nachträge

Kinder, die langsam sprechen lernen. Ungeschicklichkeit. Ausbrechen in Tränen, Weinen, Schreien, konstante Angst. Der Patient drückt ständig auf einen vermeintlichen Tumor. **Säuferwahn,** Zustand nach Drogeneinnahme. Die Angstzustände kommen plötzlich.
Parästhesien nach Medianusverletzung, mit Schweiß bei geringer Anstrengung. Paralysis agitans; Ataxie; Schwindel taumelnd; zitternde Stimme.

Tipp

HWS-Syndrom mit schmerzhaftem Zucken wie von elektrischen Schlägen in den Fingern bei Kopfbewegung zur Seite (C 200).

Drucksensible Punkte

Weihepunkte: Gb 2, Lu 5.

Agave americana [11]

Amerikanische Agave. Liliiflorae. Amaryllidaceae (Agaraceae).
Der fermentierte Saft wird als „Pulque" getrunken, in den Anbaugebieten sind die Eingeborenen auffällig frei von Diabetes, Magen- und Nierenkrankheiten. Traditionelle Verwendung gegen Gonorrhö und Syphilis. *Hufeland* lobt die Agave bei Knochensyphilis, *Madaus* empfiehlt sie bei Gonorrhö mit schmerzhaften Erektionen, *Rudolf Steiner* empfahl die äußerliche Behandlung von Frostbeulen mit Auflage von quer geschnittenen Agavenblättern mit eklatanter Wirkung.

Typisches

Skorbut, Vitamin-C-Mangel, Anämie, blutende Gingivitis, Zahnfleischschwellung. Blässe, Appetitmangel; derbe, schmerzhafte Schwellung der Beine mit Purpura und dunkelblauen Pusteln.

Gemüt

Hydrophobie: viereinhalb Monate nach einem Hundebiss wird ein Junge zänkisch, erregt, erschreckt, unfähig zu schlucken, kleiner schneller Puls, große Angst, war nur mit Zwang davon abzuhalten, die

Krankenschwestern im Hospital zu beißen. Angebotene quer geschnittene Agavestücke aß er gierig, nahezu ohne zu kauen, wonach die Heftigkeit der Attacken nachließ. Am fünften Tag erlangte er das Bewusstsein wieder, verlangte weiter nach Agave bis zum achten Tag. Da war er gesund und *Agave* ihm zu bitter und verursachte Brennen im Mund. [20]

Genitalien

Schmerzhafter Priapismus, anhaltende Erektionen unabhängig von Vorliegen einer Urethritis oder Gonorrhö.

Erektionen bei Kindern: Sonst gesunder Zweijähriger hat seit mehreren Monaten lang dauernde Erektionen, er will sich nicht untersuchen lassen, wehrt sich heftig dagegen; nach *Agav.* D 20, täglich 5 Glob. über 3 Wochen, tritt nach weiteren zwei Wochen der Erfolg ein mit gleichzeitigem Entwicklungsschritt in der Sprachentwicklung *(Staph.).* [57]

Agnus castus

Keuschlamm. Verbenaceae.

Typisches

Für die lymphatische Konstitution.

Vorzeitiges Altern: Melancholie, Apathie, geistige Zerstreutheit, Selbstverachtung, (Gleichgültigkeit [11]); bei jungen Menschen nach sexuellen Exzessen; nach Samenverlusten.

Alte Sünder, mit Impotenz und Harnröhrenausfluss (Spermatorrhö [11]); unverheiratete Menschen, die unter nervöser Schwäche leiden.

Gemüt

Geistesabwesend, reduziertes Einsichtsvermögen; kann sich nicht konzentrieren; muss einen Satz zweimal lesen, bevor er ihn versteht *(Lyc., Ph-ac., Sep.).* Liest Texte immer wieder, kann aber seine Aufmerksamkeit nicht auf das zu Lesende richten. Wiederholt ständig, dass er bald sterben wird. [11]

Kopf

Juckreiz der Kopfhaut, wenn er ins Bett geht (müde ist). [11]

Nase

Beklagt sich über eingebildete Gerüche wie von Hering oder Moschus.

Genitalien

Männlich: völlige Impotenz: Erschlaffung, Schwäche und Kälte der Genitalien. Weder Sexualkraft noch Verlangen *(Calad., Sel.).* Impotenz nach häufiger Gonorrhö. Schlimme Folgen von unterdrückter Gonorrhö *(Med.).* Harnröhrenausfluss (Spermatorrhö [11]), mit Fehlen des sexuellen Bedürfnisses und ohne Erektion.

Weiblich: Leukorrhö: durchsichtig, aber befleckt die Wäsche gelb; fließt unbemerkt **aus den völlig schlaffen Geschlechtsteilen.** Fehlende Milch oder Milchunterdrückung bei stillenden Frauen *(Asaf., Lac-c., Lac-d.);* oft mit großer Traurigkeit; sagt, sie werde sterben.

Haut

Verhütet Wundreiben der Haut beim Gehen.

Verwandtschaft

Calad. und *Sel.* folgen gut nach *Agn.* bei Schwäche der Sexualorgane oder Impotenz.

ERGÄNZUNGEN

Nachträge

Folgen von Verstauchungen.
Homosexualität; Schlafmangelfolgen; sexuelle Ausschweifungen; Drogenmissbrauch; erregte sexuelle Phantasien; Masturbation; Ejakulation beim Umarmen einer Frau. Laszive hysterische Frauen. Blutungen, Myomblutungen, Zyklusstörungen, Mastodynie, Galaktagogum.
Wahnidee, besonders zu sein.

Agraphis nutans [11]

Sternhyacinthe. Liliaceae.

Typisches

Lymphatismus bei Kindern mit Erkältungsneigung durch kalten Wind. Ständige Katarrhe, adenoide Wucherungen, Nasenpolypen.

Tonsillarhypertrophie, pharyngeal bedingte Schwerhörigkeit. Rückstand in der Sprachentwicklung.

Hals- und Ohrenbeschwerden nach kaltem Wind. Das Kind atmet mit offenem Mund und sabbert *(Syph., Merc.)*, reichlich Schleimabsonderung.
Sankaran [8] ordnet *Agraph.* dem tuberkulinischen Miasma zu.

Gemüt

Fühlt sich eingeengt und droht zu ersticken, wenn eingeschlossen. Verlangen, gehalten, gepflegt, gefüttert zu werden.

Rektum

Schleimiger Durchfall nach Kälteeinwirkung.
Zweijähriges Mädchen leidet an **rezidierenden Atemwegsinfektionen** mit unregelmäßiger Schnellatmigkeit, mit Schnupfen und Husten und gelegentlichen Ohreninfekten. Bei der Geburt wurden die Atemwege abgesaugt, da sie Mekonium verschluckt hatte. Sie schrie eine Stunde lang. Sie war den Armen der Mutter entrissen worden.
Schwangerschaft und Entbindung waren unauffällig. Wenn sie sich als Säugling aufregte, mochte sie heftiges Hin- und Herbewegen. Bei Geräuschen fährt sie hoch. Zornig, wenn es nicht genau nach ihrem Willen geht. Keine Lust, mit ihrer Schwester das Spielzeug zu teilen. Sehr aktiv und zappelig, viel Durst, Verlangen nach Eis. Möchte nicht so gern schmusen, kratzt und kneift die Mutter. Bei einer Erkältung Nasenlaufen und Husten, durch Klimaanlage und feuchte Atmosphäre entwickelt sich eine Bronchiolitis, Dyspnoe mit Fieber, die Atmung wird pfeifend. Sie **möchte herumspringen,** in der Nacht zuvor wollte sie ausschließlich auf dem nackten Bauch der Mutter schlafen, wie als Säugling. Jetzt in der Nacht überaktiv, ist wach und **singt bei 38,3 °C Fieber.** (Peggy Chipkin, zitiert nach [9])

Aletris farinosa [11]

Blut- oder Kolikwurzel. Liliaceae.

Typisches

Passt am besten für anämische junge Frauen mit psychophysischer Schwäche und Obstipation; Hämorrhagien; Koliken > Abgang von Winden, > Zurückbeugen. Mangelnde Erholung vom Wochenbett oder nach Abort.

Kopf

Schwerer Hinterkopf, wie wenn ein Gewicht nach unten zieht. Dumpfer Kopfschmerz.

Magen

Appetitlosigkeit in Verbindung mit Uterusbeschwerden. Die kleinste Mahlzeit dehnt den Magen aus. Ekel vor Speisen, Übelkeit *(Sep.)*. Schwangerschaftserbrechen.

Rektum

Atonische Obstipation.

Genitalien

Atonie des Uterus; Dysmenorrhö, wehenartig; Regel früh, stark, klumpig, passiv. Metrorrhagien. Lageveränderungen des Uterus; scharfer, wund machender Fluor.
Fluor fadenziehend *(Hydr., Kali-bi., Sabin., Trill.)*. Habituelle Abortneigung.

Atemwege

Husten: krampfhaft mit Harninkontinenz > während der Menses.

Brust

Schmerzen in der li. Mamma – wie von einem Messerstich. Strahlt zum Rücken, zum re. Schulterblattwinkel aus.

Schlaf

Immer müde, kann trotzdem nachts nicht schlafen.

Tipp

Das Mittel ist in der Tiermedizin besonders bei Kühen bewährt, die, durch die Laktation geschwächt, zusätzliche Zugleistungen erbringen müssen. Prolapsus vaginae bei Arbeitskühen, Reizlunge durch Überanstrengung. Obstipation, muss übermäßig pressen, daher Provozierung des Prolapses. Bei kolikartigen Zuständen im Becken D 3, bei Prolaps D 1.

Allium cepa

Küchenzwiebel. Liliaceae.

Typisches

Akute katarrhalische Entzündung der Schleimhäute, mit verstärkter Sekretion.
Neuralgie: mit einer Empfindung wie von einem langen Faden; in Gesicht, Kopf, Nacken, Brust.
Traumatische chronische Neuritis; Stumpfneuralgie nach Amputation; brennende und stechende Schmerzen.

Kopf

Katarrhalischer, benommener Kopfschmerz, mit Schnupfen; < abends, > im Freien, < beim Zurückkehren in ein warmes Zimmer (vgl. *Euphr., Puls.*).
Kopfschmerz sistiert während der Regel; erscheint wieder beim Aufhören der Blutung *(Lach., Zinc.)*.

Augen

Brennen, beißen, schmerzen wie von Rauch, muss sie reiben; wässrig und blutunterlaufen; injizierte Kapillaren und übermäßiger Tränenfluss.

Nase

Schnupfen, **reichliche, wässrige und scharfe Absonderung aus der Nase** mit reichlichem, mildem Tränenfluss (reichlicher, milder Fließschnupfen mit scharfem Tränenfluss: *Euphr.*).
Scharfe, wässrige Absonderung tropft von der Nasenspitze *(Ars., Ars-j.)*.
Frühlingsschnupfen: nach feuchten Nordwestwinden; Absonderung brennt und ätzt Oberlippe und Nase.
Heuschnupfen: alljährlich im August; heftige Niesanfälle beim Aufstehen aus dem Bett; beim Berühren von Pfirsichen.
Nasenpolypen *(Teucr., Sang., Sang-n., Psor.)*.

Hals

Katarrhalische Laryngitis.

Abdomen

Kolik: nach Erkältung durch nasse Füße; Überessen; nach Gurken; Salaten; Hämorrhoidalkolik; bei Kindern; < im Sitzen, > durch Umherbewegen.

Atemwege

Husten nötigt den Patienten, **an den Kehlkopf zu greifen;** es scheint, **als ob der Husten den Kehlkopf zerreißen würde.**

Extremitäten

Panaritium: mit roten Streifen den Arm aufwärts; Schmerzen treiben zur Verzweiflung; im Wochenbett.
Schmerzhafte und wunde Stellen an den Füßen, besonders an der Hacke, **nach Reibung.** „Wirksam bei wund gelaufenen Füßen" *(Dioscorides)*.
Puerperale Phlebitis; nach Zangengeburt.

Verwandtschaft

Ergänzend: *Phos., Puls., Thuj.;* passt vor *Calc.* und *Sil.* bei Polypen. Ähnlich: *Euphr.*, aber Tränen und Schnupfen verhalten sich umgekehrt. Schlimme Folgen von Durchnässung *(Rhus-t.)*.

Modalitäten

Verschlimmerung: überwiegend abends und im warmen Zimmer (*Puls.*; an der frischen Luft: *Euphr.*). Nieselregen; jährlich zur selben Zeit [11].
Besserung: im kalten Zimmer und **im Freien** *(Puls.)*.

ERGÄNZUNGEN

Nachträge

Schläfrigkeit bei Erkältungen; schläfrig nach dem Essen. Erschöpfungszustand mit Pollakisurie, zittrig und schwach zum Sterben mit häufigem Wasserabgang.

Tipp

Zwiebelscheibchen auf das Ohr bei Ohrenschmerzen.
Schnupfen mit Husten, **absteigend** in die Bronchien. Aus den Choanen fließt es in den Rachen, Husten verursachend, wie wund in der Brust, retrosternal < nach feuchter Kälte und bei nasskaltem Wetter. Schlaflos nach 3 h, Nase einseitig zu.

Allium porrum [11]

Lauch. Liliaceae.
Exkoriationen, aufgesprungene Hände.

Allium sativum [11]

Knoblauch. Liliaceae.

Gemüt

Nervenleiden – glaubt, vergiftet zu sein. Beschuldigt Ehemann, sie vergiftet zu haben. Hysterie. Impuls zu fliehen. Fürchtet, nie wieder gesund zu werden.

Kopf

Schwindel bei langem, stetem Blick auf etwas Bestimmtes, < Lesen.

Mund

Empfindung eines Haares auf der Zunge, < Lesen.

Magen

Heißhunger. Verlangen nach Butter. Die Verdauung wird durch die geringste Unregelmäßigkeit in der Ernährung gestört. Dyspepsie der Fleischesser. Beschwerden durch schlechtes Wasser, durch Überessen.

Abdomen

Blähungskolik, jeder Schritt auf dem Straßenpflaster verursacht quälendsten Schmerz, als ob die Eingeweide zerrissen würden, > Hinlegen.

Rektum

Durchfällige Stühle, 3 Uhr nachts, mit Schneiden im Abdomen und in den Lenden.

Extremitäten

Schmerz des Iliopsoas.

Atemwege

Periodisches Asthma. Keuchhusten. Anfälle trockenen Hustens beim Rauchen zwingen ihn, damit aufzuhören. Bronchiektasen.

Modalitäten

Verschlimmerung: Temperaturwechsel, im Freien, feuchte Wärme; beim Lesen.
Besserung: Zusammenkrümmen; Hinlegen.

Tipps

Gutes Reiseprophylaktikum gegen Dysenterien (D 3).

Der Presssaft wirkt bakterizid bei Streptokokken, Bakterium anthracis, Bakterium coli, Bakterium enteritidis, Paramaecium caudatum; antimykotisch bei interdigitalen Epiphyten; stark wachstumshemmend bei Proteusbazillen.
Einen dünnen Span einer Knoblauchzehe, mit Watte zu einem schmalen Docht umwickelt, leicht andrücken und **bei Ohrenschmerzen** in das Ohr des Kindes einführen. Bei Oxyuriasis Einläufe mit verdünntem Knoblauchsud.

Aloe socotrina

Aloe. Liliaceae.

Typisches

Geeignet für indolente, matte Personen; Aversion gegen jede geistige oder körperliche Arbeit; geistige Arbeit ermüdet.
Alte Menschen; besonders Frauen mit schlaffem, phlegmatischem Habitus. Extreme Erschöpfung, mit Schweißen.
Juckreiz (Skabies [11]) erscheint jedes Jahr, wenn der Winter naht *(Psor.)*.
Erkrankungen der Schleimhäute; **Schleim in gallertartigen Klumpen** aus Kehle und Rektum; affiziert die Rektumschleimhaut.

Gemüt

Unzufrieden und ärgerlich über sich selbst oder seine Beschwerden, besonders bei Obstipation.

Kopf

Kopfschmerzen quer durch die Stirn < bei jedem Schritt *(Bell., Bry.)*; mit Schwere der Augen und Übelkeit.
Kopfschmerzen > beim Augenschließen. Druck auf dem Scheitel zur Nase. Abwechselnde Seiten. [11]
Kopfschmerzen sind schlechter durch Hitze, besser durch **kalte Anwendungen** *(Ars.)*; alternieren mit Lumbago (alternieren mit Hämorrhoiden, mit abdominellen und Virusdarmgrippesymptomen [11]); nach ungenügender Stuhlentleerung.

A

Magen
Durst beim Essen, nach dem Essen, nachts, schon morgens beim Erwachen. Bitter-saurer Geschmack. Abneigung gegen Fleisch, Verlangen nach saftigen Dingen und Obst, nach salzigen Speisen. Verträgt nichts Saures. Nach dem Essen sofort Flatulenz und sexuelle Erregung. Magenschmerzen nach Wassertrinken, nach einem falschen Tritt. Pfortaderstauung, Leberschwäche mit Gelbsucht. [11]

Abdomen
Kolik: schneidende, zwickende Schmerzen im re. Unterbauch; quälend **vor und beim Stuhlgang;** alle Schmerzen hören nach dem Stuhlgang auf, doch darauf folgen starkes Schwitzen und extreme Schwäche; **den Anfällen geht hartnäckige Obstipation voraus.**

Rektum
Flatus: stinkend, brennend, reichlich; viel Wind und kleiner Stuhl *(Agar.);* Brennen im After nach Abgang der Winde.
Gefühl, als würde Stuhl mit abgehen, wenn ein Wind abgeht *(Olnd., Mur-ac., Nat-m.).*
Diarrhö: Eilt auf das Klo **sofort nach dem Essen und Trinken** *(Crot-t.);* **mit Unsicherheit des Sphinkter ani; treibt ihn frühmorgens aus dem Bett** *(Psor., Rumx., Sulf.).* < Bier [11].
Schwäche nach Durchfall, rote Nase, Puls hart und voll. [11]
Stuhl erste Portion hart, dann weich. Stuhl morgens normal, nach einer Stunde flüssig. [7]
Fester Stuhl und Massen von Schleim gehen unfreiwillig ab (unbemerkt im Schlaf [11]); Hunger bei Diarrhö.
Vor dem Stuhl: Rumpeln, heftiger, plötzlicher Drang; **Schweregefühl im Rektum.** Plätschern im Gedärm [11].
Während des Stuhlgangs: Tenesmus, **viele Winde.**
Nach dem Stuhl: Schwäche.
Hämorrhoiden: blau, wie Weintrauben *(Mur-ac.);* ständiges Abwärtsdrängen im Rektum; blutend, wund, empfindlich, heiß, > durch Kaltwasseranwendung; starkes Jucken. (< Nach Entbindung: *Lil-t.* [11].) Jucken und Brennen im Anus, was den Schlaf unmöglich macht *(Indg.).*

Genitalien
Descensus uteri. [11]

Rücken
Empfindung wie ein Pflock zwischen Steißbein und Symphyse. [11]

Verwandtschaft
Ähnlich wie *Sulf.* bei vielen chronischen Erkrankungen mit Abdominalplethora und Pfortaderkongestion; bringt unterdrückte Ausschläge wieder hervor. Ähnlich: *Am-m., Gamb., Nux-m., Podo.*

Modalitäten
Verschlimmerung: frühmorgens; sitzende Lebensweise; **heißes, trockenes Wetter;** nach Essen oder Trinken; Stehen oder Gehen. Bier [11].
Besserung: kaltes Wasser; kaltes Wetter; Abgang von Flatus und Stuhl.

ERGÄNZUNGEN
Drucksensible Punkte

de la Fuye: Mi 3, Bl 25.

Alumina

Gebrannte Tonerde. Al_2O_3.

Typisches
Passt für Personen mit chronischen Erkrankungen; das *Acon.* der chronischen Krankheiten.
Chronische Katarrhe mit trockenen Schleimhäuten.
Plötzliche Heiserkeit mit Versagen der Stimme. [11]
Konstitutionen mit Mangel an Lebenswärme *(Calc., Sil.).*
Magere, trockene, dünne Menschen; dunkler Teint; sanfte, fröhliche Veranlagung; Hypochonder; trockene, flechtenartige, juckende Ausschläge, schlechter im Winter *(Petr.);* unerträgliches Jucken am ganzen Körper beim Warmwerden im Bett *(Sulf.);* kratzt, bis die Haut blutet, die danach schmerzt.

Gemüt
Die Zeit vergeht zu langsam; eine Stunde scheint so lang wie ein halber Tag *(Cann-i.).*

Lacht nie; der Mensch ohne Licht *(Alumen)*, ohne Wasser des Lebens. [36]

Kopf

Kann nur mit offenen Augen und tagsüber gehen; Schwanken und Fallen mit geschlossenen Augen *(Arg-n., Gels.)*.

Mund

Sprechen ermüdet; schwach und müde, muss sich setzen. Beißt sich auf die Zunge; nachts. [11]

Magen

Abnormer Appetit; Verlangen nach Stärke, Kreide, Holzkohle, Gewürznelken, Kaffee- und Teesatz, Säuren und unverdaulichen Dingen *(Cic., Psor.)*; **Kartoffeln bekommen schlecht.**

Chronisches Aufstoßen seit Jahren; < abends.

Alle Reizmittel – Salz, Wein, Essig, Pfeffer – verursachen sofort Husten.

Rektum

Obstipation: **kein Stuhldrang, Stuhl kann nicht eher abgehen, als bis sich eine große Kotmasse angesammelt hat** *(Meli.)*; große Anstrengung, muss sich am Klositz festhalten; Stuhl hart, knotig, wie Lorbeeren, bedeckt mit Schleim; oder weich, lehmartig, an den Körperteilen festhaftend *(Plat.)*; Säuglinge, durch Kunstnahrung; flaschengefütterte Babys; bei alten Menschen *(Lyc., Op.)*; in der Schwangerschaft, durch untätiges Rektum *(Sep.)*.

Untätigkeit des Rektums, **sogar weicher Stuhl erfordert große Anstrengung** *(Anac., Plat., Sil., Verat.)*

Durchfall, wenn sie Harn lässt. Muss zum Stuhl pressen, um Harn lassen zu können.

Genitalien

Leukorrhö: scharf und reichlich, läuft bis zu den Fersen herab *(Syph.)*, < tagsüber, > durch kaltes Baden.

Nach der Regel: **körperliche und geistige Erschöpfung,** kaum fähig zu sprechen *(Carb-an., Cocc.)*.

Verwandtschaft

Komplementär zu: *Bry.* Folgt gut auf: *Bry., Lach., Sulf.*

Ähnlich: *Bar-c., Con.* bei Beschwerden alter Menschen.

Alum. ist das chronische *Bry.* Es ist eines der Hauptantidote bei Bleivergiftung; Malerkoliken; Beschwerden durch Blei.

Modalitäten

Verschlimmerung: kalte Luft; im Winter; im Sitzen; **nach Essen von Kartoffeln;** nach Essen von Suppen; jeden zweiten Tag; **bei Neu- und Vollmond.**

Besserung: mildes Sommerwetter; durch warme Getränke; **beim Essen** *(Psor.)*; bei nassem Wetter *(Caust.)*.

ERGÄNZUNGEN

Quellen-Nachtrag

Kinder, die mit unnatürlicher Ernährung (Konservennahrung) und unter künstlichen Lebensbedingungen (künstlichem Licht) aufwachsen. Spürt elektrische Entladungen beim Berühren von Gegenständen. [36]

Nachträge

Bei schwächlichen Personen mit schwachem Gedächtnis, die Schwierigkeiten haben, sich auszudrücken, weil ihnen die Worte fehlen. Wie gelähmt, wenn er etwas schnell tun muss. **Impuls zu töten beim Anblick eines Messers, eines Gewehrs oder von Blut;** Suizidtendenz; Gewissensängste; Wahnideen über seine Identität.

Kann seine Gedanken nicht zusammenfassen, um auf Fragen konkret zu antworten; antwortet: „Ja, irgendwie …".

Tipp

An *Alum.* muss besonders gedacht werden bei Neurodermitis, Schleimhaut- und Drüsenkrebs, Allergosen, Heuschnupfen, Paresen, Tabes dorsalis, Encephalitis disseminata, Morbus Alzheimer.

Drucksensible Punkte

Weihepunkt: Mi 15.

de la Fuye: Di 11, Di 20, Dü 4.

Ambra grisea

Sekret des Pottwals.

Typisches

Für Kinder, besonders junge Mädchen, die erregbar,

A

nervös und schwach sind; nervöse Leiden alter Menschen mit „ausgeleierten" Nerven.
Hagere, dünne, abgemagerte Personen, die sich leicht erkälten.

Gemüt

Große Traurigkeit, sitzt tagelang weinend. Rührselig durch Musik [11].

Mund

Ranula mit stinkendem Atem *(Thuj.)*.

Abdomen

Kältegefühl im Abdomen *(Calc.)*.
Spastisch übersteigerte Verdauungstätigkeit mit Globus nervosus, Rumpeln und Bauchgrimmen. [11]

Rektum

Beim Stuhlgang (oder beim Wasserlassen [11]) ist die Gegenwart anderer, selbst der Krankenschwester, unerträglich; häufiger, erfolgloser Drang, der sie ängstlich macht.
Schamhaft in der Gegenwart Fremder, verlegen auf fremden Toiletten (besonders auf öffentlichen Toiletten mit Nachbarkabinen) wegen der Geräusche, die er macht; Angst, jemand könnte ihn hören. [11]

Genitalien

Männlich: leicht erregbare Libido, Herzklopfen und Verstimmung nach dem Koitus. [11]
Weiblich: Heftiges Jucken der Schamteile mit Wundheit [11]. Regel früh [11]. Absonderung von Blut zwischen den Menses, bei jedem kleinen Ereignis – einem langen Spaziergang, nach hartem Stuhl (durch geringste nervöse Anlässe [11]) etc. Leukorrhö: **dicker, bläulich-weißer Schleim,** besonders oder nur nachts *(Caust., Merc., Nit-ac.)*.

Atemwege

Husten: Heftiger Husten in krampfhaften Paroxysmen, mit Aufstoßen und Heiserkeit; < beim Reden oder bei lautem Lesen *(Dros., Phos.)*; < in Gegenwart anderer [11]; abends ohne, morgens mit Expektoration *(Hyos.)*.
Keuchhusten, allerdings ohne krähendes Einatmen.

Schlaf

Schlaflos durch geschäftliche Schwierigkeiten, muss aufstehen *(Cimic., Sep.)*.

Haut

Neurodermitis mit Lichenifikation durch ständiges Wundkratzen unterhalb des re. Schlüsselbeins und an der re. Hüfte bei Patienten mit nächtelangen Schlafstörungen wegen geschäftlicher Sorgen und Ärger über ausbleibende Zahlungen (C 200).

Verwandtschaft

Ähnlich: *Asaf., Cimic., Coca, Ign., Mosch., Phos., Valer.*

Modalitäten

Verschlimmerung: warme Getränke, warmes Zimmer; Musik; Hinlegen; lautes Lesen und Reden; Gegenwart vieler Menschen; nach Erwachen. Zu wenig Schlaf [11].
Besserung: nach Essen; kalte Luft, kalte Speisen und Getränken; Aufstehen aus dem Bett.

ERGÄNZUNGEN

Quellen-Nachträge

Asthma seit dem dritten Geburtstag, zu dem die Mutter ohne ihr Wissen eine Überraschungsfete ausgerichtet hatte. Lieblingsspiel mit der kleinen Schwester ist Wolf spielen („Ich fresse dich!"). [34]
Kinder, deren Mütter beim Wickeln an deren Fingerchen und Zehen geknabbert haben und sagten: „Ich fress' dich, ich fress' dich!" [36]

Nachträge

Auffallendes Symptom: einseitige Schweiße! Menschenfeindlich – fühlt sich der Situation nicht gewachsen und fürchtet deshalb die Begegnung mit Menschen. Wechsel von Niedergeschlagenheit und Leidenschaftlichkeit lässt keine ruhige Stimmung aufkommen.
Menschen, die Schwierigkeiten haben „Nein" zu sagen. Eher schüchterne, zurückgezogen lebende Menschen. Unter Druck stehende Menschen, die Peinlichkeiten nicht bekannt werden lassen wollen.
Krankhafte unnatürliche Hemmungen mit Abneigung gegen das herzhafte Lachen anderer.
Durch die Herausforderung des Neinsagenmüssens sucht er immer neuen Widerstand, die konstruktive Auseinandersetzung scheuend. Tiefe Sehnsucht nach befreiender Entspannung, Tagträume. Schläft vor dem Fernseher ein, kann nach dem Zubettgehen nicht wieder einschlafen.

Ambra setzt sich nach der neueren Literatur zusammen aus dem unverdaulichen Hornzahn und talgartigen Resten von Tintenfischen, die der Pottwal in 1000 Metern Tiefe fängt und zum Verzehr mit großer Geschwindigkeit auf Meeresspiegelhöhe trägt. Durch den schnellen Druckabfall werden die Tintenfische so zusammengedrückt, dass es ihren Tod bedeutet. (Zwischen den Riesenkraken und den Pottwalen kommt es in der Tiefe oft zu schweren Kämpfen, was die Verwundungen durch Hornzahn und Saugnäpfe an den Pottwalen beweisen [11].) Diese Angst vor Druckabfall und Tod, die Idee von Fressen und Gefressenwerden, ist in dem Mittel enthalten. Analog ist das Mittel angezeigt bei Menschen, die unter hohem Dauerstress stehen, nicht mehr abschalten können und sich förmlich aufgefressen fühlen.
Kinder, die mit 18 Monaten noch gestillt werden und wegen der Lust am Saugen nicht abzustillen sind.

Drucksensibler Punkt

Weihepunkt: Ni 24.

Ammonium bromatum [11]

Ammoniumbromat. NH_4Br.

Typisches

Empfindung des Erstickens – akute und chronische Laryngitis, nächtlicher Reizhusten, Keuchhusten, Bronchialasthma, Diphtherie – plötzliches Verlangen zu husten.
Epilepsie mit Erstickung und Ohnmacht, Aura vom Magen ausgehend, mit Todesangstgefühl.

Gemüt

Abneigung gegen Gesellschaft, schüchtern; Nägelkauen, Reizungsempfindung unter den Nägeln. Entmutigt durch Kritik. Fehler beim Schreiben.

Kopf

Empfindung wie ein Band um den Kopf, Nagelkopfschmerz am Auge, Lider kraftlos.

Nase

Niesen beim Heben der Arme.

Extremitäten

Schmerzen wandernd, Empfindung wie ein Strick um den Oberschenkel (re.), verursacht Humpeln und Schmerz den ganzen Vormittag und mittags Seitenwechsel; dann hören sie auf und die Neigung zu husten kehrt wieder. [62]

Modalitäten

Verschlimmerung: im kalten Zimmer, bei Eintritt in ein warmes Zimmer; abends; beim Erwachen, 3 Uhr morgens; im Liegen.
Besserung: Wärme, warme Getränke; muss umhergehen, aus Furcht zu ersticken.

Ammonium carbonicum

Hirschhornsalz. $(NH_4)_2CO_3$ *und* NH_2COONH_4.

Typisches

Hämorrhagische Diathese, dünnflüssiges Blut und Degeneration der roten Blutkörperchen; Ulzerationen neigen zu Gangrän.
Kräftige, korpulente Frauen mit diversen Beschwerden infolge einer sitzenden Lebensweise; zarte Frauen, die ständig ihr Riechfläschchen zur Hand haben müssen; Erkältungsneigung im Winter.
Kinder lassen sich nicht gern waschen *(Ant-c., Sulf.)*.

Gemüt

Schlecht gelaunt bei feuchtem, stürmischem Wetter. Hochschrecken, Furchtsamkeit, Lebensüberdruss. Bissig, eigensinnig, reizbar. Etwas Schlimmes steht bevor. Kinder ungehorsam, unbeugsam: Zorn durch Widerspruch. [11]

Kopf

Kopfschmerzen: Empfindung von Völle, als ob die Stirn bersten wollte *(Bell., Glon.)*.
Heftige Kopfschmerzen, < nach Gehen im Freien, Haare schmerzen bei Berührung. [11]

Augen

Katarakte; kurzsichtig; Augen entzündet und trübsichtig. [11]

A

Ohren

Tinnitus, Klingen im Ohr. [11]

Nase

Nasenbluten: beim Gesicht waschen *(Arn., Mag-c.)* und Händewaschen am Morgen, aus dem li. Nasenloch; **nach dem Essen.**

Ozaena: häufig wird aus der Nase blutiger Schleim ausgeschnaubt; Blut schießt zur Nasenspitze beim Bücken.

Nase verstopft, hauptsächlich nachts; **muss durch den Mund atmen,** ein Leitsymptom sogar bei Diphtherie; lang dauernder Schnupfen; chronischer Schnupfen* bei Kindern *(Hep., Nux-v., Samb., Stict.).*

Wiederholte Erkältungen mit scharfem Schnupfen, absteigende Katarrhe. [11]

Mund

Zähne fallen aus, selbst gesunde; Zähne werden zu lang. Zahnschmerzen während der Regel, nach Zubettgehen. [11]

Hals

Schlimme Halsschmerzen (Diphtherie [20]); Neigung zu gangränöser Ulzeration der Tonsillen; Drüsen geschwollen.

Bei Diphtherie oder Scharlach, **wenn die Nase verstopft ist;** Kind kann nicht schlafen, weil es keine Luft kriegt.

Neigung zu eiternden Tonsillen, bläulich-purpurn. [11]

Genitalien

Choleraartige Symptome bei Beginn der Regel *(Bov., Verat.).*

Menses: zu früh, reichlich, vorher kolikartige Bauchschmerzen; ätzend, macht die Schenkel wund; reichlich nachts und im Sitzen *(Zinc.);* mit Zahnschmerzen, Kolik, Traurigkeit; **Ermüdung,** besonders der Oberschenkel; Gähnen und Frösteln.

Leukorrhö: wässrig, brennend vom Uterus her; ätzend, reichlich aus der Vagina; Wundheit der Vulva.

Atemwege

Dyspnoe beim Einschlafen, muss aufwachen, um Luft zu holen *(Grin., Lach.).*

Dyspnoe mit Herzklopfen, < bei Anstrengung oder beim Steigen auch nur weniger Stufen; < in warmem Zimmer.

Husten: trocken, durch Kitzeln in der Kehle, wie von Staub, jeden Morgen von 3–4 Uhr *(Kali-c.).*

Eines der besten Mittel bei Emphysem (mit Zyanose, Körper kalt, Puls schwach [11]).

Brust

Heftiges Herzklopfen, muss den ganzen Tag ruhen, Entkräftung. Zyanose der Lippen, Fingerspitzen, Nase. [11]

Haut

Panaritium: tiefsitzender Periostschmerz *(Dios., Sil.).*

Körper rot, wie von Scharlach (vgl. *Ail.*). Erysipel [11].

Maligner Scharlach mit tiefem Schlaf; röchelndes Atmen. Hirsekornartiger Ausschlag oder schwach entwickelter Ausschlag durch unzulängliche Lebenskraft; drohende Lähmung des Gehirns *(Tub., Zinc.).*

Verwandtschaft

Antidotiert Vergiftungen mit *Rhus* und Insektenstiche. Affiziert meist die re. Seite. Feindlich: *Lach.*

Modalitäten

Verschlimmerung: kaltes, feuchtes Wetter; nasse Umschläge; vom Waschen; während der Regel.

Warmes Zimmer, Essen, Laufen [11].

Besserung: Bauchlage *(Acet-ac.);* Liegen auf der schmerzhaften Seite *(Puls.);* trockenes Wetter.

ERGÄNZUNGEN

Nachträge

Schlaflos nachts, schläfrig tags. Träume lebhaft, geil, von Tod, Sterben, Gespenstern, Läusen. Redet im Schlaf und offenbart Geheimnisse. Unbeschreiblich müde bei der Regel.

Heftiges Jucken in den Ellenbeugen, an den Vorderarmen, Handgelenken, < nach Kratzen; es entstehen nach dem Kratzen kleine Bläschen, die noch immer weiter jucken, < abends. Blüten, wie Hirsekörner, brennen wie Feuer, < Kratzen.

Ekzeme in Gelenkbeugen, perianal, zwischen den Beinen. Brennende Hände und Füße.

Kontrakturen der Kniesehne, Verstauchungen. Hüftgelenk schmerzt beim Gehen.

Am-c., Am-m., Am-pic. sind in Betracht zu ziehen bei Hirntrauma mit zerebraler Kongestion, Schweregefühl und geistiger Verwirrung.
* Engl. Original: „snuffles".

Drucksensible Punkte

Weihepunkte: Di 20, Lu 9.

Ammonium muriaticum

Salmiak. Ammoniumchlorid. NH_4Cl.

Typisches

Besonders für übergewichtige, träge Menschen (mit Erkältungsneigung [11]) geeignet; **oder Körper groß und übergewichtig, aber Beine zu dünn.**

Gemüt

Weinerlich, verdrießlich, Arbeitsunlust. Eigensinnig, hört keine Argumente an. Regt sich auf, wird rot vor Aufregung. [11] Will nicht geliebt, sondern bewundert werden. Kummer, schweigsam, unbeweglich. [11]

Ohren

Schwerhörig, Sausen im Ohr. [11]

Nase

Wässriger, scharfer Schnupfen, ätzt die Lippen *(All-c.)*. Wundheit in den Nasenlöchern, häufiges Niesen, Räuspern [11].

Rektum

Hartnäckige Obstipation mit viel Flatus. Harte, bröcklige Stühle erfordern viel Kraft zum Auspressen; krümeln vom Analbereich *(Mag-m.)*; wechselnde Farbe, keine zwei Stühle gleichen sich *(Puls.)*.
Hämorrhoiden: wund und schmerzhaft; mit Brennen und Stechen im Rektum noch Stunden nach dem Stuhlgang *(Aesc., Sulf.)*; besonders nach Unterdrückung von Leukorrhö.

Genitalien

Während der Regel: **Diarrhö und Erbrechen, blutige Absonderung aus dem Darm** *(Phos.)*; neuralgische Schmerzen in den Füßen; Regelfluss stärker nachts *(Bov.,* beim Hinlegen: *Kreos.)*. Leukorrhö: wie Eiweiß, vorher Bauchkneifen in der Nabelgegend; braun, schleimig, schmerzlos, n**ach jedem Harnlassen.**

Atemwege

Atemnot nötigt zum Sitzen. Enge auf der Brust bei der Arbeit, beim Gehen im Freien. [11]

Rücken

Kältegefühl im Rücken zwischen den Schulterblättern *(Lachn.)*. Häufig Lumbago und Lumboischialgie mit lähmiger Schwäche und Nachtschweiß, < im Sitzen, > im Gehen, schmerzlos im Liegen. [11]

Extremitäten

Beim Gehen schmerzhaftes Verkürzungsgefühl in den Kniesehnen; Spannung in den Gelenken, als seien die Muskeln zu kurz *(Caust., Cimx.)*.
Schmerz in der Leiste zwingt ihn gebeugt zu gehen. Hüftschmerz li., wie zu kurz. [11]
Stechen in den Fingerspitzen. Ulzera an den Fersen *(Mang.)*. Phantomschmerzen. [11]
Stinkender Fußschweiß *(Alum., Graph., Psor., Sanic., Sil.)*.

Schlaf

Ängstliche Träume von Folter, Fallen ins Wasser, Krankheit; auch geile Träume. [11]

Verwandtschaft

Gefolgt von *Ant-c., Phos., Puls., Sanic.*

ERGÄNZUNGEN

Modalitäten

Verschlimmerung: morgens (Kopf- und Brustsymptome), nachmittags (Bauchsymptome), abends (Haut, Fieber, Gliedmaßen); chronische Verstauchungen; Periodizität.
Besserung: frische Luft; schnelle Bewegung.

Amylium nitrosum

Amylnitrit. $C_5H_{11}NO_2$.

Typisches

Für nervöse, empfindsame, plethorische Frauen in oder nach der Menopause.

Oft hilfreich zur Linderung in unheilbaren Fällen; sehr wichtig als Sterbehilfe.
Erweitert schlagartig die Gefäße und beschleunigt den Puls, aber später schwächt und verzögert es ihn.
Verlangen nach frischer Luft; öffnet die Kleidung, schlägt die Bettdecke zurück und öffnet die Fenster bei kältestem Wetter *(Arg-n., Lach., Sulf.)*.
Hitzewallungen: beginnen im Gesicht (heiß und rot, mit Herzklopfen [11],) im Magen, in verschiedenen Teilen des Körpers, gefolgt von oft heißen, reichlichen Schweißen; scharf abgegrenzt (bis zu den Oberschenkeln, Knien oder Ellenbogen, wobei die darüber liegenden Teile brennend heiß sind [11]), die darunter liegenden Teile hingegen sind eisig kalt; hinterher große Schwäche.
Schreckfolgen, < Aufregungen. Funktionelle neuralgische Beschwerden. [5]
Seekrankheit.

Kopf

Starker Blutandrang zu Gesicht und Kopf *(Bell., Glon.)*.
Hemikranie, besonders wenn die betroffene Seite blass ist.
Pochen auf dem Scheitel. Pulsieren im Kopf und in den Ohren, heißer Kopf und kalte Füße. [11]
Hinterkopfschmerz, < Husten. [5]

Gesicht

Gesicht rötet sich bei der geringsten Erregung *(Coca, Ferr.)*.
Erröten: chronisch oder akut.

Hals

Der Kragen scheint zu eng zu sein, muss ihn öffnen *(Lach.)*.

Genitalien

Puerperalkonvulsionen sofort nach der Entbindung.
Epilepsie nach Entbindung [11].

Atemwege

Herzflattern und Husten mit schaumigem Auswurf.
Dyspnoe < bei Anstrengung, < li. Liegen, < Druck; > Aufstoßen, > langsame Bewegung. [5]

Brust

Angina pectoris: stürmische Herztätigkeit; Herz und Karotiden klopfen stark *(Glon.)*. **Harndrang** [11].
Schmerz in der li. Mamma, schneidend, die Rippen entlang zum Rücken. [5]

Extremitäten

Beständiges stundenlanges Ausstrecken; es ist unmöglich, das Verlangen danach zu befriedigen; könnte sich ans Bett klammern und um Hilfe rufen, um sich strecken zu können.

Schlaf

Starkes und wiederholtes Gähnen *(Kali-c.)*.

Verwandtschaft

Ähnlich: *Bell., Cact., Coca, Ferr., Glon., Lach.*

Modalitäten

Verschlimmerung: geistige oder physische Anstrengung.

ERGÄNZUNGEN

Tipps

Wirkt prompt durch Inhalation; Wiederbelebung bei Narkoseunfällen.
Die unpotenzierte Arznei wirkt hauptsächlich palliativ; sie muss je nach Gewöhnungsgrad evtl. auch mehrfach wiederholt werden. **Kurative Wirkung** in den höheren Potenzen.
Die Heilung hängt häufig mehr von der Potenzhöhe ab, als sich viele vorstellen können, die nie einen kurativen Versuch damit gemacht haben.

Anacardium orientale

Elefantenlaus. Anacardiaceae.

Typisches

Schwäche aller Sinne.
Hypochonder mit Hämorrhoiden und Obstipation.
Empfindung: als hätte man einen Reifen oder ein Band um ein Körperteil *(Cact., Carb-ac., Sulf.)*; oder als ob man gegen ein stumpfes Instrument gedrückt würde [11]; wie ein Pflock im Innern [11].

Gemüt

Plötzlicher Gedächtnisverlust: alles erscheint wie im Traum; Patient ist äußerst bestürzt über seine Vergesslichkeit; verwirrt, geschäftsunfähig.
Vergesslich, geht weg und lässt den Einkauf liegen.
Wahnidee, er mache alles falsch. [11]
Mangel an Vertrauen in sich und andere. „Er ist mit der ganzen Welt entzweit und hat so wenig Vertrauen zu sich, dass er verzweifelt, das leisten zu können, was man von ihm verlangt" [2]. Im Widerstreit mit sich selbst [11].
Ängstlich beim Gehen, als ob ihn jemand verfolgte; verdächtigt alles um sich herum. „Beim Spazierengehen, im Stehen, Ängstlichkeit, als wenn Jemand hinter ihm käme; Alles um ihn herum kam ihm verdächtig vor" [2].
Zu Gehässigkeiten aufgelegt, erpicht auf Boshaftigkeiten.
Unwiderstehlicher Drang zum Fluchen und Schwören (*Lac-c., Lil-t., Nit-ac.*; will ständig **beten:** *Stram.*).
Flucht im Straßenverkehr wie ein Müllkutscher [11].
Denkt, sie sei ein Dämon; flucht und schwört.
Gefühl, als habe er zwei Willen, wovon der eine ihm zu tun befiehlt, was der andere verbietet.
Zwei Gedankengänge gleichzeitig, *ein Teufel sitzt auf dem einen Ohr, ein Engel auf dem anderen* [11].
Seltsame Stimmung, lacht bei ernsten Angelegenheiten und ist ernst bei lustigen Dingen. „Wird von einem Kitzel unter der Herzgrube bei sehr ernsthaften Gegenständen zum Lachen genöthigt; bei lächerlichen Dingen kann er sich dessen enthalten" [2].

Kopf

Kopfschmerzen: **völlig gebessert beim Essen** *(Psor.)*; beim Hinlegen abends im Bett, beim Einschlafen; < bei Bewegung und Arbeiten.
Gastrisches und nervöses Kopfweh bei sitzender Lebensweise *(Arg-n., Bry., Nux-v.)*.

Magen

Neigt zu Erstickungsanfällen beim Essen und Trinken *(Cann-s., Kava kava, Nit-ac.)*.
Schluckt Speisen und Getränke hastig hinunter; Symptome verschwinden beim Essen *(Kali-p., Psor.)*.
Gefühl von „Hin sein", kommt nur, wenn der Magen leer ist, und ist > **durch Essen** *(Chel., Jod.)*; > während des Verdauungsprozesses (umgekehrt: *Bry., Nux-v.*). „Nach dem Essen, Drücken im Magen, mit Gefühl von äusserster Ermattung und Hinfälligkeit, bei grossem Durste" [2]. Bewährt bei Ulcus duodeni [11].

Rektum

Starker Stuhldrang, aber mit der Anstrengung verschwindet der Drang ohne Entleerung; Rektum ist kraftlos, gelähmt, wie zugestöpselt (irreguläre Peristaltik oder übermäßige Aktivität: *Nux-v.)*.

Haut

Warzen auf der Handfläche *(Nat-m.)*.

Verwandtschaft

Vgl.: *Rhus-r., Rhus-t.* und *Rhus-v.*
Symptome wechseln von der re. auf die li. Seite *(Lyc.)*.
Anac. folgt gut nach *Lyc.* und *Puls.; Anac.* folgt und wird gefolgt von *Plat.*

ERGÄNZUNGEN

Quellen-Nachträge: Fallbeispiele

Unentschlossener junger Mann mit Asthma, kann sich nicht entscheiden, ein Mädchen anzusprechen. Großer Mangel an Selbstvertrauen, dabei gefühllos und hartherzig; liebt Horrorfilme, schläft danach besser. Widersprüchlicher Wille. [9]
29-jähriger Pfleger mit Mangel an Selbstvertrauen. Leistungsminderung wegen innerer Gegensätze, kann sich nicht wehren gegen Unterdrückung und Ungerechtigkeiten. Streitet bei Kränkungen. Innerlich widersprüchlich; will etwas erleben (z. B. Sport), andererseits Verlangen nach Ruhe und Alleinsein. Keine Lust auf Sex. Träume von Atomblitz und Feuer. [7]
32-jähriger Organist mit chronischen Sehnenschmerzen im Knie-, Ellenbogen- und Handgelenksbereich nach Angsterlebnis in der Kindheit: Fühlt sich allein, selbst im Familienkreis fremd – trotzdem meidet er Gesellschaft, fühlt sich blockiert und minderwertig. Gefühl zu schweben, sieht alles wie entfernt von oben. [21]
8-jähriger Schüler mit Lernschwierigkeiten, sperrt sich gegen Forderungen. Weint bei Kleinigkeiten, leicht erzürnt gegen den kleinen Bruder. Verschlossen, beklagt sich, dass er keine Freunde hat. Kommen aber welche, ist er verstört und steif. [21]
Ekzemkinder von Eltern, die aus Entscheidungsschwäche ständig den Arzt wechseln; oder die einen homöopathischen Arzt, aber allopathische Medikamente wollen [36]; oder vom konventionellen Allgemeinmediziner sanfte Medizin fordern.

Lampenfieber bei Studenten, die nicht wissen, welches Thema sie wählen sollen. Menschen, die in Geschäften viele Kleider anprobieren, aber sich nicht zum Kauf entschließen können. [36]

Nachträge

Anac.-Patienten können auch sehr sanft sein, ähnlich wie *Staph.*-Patienten. Der **Konflikt mit Höhergestellten** löst häufig eine Selbstvertrauenskrise aus: z. B. gerät er nach einer Kritik in Zweifel an seinen Fähigkeiten und scheut sich, Verantwortung zu übernehmen – will aber aus **Widerspruchsgeist** auch nicht kündigen, sondern sich beweisen. Motto: ich bin o. k., aber du bist der Teufel.
„Scheidungswaisen", die zwischen den Eltern hin- und her pendeln. Schizophrenie bei einem von zwei Zwillingen wegen Identifikationsproblemen und Konkurrenzsituation. Wahnidee, unter mächtigem Einfluss zu stehen; hört Stimmen, möchte ihnen folgen; Wahnidee von Ansammlungen („Was schreiben Sie da so viel auf?"). Kann nicht ruhen, bis die Dinge an ihrem Platz sind *(Ars.)*.

Drucksensibler Punkt

Weihepunkt: Ni 23 li.

Harnorgane

Urin trüb, dick, voller Schleim. **Ständiger Harndrang,** kann nicht die geringste Menge halten; unwillkürlicher Harnabgang. Zystitis.

Genitalien

Schankerähnliche, wunde Stelle. Szirrhusähnliche Schwellung der Zervix. Brüste verhärtet, geschwollen; Brustwarzen wund.

Extremitäten

Nägel verkrüppelt und deformiert.

Haut

Übelkeit erregender Fußschweiß; Pruritus, Herpes, Abszesse, Furunkel, Erysipel.

Modalitäten

Verschlimmerung: nachmittags; Wein, Branntwein, Kaffee (anfangs).
Besserung: Kaffee (im fortgeschrittenen Stadium).

Anantherum muricatum [11]

Kuskus. Graminaceae.

Gemüt

Extreme Eifersucht und enthemmte Sexualität bei bizarr und grotesk gekleideten Personen. Will reisen, um neue sexuelle Bekanntschaften zu machen.

Kopf

Bohrende Schmerzen im Gehirn wie von zugespitzten Pfeilen. Herpes, Ulzera, Tumoren der Kopfhaut.

Gesicht

Warzige Auswüchse an den Augenbrauen. Furunkel und Tumoren auf der Nasenspitze.

Mund

Zunge rissig, an den Rändern wie eingeschnitten; reichlicher Speichelfluss.

Anhalonium lewinii [11]

Lophophora Lewinii. Peyotl. Cactaceae.
Peyotl enthält über zehn Alkaloide, u. a. Mescalin, Anhalonidin, Bufotetin, Harmin und Lophophorin. Die knopfartigen, getrockneten Gewächse werden von den Menomini-Indianern bei religiösen Feiern eingesetzt, um ein Gemeinschaftsgefühl hervorzubringen. Obwohl keine suchtartige Abhängigkeit entsteht, hinterlässt die Droge ihre Spuren.

Typisches

Schockerlebnisse mit anhaltenden, erschreckenden optischen Eindrücken. Die Bilderlebnisse sind < beim Schließen der Augen.
Depression und gleichgültige Initiativelosigkeit nach früherem Haschisch- und **Drogenmissbrauch.** Erschöpfungszustände und vegetative Ataxie mit Willensstörungen bei erhaltener Denkkraft.
Schizothyme Zustände und schizophrene Schübe mit optischen Halluzinationen. **Psychosyndrome** mit Gestalt- und Zeitverfall. Psychosen mit Angst und Suizidversuchen.

Traumatisiert durch schlechte Ehe der Eltern. Furcht, die Mutter könne die Familie verlassen, lässt sie nicht aus den Augen. Die Mutter ließ den Vater immer spüren, dass er zu wenig verdiente.

Gemüt

Existenzielle Ängste; Furcht zu sterben, **das Jüngste Gericht** ist gekommen. Weiß nicht mehr, wer er ist. Die Zeit vergeht zu langsam. Wahnidee, die Dinge seien lebendig geworden; **mit Gott in Verbindung zu stehen.** Wahnidee, unsterblich zu sein. Ewigkeit ist mit Gegenwart vermischt. Ist außerhalb des Körpers, getrennt von der Welt. Gefühl ungewöhnlicher Energiesteigerung und erhöhtem intellektuellem (objektiv nicht vorhandenem) Vermögen.

Seufzen und **Lachen,** ungewöhnliche Heiterkeit; lacht unmäßig, bis ihm die Tränen kommen, wenn jemand hereinkommt; unfreiwillig, sardonisch, bei jedem gesagten Wort. Misstrauisch und verstimmt, glaubt, dass seine Gefährten über ihn lachen; möchte ihnen Gewalt antun.

Reizbar beim Betrachten von Bildern. Überlegenheits- und Minderwertigkeitsgefühle. Gedächtnisillusionen und Dissoziationsamnesie. Lenk- und Beeinflussbarkeit des aktuellen Kurzzeitgedächtnisses. Faule Zufriedenheit – ein Land, in dem es immer Nachmittag ist.

Ideenflucht und Zerfahrenheit führen zu intrapsychischen Hemmungen und Stereotypien. **Wortfindungsstörungen.** Psychisches Poltern beim Sprechen (bzw. Stammeln), Verschlucken von Silben und Wörtern.

Kopf

Stirnkopfschmerz mit Zickzacklinien vor den Augen, unerträglicher Kopfschmerz in der vorderen Schädelgrube **bis zur Sehnervenkreuzung** (nach Hypophysentumor). Ermüdender **Okzipitalkopfschmerz,** macht das Arbeiten unmöglich.

Augen

Störungen des stereoskopischen Sehens und des Kontrastfarbensehens. Astigmatismus, Myopie, Akkommodationsstörungen, Gesichtsfelddefekte, Amaurose nach einseitiger Enukleation. Sehstörungen bei Elektroschweißern, nach Fernsehen, nach Hypophysentumoren. **Farben** bewegen sich in fantastischen Mustern, Gegenstände erscheinen brillanter, Schatten vertieft, Flackern des Lichts außerordentlich verstärkt. Beeinflusst durch Taktschlagen. Blau- und Grünsehen. Mouches volantes. Gegenstände erscheinen vergrößert oder verkleinert, vervielfacht. Sieht ungewöhnlich gut in die Weite. Pupillen weit. Ptosis. Exophthalmus. Trockene Konjunktiven.

Ohren

Klangeindrücke und Visionen durch Reizung der Haut verstärkt.

Nase

Störungen des Geruchssinnes, abgestumpft, unbestimmte Düfte in der Luft.

Gesicht

Trigeminusneuralgie, vornehmlich des li. 1. Astes, mit Taubheitsempfindung. Schmerzen kommen plötzlich. Abneigung gegen geringste Bewegung, Kiefer und Lippen bewegen sich kaum beim Sprechen.

Mund

Schwierigkeiten beim Sprechen, teils durch Lähmung der Zunge, teils durch verlangsamte Gedanken.

Hals

Schwellung der Schilddrüse mit Druckempfindung und Klopfen, mit Schweißausbrüchen.

Magen

Großer Durst auf große Mengen Wassers; Übelkeit < Bewegung, > Hinlegen.

Genitalien

Kältegefühl. Ovarielle Insuffizienz. Homosexualität.

Atemwege

Atmung erschwert, flach.

Brust

Pulsbeschleunigung oder -verlangsamung, Palpitationen, Tachykardien, thyreogene Brustbeklemmung, vornehmlich li.; Herzstiche, Herzangst und Empfindung von Herzstillstand. Ohnmacht.

Extremitäten

Unkoordinierte Bewegungen. Phantomgliedschmerzen. Plötzliche Schmerzen. Feiner Tremor der unteren Extremitäten. Taubheits- und Kälteempfindungen. Äußerste muskuläre Schwäche, möchte sich nicht bewegen wegen Erschöpfung. Kann nicht ohne Unterstützung aufsitzen oder gehen.

Schlaf

Einschlafstörungen infolge optischer Übererregbarkeit. Umkehr der Schlaf-Wach-Rhythmik. Schläfrigkeit.

Modalitäten

Verschlimmerung: Schließen der Augen; Bewegung (Übelkeit und Schwäche).
Besserung: Hinlegen.

Anthracinum

Milzbrandtoxin. Nosode.

Typisches

Bei Karbunkeln, malignen Ulzera und Beschwerden mit **Ulzerationen, Demarkationen und mit unerträglichem Brennen.**
Wenn *Ars.* oder das bestgewählte Arzneimittel den brennenden Schmerz des Karbunkels oder der malignen Ulzeration nicht erleichtert.
Hämorrhagie: Blut sickert aus Mund, Nase, Anus oder Genitalien; schwarz, dick, teerartig, sich rapide zersetzend *(Crot-h.).*
Septisches Fieber, rapider Kräfteverlust, schwächer werdender Puls, Delirium und Ohnmacht *(Pyrog.).*

Haut

Gangränöse Ulzera: Panaritium, Karbunkel, Erysipel von malignem Typ.
Panaritium: in den schlimmsten Fällen mit Demarkation und mit unerträglichen, brennenden Schmerzen *(Ars., Carb-ac., Lach.).*
Maligne Pusteln: **schwarze oder blaue Blasen;** häufig mit tödlichem Ausgang in 24 oder 48 Stunden *(Lach., Pyrog.).*
Karbunkel: **mit schrecklichen, brennenden Schmerzen;** Absonderung von jauchigem, stinkendem Eiter.
Sektionsverletzungen: mit Tendenz zu Gangrän; septisches Fieber, große Entkräftung *(Ars., Pyrog.).*
Verdächtige Insektenstiche. Wenn die Schwellung die Farbe verändert und rote Streifen den Verlauf der Lymphgefäße zu markieren beginnen *(Lach., Pyrog.).*
Septische Entzündung durch Absorption von Eiter oder von anderem infektiösen Material, mit brennenden Schmerzen und großer Erschöpfung *(Ars., Pyrog.).*
Schlimme Folgen von Fäulnisgerüchen bei Faulfieber oder im Sektionsraum; vergiftet vom Pesthauch (septische Infektionen [11]) *(Pyrog.).*
Epidemische Milzerkrankungen bei Rindern, Pferden und Schafen.
Hering sagt: „Zu behaupten, ein Karbunkel sei eine chirurgische Erkrankung, ist die größte Absurdität. Eine Inzision ist immer nachteilig und häufig mit schicksalhaftem Ausgang. Nie wurde ein Fall bei richtiger Behandlung verloren, und es sollte stets ausschließlich mit interner Medizin behandelt werden."

Verwandtschaft

Ähnlich: *Ars., Carb-ac., Lach., Sec., Pyrog.* bei bösartigen und septischen Verläufen. Vgl.: *Euphorb.* bei furchtbaren Schmerzen bei Krebs, Karbunkel oder Erysipel, wenn *Ars.* oder *Anthr.* nicht bessern. Gutes Folgemittel: *Pyrog.* [24].

ERGÄNZUNGEN

Quellen-Nachträge

Große Angst vor Autos, als käme das Auto direkt auf sie zu. [36]
Wundheilungsstörung nach Weisheitszahnoperation; wenn Antibiotika nutzlos verordnet wurden und nichts bewirkten. [22]

Antimonium crudum

Antimonsulfid. SbS_3.

Typisches

Für Kinder und junge Menschen **mit Neigung zur Fettsucht** *(Calc.);* für die Extreme des Lebens.

Alte Menschen mit Morgendiarrhö werden plötzlich obstipiert, oder **Diarrhö und Obstipation wechseln ab;** Puls hart und schnell.
Schleim: in großen Mengen vom Nasen-Rachen-Raum beim Räuspern; vom Anus, **jauchig, sickernd,** gelbe Flecken hinterlassend; **schleimabsondernde Hämorrhoiden.**
Empfindlich gegen Kälte, < nachdem er sich eine Erkältung zugezogen hat.
Abneigung gegen kaltes Baden; Kind schreit beim Waschen oder Baden mit kaltem Wasser; Kaltes Baden verursacht heftige Kopfschmerzen; verursacht Unterdrückung der Menses; Erkältung durch Schwimmen in kaltem Wasser oder durch Sturz ins kalte Wasser *(Rhus-t.).*
Kann **Sonnenhitze** nicht vertragen; < durch Überanstrengung in der Sonne *(Lach., Nat-m.);* < bei Überhitzung in der Nähe von Feuer; **erschöpft bei warmem Wetter;** Beschwerden durch Sonnenbrand.
Wenn Symptome erneut auftreten, wechseln sie den Ort oder wandern von einer Körperseite auf die andere.

Gemüt

Kind ist verdrießlich, mürrisch, kann es nicht ertragen, berührt oder angesehen zu werden; übellaunig, will nicht reden oder angesprochen werden *(Ant-t., Jod., Sil.);* ärgerlich über jede kleine Beachtung.
Nach *Grandgeorge* erträgt das Kind den kritischen Blick und die Berührung der Mutter nicht und kompensiert den Frust mit Völlerei. Kinder sind ständig damit beschäftigt, was es zu essen gibt, stopfen sich mit dem voll, was sie mögen. [36]
Kinder sind enorm kitzelig bei der Untersuchung *(Phos.).* [11]
Große Traurigkeit mit Weinen. Ängstliche und ebenso tränenreiche Stimmung, die geringste Sache greift sie an *(Puls.);* tiefste Verzweiflung, Neigung zum Suizid durch Ertränken. Abscheu vor dem Leben.
Unwiderstehliches Verlangen, in Reimen zu sprechen oder Verse aufzusagen. Sentimentale Stimmung bei Mondlicht, vornehmlich ekstatische Liebe; schlimme Folgen unerwiderter Zuneigung *(Calc-p.).*

Kopf

Kopfschmerzen: nach Baden im Fluss; nach Erkältung; nach alkoholischen Getränken; durch Magenverstimmung, Säuren, Fett, Obst, (Milch [11]); nach unterdrückten Hautausschlägen.

Gesicht

Nasenlöcher und Mundwinkel wund, rissig und verkrustet.
Hautausschlag auf den Wangen; Impetigo (Merkvers: „*Antimonium crudum,* um die Schnut' rum!"). [11]

Mund

Dicker, milchweißer Zungenbelag – typisches führendes Symptom für das Mittel! Sehr anfällig für Aphthen im Mund *(Arg-n., Sulf.).*
„Das Zahnfleisch klafft von den Zähnen ab und blutet leicht." [2]

Hals

Stimmverlust nach Überhitzung.

Magen

Magenbeschwerden von **Überessen;** schwacher Magen, Verdauung wird leicht gestört. Verlangen nach Saurem und Essiggurken.
Magen- und Darmstörungen: von Brot- und Teigwaren; Saurem, speziell Essig; saurem oder verdorbenem Wein; nach kalt Baden; Überhitzung; heißem Wetter.
Ständiger Abgang von Gasen, nach oben und nach unten, jahrelang; Aufstoßen, schmeckt nach dem Gegessenen.

Atemwege

Keuchhusten: < durch Überhitzung in der Sonne oder im warmen Zimmer; nach kaltem Waschen.

Extremitäten

Große, hornige Hühneraugen an den Fußsohlen *(Ran-b.);* **sehr empfindlich beim Gehen,** besonders auf Steinpflaster.

Haut

Neigung zu abnormen **Wucherungen** an der Haut; Fingernägel wachsen langsam; **gequetschte Nägel wachsen in Bruchstücken,** wie Warzen, mit hornigen Flecken. Verdickte Nägel [11].

Verwandtschaft

Ergänzend: *Scilla.* Ähnlich: *Bry., Ip., Lyc., Puls.* bei Magenbeschwerden. Nach *Ant-c.* folgt gut: *Puls., Merc., Sulf.*

Modalitäten

Verschlimmerung: nach Essen; kaltes Baden; saure Speisen, saurer Wein; **nach Sonnen- oder Feuerhitze;** Extreme von Kälte oder Hitze.
Besserung: in frischer Luft; Ruhe; nach einem warmen Bad.

ERGÄNZUNGEN

Quellen-Nachtrag

Typische Fallbeschreibung: Trichomoniasis, Jucken in der Scheide, bröckelig-klumpiger Fluor bei Frau mit Mangel an Lebenswärme, grauem Zungenbelag mit „dickem Gefühl" in der Zunge und flächiger Aufspaltung der Nägel. Kann **Sonnenhitze** nicht vertragen; < durch Überanstrengung in der Sonne *(Lach., Nat-m.)*; < bei Überhitzung in der Nähe von Feuer; **erschöpft bei warmem Wetter;** Beschwerden durch Sonnenbrand. [7]

Drucksensible Punkte

Weihepunkt: Mi 13.
de la Fuye: Le 12, Di 10.

Antimonium tartaricum

Brechweinstein. $C_4H_2O_6Sb(OH_2)$

Typisches

Passt für träge, phlegmatische Personen; für die hydrogenoide Konstitution (nach *v. Grauvogl*).
Krankheiten, die ihren Ursprung im Aufenthalt in feuchten Räumen oder Kellern haben *(Ars., Aran., Ter.)*.
Über die pneumogastrischen Nervenbahnen schwächt *Ant-t.* die Atmung und den Kreislauf, wodurch das Leitsymptom des Mittels hervorgerufen wird, nämlich: **Wenn der Patient hustet, scheint eine große Ansammlung von Schleim in den Bronchien zu sein;** es macht den Eindruck, als würde viel expektoriert werden, aber nichts kommt herauf.

Große Schläfrigkeit oder unwiderstehlicher Drang zu schlafen, bei nahezu allen Beschwerden *(Op., Nux-m.)*.

Gemüt

Kind klammert sich an die Umgebenden; möchte getragen werden; schreit und weint, wenn es berührt wird; lässt sich nicht den Puls fühlen *(Ant-c., Sanic.)*. Kind hält sich ängstlich ständig an Mutters Hand fest *(Bism., Bism-sn.)*. [11]

Gesicht

Kalt, blau, blass, mit kaltem Schweiß bedeckt *(Tab.)*.

Mund

Zunge belegt, teigig, dick, weiß, mit geröteten Papillen und roten Rändern; rote Streifen; sehr rot, trocken in der Mitte.

Magen

Außergewöhnliches Verlangen nach Äpfeln *(Aloe;* nach Saurem, Mixedpickles: *Ant-c.)*. Erbrechen: in jeder Position außer beim Liegen auf der re. Seite; bis zur Ohnmacht; danach **Schläfrigkeit und Erschöpfung;** bei Cholera mit Diarrhö und kaltem Schweiß; eine Dosis nach jeder Attacke *(Verat.)*.

Atemwege

Asphyxie: mechanisch, wie Scheintod durch Ertrinken; durch Schleim in den Bronchien; durch drohende Lähmung der Lungen; durch Fremdkörper in Larynx und Trachea; mit **Schläfrigkeit und Koma.**
Kind bei der Geburt blass, atemlos, nach Luft schnappend; Asphyxia neonatorum. Hilft bei Todesröcheln *(Tarant.)*.
Ikterus mit Pneumonie, besonders der re. Lunge.
Atemwegsinfekt mit periioralem Ekzem. [11]

Verwandtschaft

Ähnlich:

1. *Lyc.*, aber die spasmodische Nasenflügelatmung hat weit geöffneten Nasenlöchern Platz gemacht.
2. *Verat.*, beide haben Diarrhö, Kolik, Erbrechen, Kälte und Verlangen nach Saurem.
3. *Ip.*, aber mehr Schläfrigkeit durch mangelhafte Atmung; Übelkeit, aber > nach Erbrechen. Wenn

die Lungen zu versagen scheinen und der Patient schläfrig wird, der Husten abnimmt oder aufhört, ersetzt es *Ip.* Für Impffolgen, wenn *Thuj.* versagt und *Sil.* nicht indiziert ist. Vor *Sil.* bei Dyspnoe durch Fremdkörper in Larynx oder Trachea (chirurgische Versorgung vorausgesetzt! [11]); *Puls.* bei unterdrückter Gonorrhö; *Ter.* bei Folgen feuchter Kellerwohnungen. Kinder, die bei scheinbarer *Ant-t.*-Indikation bei Husten nicht schnell reagieren, benötigen *Hep.* Husten bei Kindern, der sich im Frühling und Herbst verschlimmert, wenn das feuchte Wetter anfängt.

Modalitäten

Verschlimmerung: feuchtkaltes Wetter; Hinlegen nachts; warmes Zimmer, Wetterwechsel im Frühjahr *(Kali-s., Nat-s.).*
Besserung: kalte, frische Luft; Aufsitzen; Expektoration; Liegen auf der re. Seite *(Tab.).*

ERGÄNZUNGEN

Drucksensible Punkte

Weihepunkte: Bl 13, Di 6, Ni 26, Ni 27.
de la Fuye: Di 6, Ni 7.

Apis mellifica

Gift der Honigbiene. HAB: Tinktur aus der ganzen Biene [11].

Typisches

Passt für die skrofulöse Konstitution; vergrößerte, harte Drüsen; szirrhöser oder offener Krebs.
Frauen, speziell Witwen; Kinder und Mädchen, die, obwohl im Allgemeinen umsichtig, ungeschickt werden und Dinge fallen lassen, mit denen sie umgehen *(Bov.).*
Schlimme Folgen von akuten Exanthemen, die sich ungenügend entwickeln oder unterdrückt wurden *(Zinc.);* Masern, Scharlach, Urtikaria.
Ödeme: sackartige, aufgedunsene Schwellung **unter den Augen** (über den Augen: *Kali-c.*); an Händen und Füßen; Wassersucht, ohne Durst (mit Durst: *Acet-ac., Apoc.*).
Extreme Berührungsempfindlichkeit *(Bell., Lach.).*
Schmerzen: brennend, stechend, wund; wandern plötzlich von einem Körperteil zum andern *(Kali-bi., Lac-c., Puls.).*
Plötzliche, schrille, durchdringende Schreie von Kindern im Wachen oder Schlafen *(Hell.).*

Gemüt

Beschwerden durch Eifersucht, Schreck, Zorn, Verdruss, schlimme Nachrichten.
Reizbar; nervös; zappelig; schwer zufriedenzustellen.
Neigung zum Weinen; kann nicht anders, muss weinen; mutlos, verzagt *(Puls.).*

Magen

Durstlosigkeit; bei Anasarka; Aszites (*Acet-ac.,* aber stärker wächsernes Gesicht und großer Durst).

Harnorgane

Harninkontinenz, mit großer Reizung der Harnorgane; kann kaum einen Moment den Urin halten, starkes Brennen nach dem Wasserlassen; häufig, schmerzhaft, spärlich, blutig.

Rektum

Obstipation: Empfindung im Leib, als ob bei starkem Pressen etwas Gespanntes reißen könnte.
Diarrhö: bei Trinkern; bei exanthematischen Erkrankungen, speziell nach Unterdrückung des Ausschlags; unfreiwillig bei jeder Bewegung, **als ob der Anus weit offen stünde** *(Phos.).*

Genitalien

Affiziert die re. Seite; Schwellung oder Ödem (Zyste! [11]) des re. Ovars; des re. Hodens.

Atemwege

Husten mit Unruhe. [11]

Extremitäten

Kniegelenkserguss < Wärme. [11]

Fieber

Intermittierendes Fieber; Frost um 15 Uhr, immer **mit Durst** *(Ign.),* < im warmen Zimmer und bei äußerer Hitze (*Thuj.:* 3 Uhr morgens und 15 Uhr).

Haut

Erythema nodosum. Insektenstiche mit schwarzem Punkt in der Mitte. [11]

Verwandtschaft

Ergänzend: *Nat-m.* Unverträglich vor oder nach *Rhus-t. Ars.* und *Puls.* folgen *Apis* gut. Hat Scharlach-albuminurie nach vergeblicher Anwendung von *Canth., Dig., Hell.* geheilt.

Modalitäten

Verschlimmerung: nach Schlaf *(Lach.);* geschlossene, besonders warme und geheizte Räume sind unerträglich; nach Durchnässung *(Rhus-t.),* aber besser nach dem Waschen oder dem Befeuchten des Körperteils mit kaltem Wasser.

Besserung: im Freien; kaltes Wasser oder kalt Baden; Abdecken; Schmerzen beim Husten, Gehen oder Wechsel der Körperstellung oder -lage; aufrecht Sitzen.

ERGÄNZUNGEN

Nachtrag

Therapieresistente Angina bei 12-jährigem Mädchen: Sie ist seit zwei Wochen trotz Antibiotika hochfiebernd, isst und trinkt nichts mehr, liegt ruhig im Bett bei weit geöffnetem Fenster. Obwohl das Zimmer eisig kalt ist, ist das Mädchen nur mit einem Laken bedeckt. Brennend-feinstechender Halsschmerz, Hals innen und außen geschwollen, **sackartig herabhängend,** Tonsillen voll weiß belegt, kein Durst, kaum Harndrang. Nach Apis C 30 schlief die Patientin sofort ein und war anderntags gesund. [94]
Chronisches mit Kortison vorbehandeltes Heuasthma, mit geschwollenen, tränenden Augen, < nachts, < Hals wie zugeschnürt. [94]

Drucksensible Punkte

Weihepunkt: Dü 18.
de la Fuye: Bl 17, Bl 64, Ni 6 re.

Apocynum cannabinum

Indianerhanf. Apocynaceae.

Typisches

Ausscheidungen vermindert, speziell Urin und Schweiß.

Ödeme: der serösen Häute; akut, entzündlich. **Mit Durst** *(Acet-ac.),* Wasser ist unzuträglich oder wird sogar erbrochen *(Ars.);* in den meisten Fällen nicht durch organische Krankheiten kompliziert; nach Typhus, Typhoid, Scharlach, Zirrhose; nach Chininabusus.

Kopf

Akuter Hydrozephalus, mit offenen Suturen; Stupor, auf einem Auge blind; ständige unwillkürliche Bewegung eines Armes und eines Beines* (li. Arm und li. Bein: *Bry.*); vorspringende Stirn.

Magen

Anorexia nervosa, beim ersten Bissen kommt das Völlegefühl vom Mageneingang hoch und versperrt alles, mit Schwellungen im Gesicht, besonders über den Augen – auch unter den Augen, wenn sie zu lange geschlafen hat. Ödeme durch Nierenkrankheit < Liegen, im Gesicht. [25]
Schwere Beklemmung im Magen. [11]

Abdomen

Blähungen, Abgang von Flatus, Bauchschmerzen vor dem Stuhl, > nach dem Stuhl. [11]

Genitalien

Amenorrhö bei jungen Mädchen, mit Auftreibung oder ödematöser Ausdehnung von Bauch und Extremitäten.
Metrorrhagie: dauernder oder anfallartiger Blutfluss; flüssig oder klumpig; Übelkeit, Erbrechen, Palpitationen; schneller, schwacher Puls bei Bewegung; Vitalschwäche, Ohnmacht beim Anheben des Kopfes vom Kissen. Zystische Tumoren [11].

Atemwege

Husten: kurz und trocken oder tief und locker, in der Schwangerschaft *(Con.).*

Verwandtschaft

Ähnlich: *Acet-ac., Apis* (kein Durst), *Ars., Chin., Dig.* bei Ödemen. *Blatta* hat schlimme Fälle generalisierter Ödeme geheilt nach Versagen von *Apis, Apoc.* und *Dig. (Haynes).*

ERGÄNZUNGEN

Modalitäten

Verschlimmerung: kaltes Wetter, kalte Getränke, Abdecken; Liegen.
Besserung: Wärme.

Quellen-Nachtrag

Lieblingsfarbe: Weiß. [25]

Tipp

Urin eiweißhaltig. Mitral- und Trikuspidalinsuffizienz, Hydrothorax, Aszites, Anasarka (bewährt: D 3).
* Im englischen Text heißt die Stelle fälschlicherweise: „Constant and voluntary motion ...", richtig lautet das Symptom bei *Hering:* „Constant involuntary motion ..." [10].

Argentum metallicum

Silber. Ag.

Typisches

Große, dünne, reizbare Menschen.
Beschwerden nach Quecksilberabusus.
Konstitutionelle Folgen von Masturbation.
Wirkt auf Knorpel im Lid-, Ohren-, Nasenbereich, Tuba Eustachii; Knochen-Apophysen.

Nase

Erschöpfender Fließschnupfen mit Niesen. Kitzel in der Nase mit Epistaxis [11].

Hals

Heiserkeit; bei Berufssängern und Rednern *(Alum., Arum-t.).* Veränderung der Klangfarbe der Stimme bei Sängern und Rednern *(Arum-t.).* Totaler Stimmverlust bei Berufssängern. Raue Stelle über der Trachealbifurkation; schlechter vom Gebrauch der Stimme, Reden oder Singen.
Hals und Larynx fühlen sich rau oder wund an beim Schlucken oder Husten.

Genitalien

Männlich: Pollutionen nach Onanie; beinahe jede Nacht; ohne Erektion; mit geschrumpftem Glied. Schmerz in den Hoden wie gequetscht *(Rhod.).*

Weiblich: Uterusprolaps, mit Schmerzen im li. Ovar und im Rücken, erstreckt sich nach vorne und nach unten (re. Ovar: *Pall.*); klimakterische Hämorrhagie.

Atemwege

Husten: Lachen erregt Husten *(Dros., Phos., Stann.)* und produziert reichlich Schleim im Larynx.
Beim laut Lesen muss er sich räuspern und rachsen; Husten mit leichter Expektoration gelatinösen, zähen Schleims, der wie gekochte Stärke aussieht.
Große Schwäche der Brust *(Stann.);* schlechter auf der li. Seite.

Verwandtschaft

Folgt gut nach *Alum.* Ähnlich: *Stann.* in Bezug auf den durch Lachen ausgelösten Husten.

Modalitäten

Verschlimmerung: Fahren im Wagen *(Cocc.);* Berührung oder Druck; Reden, Singen, laut Lesen. Beim Gehen in frischer Luft Mattigkeit und Hitze über und über, ohne Schweiß, als wollten ihm die Kleider zu eng werden. [20]

ERGÄNZUNGEN

Nachträge

Kopfschmerz bei Geschäftsleuten, linksseitige Migräne, plötzlich endend. Nackensteife mit Ziehen und Drücken. Ängstliche Träume mit Missmutigkeit.
Hypertension bei Schwindel mit Schlaftrunkenheit, die Augen fallen zu. Röte und Schwellung der Lidränder.
Appetit fehlt, Sodbrennen von unten hoch, morgens; Übelkeit < Denken an Essen.
Kniearthrose. Epilepsie. Diabetes.

Drucksensible Punkte

Weihepunkte: Ren 17, Ren 16a.

Argentum nitricum

Silbernitrat. $AgNO_3$.

Typisches

Akute oder chronische Erkrankungen aufgrund ungewöhnlicher oder lang dauernder geistiger Anstrengung.

A

Immer an *Arg-n.* denken beim Anblick verwelkter, ausgetrockneter, alt aussehender Patienten (dünn, mager: *Sec.*).
Abmagerung, die jedes Jahr fortschreitet; am meisten ausgeprägt an den unteren Extremitäten *(Am-m.);* Marasmus.
Gefühl **eines Splitters** im Rachen beim Schlucken *(Dol., Hep., Nit-ac., Sil.);* im oder um den Uterus beim Gehen oder Fahren.
Großes Verlangen nach frischer Luft *(Aml-ns., Puls., Sulf.).*

Gemüt

Aufregung, bevor man in die Kirche oder zur Oper (zum Zug, zu Versammlungen etc. [11]) geht, verursacht Diarrhö *(Gels.).*
Die Zeit vergeht zu langsam *(Cann-i.);* impulsiv, möchte alles in Eile erledigen; muss schnell gehen; ist immer in Eile; ängstlich, reizbar, nervös *(Aur., Lil-t.).*

Kopf

Kopfschmerzen: kongestiv, mit Völlegefühl und Schwere; mit Vergrößerungsgefühl; gewöhnlich gastrisch, bei Kopfarbeitern; vom Tanzen; Hemikranie, drückend, schraubend, im Stirnhöcker oder in der Schläfe; mit galligem Erbrechen endend; **schlechter von jeder erschöpfenden geistigen Arbeit; besser durch Druck oder festes Bandagieren** *(Apis, Puls.).*

Augen

Akutes Trachom; **scharlachrot, wie rohes Rindfleisch;** reichliche mukopurulente Absonderung.
Ophthalmie der Neugeborenen: reichliche, eitrige Absonderung; Cornea trübe, geschwürig; Lider wund, dick, geschwollen; morgens verklebt *(Apis, Merc-s., Rhus-t.).*
Augen überanstrengt von Näharbeiten, schlechter in warmem Zimmer, besser im Freien *(Nat-m., Ruta);* Beschwerden aufgrund ungenügender Akkommodation.

Hals

Chronische Laryngitis bei Sängern; die hohen Töne verursachen Husten *(Alum., Arg-m., Arum-t.).*

Magen

Verlangen nach Zucker; das Kind ist verrückt danach, bekommt aber Diarrhö davon (verlangt Salz oder Geräuchertes: *Calc-p.*).
Aufstoßen begleitet die meisten Magenbeschwerden.
Verdauungsstörungen mit Blähungen: Aufstoßen nach jeder Mahlzeit; als wollte der Magen vor Gasen platzen; Aufstoßen schwierig, schließlich wird die Luft mit großer Heftigkeit ausgestoßen.

Rektum

Diarrhö: grüner Schleim, **wie Flocken gehackten Spinats;** wird grün **in der Windel; nach Trinken;** nach **Süßigkeiten oder Zucker;** Schleimmassen in zerrissenen Streifen oder Klumpen *(Asar.);* mit viel lautem Flatus *(Aloe).* Diarrhö, sobald er trinkt *(Ars., Crot-t., Trom.).*

Harnorgane

Urin entleert sich unbewusst Tag und Nacht *(Caust.).*

Genitalien

Männlich: Impotenz: Erektion misslingt beim Kohabitationsversuch *(Agn., Calad., Sel.).*
Weiblich: Koitus schmerzhaft bei beiden Geschlechtern; gefolgt von Blutungen aus der Vagina *(Nit-ac.).* Vaginismus – große Angst, es könne etwas passiert sein oder passieren, sehr nervös beim Koitus [11]. Metrorrhagie: bei jungen Witwen; bei Sterilität; **mit nervöser Reizbarkeit im Klimakterium** *(Lach.).*

Extremitäten

Starke Schwäche der unteren Extremitäten, mit Zittern; kann nicht mit geschlossenen Augen gehen *(Alum.).* Geht und steht wackelig, besonders, wenn er sich unbeobachtet glaubt.
Konvulsionen, denen starke Unruhe vorausgeht.

Frost

Fröstelt, wenn abgedeckt, aber fühlt sich erstickt, wenn zugedeckt; verlangt nach frischer Luft.

Verwandtschaft

Nat-m. bei den schlimmen Folgen von Verätzung mit Silbernitrat (Höllenstein [11]). Beschwerden Halbwüchsiger nach den ersten Tabakrauchversuchen *(Ars., Verat.).* Ähnlich: *Nat-m., Nit-ac., Lach., Aur., Cupr.* Nach *Verat.; Lyc.* folgt gut bei flatulenter Dyspepsie.

Modalitäten

Verschlimmerung: kaltes Essen; kalte Luft; Essen von Zucker; Eiscreme; ungewöhnliche geistige Anstrengung. Kaffee verschlechtert nervösen Kopfschmerz.
Besserung: frische Luft; Verlangen, sich den Wind ins Gesicht blasen zu lassen; Baden in kaltem Wasser. Gern im Dunkeln bei kleinem Licht [11].

Tipp

Bei der Ophthalmie der Neugeborenen hat die 200. oder 1000. Potenz in wässriger Lösung als lokale Applikation gebessert, wenn reines Silbernitrat versagte. [15]

ERGÄNZUNGEN

Quellen-Nachträge

Nach *Paschero* bedingen Erlebnisse von Angst und Enge im Geburtskanal das Gefühl, die Wände stürzten ein, sowie die Furcht vor hohen Plätzen und offenen Räumen, sobald er auf der Welt ist. Übermäßige kindliche Abhängigkeit, möchte wie ein Baby gepflegt werden. Fühlt sich verfolgt. Plötzliche und unkontrollierbare Impulse. Furcht, ihm werde bald etwas zustoßen, ohne dass er sich verteidigen kann. [84]
Sankaran beschreibt einen stotternden Jungen: „Sitze in der Falle, **strenge mich an,** herauszukommen, **muss** mir selber heraushelfen." Analyse: Angst im engen Raum, Wahnvorstellung, er habe keinen Erfolg, ist immer alleine, unruhige Ängstlichkeit. [13]

Nachträge

Klaustrophobie, Erwartungsspannung mit Diarrhö. Wahnidee, er habe keinen Erfolg. Unruhe und Ängstlichkeit zwingt ihn, sich ständig zu bewegen. Wahnidee, sie sei immer allein.
Es besteht früh ein starkes Verlangen nach einem Partner, der Hilfe und Stütze gibt und Entscheidungen fällt. Angst vor anderen, telefoniert deshalb lieber, als Auge in Auge zu verhandeln. Fliegt gern und reitet noch lieber, weil er dann auf andere herabsehen kann.
Vergisst beim Sprechen die Worte und sieht sich Hilfe suchend um. Erwartungsspannung löst sich erst, wenn die Aufgabe gelöst ist – deshalb Eile beim Arbeiten, meidet jedoch die Arbeit aus Angst vor Misserfolg.
Ataxie und Inkoordination ist zuerst psychisch, dann im Digestionsapparat, erst im dritten Stadium im Bewegungsapparat als (syphilitische) Ataxie.

Drucksensible Punkte

Weihepunkt: Du 15.
de la Fuye: Di 2, Di 3, Bl 22.

Arnica montana

Bergwohlverleih. Compositae.

Typisches

Nervöse Frauen, sanguinisch-plethorische Personen, lebhafter Ausdruck und sehr rotes Gesicht.
Schlimme Folgen mechanischer Verletzungen; selbst wenn diese Jahre zurückliegen. Blaue Flecken, Petechien [11].
Besonders für Menschen geeignet, die schon durch leichte mechanische Verletzungen für lange Zeit beeinträchtigt sind.
Wundes, lahmes, gequetschtes Gefühl im ganzen Körper, wie zerschlagen; traumatische Muskelaffektionen.
Mechanische Verletzungen, insbesondere mit Benommenheit nach Gehirnerschütterungen; unfreiwilliger Stuhl- und Urinabgang.
Nach Verletzungen mit stumpfen Instrumenten *(Symph.).*
Komplizierte Frakturen und damit zusammenhängende, reichliche Eiterungen *(Calend.).*
Commotio und Contusio: Folgen von Stoß oder Verletzung; ohne oder auch mit Fleischwunden an Weichteilen; verhindert Eiterungen und septische Zustände und fördert die Resorption.
Nervös, kann keine Schmerzen ertragen; der ganze Körper ist überempfindlich *(Cham., Coff., Ign.).* Weinen vor und bei Husten [11].
Jede Unterlage scheint ihm zu hart; beklagt sich ständig darüber und wälzt sich fortwährend auf der Suche nach einem weichen Platz (Wundheits- und Zerschlagenheitsgefühl in den aufliegenden Körperteilen: *Bapt., Pyrog.;* muss sich ständig bewegen, um Erleichterung seiner Schmerzen zu finden: *Rhus-t.).*
Hitze im Oberkörper; Kälte im Unterkörper.

Gemüt

Bewusstlosigkeit: **antwortet richtig, wenn angesprochen, aber Bewusstlosigkeit und Delirium kehren sofort zurück** (schläft mitten im Satz ein: *Bapt.).*
Sagt, ihm fehle nichts.

Kopf

Meningitis nach mechanischen oder traumatischen Verletzungen; nach Stürzen, Gehirnerschütterungen

etc. Zur Resorptionserleichterung bei Verdacht auf blutige Exsudate.
Hydrozephalus: **tödliche Kälte der Unterarme von Kindern** (bei Diarrhö: *Brom.*).
Apoplexie (Hemiparese [11]). Bewusstseinsverlust, unfreiwillige Entleerung aus Darm und Blase; hält bei akutem Anfall die Blutung in Schranken und erleichtert die Resorption; wiederholt geben und Tage oder Wochen wirken lassen, solange die Symptome kein anderes Mittel anzeigen!

Augen

Konjunktivale oder Retinablutung (Hyposphagma [11],) mit Extravasaten, nach Verletzungen oder Husten *(Led., Nux-v.).*

Gesicht

Nur das Gesicht oder nur Kopf und Gesicht sind heiß, der Körper kühl.

Magen

Aufstoßen und Rülpsen: faulig, stinkend, wie faule Eier.

Rektum

Dysenterie: mit Ischurie, vergeblichem Drang; **lange Intervalle zwischen den Stühlen.**
Obstipation: **Rektum voll,** Stuhl will nicht abgehen; bandartig geformter Stuhl durch vergrößerte Prostata oder Retroversio uteri.

Harnorgane

Harnverhaltung oder Inkontinenz nach der Entbindung *(Op.).*

Genitalien

Wundheit der Organe nach der Entbindung; verhindert postpartale Hämorrhagie und puerperale Komplikationen.

Extremitäten

Gicht und Rheuma **mit großer Furcht, berührt oder angestoßen zu werden, wenn ihm jemand nahekommt.**
Kann nicht aufrecht gehen wegen Zerschlagenheitsgefühl in der Beckenregion.
Lähmungen (linksseitig): Puls voll und kräftig; Röcheln, Seufzen, Murmeln.

Haut

Tendenz zu kleinen, schmerzhaften Furunkeln, eins nach dem anderen, extrem schmerzhaft (kleine Furunkel in Massen: *Sulf.*).

Verwandtschaft

Ergänzend: *Acon., Hyper., Rhus-t.*
Ähnlich in Bezug auf **Wundheitsgefühl wie zerschlagen:** *Bapt., Chin., Phyt., Pyrog., Rhus-t., Ruta, Staph. Arn.* folgt gut auf: *Acon., Apis, Ham., Ip., Verat.;* Folgemittel: *Sulf-ac.; Dulc.* [11]. Beschwerden nach alkoholischen Getränken oder CO-Vergiftung sind häufig eine *Arn.*-Indikation *(Am-c., Bov.).* Bei Prellung der Wirbelsäule vgl. *Hyper.*

Modalitäten

Verschlimmerung: Ruhe; Hinlegen; Wein.
Besserung: Kontakt, Bewegung *(Rhus-t., Ruta).*

ERGÄNZUNGEN

Nachträge

Die Modalitäten sind gegensätzlich. Nach *Kents* Repertorium [3] verschlimmert Berührung und Bewegung (2. Grad) und bessert auch (1. Grad). Ruhe und Liegen bessert (2. Grad) und verschlimmert (1. Grad). **Der Kranke fühlt sich zerschlagen und will Ruhe, aber er muss sich ständig bewegen.** Die Unterschiede erklären sich unter Umständen auch aus der Krankheitsphase. *Arn.* ist ein ganz wichtiges Mittel für die Folgen sportlicher Überanstrengung.
Geistige Symptome alternieren mit körperlichen. Hypochondrische Angst vor Unheil; **Furcht auf öffentlichen Plätzen, vor Berührung, vor sich nähernden Personen, vor plötzlichem Tod.** Betet um sein Seelenheil. Reizbar, wenn angesprochen. **Schickt den Arzt nach Hause, sagt, er sei nicht krank.**
Arbeitswut; Gewissensangst; überheblich; streitet sich mit allen.
Stimmbandgranulome nach Intubation *(Tub.,* gefolgt von *Dulc.).*
Quälende, falsche Wehen mit Gesichtsröte und heißem Kopf bei kaltem Körper. Qualvolle Angst und Todesfurcht, Furcht vor Berührung, vor Annäherung; Streitsucht und boshafte Frivolität. Schmerzhafte Kindsbewegungen. Der Foetus scheint quer zu liegen.
Rückenschmerz, wie wund geschlagen während der Geburt, Wehen hören auf. Abnorme Empfindlichkeit der Zervix gegen den Kopf des Kindes. Untersuchung unerträglich.

Metrorrhagie hellrot, schwarz-klumpig und heiß nach instrumenteller Entbindung, nach instrumenteller Untersuchung, nach Koitus, nach Traumata.
Verhindert Nachwehen nach Entbindung. Nach Quetschung der Geburtsteile, Forceps, Episiotomie, Dammriss und Dammnaht; beschleunigt die Heilung, **verhindert Thrombophlebitis** und Embolie. Harnverhaltung nach Entbindung.
Neugeborenenasphyxie, Hirnquetschung nach Forceps, Konvulsionen mit unwillkürlichem Abgang von Harn und Stuhl. Traumatischer Tetanus, Kopf heiß, Körper kalt, ruckhafte Atmung, Zittern der Glieder.

Fallbeispiel

Eine Frau in den Fünfzigern holte sich bei einem Sturz auf den Kopf eine Platzwunde und ein ziemlich großes Hämatom. Der sie versorgende Chirurg wollte dieses punktieren, doch sie sagte, sie wolle erst meine Meinung hören. Ich gab ihr eine Dosis Arnica C 1000. Als sie zur Nachkontrolle ging, staunte der Professor, eine so schnelle Heilung habe er noch nie erlebt.

Drucksensible Punkte

Weihepunkt: Ma 14 re.
de la Fuye: Di 15.

Arsenicum album

Arsenige Säure. As_2O_3.

Typisches

Große Entkräftung, rapides Sinken der Lebenskräfte; Ohnmacht.
Äußerst starke Erschöpfung von der leisesten Anstrengung. Die Erschöpfung wird vom Patienten nicht empfunden, solange er stillliegt; sobald er sich bewegt, ist er überrascht, sich so schwach zu fühlen.
Rapide Abmagerung: mit kaltem Schweiß und großer Schwäche *(Tub., Verat.)*; der betroffenen Körperteile; Marasmus.
Brennende Schmerzen; die betroffenen Körperteile brennen wie Feuer, als ob heiße Kohlen daraufgelegt würden *(Anthr.)*, besser durch Hitze, heiße Getränke, heiße Umschläge.
Schlimme Folgen von verdorbenen Speisen oder tierischen Substanzen, durch Inokulation, Einatmen oder Nahrungsaufnahme.
Allgemeine Verschlimmerung der Symptome von 0–2 Uhr, 13–14 Uhr.
Beschwerden kehren alljährlich wieder *(Carb-v., Lach., Sulf., Thuja)*.

Gemüt

Die Gemütsverfassung ist:

- Bedrückt, melancholisch, verzweifelt, gleichgültig.
- Ängstlich, furchtsam, ruhelos, voller Qualen.
- Reizbar, empfindlich, mürrisch, leicht verärgert.

Redet nicht, ohne mürrisch zu werden; redet ständig über die Fehler der anderen. [11]
Je stärker das Leiden, desto größer die Seelenqual, die Ruhelosigkeit und die Todesfurcht.
Psychisch unruhig, **aber physisch zur Bewegung zu schwach;** kann an keinem Platz Ruhe finden; wechselt ständig die Lage; möchte von einem Bett in das andere und liegt mal hier und mal dort.
Ängstliche Todesfurcht; denkt, es sei zwecklos, Arznei einzunehmen, hält sich für **unheilbar,** ist sicher, sterben zu müssen; **fürchtet sich vor dem Tode,** (aber Abscheu vor dem Leben [11]), beim Alleinsein oder beim Zubettgehen.
Angstanfälle, die nachts aus dem Bett treiben, < nach Mitternacht.

Mund

Zahnende Kinder sind blass, schwach, reizbar und möchten schnell getragen werden. Zähneknirschen im Schlaf [11].

Magen

Brennender Durst ohne besonderes Verlangen zu trinken; der Magen kann kaltes Wasser nicht vertragen, weil es nicht aufgenommen werden kann; es liegt wie ein Stein im Magen. Er verlangt zwar danach, kann es aber nicht trinken oder wagt es nicht zu trinken.
Großer Durst auf kaltes Wasser; **trinkt oft, aber nur kleine Mengen auf einmal;** isst selten, aber viel.
Unmäßig in Essen und Trinken, Verlangen größer als sein Bedürfnis (Geiz). [11]
Kann es nicht ertragen, Essen zu riechen oder zu sehen *(Colch., Sep.)*.
Magenbeschwerden: nach kalten Früchten; nach Eiscreme; Eiswasser; saurem Bier; verdorbener Wurst; alkoholischen Getränken; kräftigem Käse.

Bangigkeit in der Herzgrube, saures Aufstoßen durch Gase, die nach oben gehen, bei jedem Öffnen des Mundes; als ob Aufgestoßenes in die Lunge kommt, dadurch wird ihm übel. [11]
Erbrechen nach jedem Essen; wenn das Wasser im Magen warm geworden ist. Nasenbluten nach heftigem Erbrechen. [2]

Rektum

Diarrhö: **nach dem Essen oder Trinken;** Stuhl spärlich, dunkelfarbig und ekelhaft riechend; sowohl nach kleinen als auch nach größeren Entleerungen jedes Mal **große Kraftlosigkeit.**
Hämorrhoiden: mit stechenden Schmerzen beim Gehen oder Sitzen, nicht beim Stuhlgang; verhindern das Sitzen oder Schlafen; **brennende Schmerzen > durch Hitze** Fissuren erschweren die Miktion (< nachts [11]).

Harnorgane

Blase: **Entleerung unwillkürlich,** bei alten Menschen. [11]

Atemwege

Atmung **asthmatisch;** muss sitzen oder sich vorbeugen; springt nachts aus dem Bett, besonders nach Mitternacht; **unmöglich, sich hinzulegen aus Furcht vor dem Ersticken;** kruppähnliche Attacken anstelle der gewohnten Urtikaria.
Erstickungsanfall nach dem Niederlegen. [11]
Urtikaria im Feldwechsel mit Husten, z.B. jeden Winter Husten seit sechs bis sieben Jahren, jetzt im Winter aber Urtikaria. [28]

Haut

Trocken und schuppig; kalt, blau und runzelig; mit kalten, feuchten, klebrigen Schweißen; wie Pergament; weiß und teigig; schwarze Blasen und brennende Schmerzen.
Anasarka (mit Harndrang und unwillkürlichem Harnabgang [11]), blasse, wächserne, erdfarbene Haut *(Acet-ac.)*.
Geschwüre an den Fingerspitzen mit Brennen; Geschwüre an der Fußsohle, diabetische Gangrän. [11]

Verwandtschaft

Ergänzend: *All-s., Carb-v., Phos., Pyrog. Ars.* kommt in Frage bei Beschwerden von **Tabakkauen; Alkoholismus;** Baden im Meer; Wurstvergiftung; Sektionsverletzungen und Milzbrand; Stiche giftiger Insekten. Bei Asthma ist *Thuj.* das chronische *Ars. (Kent).*

Modalitäten

Verschlimmerung: nach Mitternacht (1–2 Uhr, oder 13–14 Uhr); **Kälte; kalte Getränke oder kaltes Essen;** Liegen auf der schmerzhaften Seite oder Kopftieflage.
Nach dem Niederlegen oder nach dem Essen; Geräusche [11].
Besserung: im Allgemeinen durch Hitze (umgekehrt: *Sec.)*, außer Kopfschmerz, der vorübergehend durch kaltes Baden gebessert wird *(Spig.);* brennende Schmerzen besser durch Hitze.

ERGÄNZUNGEN

Quellen-Nachträge

Traurige, bekümmerte Vorstellungen, abends im Bett, als könne den Verwandten etwas zugestoßen sein. [2]
Ulcus varicosum: Will genau wissen, ob die Homöopathie helfen kann, weil der Chirurg ihr wegen möglicher Blutung zur Operation in einem Monat geraten hat. Argwöhnisch, ängstliche Unruhe, Angst um die Gesundheit, Furcht vor dem Tod. Fragt erst lange herum, bevor sie über sich spricht. [13]

Nachträge

Ein wesentlicher Zug des *Ars.*-Patienten ist das Symptom: **Fühlt sich beobachtet.** Erträgt es nicht, angesehen zu werden.
Von dort her erschließt sich sein Charakter: Erwartungsangst, „was sollen die Leute denken", Abhängigkeitsgefühl, Misstrauen, Geiz. Sein Wesen ist anspruchs- und verachtungsvoll. Ängstlich alles auf sich beziehend, hat er die Furcht, unheilbar krank zu sein. Vermittelt ungemütliche Atmosphäre durch seine ängstliche Ausstrahlung, klammernd und fordernd. Kinder haben das Verlangen, schnell getragen zu werden – d. h., es soll schnell besser werden, aber auch: Mutter, sag du mal, wie meine Laune ist.
Meidet seine Freunde aus Angst, sie verletzt zu haben. Sorge, er könne einen Menschen töten, von dem er abhängig ist.
Furcht vor Leiden, Verlangen getötet zu werden.
Apyrexie selbst bei schweren, akuten Beschwerden.
Kind mit Husten, Erkältung, Erbrechen und Diarrhö. Während der Schwangerschaft hatte der Vater sich Feinde gemacht und die Mutter ängstigte sich, wenn er abends ausging, dass ihm etwas passieren könnte. Sie verlor an Gewicht, bekam extrem starken Geruchsinn und wollte alles saubermachen, weil ihr die Umgebung zu schmutzig vorkam.

Azetonämisches Kind, Erbrechen, fühlt sich unwohl, schlägt mit dem Kopf gegen die Wand, möchte ständig jemanden bei sich haben, hält die Hand der Mutter. Ruheloses Hin- und Herwälzen.
Erinnert schon um 11 Uhr die Angehörigen, ihr um 12 Uhr die Arznei einzugeben: genau, Angst um die Gesundheit, vorsichtig, misstrauisch, ruhelos, kritisch.
Aus glänzenden Verhältnissen kommend, darf er sich nichts vergeben. Wenn er sich aus ärmlichen Verhältnissen hochgearbeitet hat, oft mit einem Putzteufel als Mutter, kritisiert er ständig mit zwanghafter Ordnungs- und Sauberkeitsliebe an allem herum. Kann nicht ruhen, wenn die Dinge nicht am richtigen Platz sind *(Anac.).* Patienten, die mit einer genauen Liste ihrer Beschwerden und einem Dossier von Unterlagen in die Praxis kommen, könnten *Ars.* benötigen.

Tipp

Krebsartige Leiden, Epitheliom, Hirntumor, Lupus, Hämangiom, Szirrhus, Noma; Lähmung aufsteigend, li., **nach Diphtherie,** mit Kälte der gelähmten Körperteile, schmerzlos.

Drucksensible Punkte

Weihepunkt: Ni 20 li.
de la Fuye: Di 6, Ma 42, Mi 2, Dü 15, Ni 3, PAM unter der Zunge am Zungenbändchen, 3E 16, Di 10, Ma 42.

Artemisia vulgaris [11]

Gemeiner Beifuß. Wurzel. Compositae.
Typisches: Katalepsie nach Schreck. Epilepsie, nach Schreck und Kummer, nach einem Schlag auf den Kopf. Gereizt und erregbar vor dem Anfall. Die Augen sind vor dem Anfall nach oben verdreht. Konvulsionen folgen dicht aufeinander, < Helligkeitskontraste, Farbkontraste, Chagallfenster; zahnende Kinder. Bewährt bei Wurmbefall, Oxyuriasis, Ascaridiasis.

Arum triphyllum

Aronstab. Araceae.

Typisches

Schnupfen: **ätzend, fließend, wunde Nasenlöcher.** Rhinitis pollinosa acuta – **ständige,** durch andere Mittel unbeeinflussbare **Sekretion des li. Nasenlochs.** [11]
Verstopfungsgefühl in der Nase trotz der wässrigen Absonderung (vgl. *Am-c., Samb., Sin-a.*); Niesen < nachts.
Ätzende, jauchige Absonderung macht die Innenseite der Nase, die Nasenflügel und die Oberlippe wund *(Ars., All-c.).*
Ständiges Nasenzupfen bis zum Bluten; bohrt mit dem Finger innen an der Seitenwand der Nase.
Patienten zupfen und bohren in der **blutenden Wundfläche** trotz der Schmerzhaftigkeit; sie schreien vor Schmerzen, bohren jedoch weiter (bei Diphtherie, Scharlach, Typhoid).
Wundheit in Mund und Nase ist Leitsymptom bei bösartigem Scharlach und Diphtherie.

Gemüt

Geistige Erregbarkeit und Reizbarkeit. [11]

Mund

Zupft an den Lippen, bis sie bluten; Mundwinkel wund, rissig, blutend (mit Tendenz zur Malignität: *Cond.*); kaut Nägel, bis die Finger bluten.
Kinder weisen Speisen und Getränke zurück wegen der Wundheit in Mund und Kehle *(Merc.);* sind schlaflos.
Speichelfluss reichlich und ätzend, Schleimhäute angreifend; Zunge und Mundhöhle wund und blutend.

Hals

Aphonie: vollständig, nach Exposition in Nordostwind* *(Acon., Hep.);* vom Singen *(Arg-n., Caust., Phos., Sel.).*
Heiserkeit vom vielen Reden; Stimme heiser, unsicher, unkontrollierbar, wechselt ständig; < vom Reden, Sprechen oder Singen; Redner, Sänger, Schauspieler.
Wechselt die Tonlage, kann die Stimme nicht kontrollieren, Aphonia clericorum. [11]

Haut

Abschuppung in großen Hautstücken, zum zweiten oder dritten Mal, bei Scharlach.
Typhoider Scharlach mit Apathie, wenig oder ausbleibendem Urin; drohende Urämie. Poly- und Pollakisurie [11].

Pemphigus: **stechende Blasen mit scharfer Flüssigkeit,** Exkoriationen in den Hautfalten, **ständiges Zupfen.** [11]

Verwandtschaft

Nützlich: nach *Hep.* und *Nit-ac.* bei trockenem, heiserem, kruppösem Husten; nach *Caust.* und *Hep.* bei morgendlicher Heiserkeit und Taubheit, bei Scharlach. Soll nicht in tiefer Potenz gegeben und auch nicht oft wiederholt werden wegen der Möglichkeit der Verschlimmerung. Die höheren Potenzen sind äußerst prompt und wirksam.
Antidotiert durch Buttermilch, *Acet-ac., Lac-ac., Puls.* [20].

ERGÄNZUNGEN

Modalitäten

Verschlimmerung: scharfer kalter Nordostwind. Neuralgien und Kopfschmerzen < heißer Kaffee, Wärme, warm Einhüllen, Sonne, warme Räume. Bohrt den Kopf in die Kissen.

* Engl. „northwest winds". Das Symptom wurde gemäß den klimatischen Verhältnissen im Osten Nordamerikas von den dort lebenden Autoren umformuliert. Dt.: „Kalter, scharfer Ostwind" [74]. (➤ Anmerkung zu *Sep.)*

Arundo mauritanica [11]

Wurzelsprossen eines schilfrohrartigen italienischen Grases. Graminaceae.
Typisches: Heuschnupfen: mit häufigem Niesen.
Absonderung eines schaumigen Nasenschleims und Jucken des weichen Gaumens.
Lacht, eine blöde Heiterkeit. Laszive Gedanken.

Asarum europaeum

Haselwurz. Aristolochiaceae.

Typisches

Überempfindlichkeit der Nerven, Kratzen an Leinen oder Seide, Papierknistern sind unerträglich *(Ferr., Tarax.).*
Große Schwäche und ständiges Gähnen.
Haar schmerzhaft bei Berührung. [11]

Gemüt

Nervöse, ängstliche Menschen; erregbar oder melancholisch. Kalte Schauer bei jeder Erregung.
Bildet sich ein, er schwebe in der Luft wie ein Geist *(Lac-c.);* Leichtigkeit aller Glieder.

Ohren

Gefühl, als ob die Ohren mit einem Fremdkörper verstopft wären.

Augen

Beim Lesen Gefühl in den Augen, als würden sie auseinander oder nach außen gedrückt; gebessert durch **kaltes Augenbad.**
Kalte Luft oder kaltes Wasser sind sehr angenehm für die Augen; Sonnenschein, Licht und Wind sind unerträglich.
Asthenopie. Trockenes Auge mit plötzlich auftretendem Schwindel, taumelnd, morgens im Bett, > aktiv werden (> Bewegung). [11]

Magen

Übelkeit: anfallsweise oder konstant *(Ip.);* < nach dem Essen, saubere Zunge *(Sulf.);* in der Schwangerschaft.
Unüberwindbares Verlangen nach Alkohol; in Russland populäres Mittel für Trinker.
Scheußliches Gefühl von Drücken und Graben im Magen morgens beim Erwachen (nach Schwelgerei).

Rektum

Spärliche Stühle aus gelbem Schleim, zähe Fäden – im Wochenbett. [11]

Genitalien

Scheidenfistel mit Mangel an Lebenswärme. Heftige Kreuzschmerzen bei Eintritt der Regel, konnte kaum Atem holen. Drohender Abort, glaubt an das Schlimmste, wie gelähmt davon. [11]

Verwandtschaft

Ähnlich: *Caust.* in den Modalitäten; *Aloe, Arg-n., Merc., Podo., Puls., Sulf-ac.* in Bezug auf die faserigen, zerfetzten Stühle. Gefolgt von: *Bism., Caust., Puls., Sulf-ac.*

Modalitäten

Verschlimmerung: kaltes, trockenes oder klares, schönes Wetter *(Caust.)*.
Geräusche; nach Essen; morgens beim Aufstehen [11].
Besserung: Waschen des Gesichtes oder Baden der affizierten Körperteile in kaltem Wasser; feuchtes, nasses Wetter *(Caust.)*. Erbrechen [11].

ERGÄNZUNGEN

Quellen-Nachtrag

Schlafstörung, wacht vom geringsten Geräusch auf. Spürt in den Fingerspitzen siebenmal täglich Ameisenlaufen, mit einem aufsteigenden Gefühl. Verlangen zu rauchen. [7]

Nachträge

Bei *Asar.*-Patienten handelt es sich um empfindliche Hysteriker, die zornig, aber zugleich ängstlich sind. Sie träumen von Beleidigungen und Erniedrigungen, die ihnen widerfahren sind, und können vor Zorn nur husten.
Frohsinn wechselt mit Schwermut; sie erscheinen einmal als milde, stille Naturen, ein andermal werden sie lästig und gehen auf die Nerven.
Wegen der Benommenheit – wie betrunken – fällt die Konzentration schwer, sie sind ruhelos und unbeständig. Geistige Anstrengung misslingt, Arbeit ist unmöglich. Abgestumpft sitzen sie dann da und weinen.

Drucksensibler Punkt

Weihepunkt: Di 18 re.

Asclepias tuberosa [11]

Knollige Schwalbenwurz. Asclepiaceae.

Typisches

Wirkt auf Herz und Kreislauf, Anregung der Diaphorese.
Scharfe, stechende Schmerzen, schießend, < Bewegung. Rheuma, diagonal auftretend, li. oben und re. unten oder umgekehrt. Schmerzen im re. Oberarm und im li. Unterarm. Mit dunkelrotem Harn und heißer, schwitzender Haut.

Kopf

Alopezie. Stirnkopfschmerz beim Husten. Kopfschmerz > im Liegen.

Gesicht

Gelb verfärbt, Facies hippocratica nach heftiger Diarrhö, am 15. Tag.

Abdomen

Darmkollern mit scharfen, schneidenden Schmerzen, mit Hitzeempfindung in der Darmgegend.

Rektum

Diarrhö, Dysenterie, mit Kneifen und Tenesmus. Durchfälle nach *Sulf.*, mit heftigem Schmerz um 2 Uhr oder 3 Uhr, gefolgt von fünf- bis sechsmaligen, sehr plötzlichen Entleerungen über den Tag.

Genitalien

Männlich: Ulzeröse Exkoriationen an der Eichel, mit jauchiger, eitriger Absonderung, wie Schanker aussehend, > Waschung mit Urin.
Weiblich: Stimulierender Einfluss auf den Uterus. Menorrhagie mit heftigem Abwärtsdrängen.

Atemwege

Asthma; Bronchitis; trockener, hackender Husten, vom Kehlkopf oder den Bronchien ausgehend. Influenza, Pleuritis, Pleurodynie.

Brust

Perikarditis, zusammenschnürender Herzschmerz, schießt in die li. Schulter, Druckempfindlichkeit der Herzgegend. Brustschmerz < im Liegen, > durch Vorwärtsbeugen.

Rücken

Lumbago, scharfer Schmerz in den Lenden, lanzinierend; Stechen zwischen den Schulterblättern.

Fieber

Biliöse Fieber: gegen Mittag Frost mit kalten Füßen, obwohl der Raum warm ist, fiebrig am Nachmittag.

Modalitäten

Verschlimmerung: Kälte und feuchtes Wetter; im Winter; um 21 Uhr (Stimmungsabfall).
Besserung: warme Fußbäder; frische Luft (Schlaflosigkeit).

A

Asparagus officinalis [11]

Spargel. Liliaceae.

Typisches

Bei Diabetes. Wirksam bei Harnwegsbeschwerden, Herzerkrankungen mit Hydrothorax, Wassersucht. Tollwut. Hydrophobie.

Gemüt

Ängstliche, fiebrige Erregung, < nachmittags. Furcht, geistige Verwirrung. Verlangen, getragen zu werden. Mürrisch wegen Kleinigkeiten.

Nase

Heftiger Schnupfen und Nasenkatarrh, profuse Absonderung aus dem li., später aus dem re. Nasenloch. Häufiges heftiges Niesen.

Hals

Rachenschleim muss durch Räuspern und Husten hochgebracht werden.

Harnorgane

Pollakisurie mit feinem Stechen im Meatus und in der Urethra. Polyurie, Urin strohfarben oder bierbraun ohne Sediment. Charakteristischer starker Geruch, fettiges Sediment, Harngries. Prurigo pudendi.

Atemwege

Dyspnoe durch Treppensteigen, Bewegung, nachts, muss sich im Bett aufrichten. Stechen unterhalb des li. Schulterblattes < beim Atmen.

Brust

Brustbeklemmung < beim Schreiben. Herzklopfen, sichtbar und hörbar < bei sehr sanften Bewegungen. Unregelmäßiger Herzschlag.

Verwandtschaft

Vgl.: *Arn., Aur-m, Cann., Conv., Dig., Sars., Spig.* Antidotiert von *Acon.* (Erschöpfung, schwacher Puls, Schulterschmerz), *Apis.* Antidot zu: *Coff.*

Modalitäten

Verschlimmerung: Bewegung.
Besserung: Sitzen.

Asterias rubens

Seestern. Radiata.

Typisches

Sykotische Konstitution; schlaffe, lymphatische Konstitution; reizbares Temperament.
Epilepsie: Zucken am ganzen Körper vier bis fünf Tage vor dem Anfall.

Gemüt

Leicht aufgeregt bei jeder Gemütsbewegung, besonders durch Widerspruch *(Anac., Con.).*
Ängstlich, als stünde ein Unglück bevor. [11]

Kopf

Hitze des Kopfes, wie umgeben von heißer Luft. Blutfülle im Gehirn.
Apoplexie: rotes Gesicht; harter, voller, schneller Puls.

Rektum

Obstipation: hartnäckig; vergeblicher Drang; der Stuhl besteht aus harten, runden, olivenartigen Bällchen.
Diarrhö: wässrig, braun, schießend mit heftigem Strahl *(Crot-t., Grat., Gamb., Jatr., Thuj.).*

Genitalien

Verstärkter Geschlechtstrieb bei Frauen (jeden Morgen im Bett [11]) *(Lilt.).*
Lageanomalie des Uterus; Uterusschmerzen, quälend; Druck auf die unteren Teile des Bauches, hinderlich bei jeder Leibesbewegung, als ob sich etwas aus der Gebärmutter herausschöbe. [11]

Brust

Mammakarzinom: **heftig lanzinierender Schmerz;** ziehender Schmerz in der Brust; geschwollen, vergrößert, wie vor der Regel; Einziehungsgefühl der Brust.
Präkordialschmerz: Neuralgie der li. Brust, in die li. Hand ziehend. Schmerz unter dem Brustbein, in der li. Hand, **wie nach innen gezogen.** [11]
Ein blauroter Fleck trat auf, öffnete sich und sezernierte; allmählich übergreifend auf die ganze Brust, stark fötider Geruch; Wundränder blass, aufgerichtet, brustwarzenförmig, hart, nach außen gewendet; der Grund ist mit rötlichen Granulationen bedeckt.

Extremitäten

Unsicherer Gang; die Muskeln wollen nicht gehorchen *(Alum., Gels.)*.

Verwandtschaft

Ähnlich: *Murx., Sep.* Vgl.: *Carb-an., Con., Sil.* bei Mammakarzinom; *Bell., Calc., Sulf.* bei Epilepsie.

Modalitäten

Verschlimmerung: Hitze, feuchte Kälte; Menses; Widerspruch.

Aurum metallicum

Gold. Au.

Typisches

Vollblütige, rotbackige Menschen mit schwarzen Haaren und Augen; lebhaft, ruhelos, besorgt wegen der Zukunft.
Alte Menschen; schwache Sehkraft; korpulent; **lebensmüde.**
Für heruntergekommene Konstitutionen, verursacht durch schlimme Folgen von Quecksilber und Syphilis.
Kränkelnde Knaben: niedergeschlagen, schwunglos, gedächtnisschwach, ohne jungenhaftes Wesen; unterentwickelte Testes, nichts als ein hängender Lappen.
Knochenaffektion durch Syphilis oder Quecksilber.
Karies: harter Gaumen und Mastoid; Ozaena, Otorrhö, außerordentlich fötide Absonderung, Schmerzen < nachts; zur Verzweiflung treibend; durch Quecksilber oder Syphilis verursacht *(Asaf.)*.

Gemüt

Ständig an Selbstmord denkend *(Naja;* aber fürchtet sich zu sterben: *Nux-v.)*.
Schwere Melancholie: fühlt sich hasserfüllt und streitsüchtig; Verlangen, Suizid zu begehen; das Leben ist eine ständige Last; nach Quecksilberabusus; bei beinahe allen Beschwerden.
Unruhig, eilig, großes Verlangen nach psychischer und körperlicher Aktivität; kann nichts schnell genug tun *(Arg-n.)*.
Beschwerden nach Schreck, Ärger, Widerspruch, Kränkung, Demütigung, Furcht oder unterdrücktem Missfallen *(Staph.)*.
Überempfindlich: der geringste Widerspruch erregt Zorn *(Con.);* gegen Schmerzen; gegen Geruch, Geschmack, Geräusch, Berührung *(Anac.)*.
Hasserfüllt und zanksüchtig. Zittern, wenn er seinen Zorn nicht auslassen kann. [11]

Kopf

Kopfschmerzen bei Menschen mit dunklem, olivbraunem Teint; traurig, düster, schweigsam; zu Obstipation neigend; nach der leichtesten geistigen Anstrengung.
Haarausfall, v. a. bei Syphilis und Quecksilberintoxikation.
Schwindel beim Bücken, > beim Aufstehen, Blutandrang zum Kopf. [11]

Augen

Hemiopie: sieht nur die untere Hälfte (sieht nur die li. Hälfte: *Lith., Lyc.*). Doppeltsehen, Mouches volantes [11].

Magen

Magenschmerz wie von Hunger. Während des Essens vergeht die Bangigkeit. [11]

Abdomen

Kollern und Knurren im Bauch. [11]

Genitalien

Viel Drang zum Beischlaf. [11]
Menstruationsbedingte und uterine Beschwerden mit großer Melancholie; < während der Regel.
Prolabierter und verhärteter Uterus; nach Überanstrengung oder Zerrung *(Podo., Rhus-t.);* durch Hypertrophie *(Con.)*.
Zervixerosion. Myomata mit Metrorrhagien. Klimakterische Wallungen mit Schweiß und rotem Kopf. [11]

Atemwege

Fauliger Atem; bei pubertierenden Mädchen.

Brust

Empfindung, als stünde das Herz still; als ob es aufhörte zu schlagen und dann plötzlich einen har-

ten Schlag täte *(Sep.)*. Fettige Herzdegeneration *(Phos.)*.
Heftige Palpitationen: Ängstlichkeit, mit Blutandrang zu Kopf und Brust nach Anstrengung; Puls klein, schwach, schnell, unregelmäßig; sichtbares Klopfen der Karotiden und Schläfenarterien *(Bell., Glon.)*. Palpitationen bei Trennungsproblematik, mit Todesangst [11].
Pectangina, Herzschmerz erstreckt sich zur li. Hand, < Hinaufsteigen. [11]
„Reissender Schmerz an der innern Seite des Schulterblattes und unter demselben, beim Biegen des Körpers, nach hinten und li. hin". [2]
Große Bangigkeit, der Herzgegend entspringend. Erstickungsanfall. [11]

Verwandtschaft

Aur. folgt auf und wird gut gefolgt von *Syph.* Ähnlich: *Asaf., Calc., Plat., Sep., Tarant., Ther.* bei Knochen- und Uteruserkrankungen.

Modalitäten

Verschlimmerung: kalte Luft; Kaltwerden; Hinlegen; geistige Anstrengung; viele Beschwerden treten nur im Winter auf. Von Sonnenaufgang bis Sonnenuntergang [11].
Besserung: warme Luft; Warmwerden; morgens; im Sommer.
Kalt Baden; Musik; Gehen [11].

ERGÄNZUNGEN

Quellen-Nachtrag

Mutter Teresa wurde gefragt, ob sie bei Fieber trotzdem arbeiten würde. Antwort: Ist es nicht besser, in diesem Leben zu brennen, als im nächsten? Analyse: Wahnidee, seine Pflicht versäumt zu haben, gewissenhaft in Kleinigkeiten, fleißig, Arbeitswut, religiös, verträgt keinen Widerspruch, eigensinnig. [8]

Nachträge

Der *Aur.*-Patient wird häufig am Beispiel des vollblütigen, hypomanischen Typs des Metzgers charakterisiert, jedoch sind die Patienten längst nicht alle rotgesichtig. Erfahrungsgemäß handelt es sich überwiegend um willensstarke, hart arbeitende, erfolgreiche Menschen, die sich eine geachtete gesellschaftliche, oft leitende Stellung mit ungewohnter Verantwortung errungen haben; sie nehmen sich jede Bemerkung zu Herzen. Sie akzeptieren zwar den Standpunkt des anderen, brechen aber nach Meinungsverschiedenheiten den Kontakt ab. In einer solchen Stimmung entsteht dann die Suizidneigung: Es lohnt sich nicht mehr zu leben.
Es bricht ihm das Herz, wenn geliebte Personen seine Bevormundung ablehnen.
Beobachtetes Elternhausmodell: sanftmütiger Vater und strenge, rachsüchtige Mutter.
Kardiale Probleme nach Rheuma; nach Scheidung.
Ehrgeizige frühreife Kinder, die als Klassenbeste plötzlich bei nachlassendem Tatendrang eine nie gekannte Mattigkeit mit Gedächtnisschwäche für Termine, Namen, Aufgaben aufweisen. Jugendliche, die sich hässlich finden und aus Perfektionsdrang viel Zeit vor dem Spiegel, im Bad und bei den Hausaufgaben verbringen. Gemobbte Kinder, die sich ungerecht behandelt fühlen und ihre kleineren Geschwister diktatorisch schikanieren.
Hypertensionsneigung. Herzinfarkt. Schuppenflechte. Cholesterinämie, Diabetes.
60-jähriger Patient mit Gicht regt sich auf, weil sein Guru immer **neue** Kurse in Meditation macht und er sich dadurch **verlassen** fühlt.
Fleißig, religiös, gewissenhaft, pflichtbewusst, > Musik, liebt Bach. Hört gern religiöse Lieder. Hilft mehr aus Pflichtgefühl als aus Mitleid.
Wahnidee, er habe seine Pflicht versäumt. Gewissensbisse: Ich habe falsch gehandelt und verdiene Strafe.
Humorlos. Will keine Narkose, um stets zeitlich und örtlich orientiert sein zu können. Kontrollängste. Überschäumend vor Lebensfreude und Tanzen in der Küche nach *Aur.*
Rachsüchtig um der Gerechtigkeit willen. Vom Nachbarn denunziert wegen eines nicht begangenen Vergehens, verschafft er sich ein Alibi und lässt ihn von Rowdies zusammenschlagen, danach ist er zufrieden.
Antwortet oft in Fragen.

Fallbeispiel

Oligospermie bei 36-jährigem Mann: Appendektomie mit neun Jahren, viermal Typhus in zehn Jahren, Hämorrhoiden seit dem 13. Lebensjahr, die vor Stuhlgang bluten und sie treten mengenweise hervor. Seit dem 12. Lebensjahr besteht Verstopfung. Häufiges Wasserlassen, tröpfelnd, übelriechender Achselschweiß. Frustriert wegen Kinderlosigkeit. Drei Monate nach *Aurum met.* XM war die Ehefrau schwanger. [95]

Drucksensible Punkte

Weihepunkte: Ni 16 re., He 7, Ma 30.

KAPITEL

B Bambusa arundinacea – Bufo rana

Bambusa arundinacea [11]

Bambus. Gramineae.

Typisches

Personen, die Überlastung und Enttäuschung ausbalancieren mussten und die entgangene Lebensfreude auf später verschoben, bis der Alltag sie durch Terminstress einholte. Der Mangel an weiterer Elastizität wirft die Frage auf, wann es einmal um die eigenen Bedürfnisse gehen kann.
Folgen von Unfällen mit multiplen Knochenbrüchen, Verletzung der Wirbelsäule, Trümmerbrüchen, Schleudertrauma, Lähmungen, Querschnittslähmung. Diskusprolaps. Totale Gedächtnisschwäche, kann sich an nichts erinnern. Patienten, die im Koma lagen.

Gemüt

Burn-out-Syndrom. Gewissensbisse, weil die Arbeit noch nicht fertig ist. Perfektionismus. Plötzliche Anfälle von Faulheit und Widerwillen gegen die gewohnte Arbeit. Möchte im Bett bleiben und ausruhen. Sucht Hilfe und Unterstützung, gibt es jedoch nicht gern zu und ist froh, wenn ihm niemand ansieht, dass er fix und fertig ist. Weint aus Zorn auf sich selbst. Schreien vor Schmerzen bei der kleinsten Bewegung. Depression im Wochenbett.

Kopf

Migräne, von hinten im Genick aufwärts strahlend mit Frieren und Erbrechen von Galle. Verlangen, sich warm einzuhüllen, möchte drei Wärmflaschen.

Magen

Verlangen nach herzhaften, deftigen Speisen, nach Käse, Kaffee. Durst auf kaltes Wasser und Säfte. Verlangen nach saftigen, frischen Dingen, nach Kuchen, Süßigkeiten, Schokolade, warme Soßen, Wein und Rauchen. Abneigung gegen Bier, fette Speisen, Fleisch, Kaffee, warme Speisen, Gerüche allgemein und insbesondere Zigarettenrauch. Durst nachts. Sodbrennen nach Alkohol und Süßem.

Abdomen

Auftreibung, möchte die Kleidung lockern.

Rücken

Nackensteife; Lumbalgie, geht wie auf Holzbeinen. Stechende Schmerzen, wie von einem Messer. Dumpfer permanenter Schmerz in der Lendenwirbelsäule. Hypermobile Wirbelsäule. Herzschmerz durch Bandscheibenbeschwerden.

Schlaf

Häufiges Erwachen, weil es überall weh tut. Der Patient verändert ständig die Lage, weil er so nicht liegen kann. Träume von der Arche Noah, das Wasser steht bis zum Hals.
Erotische Träume, mit Orgasmus. Die Hochzeit soll wiederholt werden, weil er bisher nur mit einer Körperhälfte verheiratet war.

Modalitäten

Verschlimmerung: Bewegung; Liegen; Kälte, Sitzen im Freien bei kühlem Wetter; Aufregungen.
Besserung: Wärme, heiß Baden; Bewegung (muss sich im Bett ständig bewegen).

Baptisia tinctoria

Wilder Indigo. Leguminosae.

Typisches

Lymphatisches Temperament. Septische Infektionskrankheiten [11].

Wie auch immer der Patient liegt, in den aufliegenden Körperteilen fühlt er sich wund und zerschlagen (vgl. *Arn., Pyrog.*).
Große Schwäche, Neigung zur Zersetzung der Säfte *(Pyrog.);* Ulzerationen der Schleimhäute.
Alle Exhalationen und Absonderungen **stinkend,** besonders bei typhoiden oder anderen akuten Erkrankungen; Atem, Stühle, Urin, Schweiß, Ulzera *(Psor., Pyrog.).*

B

Gemüt

Abneigung gegen geistige Anstrengung; indisponiert oder fehlende Denkkraft.
Völlige Indifferenz, ihm liegt nichts daran, irgendetwas zu tun, Unfähigkeit, die Gedanken auf die Arbeit zu richten.
Kann nicht einschlafen, weil sie ihre Einzelteile nicht zusammenbekommt; hat das Gefühl, Kopf oder Körper seien über das Bett verstreut; wirft sich herum, um die Einzelteile zu sammeln; dachte, sie sei drei Personen, konnte sie nicht bedeckt halten *(Petr.).*

Kopf

Stupor: Schläft ein, während man zu ihm spricht, oder mitten in der Antwort (antwortet korrekt, wenn man zu ihm spricht, fällt aber sofort ins Delirium zurück: *Arn.*).

Gesicht

Glühend, dunkel, dunkelrot, mit stierem Gesichtsausdruck, wie betrunken *(Gels.).*

Mund

Zunge anfangs weiß belegt mit roten Papillen; trocken und gelbbraun im Zentrum; später trocken, rissig, geschwürig.

Hals

Kann nur Flüssigkeiten schlucken *(Bar-c.);* die geringste feste Nahrung verursacht Würgen (kann nur Flüssigkeiten schlucken, aber Abneigung dagegen: *Sil.*).
Schmerzlose Halsentzündung; Tonsillen, weicher Gaumen und Parotiden **dunkelrot,** geschwollen; eitrige, stinkende Absonderung *(Diph.).*

Rektum

Dysenterie alter Menschen; Diarrhö bei Kindern, besonders bei sehr stinkenden Durchfällen *(Carb-v., Podo., Psor.).*

Haut

Dekubitus bei Typhoid *(Arn., Mur-ac., Pyrog.).*

Verwandtschaft

Ähnlich: *Arn., Ars., Bry., Gels.* in den frühen Fieberstadien mit Unwohlsein, Nervosität, glühendem Gesicht, Schläfrigkeit und Zerschlagenheitsgefühl in den Muskeln.
Wenn *Ars.* unpassend gegeben wurde oder bei Typhoid oder Typhus zu häufig wiederholt wurde.
Nach *Bapt.* wirken *Crot-h., Ham., Nit-ac.* und *Ter.* gut bei hämorrhagischem Typhoid und Typhus.

ERGÄNZUNGEN

Modalitäten

Verschlimmerung: feuchte Hitze; Nebel; im Zimmer; Druck; beim Erwachen.

Nachtrag

Angriffsseite: links.

Barium carbonicum

Bariumcarbonat. $BaCO_3$.

Typisches

Besonders geeignet für Beschwerden der ersten und zweiten Kindheit; Psoriker oder Tuberkuliniker.
Skrofulöse, zwergenhafte Kinder, die nicht wachsen (Kinder, die zu schnell wachsen: *Calc.*); skrofulöse Ophthalmie, Cornea opak; aufgetriebener Bauch; häufige Kolikattacken; aufgedunsenes Gesicht; allgemeine Abmagerung.
Zwergenhafte, hysterische Frauen und alte Jungfern mit spärlicher Regel; Wärmemangel, immer kalt und frostig.
Alte, kachektische Menschen; skrofulöse, **vorzugsweise übergewichtige** Patienten; oder solche mit

gichtigen Beschwerden *(Fl-ac.)*. Arteriosklerose, Zerebralsklerose [11].
Krankheiten alter Männer: Hypertrophie oder Verhärtung der Prostata oder Testes; geistige und körperliche Schwäche.
Neigung zur Apoplexie bei alten Menschen; Beschwerden alter Trinker; Kopfschmerzen bejahrter, kindisch gewordener Menschen
Schwellungen und Verhärtungen oder beginnende Eiterung von Drüsen, besonders im Zervikal- und Inguinalbereich.
Große Kälteempfindlichkeit *(Calc., Kali-c., Psor.)*.

Gemüt

Kinder sowohl körperlich als auch geistig schwach. Deshalb ohne Selbstvertrauen. Ohne Energie. Entscheidungsschwäche. Kann der Situation nicht entgegentreten. Wahnidee, ausgelacht und verspottet zu werden. [11]
Furcht vor Fremden, Angst um andere, um Kleinigkeiten, Mangel an Selbstvertrauen. Fühlt sich von oben herab behandelt, wie jemand, der einen Kopf kleiner ist. [11]
Schwaches Gedächtnis: vergesslich, unaufmerksam; das Kind kann (obwohl fleißig [11]) nicht unterrichtet werden, weil es nichts behalten kann; drohende Idiotie.
Wollen nicht spielen, zornig über Kleinigkeiten. [17]

Kopf

Herdbedingte Migräne nach Tonsillektomie. [7]

Augen

Doppeltsehen. [11]

Hals

Neigung zu Mandelentzündungen, Erkältungsneigung; bei jeder, auch der leichtesten Erkältung Tonsillitis mit Tendenz zu Eiterung *(Hep., Psor.)*.
Unmöglichkeit, etwas außer Flüssigkeiten zu schlucken *(Bapt., Sil.)*.

Magen

Empfindung im Magen, als wenn sich etwas umdreht. Als müssten die Speisen beim Eintritt in den Magen über eine wunde Stelle. [11]
Hiatushernie. Schläfrigkeit nach dem Essen. [11]

Rektum

Hämorrhoiden treten jedes Mal beim Wasserlassen hervor *(Mur-ac.)*.

Atemwege

Chronischer Husten bei psorischen Kindern; vergrößerte Mandeln oder elongiertes Zäpfchen; < nach der geringsten Erkältung *(Alum.)*.

Brust

Heftiges dauerndes Herzklopfen, < li. Liegen, < daran denken, Hypertension. [11]

Extremitäten

Widerlicher Fußschweiß; Zehen und Sohlen werden wund; an den Fersen; Halsaffektionen **nach unterdrücktem Fußschweiß** (vgl. *Graph., Psor., Sanic., Sil.*).

Schweiß

Einseitige Schweiße – bevorzugt li. Reichlich stinkender Axillarschweiß. [11]

Verwandtschaft

Häufig nützlich vor oder nach *Psor., Sulf.* und *Tub.* Nach *Bar-c.* wird *Psor.* häufig die konstitutionelle Neigung zur Angina ausmerzen.
Ähnlich: *Alum., (Calc-j.* [11]), *Dulc., Fl-ac., Jod., Sil.*
Unverträglich: nach *Calc.* bei skrofulösen Affektionen.

Modalitäten

Verschlimmerung: beim Denken an seine Krankheit *(Ox-ac.)*; Liegen auf der schmerzhaften Seite; nach den Mahlzeiten; beim Waschen der affizierten Körperteile. Nasskaltes Wetter [11].

ERGÄNZUNGEN

Quellen-Nachträge

„Eine böse, befürchtende Ahnung kommt ihm plötzlich vor die Seele, als könnte z. B. ein geliebter Freund auf einmal tödlich erkrankt seyn". [2]
Wahnidee, auf den Knien zu gehen, die Beine seien abgeschnitten. Starke Abhängigkeit von Freunden. Nach Tod eines Nachbarn aus derselben Kaste Schulterarthritis. Ängstlich, weil eine Stütze verloren ging durch den Todesfall. [12]

Nachträge

Dellwarzen bei Kindern mit rezidierenden Tonsillitiden, **Venenzeichnung auf den Tonsillen;** sie lernten spät gehen, hatten schweißige Haare beim Toben und nachts; dick und schüchtern mit Verlangen nach rohen Kartoffeln *(Calc.)*. Sogenannte Mann-Weiber mit arteriosklerotischer Hypertension.

Plötzlicher geistiger Verfall bei älteren Menschen nach Röntgen-Kontrastdarstellungen mit Bariumbrei.

B

Barium jodatum [11]

Bariumjodid. BaJ_2.

Typisches: Hagere, eher wärmeempfindliche Patienten. Zerebralsklerose mit ängstlich-unentschlossenem Wesen.

Altersherz, Koronarsklerose, prätibiale Ödeme, im EKG Niederspannung, atrio- und intraventrikuläre Reizleitungsstörungen.

Barium muriaticum [11]

Bariumchlorid. $BaCl_2 \times 2H_2O$.

Typisches

Inkubatorkinder.

Lymphatismus: Skrofulose; Tonsillarhypertrophie; Parotitis – nach Scharlach, hart und geschwollen, < re.; Otorrhö – nach altem Käse riechend; Zischen und Summen in den Ohren. Speichelfluss, starker Foetor. Pankreatitis, Pankreasverhärtung. Eiternde Ausschläge auf der behaarten Kopfhaut, bis an den Hals und in den Nacken.

Gemüt

Ängstlichkeit; heftige Angst mit Magendrücken, Übelkeit, Brechwürgen, zum Zusammenkrümmen nötigend. Schreckhaft.

Kinder sitzen in den Winkeln, tun nichts und antworten verkehrt.

Idiotie. Akuter Wahnsinn. Wahn, ohne Unterschenkel auf den Knien zu gehen. Bei Manie jeder Art mit verstärktem sexuellen Verlangen.

Abdomen

Abdominelles Aneurysma, quälendes Pochen im Abdomen, tastbare Resistenz unterhalb des Magens, von dort ausgehende Dyspnoe.

Brust

Herzklopfen, Tachykardie, Extrasystolie, große Schwäche nötigt zum Liegen. Synkopen, Ohnmachtsanfälle.

Extremitäten

Konvulsionen. Allgemeines konvulsivisches Zittern, Gliederzittern, periodische Anfälle von Zuckungen und Werfen der Glieder.

Genitalien

Männlich: Nächtliche Pollutionen. Hodengeschwulst; Bubonen nach unterdrückter Gonorrhö.

Weiblich: Nymphomanie. Ovarialtumor, Ovarialatrophie.

Modalitäten

Verschlimmerung: im Frühling und Herbst.

Besserung: Nippen an kaltem Wasser.

Barium phosphoricum [26]

Bariumphosphat. $BaPO_4$.

Gemüt: Überwiegen von Verstand und Vernunft, argwöhnisch und misstrauisch. Abneigung gegen Gesellschaft, fühlt sich wohler allein. Scheu vor Gesellschaft, besonders vor Fremden, mag keine Annäherung. Bildet sich ein, beobachtet und verspottet zu werden. Kleinmütig, schüchtern und scheu. Dabei sehr starker Drang zur Selbstbehauptung gegenüber anderen und Widerspenstigkeit, Neigung zu widersprechen und unduldsam. Grob gegenüber anderen Ansichten.

Bei der Arbeit effektiv und fleißig, gewissenhaft, pedantisch, pünktlich für sich und verlangt es auch von anderen.

Bei einem Fall von M. Crohn: Häufiger und plötzlicher Stuhldrang, dünnflüssig, blutig, mit geleeartigem Schleim, stinkend. Flatus stinken stark. Vor dem Stuhlgang Schmerzen im Bauch > durch Stuhlgang, Diarrhö schmerzlos. Viele Einzelportionen über längere Zeit.

Belladonna

Tollkirsche. Solanaceae.

Typisches

Geeignet für biliöse, lymphatische, plethorische Konstitutionen; lebhafte und unterhaltsame Personen, wenn sie gesund sind, aber heftig und oftmals deliriös in der Krankheit.
Frauen und Kinder mit hellem Haar und blauen Augen, feinem Teint, zarter Haut; sensibel, nervös, Neigung zu Konvulsionen; tuberkulöse Patienten.
Große Erkältungsneigung; empfindlich gegen Luftzug, besonders bei unbedecktem Kopf; nach dem Haareschneiden; nach Reiten oder Fahren in kaltem Wind entzünden sich die Tonsillen (*Acon., Hep., Rhus-t.;* erkältet sich durch kalt gewordene Füße: *Con., Cupr., Sil.*).
Schnelle Wahrnehmung und Bewegung; schnelles Blinzeln und schnelle Bewegung der Augen; Schmerzen kommen plötzlich, bestehen unbestimmt lange und enden plötzlich *(Mag-p.).*
Die Schmerzen kommen gewöhnlich in **kurz dauernden Anfällen;** erzeugen Röte des Gesichts und der Augen; Blutandrang im Kopf und klopfende Karotiden.

Gemüt

Selbstmordneigung wegen Schmerzen. Verzweiflung; schlägt mit dem Kopf gegen die Wand. Schlägt sich selbst. Schreien im Schlaf. [11]
Glaubt Geister, scheußliche Gesichter und verschiedene Insekten zu sehen *(Stram.);* schwarze Tiere, Hunde, Wölfe.
Furcht vor eingebildeten Dingen, möchte vor ihnen wegrennen; Halluzinationen.
Heftiges Delirium; Neigung zum Beißen, Spucken, Schlagen und Zerreißen von Gegenständen; Lachanfälle und Zähneknirschen; will die Begleitpersonen beißen und schlagen *(Stram.);* versucht zu entkommen *(Hell.).* Kopf heiß und schmerzhaft; Gesicht hochrot; Augen wild, starrer Blick, erweiterte Pupillen; Puls voll und heftig, hüpfend, als ob Schrotkugeln den Finger träfen; Mundschleimhaut trocken; Stuhlgang träge und Harnabsonderung unterdrückt; schläfrig, aber kann nicht einschlafen *(Cham., Op.).*

Kopf

Blutandrang zu Kopf und Gesicht *(Aml-ns., Glon., Meli.).*
Kopfschmerzen **kongestiv,** mit rotem Gesicht, mit Pulsieren im Gehirn und in den Schlagadern *(Meli.);* Verschlimmerung durch das leiseste Geräusch, Erschütterung, Bewegung, Licht, Hinlegen, geringste Anstrengung (< beim Hochkommen vom Vorbeugen [11]). Besserung durch Druck, festes Bandagieren, Einhüllen, während der Regel.
Bohrt den Kopf in das Kissen *(Apis, Hell., Podo.).*
Schwindel beim Bücken oder beim Aufrichten nach dem Bücken *(Bry.);* bei jedem Lagewechsel.

Mund

Zahnungskrämpfe mit Fieber (ohne Fieber: *Mag-p.*); kommen plötzlich, heißer Kopf, kalte Füße.

Abdomen

Abdomen empfindlich, aufgebläht, < leiseste Erschütterung, sogar des Bettes. Muss mit größter Vorsicht gehen, aus Furcht vor der kleinsten Erschütterung.
Schmerzen re. in der Ileozökalregion, < leichteste Berührung, auch nur der Bettdecke.
Das Colon transversum tritt wie ein Polster hervor.

Genitalien

Abwärtsdrängen, als wollte der Inhalt des Bauchraumes aus der Vulva herauskommen; Besserung durch aufrechtes Stehen und Sitzen; < am Morgen *(Lil-t., Murx., Sep.).*

Haut

Gleichmäßige, glatte, glänzende, scharlachartige Rötung; trocken, heiß, brennend; überträgt eine brennende Empfindung auf die untersuchende Hand; das echte *Sydenham*-Scharlachfieber, bei dem der Hautausschlag vollkommen glatt und wirklich scharlachrot ist.

B

Verwandtschaft

Ergänzend: *Calc. Bell.* ist das akute *Calc.*, das oft für eine Beendigung der Kur erforderlich ist.
Ähnlich: *Acon., Bry., Cic., Gels., Glon., Hyos., Meli., Op., Stram.*

Modalitäten

Verschlimmerung: Berührung, Bewegung, Geräusche, Luftzug, Blicken auf hellglänzende Objekte *(Lyss., Stram.)*; nach 15 Uhr; nachts, nach Mitternacht; während des Trinkens; Entblößen des Kopfes; Sommersonne; Hinlegen.
Besserung: Ruhe; aufrechtes Stehen oder Sitzen; warmes Zimmer.

ERGÄNZUNGEN

Quellen-Nachträge

Interessant sind die *Sehgal*-Deutungen der Rubriken:
Möchte nackt sein *(Hyos.)* – entblößt sich ohne Aufforderung, um den Befund zu zeigen.
Verlangen, getragen zu werden – möchte schnelle Hilfe („bitte machen Sie etwas").
Es kann aber auch bedeuten: Der Patient kommt, weil die Eltern oder der Ehepartner ihn schicken und nicht auf eigene Initiative. [75]
Schwarze Flecken im Gesichtsfeld. Flimmerskotom bei Migräne. Schwindel und chronische Sehstörung mit drückenden Kopfschmerzen. Wütend, große Unruhe, kann nicht sitzen, es treibt ihn fort < Licht; Mentale Symptome > Gehen an der frischen Luft. [29]
Ischias anfallsweise: Heißer Kopf, kalte Füße. < Bewegung. Allergie gegen Südfrüchte. [7]

Nachträge

Plötzliches hohes Fieber nach feuchter Kälte; nach Zugluft in verschwitztem Zustand. Wichtigstes Scharlachmittel neben *Ail.*
Zerstörungssucht: sechsjähriger Junge, heftig, mit dem Impuls zu töten. Mangel an moralischem Empfinden; wenn er eine Kakerlake sieht (Furcht vor ...), tritt er sie tot.
Hält sich für reich. Sagt, es ginge ihm gut, obwohl sehr krank. Lacht beim Erzählen. Fallträume.

Spezielle Nachträge zur Geburt

Wehen kommen und gehen plötzlich, mit zu schnellem Abwärtspressen, als würde alles zum Becken herausgestoßen. Wehen setzen bei Erstgebärenden plötzlich aus. Ältere Erstgebärende mit rigider Muskulatur. Muttermund dünn und rigid, eher eine spasmodische Kontraktion.
Ziehende Schmerzen vom Kreuz zu den Oberschenkeln, als bräche der Rücken ab.
Rotes, heißes Gesicht, Augen injiziert, klopfende Kopfschmerzen, klopfende Karotiden, heißer Kopf und kalte Füße. Sehr empfindlich auf Licht, Geräusch, Berührung, Erschütterung. Hitze und Trockenheit verursachen hochgradige Empfindlichkeit der Genitalien. Untersuchung wird wegen Nervosität nicht ertragen.
Heftiges Herumwerfen zwischen den Spasmen oder tiefer Schlaf, wie betäubt, mit Grimassenschneiden oder Auffahren und Schreien mit Schreckensvisionen. Schreckfolgen, Zähneknirschen.
Blutungen profus, heiß und hellrot mit Abwärtsdrängen, als würde alles herausgetrieben. Große, übelriechende Klumpen.

Drucksensibler Punkt

Weihepunkt: 3E 16 li.

Bellis perennis [11]

Gänseblümchen. Compositae. Tubiflorae.

Typisches

Traumen gegen die Mamma, Schlag und Stoßfolgen. Verletzungen lösen Tumor- oder Zystenbildungen aus. Brusttumoren, Mammakarzinome. Nach Brust- und Bauchoperationen.
Das Mittel repräsentiert nach *Sankaran* [8] das Krebs-Miasma unter den Kompositen.
Fieberhafte **Mastitis.** Mastitis im Wochenbett. Allgemeine Zerschlagenheit in Gliedern und Rücken. Fühlt sich wie zerbrochen.
Nasenfurunkel. Akne.
Schmerzen im re. Deltamuskel nachts zwischen 2 und 4 Uhr, > anfangs durch Massieren und Bewegung, später muss der Arm in der Schlinge getragen und warmgehalten werden. Jede Bewegung und Erschütterung schmerzt.
Schlaflos ab 3 Uhr, Abgeschlagenheit und Müdigkeit, wie gerädert beim Aufwachen.
Folgen von kaltem Trinken im erhitzten Zustand. Verlangen nach kaltem Wasser wegen schmerzhaften Zungenbrennens.

Gemüt

Muss seine Gefühle unter Kontrolle halten, verbietet sich das Weinen, muss hart sein. Fröhlich, wenn es donnert und blitzt. Denkt in aller Ruhe an den Tod.

Angst vor drohender Gefahr. Wunsch nach Gesellschaft der Familie oder eines Freundes. Fühlt sich ohne Freunde und aufgegeben. Nach außen tapfer, nach innen zusammengebrochen. Träumt von Tieren, Gefahr, Gewalttätigkeiten, von tödlicher Krankheit oder Infektion und vom Essen.

Nase

Heuschnupfen, Katarrh, Absonderung und Verstopfung der Nase, Niesen, Empfindung, als müsse er niesen. Fiebrige Sinusitis.
Absteigender Katarrh: Wässriger Fließschnupfen mit wundmachender Absonderung und Herpes nasalis.
Nasenbluten beim Schnäuzen. Kopfschmerzen bessern sich durch Nasenbluten.
Tracheo-Bronchitis: Rauheit und Heiserkeit im Hals und Kehlkopf, Husten und Verschleimung.

Magen

Hunger nachts. Verlangen nach Essig, Zwiebeln, Wurst. Übelkeit, Drücken, Erbrechen – nach Genuss von Äpfeln; saures Aufstoßen. Druck und Völle nach fettem Kuchen. Kann Kleiderdruck am Oberbauch nicht ertragen. Magenschmerzen > durch Essen, Druck und Zusammenkrümmen. Stechen in der Lebergegend, galliges Erbrechen.

Genitalien

Menses unregelmäßig. Heftige Metrorrhagie, schwarzes Blut, Klumpenabgang. Wehenartiges Herabdrängen im Uterus, als ob alles unten hinausbrechen wolle. Empfindung im Uterus wie gequetscht, Schmerz zieht in die Vorderseite des Oberschenkels. Kreuzschmerzen bei den Menses.

Modalitäten

Verschlimmerung: Kälte (außer bei Kopfschmerzen); Durchnässung oder kalt Trinken, wenn überhitzt; nach Verletzungen.
Besserung: Bewegung; frische Luft.

Berberis aquifolium [11]

Mahonia aquifolium. Stechpalme. Berberidaceae.

Typisches

Sekundäre Syphilis, chronische Hauterkrankungen, Acne juvenilis und **Psoriasis** (meist in der Urtinktur angewandt).
Zittrig in den Nerven, unsicherer Gang.

Gemüt

Unglücklich und plötzlich depressiv, häufig hysterisches Weinen.
Nervös, ruhelos. Abgeneigt, sich zu bewegen oder irgendetwas zu tun; dumpf, dumm, Tagschläfrigkeit.

Kopf

Übelkeit und dicker Kopf, Schwindelgefühl < im Schlaf.
Drückender Schmerz in der re. Seite wie von einem Gewicht; Schmerz in der re. Schläfe erstreckt sich zu den Zähnen; vorübergehend und wiederkehrend. Schmerz wie von einem eisernen Band über den Ohren mit allmählich zunehmendem Zusammenschnüren.

Augen

Haloniert.

Nase

Stockschnupfen mit Absonderung grünlich gelben Schleims.

Gesicht

Flecke und Pusteln, gelbe Haut, hager, Hitze in den Wangen.

Mund

Geschmack nach Galle, nach dem Essen. Zunge dick belegt, gelbraun oder milchig weiß. Blasen auf der Zunge.
Wundschmerzhaftigkeit in den unteren Zähnen und Speicheldrüsen.

Hals

Raue, heisere Stimme; Hals voller Schleim.

Magen

Hunger, auch bald nach dem Essen, ohne Verlangen nach Speisen. Plötzliche Übelkeit nach dem Essen. Brennen im Magen, Magenkrämpfe.

Abdomen

Darmkollern, unbehagliches Gefühl im Unterbauch. Gallenbeschwerden mit wächsernem, gelblichen Aussehen. Brennen und Wundheitsschmerz in der Milz.

Rektum

Heiße, gallige Diarrhö; häufige reichliche, dunkle Stühle; nach Durchfall hell gefärbte, glasierte Stühle mit Obstipationsneigung.

Atemwege

Gallige Erkältung; erst gelber, dann grünlicher Auswurf. Trockener Reizhusten.

Brust

Beklemmung und Schwäche im oberen Thorax.

Extremitäten

Taubheit, als würde die Willensstärke fehlen, um den betreffenden Körperteil zu heben. Starker Schmerz, wie nach einem heftigen Stoß.
Prickeln, wie von elektrischem Strom auf Handrücken und Außenseite des Unterarmes, kurz, und häufig wiederkehrend. Rheumatisches Spannen und Steifheit der Beine. Bei Bewegung Krampf in den Beinen.

Fieber

Nächtliches Ansteigen von Temperatur und Puls.

Haut

Psoriasis, schuppend, v. a. im Kopfbereich, **mit** Akne, Rückenschmerz und **Gelenkbeschwerden,** die sich **durch Bewegung** verschlimmern (D12).

Modalitäten

Verschlimmerung: Bewegung.
Besserung: absolute Ruhe; Anstrengung (Müdigkeit).

Berberis vulgaris

Sauerdorn. Berberidaceae.

Typisches

Nieren- und Blasensymptome herrschen vor.
Kreuzschmerzen: sehr berührungsempfindlich in der Nierengegend; < beim Sitzen und Liegen, Erschütterung, Müdigkeit.
Brennen und Empfindlichkeit in der Nierenregion. Taubheit, Steifheit und Lahmheit mit schmerzhaftem Druck in der Nieren- und Lendengegend.
Rheumatische und gichtige Beschwerden mit Erkrankungen der Harnorgane.

Gesicht

Blasser, erdfarbener Teint, mit eingesunkenen Wangen und hohlen, blau umränderten Augen.

Abdomen, Rektum

Kolik durch Gallensteine. Gallenkolik: gefolgt von Gelbsucht; lehmfarbene Stühle; Analfistel mit Gallensymptomen und Jucken der entsprechenden Körperteile; kurzer Husten und Brustbeschwerden, besonders nach Fisteloperationen *(Calc-p., Sil.).*

Harnwege

Stechender, schneidender Schmerz von der li. Niere den Verlauf des Ureters entlang zur Blase und in die Harnröhre (*Tab.;* re.: *Lyc.*).
Nierenkolik: < **auf der li. Seite** (*Tab.;* re. oder li., mit Harndrang und Strangurie: *Canth.*). Gürtelförmig, zieht zu den Genitalien [11].
Sprudelndes Gefühl in den Nieren *(Med.).*
Urin: grünlich, blutrot, mit dickem Schleim; durchsichtig, rötlicher oder gallertartiger Satz.
Bewegung ruft Harnwegsbeschwerden hervor oder verstärkt sie.

Verwandtschaft

Ähnlich bei Nierenkolik: *Canth., Lyc., Sars., Tab.* Wirkt bei rheumatischen Affektionen gut nach: *Arn., Bry., Kali-bi., Rhus-t., Sulf.*

Modalitäten

Verschlimmerung: Bewegung, Gehen oder Fahren; jede plötzlich erschütternde Bewegung.

Aufstehen vom Sitzen (Depression), vor dem Stuhlgang, bei Dunkelheit, vor und während der Regel [11].

ERGÄNZUNGEN

Quellen-Nachtrag

Wahnidee: Gegenstände erscheinen doppelt so groß, wie sie in Wirklichkeit sind. [10]

Nachträge

Spätlymphatische Diathese.
Der *Berb.*-Patient ist unzufrieden, voller Vorahnungen, mit ängstlichen Träumen, nächtlichem Auffahren, Erregbarkeit nachts und Reizbarkeit beim Erwachen.
Morgens schwer von Begriff; Gedanken schwinden, wenn unterbrochen. Vergisst Namen, begreift den Zusammenhang des Gelesenen nicht. Abneigung gegen Reden, lebensmüde, boshaft.

Drucksensible Punkte

Weihepunkt: Ma 25 re.
de la Fuye: Bl 19, Gb 25, Gb 38.

Bismutum subnitricum

Basisches Bismutnitrat. $4BiNO_3(OH)_2 \cdot BiO(OH)$.

Typisches

Einsamkeit ist unerträglich: **Verlangen nach Gesellschaft,** Kind hält sich an Mutters Hand, um Gesellschaft zu haben *(Kali-c., Lil-t., Lyc.)*.
„Beim Arbeiten überfällt ihn eine ungeheure Neigung zum Schlafe, er liest, weiss aber nicht, was; er musste liegen, wo er sogleich einschlief und lebhaft und verworren träumte, Vormittags". [1]
„Früh, einige Stunden nach dem Aufstehen, eine ungeheure Schläfrigkeit; nach Tische aber, wo er in gesunden Tagen bisweilen schlief, war es ihm nicht möglich zu schlafen, mehrere Tage über". [1]
Quälende Angst; **er sitzt, dann läuft er, dann liegt er, niemals lang an einem Ort.**

Kopf

Kopfschmerzen jeden Winter wiederkehrend; abwechselnd mit oder begleitet von Magenschmerzen.

Gesicht

Totenblass, blaue Augenringe.

Mund

Zahnschmerzen > wenn er kaltes Wasser im Mund behält *(Bry., Coff., Puls.)*.
„Abends, weißbelegte Zunge, ohne Hitze oder Durst". [1]

Magen

Druck wie von einer Last **an einer Stelle,** alternierend mit Brennen; Schmerzen krampfend, spasmodisch; mit Reizzustand, Kardialgie und Sodbrennen.
„Übelkeit im Magen; es ist, als sollte er sich erbrechen, besonders heftig nach dem Essen" [1]. „Druck im Magen, besonders nach dem Essen" [1].
Erbrechen: von Wasser, sobald es den Magen erreicht, Speisen werden länger zurückbehalten (erbricht Speisen und Wasser: *Ars.*); **enormer Mengen,** in Intervallen von mehreren Tagen, in denen sich der Magen mit Speisen gefüllt hat; aller Flüssigkeiten sofort nach der Aufnahme; und heftige, stinkende Stühle (wässrige Stühle: *Verat.*); mit **konvulsivischem Würgen und unsagbarem Schmerz, nach Laparotomie** *(Nux-v., Staph.)*.

Rektum

Choleraähnliche Sommerdurchfälle, wenn **Erbrechen vorherrscht;** Stühle faulig; breiig, wässrig, stinkend, sehr erschöpfend *(Ars., Verat.)*.

Brust

Brustschmerz im unteren Teil des Thorax, erstreckt sich beim Gehen **quer** durch den Thorax. [11]

ERGÄNZUNGEN

Verwandtschaft

Vgl.: *Ant-c., Ars., Bell., Kreos.* Antidote: *Calc., Caps., Nux-v.*

Modalitäten

Verschlimmerung: Essen, Überessen.
Besserung: Kälte, kalte Getränke, kalte Applikationen; Zurückbeugen; Bewegung.

Drucksensible Punkte

Weihepunkt: zwischen Ms 21 li. und dem Nabel, in der Mitte des äußeren oberen Drittels.

Blatta americana [11]

Kakerlac insignia, Orthoptherae, große amerikanische Küchenschabe.

Typisches

Asthma, zum Ausschleichen von Kortisonbehandlung, bis der Patient sich kräftig genug fühlt und den Mut hat, damit aufzuhören *(R. Roy).*
Reißender Schmerz in der Brust und Atemnot, allgemeine Erschöpfung und Mattigkeit beim Treppensteigen, häufiges Gähnen.

Kopf

Gefühllose Schwere des Kopfes, drückender Schmerz in den Schläfen.

Augen

Gelbe Skleren, Tränenfluss, Stechen wie durch eine Fliege im Winkel des linken Auges.

Nase

Wässriges Sekret aus der Nase.

Mund

Salziger Speichel.

Hals

Stiche in der re. Halsseite.

Abdomen

Leberstörungen, Schmerz im Colon transversum, im Duodenum und in der Magengrube. **Schmerz wandert vom Rücken zu re. Schulterblatt.** Wassersucht, Aszites, schlimme Fälle, nachdem *Apis* und *Ars.* versagten *(A. zur Lippe).*

Harnorgane

Hitze in der Urethra beim Urinieren. Oligurie. Harn leuchtend gelb, eiweißhaltig.

Extremitäten

Schwäche im Gesäß, Krampf im re. Bein, Schmerzen im re. Bein von den Zehen bis zu den Knien, in den Füßen, in den Sohlen, in re. kleinen Zehe.

Fieber

Frost und Schauer eine halbe Stunde lang, Schaudern, mit Hitze und Feuchtigkeit am ganzen Körper.

Blatta orientalis [11]

Indische Küchenschabe, Orthophtherae, Trituration des lebenden Insekts.

Typisches

Jede Erkältung wächst sich zur schweren Bronchitis aus. Asthma mit Begleitbronchitis und eitrigem Auswurf.
Atemnot mit Husten, asthmatischer Husten, Erstickungsnot durch große Schleimansammlung. Besonders bei plethorischen und korpulenten Menschen.
Chronisch-feuchtes Asthma, wenn *Ars.* nicht ausreichte. Reißender Schmerz in der Lunge mit Atemnot. Rasselgeräusche in der ganzen Lunge, doch geringer Auswurf. Unaufhörlicher Husten.
Periodische Asthmaattacken. Kurze Intervalle langanhaltenden Krampfhustens.
Asthma < nachts.
Findet keinen Schlaf, weil er absolut nicht liegen kann; muss die ganze **Nacht aufrecht sitzen,** um Husten und **Erstickungsanfälle** zu vermeiden *(Kali-c.).*
Schweißgebadet vor Anstrengung abzuhusten, bringt aber nur wenig hervor. Klebriger Schleim zu Beginn der Krise, nach Gabe von *Blatta-o.* Expektoration großer Mengen schaumigen weißen Schleims mit gelben Klumpen *(Vithoulkas).* Augen tränen, gerötetes Gesicht, Redseligkeit.

Atemwege

Eitrige und geschwürige Lungentuberkulose. Blutgestreiftes Sputum. Große Angst beim Anblick des Blutes. Emphysem. Schmerz in den Seiten, rechtsbetont, im Spätstadium mühsame Atmung, geschlossene Kiefer; aus dem Mundwinkel tropft Speichel, der Körper ist kalt, klebriger Schweiß auf der Stirn. So erschöpft, dass er unbeweglich liegt und wie tot erscheint.

Extremitäten

Kribbeln in den Zehen wie Ameisen, Schaudern.

Fieber

Hitzegefühl im ganzen Körper. Sogenannte Hitze der fünf Flächen, als strahle Hitze von den Ohren, den Augen, der Nase, vom Scheitel, von den Handflächen und Fußsohlen ab.

Allgemeines

Fettsucht, innerliche Wassersucht

Verwandtschaft

Ars., Ant-c. Atembeschwerden nachts mit kaltem Schweiß: *Sumb.*

Modalitäten

Verschlimmerung: < nachts, < hohe Luftfeuchtigkeit, bei Regenwetter; nasskaltes Wetter <.
Liegen < verwesende Blätter, Modergeruch, Schimmel.
Voegeli empfiehlt D 2–D 3, bis der Anfall gebrochen ist. Bei weiterbestehendem Husten kann eine Gabe der C 30 gegeben werden. Als Aufbaumittel empfiehlt *Roy* die Potenz D 1. Meine eigenen Erfahrungen bei chronischem Asthma konnte ich mit durchaus befriedigenden Ergebnissen mit den Potenzen C 4 und C 5 machen [11].

Borax veneta

Natrium boracicum. $Na_2B_4O_7.10H_2O$.

Typisches

Furcht vor Abwärtsbewegung bei fast allen Beschwerden.
Große Ängstlichkeit durch Abwärtsbewegung; beim Niederlegen des Kindes auf die Couch oder in das Kinderbett schreit es und klammert sich an das Kindermädchen; beim Wiegen, Tanzen, Hin- und Herschwingen, beim **Treppabgehen oder beim schnellen Bergabgehen;** beim Reiten (vgl. *Sanic.*).
Kinder erwachen plötzlich, schreien und greifen ohne ersichtlichen Grund an die Wände der Wiege *(Apis, Cina, Stram.).*

Außerordentlich nervös, leicht erschreckt durch den geringsten Lärm oder ein ungewöhnlich scharfes Geräusch: Husten, Niesen, einen Schrei, Anzünden eines Streichholzes etc. *(Asar., Calad.).*

Kopf

Das Haar wird ungepflegt und struppig; spaltet sich und verfilzt an den Haarspitzen; wenn die Büschel abgeschnitten werden, bilden sie sich neu und können nicht glattgekämmt werden *(Fl-ac., Lyc., Psor., Tub.).* Tendenz zu wilden Haaren.

Augen

Wimpern voller trockener, klebriger Exsudation; morgens verklebt; Entropium und Entzündung des Auges, besonders am äußeren Canthus.

Nase

Nasenlöcher krustig und entzündet; Nasenspitze glänzend rot; **rote Nasen junger Frauen.**
Verstopfung des re. Nasenlochs, oder zuerst re., dann li., mit ständigem Naseputzen *(Am-c., Lac-c., Mag-m.).*

Mund

Aphthen: im Mund, auf der Zunge, Innenseite der Wange; leicht blutend beim Essen oder bei Berührung; halten das Kind vom Saugen ab; mit heißem Mund, Trockenheit und Durst *(Ars.);* rissige und blutende Zunge *(Arum-t.);* Speichelfluss, besonders bei Zahnung. Aphthöser wunder Mund; schlechter durch Berührung; Essen salziger oder saurer Speisen; bei alten Menschen, oft durch künstliches Gebiss bedingt *(Alumn.).*

Harnorgane

Kind muss häufig Wasser lassen und schreit, bevor der Urin abgeht *(Lyc., Sanic., Sars.).*

Genitalien

Leukorrhö: reichlich, eiweißartig, wie Stärke, mit Empfindung, als liefe warmes Wasser hinunter; zwei Wochen lang zwischen den Regeln (vgl. *Bov., Con.*).

Haut

Ungesund, leichte Verletzungen eitern *(Calend., Hep., Merc., Sil.).*

Verwandtschaft

Bor. folgt auf *Calc., Psor., Sanic., Sulf.;* wird gefolgt von *Ars., Bry., Lyc., Phos., Sil.*
Unverträglich: Sollte nicht vor oder nach *Acet-ac.,* Essig, Wein gegeben werden.

Modalitäten

Verschlimmerung: Abwärtsbewegung; bei plötzlichen leichten Geräuschen; Rauchen, was Diarrhö hervorrufen kann; feuchtes, kaltes Wetter; vor dem Wasserlassen. Essig, Wein [11].
Besserung: Druck; Halten der schmerzhaften Seite mit der Hand.

B

ERGÄNZUNGEN

Nachtrag

Ein Patient entwickelte unter *Bor.* D 4 wegen Aphthen ein erysipelartiges Bild im Genitalbereich zwischen den Oberschenkeln, das nach Absetzen wieder verschwand. Autismus mit Schreien und Automatismen, Idiotie [33].

Drucksensibler Punkt

Weihepunkt: Ni 26 re.

Bovista lycoperdon

Riesenbovist. Fungi.

Typisches

An trockenen wie auch an feuchten Flechten leidende Personen.
Geeignet für alte Jungfern mit Palpitationen.
Stammelnde Kinder *(Stram.).* Stottern [11].
Die Absonderungen aus der Nase und allen Schleimhäuten sind **sehr zäh, fadenziehend, klebrig** *(Kali-bi.).*
Meist tiefer Eindruck im Finger vom Gebrauch stumpfer Instrumente, Scheren, Messer etc.
Enge Kleidung ist unerträglich an der Taille (an der Brust [11]), *(Calc., Lach., Sulf.).*
Hämorrhagie: nach Zahnextraktion *(Ham.);* aus Wunden; Epistaxis.
Schwieriges Einschlafen, Taumel und eingenommener Kopf nach Koitus. [11]

Mund

Mundwinkel wund, Zahnfleisch blutet beim Saugen. Fauler Geschmack, aus dem Magen kommend. [11]

Magen

Leereempfindung auch nach dem Essen. Durst auf kaltes Wasser oder Milch. Kältegefühl, wie von einem Klumpen Eis. [11]

Rektum

Stuhl erst hart, dann flüssig. [11]

Harnorgane

Urin rot. Diabetes mellitus, Jucken und Brennen in der Urethra, harter Knoten in der Urethra. [11]

Genitalien

Männlich: erhöhter Geschlechtstrieb mit häufigen Pollutionen. Roter harter Knoten in der Penishaut. [11]
Weiblich: Menses: **fließen nur nachts;** nicht tagsüber *(Mag-c.*; nur tagsüber, hören beim Liegen auf: *Cact., Caust., Lil-t.*); alle zwei Wochen, dunkel und klumpig; mit schmerzhaftem Abwärtsdrängen *(Sep.).* Prämenstruelles Syndrom bis zur Gewalttätigkeit, kreischt, beißt, spuckt und lacht. Diarrhö vor und während der Regel *(Am-c.);* gelegentliches Auftreten alle paar Tage zwischen den Menses *(Bor.).* Ovarialzyste. [11]

Brust

Achselschweiß riecht nach Zwiebeln.

Extremitäten

Große Schwäche der Gelenke und Müdigkeit der Hände und Füße.
Ungeschicklichkeit; Neigung, Dinge aus den Händen fallen zu lassen *(Apis*); Gegenstände entfallen den kraftlosen Händen.

Haut

Unerträgliches Jucken an der Steißbeinspitze, muss kratzen, bis die Stellen wund und blutig sind.

Verwandtschaft

Vgl.: *Am-c., Bell., Calc., Mag-s., Sep.* bei Unregelmäßigkeiten der Menses. *Bov.* antidotiert die Folgen von lokaler Teeranwendung und Gasvergiftung.

Bei chronischer Urtikaria, wenn *Rhus-t.* trotz scheinbarer Indikation nicht heilt, (mit Diarrhö [11]).

ERGÄNZUNGEN

Modalitäten

Verschlimmerung: Menses; Vollmond; Warmwerden.
Besserung: Zusammenkrümmen.

Quellen-Nachtrag

Prämenstruelle Ödeme: Regel schwach und kurz, Unterschenkel zyanotisch, heiß, bei allgemeiner Frostigkeit. Kopfschmerz rechtsseitig < Berührung. [7]

Tipp

Bei Polysklerose-Patienten mit in Betracht ziehen!

Drucksensible Punkte

Weihepunkte: Ma 19 bds.

Bromium

Brom. Element.

Typisches

Es wirkt am besten, allerdings nicht ausschließlich, bei Personen **mit hellblauen Augen, strohblonden Haaren, hellen Augenbrauen, heller, empfindlicher Haut; blonde, rotbackige, skrofulöse Mädchen.**
Empfindung wie von Spinnweben im Gesicht *(Bar-c., Bor., Graph.).*
Matrosen leiden in Küstennähe und beim Landgang an Asthma.
Steinharte, skrofulöse oder tuberkulöse Drüsenschwellung, besonders am Unterkiefer und Hals (Thyreoidea, Submaxillardrüsen, Parotis, Testes, [Mammae [11]]).

Gemüt

Rauschartiger hypomanischer Zustand mit Benommenheit und unsicheren Bewegungen, Beziehungswahn und Minderwertigkeitsgefühl. [11]
Vergesslich für jüngste Ereignisse, verliert, verlegt Gegenstände. [11]
Depression, herabgesetzte geistige Funktionen. [11]
Nachlässig in der Kleidung. Allgemeine Indifferenz, gleichgültig gegenüber Pflichten (Haushalt). Aktiv bei Geschäften. Sitzt ganz still und starrt vor sich hin. [11]
Verstört, aus der Fassung gebracht, (fürchtet, zum Trinker zu werden). [11]

Kopf

Vertigo mit Rückwärtsfallen. [11]
Kopfschmerz durch Sinusitis, drückend, mit Flimmerskotom. [11]

Augen

Phlyktäne am re. Auge < nach Segeltörn auf dem Meer. [11]

Nase

Fächerartige Bewegung der Nasenflügel (Nasenflügelatmung; *Ant-t., Lyc.*).
Fließschnupfen, wässrig, blutig, wunde Nasenlöcher. [11]

Hals

Diphtherie: wobei die Membranen im Pharynx entstehen; beginnend in den Bronchien, in der Luftröhre oder im Kehlkopf und sich nach oben ausbreitend; **Brustschmerzen ziehen aufwärts.**
Kälteempfindung im Kehlkopf beim Einatmen *(Rhus-t., Sulf.),* > nach dem Rasieren (< nach dem Rasieren: *Carb-an.*).

Genitalien

Physometra: lauter Abgang von Blähungen aus der Vagina *(Lyc.);* membranöse Dysmenorrhö *(Lac-c.).*

Atemwege

Membranöser und diphtherischer Krupp; **viel Schleimrasseln beim Husten,** aber keine Atembehinderung (wie bei *Hep.*); klingt locker, aber keine Expektoration *(Ant-t.).*
Kruppsymptome mit Heiserkeit bei Keuchhusten; Ringen nach Luft. Aphonie; trockener erstickender Husten < beim Schlucken [11].
Dyspnoe: Kann nicht tief genug einatmen; als ob er durch einen Schwamm atmete oder als ob die Luftwege voller Rauch oder Schwefeldämpfe wären; Rasseln, Sägen; Stimme unhörbar; Erstickungsgefahr durch Schleim im Kehlkopf (in den Bronchien: *Ant-t.*).
Bekommt nicht genug Luft, muss die Luft mit Thoraxbewegung einziehen, ringt nach Atem. [11]
Katarrhe der oberen Luftwege. [11]

Brust

Herzhypertrophie von übertriebenem Sporttraining bei heranwachsenden Jungen / Jugendlichen (von übertriebener Gymnastik bei Mädchen: *Caust.*). Stundenlange Tachykardien, Arrhythmien, Herzangst [11].

Fieber

Schüttelfrost ohne nachfolgende Hitze, verlangt viel Wärme, die nicht erleichtert. [11]

Verwandtschaft

Vgl.: bei Krupp oder kruppösen Affektionen: *Chlor., Hep., Jod., Spong.*

Harter Kropf geheilt nach Versagen von *Jod.*

Brom. hat bei Krupp geholfen nach Versagen von *Jod., Phos., Hep., Spong.;* besonders bei Rückfällen nach *Jod.* „Das Hauptunterscheidungsmerkmal zwischen *Brom.* und *Jod.* ist, dass *Brom.* die Blauäugigen und *Jod.* die Braunäugigen kuriert". [10]

ERGÄNZUNGEN

Modalitäten

Verschlimmerung: Wärme, feuchte Wärme, Überhitzung; Zugluft; im Zimmer; Staub; vor Mitternacht.
Besserung: Nasenbluten (Schwindel, Kopf- und Brustbeschwerden); am Meer (Neurodermitis; Akne; harte, indolente Pusteln; Seborrhö); Bewegung.

Quellen-Nachtrag

16-jähriges Mädchen, seit einer Woche erkältet, hat Halsschmerz mit 38 °C Temperatur, Kopf- und Ohrenschmerzen, Husten und Schnupfen, **Kitzelgefühl in der Luftröhre** reizt zum Husten. **Stimme heiser, kaum hörbar** < morgens. Beim Husten und Sprechen **lautes Schleimrasseln** im Kehlkopfbereich. **Schluckschmerzen < bei Flüssigkeiten** als bei festen Speisen *(Ign.).* Heiserkeit, schmerzhafter Larynx, bellender trockener Husten. [30]

Nachtrag

Als junger Arzt nahm *Karl Anton Kass* Brom-Tabletten wegen Schlaflosigkeit. Auf einer Klammwanderung packte ihn ein unerklärlicher Schwindel, nachts hatte er Stimmritzenkrämpfe und Kruppanfälle. Als er nicht mehr über Brücken gehen konnte, die über fließendes Wasser führten, hielt er sich für hysterisch und hatte keine Erklärung dafür. Sein Vater las ihm das Arzneimittelbild von *Brom.* vor, daraufhin nahm er keine Schlaftabletten mehr, wurde gesund und homöopathischer Arzt.

Drucksensibler Punkt

Weihepunkt: Ren 20.

Bryonia alba

Zaunrebe. Cucurbitaceae.

Typisches

Am besten geeignet für Patienten mit gichtiger oder rheumatischer Diathese; Neigung zu sog. **Gallenattacken.**

Bry.-Patienten sind reizbar, neigen zu Hitzigkeit und Ärger; dunkles oder schwarzes Haar, dunkler Teint, kräftige Muskulatur; trockene, nervöse, schlanke Menschen *(Nux-v.).*

Schmerzen: stechend, ziehend, < nachts; < Bewegung, **Einatmen, Husten;** > absolute Ruhe **und** Liegen auf der schmerzhaften Seite (*Ptel., Puls.;* stechende Schmerzen, aber Besserung und Verschlimmerung umgekehrt: *Kali-c.*).

Außerordentliche Trockenheit der Schleimhäute des ganzen Organismus; Lippen und Zunge trocken, ausgedörrt, rissig; Stuhl trocken, wie verbrannt; Husten **trocken, hart, quälend,** mit spärlicher Expektoration; Urin dunkel und spärlich; großer Durst.

Vikariierende Menses; **Nasenbluten, wenn die Regel erscheinen sollte** *(Phos.);* Blutspucken oder Hämoptoe.

Beschwerden durch Verdruss, Kränkung, **Ärger** *(Coloc., Staph.);* Heftigkeit mit Frösteln und Kältegefühl; **Frösteln nach Ärger,** aber mit heißem Kopf und rotem Gesicht *(Aur.).*

Beschwerden, wenn nach kalten Tagen warmes Wetter einsetzt; durch kalte Getränke oder Eis an heißen Tagen; **nach Erkälten oder Erhitzen im Sommer;** durch Frösteln nach Überhitzung; stößt die Decken weg; nach Exposition in Zugluft oder kaltem Wind *(Acon., Hep.);* unterdrückte Ausscheidungen wie Menses, Milch oder Unterdrückung akuter Exantheme.

Eines der Hauptcharakteristika von *Bry.* ist Verschlimmerung durch jede Bewegung und korres-

pondierende Erleichterung durch absolute Ruhe, ob geistig oder körperlich.
Sie kann es nicht ertragen, sich zu bewegen oder bewegt zu werden. Matt, möchte sich ruhig verhalten, Übelkeit beim Aufsitzen. Kann keine körperliche oder seelische Störung ertragen. [11]
Der Patient kann sich vor Übelkeit und Schwäche nicht aufsetzen.
Ständige Bewegung des li. Arms und des li. Beins *(Apoc., Hell.)*.

Gemüt

Verlangt augenblicklich Dinge, die nicht zu haben sind oder, wenn sie angeboten werden, zurückgewiesen werden.
Kinder mögen nicht getragen oder hochgehoben werden.
Delirium: spricht dauernd von seinen Geschäften; Verlangen, aus dem Bett aufzustehen und nach Hause zu gehen *(Cimic., Hyos.)*.

Kopf

Ohnmacht durch die geringste Bewegung, beim Aufsitzen [11]. Kopfschmerzen: beim Bücken, als würde das Gehirn durch die Stirn herausplatzen; **vom Bügeln** *(Sep.)*; beim Husten; morgens nach dem Aufstehen oder beim ersten Öffnen der Augen; beginnen morgens, steigen allmählich an bis abends; bei Obstipation *(Aloe, Coll., Opium)*.

Magen

Großer Durst **auf große Mengen** (kalten Wassers [11]) **in langen Intervallen** (sog. Kuhschluck [11]).
Druck wie von einem Stein in der Magengrube; Erleichterung durch Aufstoßen *(Puls., Nux-v.)*.

Rektum

Obstipation: **träge, ohne Drang; große Stühle, hart und dunkel, trocken, wie verbrannt;** bei Seereisen *(Plat.)*.
Diarrhö: **während einer Warmwetterperiode;** biliös, scharf, mit Wundheit des Afters; wie Schmutzwasser; durch unverdaute Speisen. „Stinkend, riecht wie alter Käse“ [3]. Durch kalte Getränke bei Überhitzung, Obst oder Sauerkraut; < **morgens, bei Bewegung,** sogar lediglich einer Hand oder eines Fußes.

Harnorgane

Nierenkolik: Fieber; liegt auf der kranken Seite. [11]

Genitalien

Metrorrhagie: Dunkelrote Blutung, mit Obstipation, Stuhl trocken wie verbrannt. Uterus brennt. Unterdrückte Blutung, z. B. durch Schwimmen während der Regel, stattdessen Lumbalgie oder Nasenbluten. [11]

Atemwege

Husten: trocken, krampfartig, **mit Würgen und Erbrechen** *(Kali-c.)*; mit Stichen in der Brustseite; mit Kopfschmerzen, als würde der Kopf in Stücke fliegen; < nach dem Essen, Trinken, Betreten **eines warmen Zimmers,** bei tiefem Einatmen. Hält sich den Kopf oder die Brust beim Husten [11].
Kann wegen der Schmerzen nicht tief durchatmen. [11]
Heuschnupfen < in der Warmwetterperiode nach kalten Tagen. Die Augen wässern in der Luft, früh heftiges Niesen. [1]

Brust

Brüste schwer, von steinerner Härte; blass, aber hart; heiß und schmerzhaft; muss Brüste stützen *(Phyt.)*.
Mastitis, schmerzhaft entzündet, < jede Bewegung und Erschütterung, > Hochbinden der Brust. [11]

Extremitäten

Rückenschmerzen bei jeder Bewegung > Druck. Ziehende oder lanzinierende Schmerzen von der Hüfte zum Fuß, < Berührung und Bewegung, > Liegen auf der kranken Seite. [11]

Verwandtschaft

Ergänzend: *Alum., Rhus-t.*
Ähnlich: *Bell., Hep.* in Bezug auf hastiges Sprechen und Trinken; *Ran-b.* bei pleuritischen oder rheumatischen Schmerzen in der Brust; *Ptel.* bei schmerzender Schwere in der Leberzone; besser beim Liegen auf der re. Seite, **weitaus schlimmer beim Liegen auf der li. Seite;** Drehen auf die li. Seite verursacht eine ziehende Empfindung.
Nach *Bry.: Alum., Kali-c., Nux-v., Phos., Rhus-t., Sulf.*

Modalitäten

Verschlimmerung: Bewegung, Anstrengung, **Berührung;** kann nicht aufsitzen, wird ohnmächtig oder ihm wird übel oder beides; Wärme, warme Umhüllung; unterdrückte Ausscheidungen jeder Art. Denken an sein Übel [11].
Besserung: Liegen, besonders **auf der schmerzhaften Seite** *(Ptel., Puls.);* Druck; Ruhe; Kälte, Essen von kalten Speisen.

B

ERGÄNZUNGEN

Quellen-Nachträge

Nach *Paschero* sucht der *Bry.*-Patient die Lösung seiner Existenzängste in der Arbeit. Spricht vom Beruf, träumt vom Beruf, und die einzige Sorge bei Krankheit ist: „Wann kann ich wieder arbeiten?" – Zweifel an der Heilung. [84]
Geschäftsmäßiges Verhalten: „Doktor, was tun wir jetzt, welche Möglichkeiten habe ich denn?" [9]

Nachträge

Hyperthyreose-Patient: Empfindung zu schweben, Glieder oder ganzer Körper; lässt sich im Bett **festdrücken,** um nicht wegzuschweben. [31]
Hashimoto-Autoimmunthyreoiditis mit Schmerzen in der Struma bei jeder kleinsten Bewegung.
Furcht vor Krankheit oder davor, verrückt zu werden, bedeutet beim Patienten Furcht vor Armut. Angst, nicht genug zu verdienen. Die psorische Unfähigkeit bedingt Mangel an Selbstvertrauen. Enormer Einsatz, um sein Ziel zu erreichen. Peinliche Genauigkeit.
Anlehnungsbedürfnis: Kinder lassen in der Sprechstunde die Mutter die Beschwerden schildern: „Sag' Du es mal."
Kontakte schließen, ist eine Anstrengung, obwohl der Patient gemocht werden will. Aus Mangel an Selbstvertrauen gelingt es ihm aber nicht. Angst im Magen und gefräßig. Möchte so glimpflich wie möglich aus seiner allgemeinen Schwäche herauskommen.
Milchmangel: Als Milchbildungsmittel hat sich nach *Kurt Wiener* die Mischung *Bry.* D4 / *Ric.* D2 ana bewährt, von der fünf Tropfen vor jedem Stillen zu nehmen sind, solange Milchmangel herrscht und keine anderen wahlanzeigenden Symptome zu erkennen sind.

Drucksensible Punkte

Weihepunkt: Ma 23 re.
de la Fuye: Le 2.

Bufo rana [11]

Krötengift aus den Rückenhautdrüsen. Bufo bufo. Bufonidae. Batrachidae.

Typisches

Hauptwirkung auf das Nervensystem und die Sexualorgane.
Bewährt bei Epilepsie, besonders nach Masturbation oder im Schlaf. Die Aura beginnt im Arm mit Steifheit oder im Solarplexus. Epilepsie und Down-Syndrom.
Epilepsie nach einem **Schreck oder nach einem Wutanfall der Mutter** während der Stillperiode. Anfälle beginnen mit einem Schrei, mit in die Handfläche eingezogenem Daumen, Augenverdrehung nach oben und li., livides Gesicht, gefolgt von Schlaf. Sie beginnen um Mitternacht im Schlaf, während den Menses, beim Mondphasenwechsel. Beine vor dem Anfall steif und ausgestreckt. Der Anfall endet im Schlaf mit lautem Schnarchen. Heißer Kopf, kalte Extremitäten.

Gemüt

Depravierte Kinder, oft aus einem Elternhaus mit emotionaler oder sozialer Isolation (Eheprobleme, Scheidung, Tod eines Elternteils) auch von Eltern, die häufig unter Betäubungsmitteln oder anderen Drogen stehen, mit hohem Alkohol- und Zigarettenkonsum. Das Kind träumt sich weg, weil niemand es tröstet, es masturbiert. Kinder sitzen während des Patientengesprächs mit gespreizten Beinen auf ihren Kuscheltieren oder den Knien der Mutter und rubbeln, schaukeln oder bewegen ihr Becken rhythmisch hin und her, hängen an Tischbeinen oder Türen, um zu rubbeln. Mädchen haben die Hand zwischen den Beinen, Jungen fassen sich ans Genital. Kinder spielen allein mit sich selbst. Zeigt kein Interesse an der Umgebung, bekommt jedoch alles mit.
Mangel an intellektueller Reife. Gedächtnisschwäche, Idiotie. Törichter Gesichtsausdruck. Alkoholismus. Kindisch kichernde Personen. Erhöhtes sexuelles Verlangen mit kindlichem Kontrollverlust. Unruhe und Ungeduld. Kann Vergnügen nicht aufschieben, muss dem Drang augenblicklich nachgeben; verschwindet, um zu masturbieren.

Neigung zum Zorn, zum Beißen. Wutanfälle, wenn sie nicht sofort das Gewünschte bekommt. Rennt schreiend durch das Haus und ringt die Hände. Redet Unsinn, spricht Worte nur halb aus, wird **böse, wenn sie nicht verstanden** wird. Furcht vor Krankheit und Tod, vor Tieren, Hunden. Lacht und weint leicht. Sensibel für Musik, Musik ist unerträglich, andererseits tanzt sie auch gerne zur Musik.

Magen

Verlangen nach Leckereien, Zuckerwasser und Spirituosen, Aversion gegen Salziges. Ekel und Brechreiz nach Tabakrauchen. Erbrechen nach Trinken, bitter und scharf. Morgendliche Übelkeit. Stinkendes Aufstoßen, wie faule Eier *(Arn., Sulf.)*; Erbrechen blutgestreifter Massen, Galle und Schleim.

Brust

Herzklopfen, nach der Mahlzeit, mit Übelkeit. Brustbeklemmung mit Empfindung, als wären Brust und Herz zusammengeschnürt, nach schnellem Gehen und Steigen. **Muss die Hand an die Brust pressen,** um den Schmerz zu lindern.
Herzklopfen bei Kopfschmerzen, während den Menses. Empfindung, als wäre das Herz zu groß, als wäre es in ein Wasserbecken getaucht.
Herzwassersucht. Körper fühlt sich geschwollen an.

Rücken

Karies der Thorakalwirbel, faustgroße Geschwulst.

Extremitäten

Chorea: Taumelnder Gang, Kinder hüpfen eher, als dass sie gehen.
Panaritium mit blauschwarzer Schwellung, Schmerz zieht den Arm hinauf, Lymphangitis mit rotem Streifen bis zur Axilla mit Drüsenanschwellung.
Deltaschmerz beim Armheben. Pflockempfindung in den Gelenken. Schwäche der Beine.

Schlaf

Weinen und Wimmern im Schlaf. Erwacht mit Kopfschmerzen. Erwachen zwischen 3 Uhr und 4 Uhr. Schläfrig vormittags, nach Rauchen, nach dem Essen.

Haut

Pustula maligna, Karbunkel mit ausgedehnter, blauer Umgebung; Frostbeulen; Erysipel; große, gelbe Blasen sondern jauchige Flüssigkeit ab, wenn sie sich öffnen, mit wunder Oberfläche.
Pemphigus bei einem Neugeborenen.

Modalitäten

Verschlimmerung: warmes Zimmer; Mondphasenwechsel; nach Erwachen; während der Regel; Licht, Geräusch, Musik.
Besserung: Nasenbluten (einseitige Kopfschmerzen); tanzt gerne zu Musik.

Verwandtschaft

Ergänzend: *Calc.*

KAPITEL

C Cactus grandiflorus – Cyclamen europaeum

Cactus grandiflorus

Königin der Nacht. Cactaceae.

Typisches

Blutandrang bei Personen von plethorischem Habitus *(Acon.);* häufig endend mit Hämorrhagie; Gehirnblutung. Hämorrhagie: aus Nase, Lunge, Magen, Rektum, Blase *(Crot-h., Mill., Phos.).*

Konstriktion: in Kehle, Brust, Herz, Blase, Rektum, Uterus, Vagina; häufig verursacht oder verstärkt durch die leichteste Berührung.

Schmerzen überall; schießend, aufflammend wie Kettenblitze und mit scharfem schraubstockartigen Druck endend, um wieder von Neuem zu beginnen.

Gemüt

Todesfurcht; glaubt, die Krankheit sei unheilbar *(Ars.).*

Der ganze Körper fühlt sich wie in einem Käfig, **bei dem alle Drähte enger und enger gezogen werden.**

Kopf

Kopfschmerzen: drückend, wie ein schweres Gewicht auf dem Scheitel (> durch Druck: *Meny.*); klimakterisch *(Glon., Lach.).*

Kopfschmerzen und Neuralgie: kongestiv, periodisch, rechtsseitig; scharfer, klopfender, pulsierender Schmerz.

Genitalien

Menses hören beim Hinlegen auf zu fließen *(Bov., Caust.).* (*Ham., Lil-t., Puls., Sil., Scill.;* Menses < im Liegen: *Am-c., Am-m., Bov., Cycl., Kreos., Mag-c., Puls., Zinc.* [11]).

Vaginismus: Gefühl des Zusammenschnürens. [11]

Brust

Druck auf der Brust wie von einem schweren Gewicht; als ob ein eiserner Reifen normale Bewegung verhinderte. Empfindung, als wäre eine Schnur fest um den unteren Teil der Brust geschnürt, den Ansatz des Zwerchfells entlang.

Gefühl, als werde das Herz in schneller Folge umklammert und losgelassen von einer eisernen Hand; wie gefesselt, „wie wenn es keinen Platz zum Schlagen hätte“. Palpitationen: Tag und Nacht; < beim Gehen und beim Liegen auf der li. Seite *(Lach.);* wenn es auf die Menses zugeht.

Fieber

Fieberanfall um 11 Uhr und um 23 Uhr.

Verwandtschaft

Vgl.: *Acon., Dig., Gels., Kalm., Lach., Tab.*

ERGÄNZUNGEN

Modalitäten

Verschlimmerung: im Liegen, Liegen auf der li. Seite, Liegen auf dem Hinterkopf; Überanstrengung; Periodizität. Beschwerden kehren zur gleichen Stunde wieder, 10–11 Uhr vormittags oder 23 Uhr.

Besserung: an der frischen Luft; Druck auf den Scheitel.

Drucksensible Punkte

Weihepunkte: Lu 1 li., Pe 7.
de la Fuye: Pe 1.

Caladium seguinum

Dieffenbachia Seguina. Schweigrohr. Araceae.

Gemüt

Sehr geräuschempfindlich; schreckt durch das leiseste Geräusch aus dem Schlaf hoch *(Asar., Nux-v., Tarant.).*

Abneigung gegen Bewegung; fürchtet sich davor, sich zu bewegen *(Bry.)*.
Gedächtnis: Vergisst, was er tat, muss sich mehrmals versichern, ob er wirklich tat, was er tun wollte. Erinnert sich im Schlaf an das, was er tagsüber vergaß. Furcht vor Krankheit. [11]

Hals

Kehlkopf erscheint wie zugeschnürt. [11]

Magen

Aufstoßen, häufig, von sehr wenig Gas, als ob der Magen voller trockener Speise wäre.
Beseitigt das Verlangen nach Tabak.

Genitalien

Männlich: Impotenz: mit Niedergeschlagenheit; **schlaffer Penis, mit sexuellem Verlangen und Erregung** *(Lyc., Sel.)*.
Keine Erektionen, selbst nach Zärtlichkeiten nicht; kein Erguss, kein Orgasmus während des Koitus *(Calc., Sel.)*. Spermatorrhö; feuchte Träume, danach Schwäche im Kreuz [11].
Weiblich: Pruritus vaginae: Veranlasst Masturbation *(Orig., Zinc.)*; in der Schwangerschaft; mit schleimiger Absonderung.

Atemwege

Behinderte Atmung. Katarrhalisches Asthma; Schleim löst sich nicht. Furcht einzuschlafen, aus Angst zu ersticken. [11]

Fieber

Schläft ein während abendlichen Fiebers und wacht auf, wenn das Fieber sinkt.

Haut

Süße Schweiße ziehen Fliegen an. Moskito- und Insektenstiche brennen und jucken sehr.

ERGÄNZUNGEN

Verwandtschaft

Ergänzend: *Nit-ac.*
Vgl.: *Caps., Caust., Lyc., Phos., Sel.*

Modalitäten

Verschlimmerung: sexuelle Exzesse; Bewegung; plötzliche Geräusche; beim Einschlafen; Tabak.
Besserung: kühle Luft; kurzer Schlaf; Schweiße.

Nachtrag

Mangel an Selbstvertrauen. Ejaculatio praecox, unvollständige Erektion, je erregter, desto impotenter. Will trinken, hat keinen Durst. Isst, hat aber keinen Hunger. Blase ist voll, aber kein Verlangen zu urinieren, etc.

Drucksensibler Punkt

Weihepunkt: Ren 10.

Calcium arsenicosum

Calciumarsenit. $Ca_3(AsO_3)_2$.

Typisches

Beschwerden von Alkoholikern nach Abstinenz; Verlangen nach Alkohol *(Asar., Sulf-ac.)*.
Beschwerden wohlbeleibter Frauen, die auf die Wechseljahre zugehen.

Gemüt

Große Niedergeschlagenheit.
Die geringste Aufregung verursacht Herzklopfen *(Lith.)*.

Kopf

Blutandrang zum Kopf und zur li. Brustseite *(Aml-ns., Glon.)*.
Epilepsie, von Herzklappenfehler.

Verwandtschaft

Vgl.: *Con., Glon., Lith., Puls., Nux-v.*
Folgt gut nach *Con.* bei lymphatischen, psorischen oder tuberkulösen Personen.

ERGÄNZUNGEN

Modalitäten

Verschlimmerung: leichteste Anstrengung.

Drucksensibler Punkt

Weihepunkt: He 1.

Calcium carbonicum Hahnemanni

Mittlere Schicht der Austernschale. Calciumcarbonat.

Typisches

Psorische Konstitutionen; blass, schwach, furchtsam, schnell ermüdet beim Gehen.
Leukophlegmatisch, blondes Haar, heller Teint, blaue Augen, helle Haut; Neigung zu Fettsucht in der Jugend.
Neigung zum Dickwerden, zu Korpulenz, Unbeholfenheit.
Dickliche, plethorische und zu schnell wachsende Mädchen.
Erkrankungen bedingt durch **ungenügende Assimilation; mangelhafte Ossifikation;** Schwierigkeiten beim Gehen- und Stehenlernen; Kinder haben keine Neigung zu gehen und wollen es nicht versuchen (lernen spät gehen [11]); unterdrückte Schweiße.
Verkrümmung der Knochen, speziell des Rückgrats und der langen Knochen; Extremitäten krumm, deformiert; Knochen unregelmäßig entwickelt.
Große Köpfe und Bäuche; die Fontanellen und Nähte bleiben lange offen; weiche Knochen, die sich nur langsam entwickeln.
Kinder mit rotem Gesicht, schlaffen Muskeln, die leicht schwitzen und sich dadurch **prompt erkälten.**
Verlangen nach frischer Luft (im Zimmer), die anregt, guttut und kräftigt *(Puls., Sulf.).*

Gemüt

Fürchtet, sie werde den Verstand verlieren oder die Leute würden ihre geistige Verwirrung bemerken *(Cimic.).*
Verlangen, magnetisiert zu werden *(Phos.).*

Mund

Schwierige und verzögerte Zahnung mit charakteristischen Kopfschweißen und offenen Fontanellen.

Hals

Schmerzlose Heiserkeit, schlimmer morgens.

Magen

Während der Erkrankung oder Rekonvaleszenz **großes Verlangen nach Eiern,** (nach rohen Kartoffeln [11]); verlangt nach unverdaulichen Dingen (Kreide, Erde, Asche – Kinder lecken die gekalkte Wand ab [11]; *Alum.*); Abneigung gegen Fleisch.
Säure im Verdauungstrakt; saures Aufstoßen, saures Erbrechen, saurer Stuhl; saurer Geruch des ganzen Körpers *(Hep., Rheum).*
Magengrube aufgetrieben **wie eine umgedrehte Untertasse** und sehr empfindlich gegen Druck.

Rektum

Fühlt sich in jeder Hinsicht besser bei Verstopfung, (d. h. der Patient hat gewöhnlich durchfällige Stühle [11]).
Stuhl muss mechanisch entfernt werden *(Aloe, Sanic., Sel., Sep., Sil.).*

Harnorgane

Urämische oder andere Krankheiten, verursacht durch Stehen auf kaltem, feuchtem Boden oder durch Arbeiten in kaltem Wasser stehend; beim Modellieren oder Arbeiten in kaltem Lehm (Baugruben [11]).

Genitalien

Männlich: Brennen und Stechen in der Harnröhre beim Koitus während der Ejakulation. [11]
Weiblich: Menstruation **zu früh, zu reichlich, zu lang andauernd;** mit nachfolgender Amenorrhö und Bleichsucht mit spärlicher oder ausbleibender Regel.
Die leiseste seelische Erregung bedingt Wiederauftreten von reichlichem Menstruationsfluss *(Sulf., Tub.).*

Atemwege

Lungenerkrankungen bei großen und schlanken, schnell wachsenden Jugendlichen; am re. Oberlappen *(Ars.;* li. Oberlappen: *Myrt-c., Sulf.);* ist häufiger als *Phos.* das angezeigte Konstitutionsmittel (vgl. *Tub.*).

Extremitäten

Epicondylitis [11]; „Krampfhaft reißender Schmerz außen am Unterarme, vom Ellenbogen bis in die Handwurzel, sobald er Etwas mit der Hand anfaßt."
„Schmerz, wie von Verrenkung im re. Handgelenke oder als wäre Etwas vergriffen oder verstaucht." [2]
Füße der Frauen gewöhnlich kalt und feucht, als ob sie in **kalten, feuchten Strümpfen** steckten; ständig kalt im Bett.

Die Fußsohlen sind wund von Schweiß *(Graph., Sanic.);* Blasen und stinkender Fußschweiß.

Frost

Kälte: allgemein; **einzelner Körperteile** *(Kali-bi.);* Kopf, Magen, Bauch, Füße und Beine; Abneigung gegen kalte frische Luft, die „zieht durch sie durch"; empfindlich gegen kalte, feuchte Luft; **große Neigung, sich zu erkälten** (Gegenteil: *Sulf.*).

Schweiß

Starke Schweiße am Kopf während des Schlafes, das Kissen wird rundherum nass *(Sil., Sanic.).*

Profuse Schweiße meist an Hinterkopf und Nacken oder Brust und Oberkörper *(Sil.).*

Schweiße: einzelner Körperteile; Kopf, Kopfhaut nass, kalt; Nacken; Brust, Achselhöhlen, Genitalien; Hände, Knie; Füße *(Sep.).*

Schwitzt beim Essen. Wacht nachts auf mit Nackenschweiß. [11]

Verwandtschaft

Ergänzend: *Bell.*, das Akutmittel zu *Calc.*

Calc. wirkt am besten vor *Lyc., Nux-v., Phos., Sil.*

Es folgt auf: *Nit-ac., Puls., Sulf.* (besonders wenn die Pupillen erweitert sind); es wird gefolgt von *Kali-bi.* bei Nasenkatarrhen.

Nach *Hahnemann* soll *Calc.* nicht vor *Nit-ac.* und *Sulf.* gebraucht werden; es könnte evtl. unnötige Komplikationen geben. Bei Kindern darf es öfter wiederholt werden. Bei alten Menschen* sollte es nicht wiederholt werden; besonders wenn die erste Dosis gut wirkt, wird die Wiederholung gewöhnlich schaden.

„Selten nur läßt sich bei älteren Personen, selbst nach Zwischenmitteln, die Kalkerde mit Vortheil wiederholen, und höchst selten und fast nie ohne Nachtheil in Gaben unmittelbar nach einander; bei Kindern jedoch kann man sie, wenn sie den Symptomen zu Folge angezeigt ist, mehrmals, und, je jünger die Kinder sind, desto öfterer wiederholen." [2]

Modalitäten

Verschlimmerung: kalte Luft; feuchtes Wetter; kaltes Wasser; Waschen *(Ant-c.);* morgens; bei Vollmond.

Besserung: trockenes Wetter; Liegen auf der schmerzhaften Seite *(Bry., Puls.).*

ERGÄNZUNGEN

Quellen-Nachträge

Nach *Paschero* ist das eigentümliche Kennzeichen des *Calc.*-Patienten eine ruhige, unerbittlich-planende Aktivität. Hass, Nachtragen, Abneigung gegen bestimmte Menschen und gegen seine Familie. Dies bewirkt Furcht vor dem Jenseits und der Strafe Gottes, aber keine Schuldgefühle. [84]

Affektive Frustration bei trägen, vernünftigen, sicheren und erfolgreichen Menschen. Keine Beziehung zum metaphysischen Sinn der Existenz, deshalb beziehen sich seine Ängste auf außerirdische, magische Dinge [40]. Bleibt verstandesbezogen. Schildert bedächtig und eingehend seine Symptome. Ausgeprägte Religiosität in der Jugend endet in religiöser Verzweiflung.

Nachträge

Wichtigstes Mittel für Mutter und Kind in der Schwangerschaft, als Rachitis- und später als Osteoporoseprophylaxe bei erschöpften, leukophlegmatischen, pastösen Typen mit starker Schweißbildung, v. a. am Kopf, Hinterkopf und Gesicht, an Händen und Füßen. Säuglinge, die beim Stillakt schwitzen. Mangelnde Ossifikation durch ungenügende Assimilation, großköpfige Kinder mit großen Bäuchen, später Fontanellenschluss, langsame Entwicklung.

Erschöpfte Frauen, die durch ihre stämmige Gestalt äußerlich sehr erdenfest und stabil wirken, aber von der leichtesten Anstrengung schon tief durchatmen müssen. Schlaffe Muskulatur, Schwindel beim Bücken, Wiederaufrichten und beim Treppensteigen.

Gesicht oft blass und gedunsen, Augenringe. Möchte weinen; tiefe Besorgnis. Fürchtet, die Leute könnten ihre Verwirrung bemerken. Rationalisiert ihre Beschwerden, damit die irrationalen Ängste nicht bemerkt werden. Furcht im engen Raum, kann nicht in einer kleinen Untersuchungskabine bleiben.

Der *Calc.*-Patient kann auch hoch aufgeschossen und relativ schlank sein, aber er macht einen müden, schlaffen, erschöpften Eindruck. Kinder sitzen zusammengesackt da. Schüchtern, tauen erst allmählich auf. Schulschwierigkeiten. Legasthenie. **Händedruck schlaff und schweißig.** „Ich bin so furchtbar traurig!" Das Kind wehrt sich nicht, wenn Klassenkameraden es prügeln oder hänseln, obwohl es größer ist als seine Angreifer.

Geiz aus Furcht vor Armut in der Zukunft. Weint aus Wut bei Herausforderung, nicht aber, wenn er seine Krankheit schildert, obschon er sehr darunter leidet.

Lebensüberdruss und Hoffnungslosigkeit treiben zum Suizid mit einem Messer.

* Beobachtung aus der Praxis des Herausgebers: Die Wiederholung in einzeldosierten Hochpotenzen ungefähr alle drei Monate (C 200, 200, M, M, XM) heilte bei einer Frau Mitte fünfzig zuverlässig ein Myom. *Calc.*-Patienten vertragen die Wiederholung, solange *Calc.*-Symptome

beobachtbar sind. Oftmals gingen andere Mittel (z. B. *Sep.*) jahrelang voraus, bis sich die *Calc.*-Symptome bei älteren Menschen deutlich zeigten.

Drucksensible Punkte

Weihepunkte: Di 17 re., Pe 6.

Calcium phosphoricum

Calciumphosphat. $CaHPO_4.2H_2O$.

Typisches

Für anämische Personen mit dunklem Teint, dunklem Haar und dunklen Augen; dünne, magere anstatt übergewichtige Typen.
Mädchen in der Pubertät: groß, schnell wachsend; Tendenz zu weichen Knochen oder zu verkrümmter Wirbelsäule *(Ther.)*. Akne bei anämischen Mädchen mit Scheitelkopfschmerzen und flatulenter Dyspepsie, > durch Essen.
Kinder: **abgemagert, unfähig zu stehen; lernen spät laufen** *(Calc., Sil.)*; eingesunkenes, schlaffes Abdomen.
Blutiger Ausfluss sickert aus dem Nabel der Kinder (Absonderung von Urin: *Hyos.*).
Während der ersten und zweiten Zahnung bei skrofulösen Kindern; Diarrhö und starke Flatulenz.
Mangelnde Knochenheilung; fördert Kallusbildung *(Symph.)*.
Mangel an Lebenswärme; kalte Schweiße und allgemeine Körperkälte.

Gemüt

Denken an die Beschwerden verschlimmert sie *(Helon., Ox-ac.)*.
Beschwerden durch Kummer und enttäuschte Liebe *(Aur., Ign., Ph-ac.)*.
Unfreiwilliges Seufzen *(Ign.)*.
Wut < bei schlechten Nachrichten. [11]
Unzufriedene Jammerkinder [33]. Kinder, denen schnell alles langweilig wird, die nicht bei einer Sache bleiben können [40].

Kopf

Rachitis: Schädelknochen **dünn und brüchig.** Fontanellen und Suturen bleiben zu lange offen **oder öffnen sich wieder, nachdem sie sich schon geschlossen hatten.**
Kopfschmerzen bei Schulmädchen *(Nat-m., Psor.)*; Diarrhö.

Mund

Verzögertes oder kompliziertes Zahnen.

Abdomen

Kolikschmerzen im Abdomen **bei jedem Versuch zu essen.**

Rektum

Analfistel, alternierend mit Brustsymptomen *(Berb.)*.

Rücken

Rückgrat schwach, zu Verkrümmungen neigend, besonders nach li.; unfähig, den Körper zu stützen; Hals schwach, unfähig, den Kopf zu halten *(Abrot.)*.

Extremitäten

Rheumatismus bei kaltem Wetter; bessert sich im Frühjahr und kehrt im Herbst wieder.

Verwandtschaft

Ergänzend: *Ruta.*
Ähnlich: *Calc., Calc-f., Carb-an., Fl-ac., Kali-p.; Psor.* bei anhaltender Schwäche nach akuten Erkrankungen; *Sil.*, aber Kopfschweiß fehlt.
Wirkt am besten vor *Jod., Psor., Sanic., Sulf;* nach *Ars., Jod., Tub.*

Modalitäten

Verschlimmerung: Exposition in feuchtem, kaltem, veränderlichem Wetter; Westwinde; **Schneeschmelze;** geistige Überanstrengung.
Besserung: im Sommer; warme, trockene Atmosphäre.

ERGÄNZUNGEN

Nachträge

Calc-p.-Kinder können keine fünf Minuten bei einer Sache bleiben, sie kommen ständig und fragen: „Und was soll ich jetzt machen?". Sie lernen nicht, weil sie an andere Dinge denken, und lügen prompt, um sich zu rechtfertigen. Ausschimpfen, auch von anderen Kindern, trifft sie schwer. Die Entrüstung unterscheidet sie sicher von *Phos.*-Patienten; < Trost.

Kinder, die bei fieberhaften Erkrankungen wachsen; hoch aufgeschossen und traurig vor der Pubertät mit hervorspringenden Schulterblättern. Schreien im Schlaf und Singen im Traum. Verlangen nach Geräuchertem, Salzigem, Speck, Speckschwarte, Schinken und Unverdaulichem.
Einseitige (bevorzugt li.) Schwellung und Knoten in der Brustdrüse bei Knaben in der Präpubertät. C 6, 1-mal tgl. 3 Glob. oder C 200 – bewährt. [11]
Calc-p. D 6 im Wechsel mit *Ferr-p.* D 6 heilte etwa hundert Fälle von Pleuritis exsudativa mit schneller, lytischer Entfieberung in der homöopathischen und internistischen Abteilung des Krankenhauses Lengerich. Bei den Röntgenuntersuchungen war festzustellen, dass *Calc-p.*-Patienten als typisch anzusehende, gotisch anmutende Rippenbögen vorwiesen, auch wenn sie später die sprichwörtliche Schlankheit verloren hatten und um das 40. Lebensjahr und im Klimakterium eine erhebliche Leibesfülle erworben hatten.
Wirbelsäulenverkrümmungen richteten sich auf bei Heranwachsenden nach *Calc-p.* C 200.

Drucksensibler Punkt

Weihepunkt: Gb 28.

Calcium silicatum [11]

Calciumsilikat. $CaSi_2O_5$.

Typisches

Bewährt bei Geschwüren und Skrofulose. Akne. Ulcus corneae.
Ängstliche junge Menschen mit Stenokardien, mager, verfroren, kalte Fingerspitzen, schwitzende Handflächen. Schwindelig, lässt ständig den Blutdruck kontrollieren und EKGs machen.

Gemüt

Kleinlich in Geldausgaben, sparsam.
Träumt von Gesprächen mit toten Verwandten.

Mund

Blaue oder dunkle Linie an den Zahnfleischrändern.

Magen

Verlangen nach Milch und sauren Speisen.

Calcium sulfuricum [11]

Calciumsulfat. Gips. $CaCO_4$.

Typisches

Bewährt bei Abszessen, wenn der Eiter begonnen hat auszufließen. Analfisteln, Ulzerationen, Furunkel, Karbunkel; Tonsillitis, Scharlach, Hauterkrankungen mit grünlichen oder bräunlich-gelblichen Schorfen; Verbrennungen und Verbrühungen, sobald sie eitern. Eiternde Frostbeulen. Innere Verletzungen wollen nicht heilen, sie eitern.

Gemüt

Die Patienten weisen Anteile beider Elemente *Calc.* und *Sulf.* auf.
Patienten, die leidenschaftlich jammern und klagen, weil sie nicht geschätzt werden. Beschwert sich, Groll. Hass auf Personen, die nicht mit ihm übereinstimmen. Unzufrieden, gereizt. Eigensinnig, streitsüchtig. Übersteigertes Geltungsbedürfnis.
Schüchtern, Furcht nachts, im Dunkeln.
Zweites oder drittes Kind, das noch nicht gelernt hat, sich durchzukämpfen. Kann nicht unabhängig sein, aber die Eltern schätzen die anderen Kinder mehr als ihn. Fühlt sich benachteiligt *(Sep.).* Sitzt traurig da und brütet. Traurig beim Erwachen, abends heiter.
Sitzt steif und meditiert; Wahn, ihre ältere Schwester sei viel hübscher als sie, weshalb ihr mehr Aufmerksamkeit (Kleider, Schmuck) entgegengebracht wird. Sagt jedem, dass sie nicht fair behandelt wird. Will mit dem Doktor streiten, weil er den anderen Patienten mehr Aufmerksamkeit als ihr zukommen lässt.
Jazzmusiker mit Analfistel, der sich im Barmilieu ausgesprochen wohl fühlt. Erzählt frei und offen, etwas großspurig.
Zuweilen das Verlangen, zu irgendeinem Zweck auszugehen; sobald sie sich aber anschickte, es zu tun, war das Verlangen verschwunden. [10]

Kopf

Periodischer Kopfschmerz in der Stirn, morgens beim Erwachen, > im Freien. Gefühl, als hätte er einen Hut auf dem Kopf. Nach Erschütterung, nach Kaltwerden; nach Erhitzung, > Abkühlung.

C

Mund
Geschmack schal, seifig, sauer, bitter. Zungengrund gelb belegt, wie halbtrockener Lehm. Zahnfleischbluten beim Zähneputzen. Parulis. Kieferzysten und Restostitis nach Zahnextraktion.

Hals
Diphtherie des weichen Gaumens. Bei Diphtherie und Scharlach Rachen stark geschwollen. Tonsillitis, wenn Eiterabsonderung beginnt. Fokalinfekte, alte Herde in den Mandeln, hinter Tonsillektomienarben.

Rektum
Diarrhö mit Bauchschmerzen durch Wetterwechsel oder nach Ahornsirup; mit Abgang von blutigem Eiter oder eitrigen Schleim; Flecktyphus.

Harnorgane
Chronische Nephritis. Eiterungen. Roter Urin bei hektischem Fieber.

Genitalien
Spermatorrhö mit Impotenz. Gonorrhö im Eiterstadium. Chronische Lues.

Atemwege
Krupp. Katarrh mit dick-klumpiger, gelblich-schleimiger Sekretion. Asthma und Husten bei hektischem Fieber. Emphysembronchitis. Schmerzen in der Brust und Kopfschmerz. Pneumonie im dritten Stadium.

Extremitäten
Fingerquetschungen mit Knochenverletzungen, eiternd, heftig schmerzend. Ischialgie und Podagra. Beine berührungsempfindlich, leicht geschwollen. **Brennen und Jucken in den Fußsohlen.** Knieschmerz nach Schlag, Stiche im Knie. Mattigkeit der Knie nach dem Gehen.
Coxarthrose im Eiterungsstadium.
Polyarthritis, kann sich nur mühsam fortbewegen, abgehärmt bei Übergewicht.

Modalitäten
Verschlimmerung: Wetterwechsel; Aufenthalt in kleinen, überfüllten Räumen. **Besserung:** (Gehen) im Freien.

Calendula officinalis

Ringelblume. Compositae.

Typisches
Verletzungen: Sichert Wundheilung per primam und verhindert Eiterungen. Bei allen Fällen von Gewebsverlust, wenn Adaptation nicht mehr mit Heftpflaster erreicht werden kann.
Äußere Wunden mit und ohne Gewebsverlust; Risswunden und zerfranstes Gewebe; **nach chirurgischen Eingriffen;** fördert gesunde Granulation, beugt exzessiven Eiterungen und verunstaltenden Narben vor.
Calend. ist geradezu spezifisch für saubere, chirurgische Schnittwunden und für Risswunden, um exzessiven Eiterungen vorzubeugen.
Traumatische und idiopathische Nervengeschwulst (Neurinom; *All-c.*); Neuritis von Risswunden *(Hyper.);* Erschöpfung nach **Blutverlust und starken Schmerzen.**
Muskel- und Sehnenrisse; Einrisse bei der Entbindung; Verletzungen mit Gelenkseröffnung und Verlust von Synovialflüssigkeit.
Schürfwunden, auch verschmutzte, nach Stürzen. Zur Vorbeugung einer Drecktätowierung *Calen.* D 3 auf feuchtes Tuch gießen und die Wunde damit reinigen. Sehr gutes Mittel nach Zahnextraktionen, beugt Infektionen sehr sicher vor. [11]

Genitalien
Schmerz erstreckt sich von der Harnröhrenmündung nach rückwärts. [11]

Haut
Wunden: mit plötzlichen Schmerzen bei Wundfieber; konstitutionelle Neigung zu Erysipel *(Psor.);* alte, vernachlässigte, stinkende; drohende Gangrän *(Sal-ac.).*
Ulzerationen: gereizt, entzündet, schorfig, Ulcus varicosum; **schmerzhaft, wie zerschlagen** *(Arn.);* **exzessive Eiterungen.**

Verwandtschaft
Ergänzend: *Hep., Sal-ac.*
Ähnlich: *Hyper.* bei Verletzungen von Körperteilen, die reich an sensiblen Nerven sind, wo der Schmerz

sehr stark ist und in keinem Verhältnis zur Verletzung steht (z. B. Fingerkuppen [11]).
Arn. bei Verletzungen ohne Einrisse ins Weichteilgewebe.
Symph., Calc-p. bei nicht heilenden Knochenfrakturen. *Rhus-t., Ruta* bei Zerrungen oder Verletzungen von einzelnen Muskeln. *Sal-ac.,* beugt starken Eiterungen und Gangrän vor.
Sulf-ac. bei schmerzhaften gangränösen Wunden; ihm wird keimtötende Wirkung nachgesagt.
Wirkt als Potenz und als lokal applizierte Tinktur oder D 3 gleich gut und kann gleichzeitig innerlich angewendet werden.

ERGÄNZUNGEN

Modalitäten

Verschlimmerung: feuchtes und wolkiges Wetter; während Schüttelfrost.

Drucksensibler Punkt

Weihepunkt: Di 17.

Camphora

Kampfer. Lauraceae.

Typisches

Schmerzen besser, wenn er an sie denkt *(Hell.;* schlechter: *Calc-p., Helon., Ox-ac.).*
Physisch und psychisch schwache und reizbare Personen. Außerordentlich empfindlich gegen kalte Luft *(Hep., Kali-m., Psor.).*
Schlimme Folgen von Verletzungsschock; **Körperoberfläche kalt; blasses, blaues Gesicht; livide Lippen;** totale Schwäche.
Kalt anzufassen, kann aber Zudecken nicht ertragen; **wirft alle Hüllen von sich** *(Med., Sec.).*
Der ganze Körper ist schmerzhaft empfindlich gegen die leichteste Berührung.

Gemüt

Monomanie, nächtliche Depression, alle sind Betrüger (Finanzbeamte). Ehrgeiz, Taktlosigkeit, Streitsucht, Rechthaberei. [11]
Diktatorisch, herrisch; Verlust des Willens, Raserei mit Zerstörungswut. Impulsiv, zerreißt Sachen, schlägt; Wildheit, Manie, beschimpft jeden. [11]
Geräuschempfindlich. [11]

Mund

Zunge kalt, weich, zitternd.

Magen

Plötzliche Anfälle von Erbrechen und Durchfall; **Nase kalt und spitz;** ängstlich und ruhelos; **Haut und Atem kalt** *(Verat., Jatr.).*

Rektum

Im ersten Stadium der Cholera nostras und der Asiatischen Cholera; starker, langanhaltender Frost *(Verat.).* Trockener Kollaps [11].
Genitalien
Prostata-Adenom. [27]

Fieber

Große Kälte der Haut mit plötzlicher und völliger Erschöpfung der Lebenskraft; häufig das Mittel für kongestiven Schüttelfrost; bösartiges Intermittens *(Verat.);* Puls schwach, äußerlich klein, kaum fühlbar.

Haut

Masern und Scharlach: Wenn das Exanthem nicht herauskommt; mit blasser oder kalter, blauer Facies hippocratica; Kind will nicht zugedeckt sein *(Sec.).*
Alle Folgeerkrankungen von Masern.

Verwandtschaft

Camph. antidotiert nahezu jede pflanzliche Medizin; auch Tabak, Blausäure in Früchten, giftige Pilze; sollte in reiner Form im Krankenzimmer nicht erlaubt sein (kampferhaltige Salben! [11]).
Vgl.: *Carb-v., Opium, Verat., Sec.*

Modalitäten

Besserung: Denken an die bestehenden Beschwerden; warme Luft; Trinken von kaltem Wasser. Schweiß [11].

Zum Nachdenken

Hering: Unser ganzer Fortschritt als Schule hängt von der richtigen Schau der Symptome ab, die wir in den Arzneimittelprüfungen mit *Camph.* und *Op.* beobachtet haben. [10]

ERGÄNZUNGEN

Modalitäten

Verschlimmerung: Kälte; Zugluft; wenn halb eingeschlafen *(Mag-aust., Nit-ac.)*; geistige Erschöpfung; Schock; unterdrückte Absonderungen.

Tipp

Wichtigstes Mittel für die Reiseapotheke (D 3).

Cannabis indica

Indischer Hanf. Haschisch. Urticaceae.

Gemüt

Sehr vergesslich: vergisst seine letzten Worte und Gedanken; **beginnt einen Satz, weiß nicht mehr, was er sagen wollte;** kann den Gedanken nicht wiederfinden oder sich an Ereignisse erinnern, weil sich andere Gedanken in sein Gehirn drängen *(Anac., Lac-c.)*.

Ständiges Theoretisieren.

Lacht maßlos über jedes unbedeutende an ihn gerichtete Wort.

Voller Spaß und Schalkhaftigkeit, dann vielleicht Jammern und Weinen.

Große Angst, der Tod stehe bevor.

Delirium tremens; exzessive Geschwätzigkeit; übersteigerte Ausdehnung von Zeit und Raum.

Die Zeit erscheint zu lang *(Arg-n.)*; wenige Sekunden erscheinen wie Ewigkeiten.

Entfernung erscheint immens; wenige Meter erscheinen wie Meilen.

Empfindung, als öffne und schließe sich der Schädel *(Cimic.)*.

Empfindung einer Schwellung im Damm oder in Anusnähe, wie wenn er auf einem Ball säße (mit großen Mengen fadenziehenden Schleims im Urin: *Chin.*).

Die Vision der Geistesklarheit verschwindet nach dem Wasserlassen. [11]

Verwandtschaft

Vgl.: *Bell., Hyos., Stram.*

ERGÄNZUNGEN

Modalitäten

Verschlimmerung: Urinieren; Dunkelheit; Überanstrengung; Sprechen; Gehen; Zustand bei und nach Gonorrhö.

Nachträge

Ein Patient mit akuter Schizophrenie; Leitsymptom: glaubt, er sei der wieder erschienene Christus. Erhielt mittags eine Dosis *Cann-i.* C 30 und war abends aus dem akuten Schub heraus.

Das als harmlos geltende, weil nicht süchtig machende Haschischrauchen hinterlässt seine Spuren jahrelang im Organismus. Patienten, die *Cann.-i.*-Symptome aufwiesen, wie z. B. unkontrolliertes Lachen, unwillkürliches Kopfschütteln, Redelust – aber auch Symptome im körperlichen Bereich –, wurden von mir auf früheren Drogenmissbrauch angesprochen und gaben es unumwunden zu, erstaunt, weil das doch schon so lange her sei.

Eine 94-jährige Patientin mit schwerer Herzinsuffizienz fasste ihre sie besuchenden Kinder fest an den Händen, weil sie ihnen eine Botschaft aus den Geisteswelten mitteilen wollte. Sie unternahm stundenlange Anstrengungen, die Botschaft, die sie klarsehen konnte, herüberzubringen und forderte die Kinder ständig energisch auf, sich zu konzentrieren, da sie dazu bestimmt sei, die Nachricht zu übermitteln. Dabei hielt sie das Kinn zum Brustbein gezogen. Nach einem Tropfen *Cann-i.* D 3 löste sich der Zustand, und nach dem Urinieren war die vorgebliche Hellsichtigkeit vorüber.

Die Träume von *Cann-i.*-Prüfern drehen sich um die Themen der verlorenen Sicherheit und Geborgenheit von Zuhause gegenüber den Gefahren der Welt, auch um Rebellion, Gefangenschaft, vom Körper getrennt zu sein und von früheren Belästigungen. Daher erklärt sich die Hoffnung auf Wärme und Gemeinschaft durch Drogenkonsum.

Cannabis sativa

Hanf. Urticaceae.

Typisches

Empfindungen, **als fielen Wassertropfen** auf oder von einzelne(n) Körperteile(n); auf den Kopf, vom Anus, vom Magen, vom Herzen.

Rektum

Hartnäckige Obstipation, die Harnverhaltung verursacht; Konstriktion des Anus.

Harnorgane
Urethra sehr empfindlich gegen Berührung und Druck; kann nur breitbeinig gehen wegen der Schmerzen in der Harnröhre.
Schmerzen in der Urethra erstrecken sich vom Orificium nach hinten, brennend-beißend, in der Pars posterior mehr stechend, beim Wasserlassen.
Ziehende Schmerzen, zickzackartig die Harnröhre entlang.

C

Genitalien
Akutes, entzündliches Stadium der Gonorrhö (zweites Stadium: Brennen nach dem Harnlassen, Absonderung dick, gelb, eiterartig: *Cub.*).

Atemwege
Dyspnoe oder Asthma, wobei der Patient nur atmen kann, **wenn er aufsteht.**
Erstickungsanfall beim Schlucken, die Dinge geraten „in die falsche Röhre" *(Anac.).*

Extremitäten
Kontraktion der Finger nach einer Verstauchung.
Dislokation der Patella beim Treppensteigen.

Verwandtschaft
Ähnlich: *Canth., Caps., Gels., Petros.* im frühen Stadium der spezifischen Urethritis.

ERGÄNZUNGEN
Drucksensibler Punkt

Weihepunkt: Mi 17 li.

Cantharis

Spanische Fliege. Canthariddeae.

Typisches
Überempfindlichkeit aller Körperteile.
Hämorrhagien aus Nase, Mund, Darm, Genitalien und Harnwegen.
Schmerzen: roh, wund, **Brennen in jedem Körperteil,** innerlich und äußerlich; mit extremer Schwäche.

Der brennende Schmerz und der unerträgliche Harndrang sind der rote Faden bei allen entzündlichen Affektionen von *Canth.*

Magen
Ekel vor allem; Trinken, Essen, Tabak.
Trinken kleinster Mengen von Wasser verursacht Blasenschmerzen.

Rektum
Stuhl: Entleerung weißen oder blassen, roten, zähen Schleims, wie Abschabsel von den Därmen, mit Blutstreifen *(Carb-an., Colch.).*

Harnorgane
Ständiger Harndrang, es kommen aber nur ein paar Tropfen auf einmal, die mit Blut durchmischt sind (plötzlicher Harndrang mit kräftigem **Jucken** in der Urethra: *Petros.*).
Unerträglicher Drang vor, bei und nach dem Harnlassen; heftige Blasenschmerzen.
Brennende, schneidende Schmerzen in der Harnröhre während des Wasserlassens; heftiger Tenesmus und Strangurie.

Genitalien
Sexuelles Verlangen: vermehrt bei beiden Geschlechtern; verhindert Schlaf.
Männlich: Blutige nächtliche Pollutionen *(Led., Merc., Petr.).* Heftiger Priapismus, sehr schmerzhaft *(Pic-ac.).*
Geburtshilfe: Metrorrhagie durch zurückliegende Plazenta. Wunder Schmerz im Uterus. Nach C 200 Ausstoßung der Plazenta 10 Minuten später *(Gotthard Behnisch).* [11]

Atemwege
Zäher Schleim in den Luftwegen *(Bov., Kali-bi.);* auch hier an *Canth.* denken, wenn Blasensymptome vorliegen.
Bellender Husten, Kitzelhusten in der Halsgrube, blutiger Auswurf. [11]

Haut
Vesikulöses Erysipel; Blasen über den ganzen Körper, die entzündet und eitrig sind. Erythem durch Sonnenbrand.

Verwandtschaft

Ähnlich: *Apis, Ars., Equis., Merc.*

Verbrennungen vor und nach Blasenbildung. Solange die Haut noch keine größeren Defekte aufweist, empfiehlt sich ein Umschlag mit einer alkoholischen Lösung irgendeiner Potenz von *Canth.*, was prompte Schmerzerleichterung bewirkt und der Blasenbildung vorbeugt.

Nach *Voegeli* soll der Verband ständig mit warmem Alkohol (auch Brennspiritus) feucht gehalten werden, bis die Schmerzen abgeklungen sind. [11] Bei offenen Hautdefekten gebrauche man eine Lösung von potenziertem *Canth.* in abgekochtem oder destilliertem Wasser und gebe in jedem Fall *Canth.* innerlich.

ERGÄNZUNGEN

Modalitäten

Verschlimmerung: Berührung, Berührung des Kehlkopfs; Urinieren; kalte Getränke; helle Objekte; Geräusch fließenden Wassers.

Besserung: Wärme; Ruhe.

Nachtrag

Delirium, **Schreien um Hilfe – herausfordernd.** Wahnidee, **verletzt** worden zu sein. Wahnidee, **erstickt** zu werden, **von eiskalten Händen** gepackt. **Manie,** reißt sich an den Haaren, zerfleischt sich mit den Nägeln. **Unzüchtig, obszöne Lieder; Phantasie übertrieben lasziv.** Gesten, wirft Hände umher.

Drucksensible Punkte

Weihepunkte: Bl 45, Ni 11.
de la Fuye: Bl 27, Bl 65, Ren 7.

Capsicum annuum

Cayennepfeffer. Solanaceae.

Typisches

Personen mit hellem Haar, blauen Augen, nervös, aber mit kräftigem und plethorischem Habitus.

Träge Diathese; Mangel an Lebenskraft, besonders bei übergewichtigen Menschen, leicht erschöpft; **indolent, fürchtet jede Anstrengung;** Personen, die sich heiter geben, aber über Kleinigkeiten ärgerlich werden.

Brennende und stechende Schmerzempfindung wie von Cayennepfeffer im Hals und in anderen Körperteilen, nicht > durch Hitze.

Konstriktion: in Rachen; Kehle; Nasenlöchern; Brust; Blase; Urethra; Rektum.

Kinder: **fürchten die frische Luft; immer fröstelnd;** widerspenstig, **unbeholfen, übergewichtig, schmutzig** und mit Abneigung gegen Arbeiten und Denken.

Gemüt

Verlangt, allein gelassen zu werden; möchte sich hinlegen und schlafen.

Heimweh (bei Indolenten, Melancholikern), mit **roten Backen** und Schlaflosigkeit.

Die Kälte des Körpers und die üble Laune nehmen im gleichen Maße zu.

Ohren

Schmerzhafte Schwellung hinter dem Ohr (Mastoid), hochgradig entzündet und empfindlich gegen Berührung. Gehörgangsentzündung, Ohren rot. [11]

Hals

Tonsillitis: mit Brennen und Stechen; starkes Wundheitsgefühl; **Konstriktion der Kehle mit Brennen;** entzündet, dunkelrot, geschwollen.

Die brennende spasmodische Konstriktion und andere Schmerzen sind zwischen den Schluckakten schlimmer *(Ign.)*.

Magen

Nach jedem Stuhlgang durstig, nach jedem Trinken Schaudern.

Verlangen, alles Vorfindbare zu essen, v. a. pikante, gut gewürzte Dinge. Fressanfälle von Adoptivkindern. [34]

Atemwege

Nervöser, spasmodischer Husten; plötzliche Anfälle. „Beim Husten, Kopfweh, als wenn die Hirnschale zerspringen sollte“ [1]. „Der Husten stösst einen übelriechenden Athem aus der Lunge“ [1].

Beim Husten Schmerzen in entfernten Körperteilen (Blase, Knie, Beine, Ohren).

Verwandtschaft

Vgl.: *Apis, Bell., Bry., Calad., Puls.*

Cina folgt gut bei Intermittens. Der konstriktive, brennende und stechende Schmerz bietet die Unterscheidungsmöglichkeit gegenüber *Apis* und *Bell.*

ERGÄNZUNGEN

Modalitäten

Verschlimmerung: leichte Zugluft, feuchte Luft, kalte Luft, kaltes Wasser; Baden, Aufdecken; Leerschlucken. Trinken reizt die Kehle oder erregt Harndrang.
Besserung: fortgesetzte Bewegung.

Quellen-Nachträge

„Er macht Vorwürfe und nimmt die Fehler Andrer hoch auf; er nimmt Kleinigkeiten übel und tadelt sie." [1]
„Mitten im Spassen nimmt er die geringste Kleinigkeit übel." [1]
„Launen; bald immerwährendes Lachen, bald wieder Weinen." [1]
„Er ist zufriedenen Gemüths, ist spasshaft und trällert und ist dennoch, bei der mindesten Veranlassung, geneigt, böse zu werden." [1]
Juckend-brennende Hämorrhoiden und Sodbrennen in der Schwangerschaft. [7]
Generalisiertes Ekzem bei einem Säugling von neun Monaten, dessen Eltern während der Schwangerschaft dreimal umgezogen sind. [34]

Drucksensible Punkte

Weihepunkt: Bl 41.
de la Fuye: 3E 23, 3E 21.

Carbo animalis

Tierkohle. Kohle aus lohgarem Rindkernleder.

Typisches

Erkrankungen älterer Menschen mit ausgeprägter venöser Plethora, blauen Wangen, blauen Lippen und großer Schwäche.
Schwacher, stagnierender Kreislauf, die Lebenswärme sinkt auf ein Minimum; Zyanose *(Ant-t., Carb-v.)*.
Menstruation, Leukorrhö, Diarrhö sind allesamt erschöpfend *(Ars.*; alle stinken: *Psor.*).
Drüsen: verhärtet, geschwollen, schmerzhaft; in Nacken, Achselhöhle, Leistengegend, Mammae; Schmerzen lanzinierend, schneidend, brennend *(Con.)*.
Gutartige Eiterungen wandeln sich in jauchige oder maligne um.
Abneigung gegen frische, trockene, kalte Luft.

Kopf

Kopfschmerzen: wie von einem Tornado im Kopf; als wäre der Kopf explodiert; muss nachts aufsitzen und den Kopf zusammenhalten.

Ohren

Hören verwirrt; kann nicht sagen, aus welcher Richtung ein Ton kommt; „... und es war ihm, als kämen sie (die Töne [11]) aus einer andern Welt" [2].

Genitalien

Nach Auftreten der Menses **so schwach, dass sie kaum reden kann** *(Alum., Cocc.)*; Menses fließen nur morgens.

Atemwege

Nach der Genesung von einer Pleuritis bleibt ein stechender Schmerz in der Brust zurück *(Ran-b.)*.

Rücken

Leicht verrenkt durch Heben selbst leichter Gewichte; Verrenkung und Überheben verursachen leicht große Schwäche.

Extremitäten

Umknicken der Knöchel beim Gehen. Schwache Gelenke; leicht verstaucht durch geringe Anstrengungen *(Led.)*.

Verwandtschaft

Komplementär: *Calc-p.*
Ähnlich: *Bad., Brom., Carb-v., Phos., Sep., Sulf.*
Carb-an. ist häufig nützlich nach schlimmen Folgen von verdorbenem Fisch und verfaultem Gemüse *(Carb-v., All-c.)*.

Modalitäten

Verschlimmerung: nach dem Rasieren (> danach: *Brom.*); leichteste Berührung, nach Mitternacht. Heben; **beim Essen;** nach den Menses; trockene, kalte Luft. [11]

ERGÄNZUNGEN

Modalitäten

Besserung: Handauflegen auf die kranke Stelle.

Drucksensibler Punkt

Weihepunkt: 5. ICR zwischen Mamillarlinie und vorderer Axillarlinie.

Carbo vegetabilis

Birkenkohle. Kohle von Rotbuchen- oder Birkenholz.

Typisches

Schlimme Folgen erschöpfender Krankheiten bei Alt und Jung *(Chin., Phos., Psor.)*; kachektische Personen, deren Vitalität geschwächt oder erschöpft ist.
Personen, die sich von den erschöpfenden Auswirkungen einer vorausgegangenen Erkrankung nie wieder richtig erholt haben; Asthma seit den Masern oder seit dem Keuchhusten in der Kindheit; Magenverstimmung nach Saufgelage; schlimme Folgen einer lang vergangenen Verletzung; hat sich von einem Typhoid nie wieder richtig erholt *(Psor.)*.
Alte Menschen. [11]
Erkrankungen des venösen Systems herrschen vor *(Sulf.)*; Symptome ungenügender Gewebsatmung *(Arg-n.)*.
Mangelhafte Kapillardurchblutung verursacht blaue Hautfarbe und Kälte der Extremitäten; Lebenskraft ist nahezu erschöpft; Verlangen danach, dass ihm ständig Luft zugefächelt wird. Kinder, die sich gern vor Ventilatoren setzen [36].
Kollaps mit übelriechenden Ausdünstungen und Blähungen. [11]
Hämorrhagie aus jeder Schleimhaut; in zerstörten, geschwächten Organismen; Blut sickert aus geschwächtem Gewebe; Erschöpfung der Lebenskraft.
In den letzten Stadien einer Krankheit, mit reichlichem **kaltem Schweiß, kaltem Atem, kalter Zunge, Versagen der Stimme,** kann dieses Mittel Leben retten.
Beschwerden: nach Chinin, speziell suppressiv behandelte, intermittierende Fieber; Abusus von Quecksilber, Salz, Salzfleisch; nach verdorbenem Fisch, Fleisch oder verdorbenen Fetten. **Nach Überhitzung** *(Ant-c.)*.
Schlimme Folgen von Säfteverlusten *(Caust.)*; Hämorrhagie aus zerstörten Schleimhäuten *(Chin., Phos.)*.
Kinder rauchender Mütter mit Bronchitisneigung und Gasbauch. [11]

Gemüt

Reizbar und empfindlich, starke Schweiße, klamm und kalt, < frische Luft bei gleichzeitigem Lufthunger. Erkältungsneigung. [11]
Gedächtnisschwäche und Langsamkeit im Denken.

Nase

Nasenbluten in täglichen Attacken, wochenlang, < bei Anstrengung; blasses Gesicht vor und nach einer Hämorrhagie.

Gesicht

Facies hippocratica: sehr blass, graugelb, grünlich, **kalt mit kaltem Schweiß;** nach Hämorrhagien.

Mund

Lockerheit der Zähne, leicht blutendes Zahnfleisch.

Hals

Heiserkeit: < abends; feuchte Abendluft; feuchtwarmes Wetter; Stimme versagt, wenn er sie anstrengt (< morgens: *Caust.*).
„Drücken im Schlunde, auch ausser dem Schlingen, als sei derselbe verengert oder zugezogen.“ [2]
„Wie Zugezogenheit und innere Geschwulst des Halses“. [2]

Magen

Patienten verlangen nach Dingen, die sie krankmachen; alte Trinker verlangen nach Whisky oder Weinbrand; sie brauchen lockere Kleidung am Abdomen.
Schwache Verdauung: **Die einfachste Speise bekommt schlecht;** massive Gasansammlung in Magen und Darm, < Hinlegen; nach Essen und Trinken. Empfindung, als würde der Magen bersten. Folgen von Völlerei, späten Mahlzeiten, schwerem Essen.
Aufstoßen erleichtert zeitweise.

Rektum

Häufige, unfreiwillige, kadaverartig riechende Stühle mit nachfolgendem Brennen; weicher Stuhl wird mit Schwierigkeit entleert *(Alum.)*.

C

Atemwege
Asthma: mit Dyspnoe und Orthopnoe; < zwischen, 3 Uhr und 4 Uhr, stürmisches Wetter; > Aufsitzen und Vorbeugen. [11]

Brust
Herzversagen an feuchtwarmen Sommertagen. Folgt gut auf *Phos.* [11]
Herzinsuffizienz mit blauer Nase nach Grippe, mit Schwellung der Endphalangen am Ringfinger. Füße ödematös. [11]

Schlaf
Wacht häufig auf wegen kalter Glieder und leidet **nachts an kalten Knien** *(Apis).*

Verwandtschaft
Ergänzend: *Kali-c.*
Fehlende Reaktion auf gut gewählte Arzneien *(Opium, Valer.).*
Vgl.: *Chin., Plb.* bei verschleppter Pneumonie, speziell bei alten Trinkern; *Ant-t.* bei drohender Lungenlähmung durch die Unfähigkeit, lockeren Schleim zu expektorieren. *Op.* bei ausbleibender Reaktion, nachdem gut gewählte Arzneien keine nachhaltige Besserung bewirkt haben *(Valer.). Phos.* bei leicht blutenden Ulzera. *Puls.* bei schlimmen Folgen fetter Speisen und Torten. *Sulf.* bei scharf riechenden Menses und Mamma-Erysipel.

Modalitäten
Verschlimmerung: Butter, Schweinefleisch, fettes Essen; Abusus von Chinin oder Quecksilber; Singen oder lautes Lesen; feuchtwarmes Wetter.
Gehen im Freien; Überheben [11].
Besserung: Aufstoßen; Zufächeln von Luft. Hochlegen der Füße [11].

ERGÄNZUNGEN
Nachtrag

Vormittägliches Eindämmern nach dem Frühstück bei einer 80-jährigen Frau, wie betrunken, weiß nicht, was los ist. Todesangst, Gefühl husten zu müssen, ohne dass sie hustet.

Tipp

Wenn die Arzneireaktion auf *Phos.* die Vitalkraft zu überfordern droht, wie z. B. bei geschwächten Personen mit Pneumonie, bringt eine Dosis *Carb-v.* C 30 sie wieder ins Gleichgewicht.

Drucksensibler Punkt

de la Fuye: Lu 9.

Carboneum sulfuratum [11]

Schwefelkohlenstoff. CS_2.

Typisches
Rasche Abnahme der Muskelkraft, kann kaum gehen oder sich aufrecht halten. Abmagerung.
Fehlen oder Herabsetzung der Plantar-, Patellar-, Cremaster- sowie der pharyngealen Reflexe.
Kälteempfindung und Kribbeln in der Haut. Abnorme Sensationen in Hoden und Ovarien. Anästhesie und Ataxie der Gliedmaßen, Steifheit und Tremor der Glieder. Blaseninkontinenz.
Blitzartige Schmerzen. Monoplegie, Hemiplegie, Paraplegie; periphere Neuritis bei multipler Sklerose, Tabes dorsalis.

Gemüt
Rauschartiger Zustand, wie nach Alkoholgenuss. Taumelt beim Gehen. Wechselhafte Stimmung von außergewöhnlicher Heiterkeit bis gedrückt und leicht gereizt. Wutanfall bei geringstem Anlass, sodass er alles ringsherum zusammenschlägt. Fiel seinen Vater an und versuchte, ihn zu beißen. Vermehrte geistige Regsamkeit wechselt mit Zerstreutheit, kann seine Aufmerksamkeit nicht auf das Gelesene richten. Sprachstörungen. Kann die rechten Worte nicht finden. Weiß nicht, was er mit den Dingen tun soll, die er in der Hand hält. Verwirrung mit Schwindel. Maniakalische oder depressive Demenz.

Augen
Myopie, Asthenopie, wolkige und atrophische Papille; Farbensehen, Farbenblindheit, Rotblindheit; Flimmerskotom, zentrales Skotom, Sehschärfenverlust.

Ohren
Läuten und Singen in den Ohren; Hörverlust. Morbus Menière.

Nase
Herabsetzung des Geruchs- und Geschmackssinns.

Mund
Mund: Zahnschmerzen < kalte Luft. Brennen im Mund wie von Pfeffer. Widerlicher Geschmack. Haargefühl im Rachen.

Magen
Hunger mit Abneigung gegen Essen. Aufstoßen und stinkende Winde. Grünes, galliges Erbrechen mit Übelkeit.

Abdomen
Trinkerleber.

Atemwege
Heiserkeit; Hustenreiz, von Larynx oder Bifurkation ausgehend.

Brust
Herzfrequenz beschleunigt bis auf 160 / min. Stürmische Erregung der Zirkulation; Kollaps, rezidierend.

Extremitäten
Gelenkrheuma, Tabes dorsalis, Paraplegie, Ischias. Parästhesien.

Haut
Chronische Hauterkrankungen mit Brennen und Jucken; Ulzera, Furunkulose; kleine Wunden heilen schlecht.

Verwandtschaft
Bei Neuritis, Tabes: *Arg-n., Ars., Aran., Aran-ix., Caust., Chin., Thal.*
Bei Alkoholismus: *Agar., Ars., Lach., Sulf-ac.*

Modalitäten
Verschlimmerung: Alkohol, Biertrinken; Wärme, warmes Wetter, heiße Bäder; nachts und morgens; Gehen, geringste Bewegung.
Besserung: im Freien.

Carcinosinum [11]

Zubereitung aus kanzerösem Gewebe. Nosode.
Das Arzneimittelbild dieser Nosode geht auf *Foubister* [76] zurück, der Zwillinge einer Patientin mit Mammakarzinom beobachtet hatte. Sie hatten Milchkaffeeteint, Naevi, blaue Skleren, schliefen nicht, hatten ständig Bronchitiden, zahlreiche Infekte und lagen besonders gern auf dem Bauch. Durch Beobachtung weiterer Kinder von krebskranken Frauen erschloss er allmählich das Arzneimittelbild.
Foubister studierte zusammen mit *Templeton* sechs Jahre lang in der Kinderklinik und im Ambulatorium des Royal Homoeopathic Hospital in London die therapeutischen Wirkungen des Mittels und veröffentlichte sie 1954. *Clarke, Kent, Boericke, Nebel* und *Burnett* haben jedoch bereits früher mit dem Mittel gearbeitet und berichten über Schmerzlinderung bei Neoplasien. *Hui Bon Hoa* und *Paschero* trugen zur Erweiterung des Arzneimittelbildes bei.
Während *Julian* 1960 noch darauf hinwies, dass das Mittel bei Krebs oder Krebsverdacht kontraindiziert sei, erklärte *Foubister* 1974, dass *Carc.* auch in Fällen von Malignität bedacht werden müsse. *Solvey* empfahl es 1975 ausdrücklich für die postoperative Phase nach Tumoroperation.
Candegabe berichtete um 1990 in Zürich von vielfachen Verordnungen; *Ramakrishnan* verwendet die Präparate *Carcinosinum* und *Szirrhinum* routinemäßig im wöchentlichen Wechsel mit dem homöopathischen Mittel nach der sog. Plussing-Methode, d. h. in Wasser verrührt, täglich zu nehmen.
Die zurzeit zur Verfügung stehenden sechs Präparate (Hersteller: Pharmacy Nelson & Co. in London):

- *Carcinosinum*
- *Carc. Adeno-Stom.* (Drüsenepithelkrebs des Magens)
- *Carc. Scirrhus Mammae* (Haut- und Brustkarzinom)
- *Carc. Adeno-Vesica* (Papillo-Adeno-Karzinom der Blase)
- *Carc. Intest Ca.* (Darmkarzinome)
- *Carc. Squamus pulm.* (Lungenschleimhautkarzinome)

C

Typisches

Polymiasmatisches Mittel. Psoro-sykoto-syphilitischer Komplex. Wichtiges Reaktionsmittel bei bioimmunologischer Blockade, häufig angezeigt, besonders in Fällen von zwei oder mehr ausgeprägten Teilindikationen: Häufige **Kombination** von *Tub.*-Symptomen wie **„Reiselust, Eigensinn, Furcht vor Hunden"** mit solchen von *Med.* wie **„besser an der Meeresküste"** o. Ä. Oder: **„Vorliebe für Rhythmus und Tanz"** *(Sep.)*, **„Freude an Gewittern"**, **„Empfindlichkeit gegenüber Vorwürfen"** *(Sep.)* plus **„mitfühlend"** *(Phos.)*. **Wechselnde Symptome** *(Lac-c., Sep., Tub.)*.

Passt für **miasmatisches Terrain: Kinder von krebskranken Müttern,** die vor und in der Schwangerschaft an Krebs erkrankt waren. **Erbbelastung** von krebsartigen Erkrankungen, Tuberkulose, Diabetes, perniziöser Anämie oder einer Kombination von zwei oder drei dieser Krankheiten. **Auftreten typischer Kinderkrankheiten** wie Masern oder Mumps **noch nach der Pubertät, schwerer Keuchhusten** in frühester Kindheit, **schwere Pneumonie** in frühester Kindheit und zahlreiche **rezidierende Infekte** in der Kindheit.

Die Krebsdiathese ist eine Folge unterdrückter Psora. Die Vis vitalis wehrt sich durch fieberhafte Entzündungsprozesse gegen die ererbte Prädisposition, die nach der operativen Herdausräumung in ihrer toxischen Einwirkung weiterhin besteht. *Carc.* klärt den Fall auf und bringt (alte) Symptome hervor, die vorher nicht erkennbar waren.

Indiziert, wenn ein gut gewähltes verwandtes Mittel keine oder nur flüchtige Wirkung zeigt.

Kollaps durch Schock.

Diffuse Adenopathien mit Fieber. Scharfe und dicke Sekretionen.

Alte Menschen mit Unempfindlichkeit und Reaktionsmangel *(Ambr., Bar-c., Jod., Sec., Sel., Teucr.)*.

Beschwerden reagieren auf Meeresluft mit Besserung oder Verschlimmerung.

Ausgeprägtes Wohlbefinden kurz vor Ausbruch einer Krankheit *(Psor., Nux-v.)*.

Säuglinge: Trias von pathognostischer Bedeutung:

1. Milchkaffeeteint
2. Blaue Skleren
3. Zahlreiche Hautmale (z. B. Pigmentnaevi oder Lentigines)

Gemüt

Wahnidee, er habe Unrecht erlitten. Beschwerden durch Grobheit anderer. Angst um andere. Resignation. Kann nicht ruhen, wenn die Dinge nicht am richtigen Platz sind. Widerwillen, ekelt sich leicht. Neugierig. Furcht vor Versagen und Misserfolg.

Zwangsneurose durch demütigende anale Erziehung, der unter Scham Widerstand geleistet wurde. Übertrieben genau, Perfektionismus, sehr ordentlich, Kleinigkeitskrämer; Suizidneigung. Überbegabte, frühreife Kinder.

Menschen, die eingekerkert, eingezwängt in sich selbst sind und aus allem ein Geheimnis machen: „Wissen Sie, es gibt Sachen, über die spricht man nicht …". Sie wenden ihre Aggressivität gegen die eigene Person und entwickeln Allergien, Schlaflosigkeit und schließlich Krebs. [34]

Kinder mit übertriebener Angst und Schüchternheit, die sich nicht zu verteidigen wissen. Mitfühlende, sehr liebebedürftige Menschen, die übertrieben empfindlich auf Vorwürfe reagieren. Abneigung gegen Trost *(Syph.)*.

Lernschwierigkeiten, geistige Behinderung, Oligophrenie. Mangelndes Interesse, Gleichgültigkeit. Will nicht antworten, zerstreut, reizbar durch Konzentrationsschwäche < durch Unterhaltung.

Überbegabte Kinder, die wie Erwachsene denken, mit Asthma oder Neurodermitis. Geschwisterneid-Syndrom. Examensängste. Weinen bei der geringsten Schwierigkeit.

Empfindliche Reaktion auf Musik. Das Kind tanzt, sobald es Musik hört.

Furcht: **vor Hunden,** vor Tieren; **im Dunkeln.** Vorahnungen und Ängste bis zur Panik. Störungen durch Schockerlebnisse *(Acon., Op.)*. Wiederholte nächtliche Schockerlebnisse bei Kindern (z. B. Elternstreit).

Komplizierte und seltene Tics, **reißt sich die Haut um die Nägel ab,** zwanghafter Lidschlag.

Abneigung gegen jede Tätigkeit, selbst gegen die Lieblingsbeschäftigung.

Verlust des Urvertrauens, lange Trennung von der Mutter post partum. Schreikinder (nachts) nach Todeserfahrung, weil sie lange im Geburtskanal stecken blieben. [33]

Kopf

Starker und drückender **Hinterkopfschmerz** mit Ausstrahlung zur Schädelbasis und **zum Nacken** < beim Aufstehen morgens.

Mund

Schmerzhafte Empfindlichkeit des Gaumens < durch Wärme, > durch Kälte. Zunge an der Spitze ohne Papillen.

Magen

Verlangen nach **Geräuchertem** *(Calc-p., Caust., Kreos., Tub.),* **Salz, Eiern, Obst, fettem Fleisch** *(Ars., Hep., Nit-ac., Nux-v., Sulf.),* **Butter, Süßigkeiten,** Zucker. Kinder wollen nur noch Zucker essen. Abneigung gegen **Salz, Obst, Milch** kommt auch vor. Unüberwindliche Appetitlosigkeit.
Morgenerbrechen. Angstgefühl in der Magengrube.

Abdomen

Chronische Hepatitis, Lebervergrößerung mit diffuser Empfindlichkeit. Azetonämie.

Rektum

Obstipation ohne Stuhldrang *(Op.* [11]). Obstipation abwechselnd mit Durchfall. Schwimmender Stuhl.

Atemwege

Husten durch Kitzel im Suprasternalraum < beim Lachen oder Sprechen *(Rumx.).* **Asthma** am Meer.

Brust

Herzklopfen so stark, dass es der Patient **im ganzen Körper hört. Einschnürungsgefühl** *(Cact.),* Angina pectoris. Druckgefühl in der Brust mit **Verlangen, tief einzuatmen** *(Ign.).* Lippenzyanose. Pulsieren und Klopfen in einzelnen Körperteilen. Kollaps durch Schock.

Schlaf

Knie-Ellenbogen-Lage, das Gesicht in die Kissen gedrückt *(Calc-p., Lyc., Med., Phos., Sep., Tub.).*
Schlaflosigkeit: Einschlafstörungen aufgrund von Ideenandrang. Erwachen mit einem Ruck *(Mag-m., Manc.).* Erwachen durch Träume. Durchschlafstörungen, nach dem Aufwachen kann er nicht wieder einschlafen. Anhaltende Müdigkeit mit extremer Reizbarkeit < beim Aufstehen.

Haut

Tendenz zu Keloidbildungen. Naevi. Gesichtsakne. Lokalisation von Hautausschlägen bevorzugt axillar mit Achselschweiß, in den Kniekehlen und an den Füßen. Die Neurodermitis eines Säuglings, Kind einer ehemaligen Asthmapatientin, heilte nach hoch fieberhafter Reaktion ab.

Verwandtschaft

- Die vier klassischen Nosoden: *Med., Syph., Psor., Tub.*
- Die fünf klassischen tuberkulinischen Mittel: *Calc-p., Nat-m., Phos., Puls., Sep.*
- *Alum., Ars., Ars-j., Lyc., Op., Sanic., Staph., Sulf., Thuj.*

Modalitäten

Verschlimmerung: nach dem Aufstehen; von 13–18 Uhr; empfindlich auf Meeresluft, Hitze oder Kälte.
Besserung: Gewitter (empfindliche Reaktion auf Meeresluft, Hitze oder Kälte).

Tipps

Angezeigt, wenn gut gewählte Mittel nicht durchziehen. Als konstitutionelles Mittel wirkt es umso besser, je weiter der Patient vom eigentlichen Krebsgeschehen entfernt ist, z. B. in der Kindheit.
Die Verordnung von Nosoden nach klinischen Diagnosen ist nicht statthaft, weil damit eine Arzneimittelprüfung ausgelöst wird. *Carc.* ist streng nach dem Arzneimittelbild zu verordnen.
Vaterkonflikt, keine Anerkennung, angepasster Junge mit Neurodermitis. Wird von der Mutter grob behandelt, weil er während der Sprechstunde nicht gleich die Neurodermitisherd an den Armen zeigte, sodass sie ihm sofort die Ärmel hochreißt, ohne ihm Gelegenheit zu geben, es selbst zu tun. [11]

Carduus marianus [11]

Mariendistel. Compositae.

Typisches

Wirksam bei Hepato- und Cholepathien, Fettleibigkeit, Diabetes und Gicht.

Gemüt
Traurig und ängstlich in Bezug auf häusliche Pflichten. Vergesslich und apathisch.

Kopf
Schwindel, Fallen nach vorne.
Kopfschmerz, zusammenziehend über den Brauen.

Augen
Augendrücken und -brennen.

Nase
Nasenbluten.

Mund
Zunge weiß, an den Rändern und der Spitze rot.

Magen
Appetit gering. Verlangen nach Alkohol, < durch Alkohol, Bier, Salz, Fleisch.
Übelkeit: Erbrechen von saurer, grüner Flüssigkeit. Würgen.

Abdomen
Cholepathie: **Kolik > Zusammenkrümmen,** > durch Druck. Dabei Fieberstöße mit geringer Symptomatik. Cholelithiasis.
Gelbsucht: dumpfer Kopfschmerz, Völle in der Lebergegend, bitterer Mundgeschmack.
Leberzirrhose mit **transversaler Vergrößerung** und Schmerzen im li. Leberlappen. Milzstiche. Aszites.

Rektum
Stühle gallig. Stuhlverhaltung, muss sehr pressen. Harte, schwierige, knotige Stühle.
Hämorrhoiden bluten und prolabieren.

Atemwege
Influenza bei Leberschwäche; Asthma bei Tunnel- und Grubenarbeitern. Schmerzen im re. Hypochondrium. Husten trocken.
Schmerz vom re. Schulterblattwinkel zieht zur re. Brust. Muss sich im Bett aufsetzen.

Extremitäten
Coxalgie < beim Aufstehen. Schmerz strahlt in Gesäß und Oberschenkel aus. Schwäche in den Füßen.

Haut
Jucken beim Hinlegen nachts. Ausschlag am Xyphoid. Varizen. Ulzera.

Verwandtschaft
Vgl.: *Aloe, Bry., Chel., Chion., Merc., Podo. Hans Wapler* gab bei Darmkarzinom mit reichlichen Durchfällen Gaben von zehn Tropfen der Urtinktur. Tiefe Potenzen: Urtinktur bis D 4. [77]

Modalitäten
Verschlimmerung: Liegen auf der re. Seite; Bücken; Bewegung; Druck.
Besserung: Aufsitzen im Bett; Liegen auf der schmerzlosen Seite.

ERGÄNZUNGEN

Drucksensibler Punkt

Weihepunkt: Ma 21.

Caulophyllum thalictroides

Wiesenrautenartiges Löwenblatt. Berberidaceae.

Typisches
Besonders geeignet für Frauen; Beschwerden in der Schwangerschaft, Geburts- und Laktationsphase.
Rheumatismus bei Frauen, besonders der kleinen Gelenke *(Act-sp.);* wandernde Schmerzen, wechseln die Stelle alle paar Minuten *(Puls.);* schmerzhafte Steifheit der betroffenen Gelenke.
Schmerzen treten periodisch, stoßweise, spasmodisch auf (besonders in Blase, Vagina und Darm [11]).
Chorea, Hysterie oder Epilepsie in der Pubertät, während sich die Menstrualfunktion etabliert *(Cimic.).*

Gemüt
Wahnidee, sie sei schwanger. Zorn und Erregung während den Menses. Furcht in der Schwangerschaft. Geistig erschöpft und reizbar nach Abort. Weigert sich zu essen. Mürrisch. [11]

Kopf

Kopfschmerz durch Uterus- oder Spinalbeschwerden über dem li. Auge, < Bücken.

Gesicht

Chloasma uterinum auf der Stirn. [11]

Magen

Häufiges Aufstoßen einer sauren, bitteren Flüssigkeit mit Schwindel. Krampfhaftes Erbrechen.
Magenkrämpfe durch Uterusreizung. [20]

Rektum und Stuhl

Stühle weich. Weiß. Wässrige Stühle in großer Menge, läuft in einem Strom, jedoch schmerzlos. [20]

Genitalien

Leukorrhö: scharf, erschöpfend; dabei obere Augenlider schwer, muss sie mit den Fingern anheben *(Gels.);* mit Chloasmen an der Stirn *(Sep.);* **bei kleinen Mädchen** *(Calc.);* verhindert Empfängnis.
Habitueller Abort* durch uterine Schwäche (*Alet.;* durch Anämie mit tiefer Melancholie: *Helon.*).
Heftiger Schmerz in Rücken und Kreuz, krampfhaftes Abwärtsdrängen. Sehr geringe, passive Blutung. Bewährt nach Abort, nach Abruptio. [11] **Verkrampfter, rigider Muttermund,** verzögerte Geburt; nadelartiger stechender Schmerz in der Zervix.
Wehen: kurz, unregelmäßig, spastisch; quälende, erfolglose Schmerzen bei Wehenbeginn *(Cimic.);* die Geburt macht keine Fortschritte.
Stellt die gestörte Vitalität wieder her und bringt erfolgreich Wehen in Gang, wenn die Symptome passen.
Hämorrhagie nach zu schnell aufeinander folgenden Wehen; Atonie; passiv, nach Abort *(Sec., Thlas.).*
Nachwehen: nach lang dauernder, erschöpfender Geburt; krampfartig, quer durch den Unterbauch; ausstrahlend in die Leistengegend (in die Schienbeine: *Carb-v., Cocc.*).
Lochien ziehen sich in die Länge; große Atonie; passives Aussickern aus erschlafften Gefäßen, tagelang *(Sec.).*

Verwandtschaft

Ähnlich: *Bell., Cimic., Lil-t., Puls., Sec., Thlas., Vib.* Ähnlich den Wehenschmerzen von *Puls.,* aber Gemütssymptome entgegengesetzt. Ähnlich *Sep.* in Bezug auf die „Mottenflecke" (Chloasmen [11]) und Reflexsymptome, die von Uterusdysfunktionen herrühren.

ERGÄNZUNGEN

Modalitäten

Verschlimmerung: Schwangerschaft; unterdrückte Menses; im Freien; nach 12 Uhr mittags.

Nachträge

Uterine Dysfunktion: prä-, inter- und postpartal; rascher Stimmungswechsel; erschöpft von ungeheurer Anstrengung, kann nicht mehr. Gefühl von Zittern und Schwäche, kann sich kaum bewegen und kaum sprechen. Würgen und Erbrechen *(Gels.).* Schlaffer Fundus, bei spasmodischen Kontraktionen und nervöser Erregung, hin- und herschießend, jedoch nicht in die richtige Richtung, Ausstrahlen der Schmerzen in Blase, Leiste und Oberschenkel.
Profuse Blutung nach Sturzgeburt infolge uteriner Schwäche, schlaffer Uterus, zittrige Schwäche im ganzen Körper. Plazentaretention, keine Kontraktionen.
Dysmenorrhö, plötzlich kommend, krampfartig, vor der Regel > Wärme. Regel spät, schwarzklumpig.
Fröstelig. Durstig, < Kaffee.

Tipp

Ergänzt *Sep.* erfolgreich bei Übertragung und bringt die Wehen in Gang (D 3 oder C 30), insbesondere wenn die Patientin sich während der Schwangerschaft mit *Sep.* (in Hochpotenz) sehr wohl gefühlt hat.

* Engl. „abortion": Abgang eines Fetus vor dem Stadium der Lebensfähigkeit (Gewicht unter 500 Gramm), spontan oder induziert.

Drucksensibler Punkt

Weihepunkt: Ren 5.

Causticum Hahnemanni

Causticum Hahnemanni. Ätzstoff (spezielle Herstellung).

Typisches

Geeignet für Personen mit dunklem Haar und straffer Faser; schwächlich, psorisch, **mit ausgesprochen**

gelber, blasser Hautfarbe; mit Neigung zu Affektionen des Respirations- und Harntrakts.
Kinder mit dunklen Haaren und Augen, zierlich, empfindsam; die Haut neigt zu Intertrigo während der Zahnung *(Lyc.),* oder Konvulsionen während der Zahnung *(Stann.).*
Gestörte funktionelle Aktivität von Gehirn und Rückenmark durch erschöpfende Erkrankungen oder schweren psychischen Schock mit nachfolgender Lähmung.
Lähmungen: einzelner Körperteile; Stimmapparat, Zunge, Augenlider, Gesicht, Extremitäten, Blase; (Hemiplegie, Fazialisparese [11]); allgemein der re. Seite *(Lyc., Arn.* [11]); durch Exposition in kaltem Wind oder Zugluft; nach Typhoid, Typhus oder Diphtherie; allmählich sich entwickelnd. Taubheitsempfindung [11].
Rauheit oder Schmerzhaftigkeit: Kopfhaut, Kehle, Respirationstrakt, Rektum, Anus, Urethra, Vagina, Uterus (wie zerschlagen: *Arn.*; wie gezerrt: *Rhus-t.*).
Beschwerden: durch lang andauernden Kummer und langanhaltende Sorge *(Ph-ac.);* (Sorge um andere [11]); aufgrund von Schlafmangel, Nachtwachen *(Cocc., Ign.);* durch plötzliche Gemütsbewegungen, Furcht, Schrecken, Freude *(Coff., Gels.);* nach Ärger oder Verdruss; nach unterdrückten Hautausschlägen.
Patient bessert sich eine Zeitlang, dann Stillstand der Heilung *(Psor., Sulf.).*

Gemüt
Melancholische Stimmung: traurig, hoffnungslos; durch Sorgen, Kummer und Leid; mit Weinen, der geringste Anlass bringt das Kind zum Weinen.
Starkes Mitgefühl für die Leiden anderer. Das Kind weint, wenn es hört, dass andere Kinder nicht genug zu essen haben – in Afrika oder in Indien. [11].

Augen
Schlaffes Herabhängen der Oberlider; kann sie nicht offenhalten *(Caul., Gels., Graph;* beide Lider: *Sep.).*

Hals
Heiserkeit mit **Rauheit** und Aphonie, < morgens. (< abends: *Carb-v., Phos.*).

Rektum
Obstipation: häufiger, erfolgloser Drang *(Nux-v.);* Stuhl geht besser ab **im Stehen;** durch Hämorrhoiden erschwert; zäh und glänzend wie Fett; bei Kindern mit Bettnässen.

Harnorgane
Harninkontinenz beim Husten, Niesen, Naseputzen *(Puls., Scilla, Verat.).*

Genitalien
Menses: zu früh, zu schwach; **nur am Tage;** hören im Liegen auf.

Atemwege
Husten: **mit Rauheit und schmerzhafter Wundheit in der Brust;** mit Unfähigkeit abzuhusten, der Schleim muss heruntergeschluckt werden *(Arn., Kali-c.);* Erleichterung durch Schlucken kalten Wassers; **beim Ausatmen** *(Acon.);* mit Schmerzen in den Hüften; zurückbleibender Husten nach Pertussis; mit hauptsächlich nächtlicher Expektoration.
Hohler Husten. Ständiges Räuspern bei Trockenheit im Hals und festsitzendem Schleim. [11]

Extremitäten
Rheumatische Affektionen mit Kontraktionen der Flexoren und Steifheit der Gelenke; Spannung und Verkürzung der Muskeln *(Am-m., Cimex, Guaj., Nat-m.)*
Akutes Rheuma mit berstenden, auseinanderreißenden und brennenden Schmerzen, **breitet sich von der re. auf die li. Seite aus.** [11]
Kinder lernen spät laufen *(Calc-p.).* Man achte bei der Befragung auf eine schwierige Geburt oder auch auf Dissens der Eltern, Scheidungsgedanken etc. [11].
Schwankendes Gehen und leichtes Fallen kleiner Kinder.

Schlaf
Kann nachts unmöglich eine bequeme Lage finden oder einen Moment stillliegen *(Eup-per., Rhus-t.).* Muss sich ständig bewegen, aber ohne Erleichterung. Kann sich nicht warm genug zudecken, aber die Wärme bessert nicht.
Ohnmachtsähnliches Absinken der Kräfte; Schwäche und Zittern. Ständiges Verlangen, sich hinzulegen [11].

Haut

Narben, besonders von Verbrennungen und Verbrühungen, brechen auf und werden wieder wund; alte Verletzungen öffnen sich. Der Patient sagt: „Seit der Verbrennung habe ich mich nie wieder wohl gefühlt."
Warzen: groß, gezackt, oftmals gestielt; leicht blutend, Feuchtigkeit absondernd; klein, überall am Körper; an den Augenlidern, im Gesicht; auf der Nase (am Nagelrand [11]).

Verwandtschaft

Ergänzend: *Carb-v., Petros.*
Unverträglich: *Phos.* Darf nicht vor oder nach *Phos.* verordnet werden (immer Unverträglichkeiten); alle Säuren; *Coff.*
Ergänzend: *Arn.*, muss Schleim schlucken; *Gels.*, *Graph.*, *Sep.* bei Ptosis; bei Heiserkeit *Rumx.* und *Carb-v.*, wenn sich die Verschlimmerung auf den Abend verschiebt; *Sulf.* bei chronischer Aphonie.
Caust. ist ein Antidot bei Lähmungen durch Bleivergiftung (bei Schriftsetzern, die die Typen im Mund halten!) und bei Missbrauch von Quecksilber oder Schwefel bei Skabiesbehandlung. Betroffen ist vorzugsweise die re. Seite.

Modalitäten

Verschlimmerung: bei klarem, schönem Wetter; beim Betreten eines warmen Raumes aus der frischen Luft *(Bry.)*; kalte Luft, besonders Luftzug; Kaltwerden; Durchnässung oder Baden.
Abends; nach dem Essen; Kaffee. [11]
Besserung: feuchtes, nasses Wetter; warme Luft.

ERGÄNZUNGEN

Quellen-Nachträge

„Kummervolle Gedanken die Nacht, und am Tage Weinen." [2]
Beißt die Zähne zusammen, beißt sich leicht in die Wange. Zuckungen und Krämpfe im Schlaf. [5]
Voller Hoffnung: „Ich glaube, der Doktor findet das richtige Mittel." Ziert sich: Behauptet, nicht gehustet zu haben, obwohl er die ganze Nacht gehustet hat. [37]

Nachträge

Einsatzfreude gegen Ungerechtigkeiten. Immense Ängste, nicht mehr arbeiten zu können; hat Angst, dass es ihm so ergeht wie z. B. dem kriegsversehrten Vater. Verlangen nach Geräuchertem. Heulkinder mit demonstrativ Mitleid heischendem Verhalten. Kummer mit Vorahnungen.
Innere Verkrampfung äußert sich in körperlichen Symptomen: Myopathien, Myasthenien, Polysklerose, elektrische Schläge *(Arg-m., Arg-n.)*; Orgasmusunfähigkeit.
Kinder geschiedener Eltern, bei denen der Vater öfter zu Besuch kommt und Versuche unternimmt, mit seiner gekränkten, aber wieder hoffnungsfrohen Frau erneut eine Beziehung aufzunehmen, sich aber nicht von seiner Freundin trennen kann, wodurch er jedes Mal Enttäuschungen auslöst.
Sekrete wund machend, ätzend. Ulzera, langsam heilend.
Bei Fieber Kälte eines Fußes oder eines anderen Körperteils mit Schweiß auf dem affizierten Körperteil und nach dem Stuhlgang.

Arzneimitteldifferenzierung

Gels.: Ptosis, Schläfrigkeit, Erschöpfung, aber < Wärme.
Phys.: < klares, kaltes Wetter; Kontrollverlust der quergestreiften Muskulatur, aber < li.; Abneigung gegen Trinken.
Phos.: < li. Liegen, Hämorrhagien, > kühle Luft.
Rumx.: Husten, < Einatmen kalter Luft, Kitzel in der Halsgrube, < Hinlegen.

Drucksensible Punkte

Weihepunkt: Ma 18 re.
de la Fuye: Di 11, DP 9 re., Bl 64, 3E 5.

Cenchris contortrix [11]

Ancistrodon mokeson. Kupferkopfschlange. Crotalidae.

Typisches

Albträume; **Amaurose;** Schwellung über den Augen, wie ein überhängender Wasserbeutel. Cornea unempfindlich. Gedunsenes berauschtes Aussehen.
Schwieriges Schlucken von Speichel; Flüssigkeiten und feste Speisen können besser geschluckt werden > warme Getränke. (*Lach.:* Festes kann besser geschluckt werden als Flüssiges).
Hämorrhagische Tendenz bei vasomotorischen Beschwerden.

Gemüt

Angst, plötzlich sterben zu müssen. Ruhelosigkeit. Lethargie, verträumt; Koma, halb bewusstlos. Empfindung, als sei der **ganze Körper bis zum Bersten**

vergrößert < in der Herzgegend. Wechselnde Stimmung, zerstreut; nahm den falschen Bus, ohne wahrzunehmen, wohin sie fuhr. Misstrauisch; dachte, sie würde in die Nervenklinik gebracht. Wollüstige Gedanken und Tagträume. Träume von Vergewaltigung, sieht eine Vergewaltigung mit an.
Morgendliche Erregung und abendliche Depression. Alkoholismus.
Kinder, die die Eltern zufällig beim Liebesrausch beobachteten und ihre Eltern beschimpfen. Ein zehnjähriger Junge träumte nach einer Gabe von *Kreos.* C 15 wegen auffallend frühzeitiger kariöser Zerstörung der Zähne von seiner Zeugung, er sah sich über dem Bett schweben und wollte nicht geboren werden. Nach einer Dosis *Cenchr.* C 15 änderten sich seine Schulschwierigkeiten und die Eifersucht, Streitereien und Handgreiflichkeiten, die das Familienleben beeinträchtigt hatten. [36]

Kopf
Harter drückender Schmerz hinter dem li. Stirnhöcker, erstreckt sich li. zu den Zähnen, zum re. Stirnhöcker und von dort zu den Zähnen auf der re. Seite.

Gesicht
Blass und gedunsen. Brennend. Halonierte Augen.

Rektum
Diarrhö morgens beim Aufwachen. Stuhl schießend, häufig wässrig, anfangs schmerzlos. Nach einigen Stunden heftige Schmerzen vor dem Stuhl.

Genitalien
Heftiges sexuelles Verlangen. Mens reichlich, hell mit dunklen Klumpen. Gelber Fluor. Schmerzen im re. Ovar. **Herpes genitalis,** Herpes labiarum. Zirkulatorisches Menopausensyndrom.

Atemwege
Harter, trocken klingender Husten < um 15 Uhr, li. Auge tränt dabei. Beim Husten Urinabgang. Ruhelos, Erstickungsangst. Es würgt sie so stark, dass sie mit nach hinten gezogenem Kopf liegen muss.

Brust
Herz wie erweitert, als fülle es die ganze Brust aus. Bewusste Wahrnehmung, hartes Drücken und Stechen im Herzen. Klopfen und Flattern unter der li. Skapula. Um 15 Uhr Flattern, als fiele das Herz in den Bauch. Puls schwach und Hitze bis nach Mitternacht. Herzhypertrophie.

Schlaf
Erwachen mit Klopfen in Vulva und Anus, was ein dumpfes Drücken in der Kreuzbeingegend macht > durch Umhergehen.

Fieber
Fieber und Frost am Nachmittag beginnend.

Modalitäten
Verschlimmerung: nachmittags, 15 Uhr, morgens beim Aufwachen; Liegen; abends und nachts (generalisierte Schwellung); enge Kleidung.
Besserung: warme Getränke; Umhergehen

Chamomilla

Matricaria Chamomilla. Compositae.

Typisches
Personen, besonders Kinder, mit hellbraunem Haar, nervöses, reizbares Temperament; überempfindlich durch Genuss und Abusus von Kaffee oder Narkotika.
Kinder, **Neugeborene und** während der Zahnungsperiode.
Schmerzen: scheinen unerträglich, treiben zur Verzweiflung; < Hitze; < abends vor Mitternacht; mit Einsetzen des Hitzestadiums Durst und Mattigkeit, mit **Taubheit der befallenen Körperteile;** < Aufstoßen. „Durch Aufstoßen verstärken sich die vorhandnen Schmerzen“ [1].
Überempfindlich gegen frische Luft; große Abneigung gegen Wind, besonders an den Ohren. „Grosser Abscheu vor dem Winde“ [1].

Gemüt
Verdrießlich, reizbar, überempfindlich gegen Schmerzen, schnell verzweifelt *(Coff.);* bissig, kann keine höfliche Antwort geben.
Kind äußerst **reizbar, verdrießlich;** nur ruhig, wenn es getragen wird; ungeduldig, möchte dies oder das

und wird ärgerlich, wenn es verweigert wird, oder stößt es ärgerlich zurück, wenn es ihm angeboten wird *(Bry., Cina, Kreos.);* unerträglich garstig; übel gelaunt, boshaft. „Nur, wenn man es auf dem Arme trägt, kann das Kind zur Ruhe kommen" [1]. „Das Kind will durchaus liegen, lässt sich nicht tragen" [1]. Kind stößt und tritt beim Getragenwerden [3].
Herzzerreißendes Jammern, weil das Kind nicht haben kann, was es will; quengelnde Ruhelosigkeit.
Kinder, denen von den Eltern wenig Aufmerksamkeit zuteilwird. [9]
Patient kann niemanden nahe bei sich ausstehen; missgelaunt, kann es nicht ertragen, angesprochen zu werden *(Sil.);* abgeneigt zu reden, antwortet mürrisch.
Zorn bei Unterbrechung seiner Tätigkeit durch Krankheit, möchte seine Beschwerden so schnell wie möglich loswerden. [11]
Beschwerden durch Ärger, insbesondere Frösteln und Fieber.

Gesicht

Eine Wange rot und heiß, die andere blass und kalt.

Mund

Zahnschmerzen, wenn etwas Warmes in den Mund genommen wird *(Bism., Bry., Coff.);* beim Betreten eines warmen Zimmers; im Bett; von Kaffee; während der Menses oder Schwangerschaft. „Zahnweh, wenn man etwas Warmes in den Mund bringt" [1]. „Zahnweh, nach warmen Getränken vorzüglich arg, besonders nach Kaffeetrinken" [1].

Rektum

Diarrhö: durch Kälte, **Ärger oder Verdruss;** während der Zahnung; nach Tabak; **im Wochenbett;** durch Abwärtsbewegung *(Bor., Sanic.).*
Stuhl grün, wässrig, wund machend, wie gehackte Eier und Spinat; **heiß, stinkend wie faule Eier.** „Heisser, durchfälliger Stuhlgang von Fauleiergestanke" [1].

Genitalien

Wehen: krampfartig, zur Verzweiflung treibend, möchte davon befreit werden; ziehen die Beine herunter; pressen aufwärts.
Die Milch versiegt bei stillenden Frauen (fließt weiter nach der Entwöhnung: *Con.*). Krämpfe bei Kindern vom Stillen **nach einem Wutausbruch der Mutter** (*Nux-v.*; nach einem Schreck der Mutter: *Op.*).

Brust

Mamillen entzündet, empfindlich gegen Berührung *(Helon., Phyt.);* Brust von Kindern ist empfindlich gegen Berührung.

Extremitäten

Heftige rheumatische Schmerzen treiben ihn nachts aus dem Bett, zwingen ihn umherzugehen *(Rhus-t.).*

Schlaf

Schläfrig, ohne schlafen zu können *(Bell., Caust., Opium).*
Fußsohlen brennen nachts, hält die Füße aus dem Bett *(Puls., Med., Sulf.).*

Verwandtschaft

Ergänzend: *Bell.* wirkt bei Erkrankungen von Kindern auf das Nervensystem des Kopfes; *Cham.* auf das des Bauches.
Bei Fällen von Kindern, die durch Anwendung von Opiaten und Morphinen verdorben wurden.
Vgl.: *Bell., Bor., Bry., Coff., Puls., Sulf.*
Bei ruhigem Gemüt ist *Cham.* kontraindiziert.

Modalitäten

Verschlimmerung: Hitze; **Ärger;** abends, vor Mitternacht; frische Luft; im Wind; Aufstoßen.
Besserung: durch Getragenwerden; Fasten; feuchtwarmes Wetter.

ERGÄNZUNGEN

Quellen-Nachträge

„Ernsthaftes Insichgekehrtseyn; gelassene Ergebung in sein tief empfundenes Schicksal (späterhin)." [1]
Gastritis chronica mit Rülpsgefühl und saurem, fauligen Mundgeschmack nach unterdrücktem Ärger (Beamte), peinlich in Kleinigkeiten. Teilschweiße an Händen und Füßen bei Aufregungen; wie ein Stein im Magen. **Magenschmerzen** morgens nüchtern und nach dem Essen **erstrecken sich in die Brust.** [7]

Nachträge

Ältere Menschen mit Hypertension oder Trigeminusneuralgie oder anderen, z. B. neuralgischen Beschwerden, die bei Erregung oder sobald sie auf ihren Ärger zu sprechen kommen, eine rote und eine blasse Wange bekommen.

Erfahrungsgemäß steckt oft ein Dissens mit nahen Angehörigen dahinter, der dem Patienten das Gefühl einer moralischen Ohrfeige vermittelt. Trigeminusneuralgie. Missbrauchsfolgen von Kamillentee. Gutes Mittel für den roten Hochdruck.
Hustet im Schlaf so sehr, dass das ganze Haus wach wird. Kinder strecken sich beim Schreien nach hinten. Otitis media – wenn das Kind schreit (Weinen: *Puls.*). Ungeduldige Patienten, möchten die Krankheit sofort beseitigt haben (Verlangen, schnell getragen zu werden).

Drucksensibler Punkt

Weihepunkt: re. neben Ren 13.

C

Chelidonium majus

Schöllkraut. Papaveraceae.

Typisches

Personen heller Gesichtsfarbe, blond; dünn, mager, reizbar; mit Leber-, Magen- und Bauchbeschwerden *(Podo.);* jeden Alters, Geschlechts oder Naturells.
Ständig Schmerzen unterhalb des inneren, unteren Winkels des re. Schulterblattes *(Kali-c., Merc.*; unter dem li.: *Aphis, Sang.).*
Beschwerden: hervorgerufen oder erneuert durch Wetterwechsel *(Merc.);* **nehmen sämtlich nach dem Essen ab.**
Meist re. Seite affiziert; re. Auge, re. Lungenflügel, re. Hypochondrium und Bauch, re. Hüfte und Bein; re. Fuß eiskalt, li. normal *(Lyc.).*
„Brennen auf der li. Seite unter den Ribben (sic!), waagerecht mit der Herzgrube." [1]
Schmerzen zwei Querfinger unterhalb der Kniescheibe. [11]

Augen

Periodische Orbitalneuralgie (rechtsseitig) mit übermäßiger Tränenabsonderung; **Tränen strömen geradezu heraus** *(Rhus-t.).*

Gesicht

Gesicht, Stirn, Nase, Wangen auffallend gelb.
Gelbe, gelbgraue welke Haut. Gelbe Farbe von Haut, an den Handflächen *(Sep.).* An Hals und Brust [10].

Mund

Zunge dick gelb überzogen mit roten Rändern und Zahneindrücken (*Podo.*; groß, schlaff, mit Zahneindrücken: *Merc.*).

Magen

Verlangen **nach sehr heißen Getränken,** wenn sie nicht fast kochend heiß sind, werden sie vom Magen nicht behalten *(Ars., Casc.).*
Verlangen nach Milch, heißer Milch, Milchsuppe; warmen Speisen; Käse, pikanten Dingen, Essig (andererseits Übelkeit und Blähungen nach Käse und Milch). Magenschmerz krampfhaft zusammenziehend < bei leerem Magen, > Essen. Magen aufgetrieben, wie geschwollen, druckempfindlich bei Schmerzen. [11]

Abdomen

Leberkrankheiten; Gelbsucht, Schmerzen in der re. Schulter.
Gallensteine mit Schmerzen unter dem re. Schulterblatt (fürchterliche Anfälle von Gallensteinkolik: *Card-m.*).
„Zusammenziehendes Gefühl quer über den Nabel hinweg, als werde der Leib durch einen Strick zusammengeschnürt." [64]

Rektum

Obstipation: Stuhl **besteht aus harten runden Kugeln,** wie Schafkot *(Op., Plb.);* Wechsel zwischen Obstipation und Diarrhö. Vergeblicher Stuhldrang [11].
Diarrhö: nachts; schleimig, hellgrau; hellgelb; braun oder weiß, wässrig, breiig; unfreiwillig.

Atemwege

Pneumonie des re. Lungenflügels, Leberkomplikationen *(Merc.).*
Krampfartiger Husten; kleine Klümpchen Schleim fliegen beim Husten aus dem Mund *(Bad., Kali-c.).*

Haut

Alte, faulige, sich ausbreitende Geschwüre mit einer Leberanamnese oder tuberkulöser Diathese. Fäkulenter Geruch [11].

Verwandtschaft

Chel. neutralisiert Missbrauch von *Bry.,* besonders bei Leberbeschwerden.

Vgl.: *Acon., Bry., Lyc., Merc., Nux-v., Sang., Sep., Sulf.*
Ars., Lyc. und *Sulf.* folgen gut und werden häufig benötigt, um die Behandlung zu vervollständigen.
Chel. ist für akute Phasen von *Nat-m.*- und *Lyc.*-Patienten sehr geeignet. [11]

ERGÄNZUNGEN

Modalitäten

Verschlimmerung: 3 Uhr oder 4 Uhr nachts, 16 Uhr; Wetterwechsel; Berührung; Bewegung; frische Luft, Licht (Kopfschmerzen).
Besserung: Essen, warme Speisen, warme Getränke, Milch; lokale Wärmeanwendung; Zurückbeugen.

Nachträge

Chel.-Patienten sind wegen Geringfügigkeiten deprimiert und sehr auf die Arbeit fixiert, kämpfen für ihre Meinung und zögern nicht mit Kritik. Energisch, praktisch, realistisch, sind sie antiintellektuell und dem Abstrahieren oder spekulativen Denken abhold.
Ungewöhnliche Müdigkeit am Abend, auch nach dem Essen. TV-Schlaf. Vergisst, was er tun wollte oder getan hat. Weint nachts. Erwartet von anderen Zärtlichkeit.

Drucksensible Punkte

Weihepunkt: Gb 23.
de la Fuye: Le 6.

Chimaphila umbellata [11]

Winterlieb. Wintergrün. Pyrolaceae.

Typisches
Druckschmerz in der Prostata, beim Sitzen, als säße er auf einem Ball *(Sep.)*. Muss pressen, bevor der Urin kommt.
Blasen- und Nierenbeckenkatarrh mit schleimig-eitrigem Sediment und übelriechendem Harn.

Kopf
Kopfschmerz im li. Stirnhöcker. Bohrender Schmerz im li. Auge, Tränenfluss, Hof um das Licht. Augenlider jucken.

Genitalien
Männlich: Schmerzen vom Blasenhals durch die Harnröhre. Ausfluss aus der Urethra, Abgang von Prostatasekret; Prostataadenom und Prostatitis.
Weiblich: Labien entzündet, geschwollen, Vagina schmerzt. Wallungen. Schmerzhafte Mammatumoren bei Frauen mit sehr großen Brüsten, unzeitige Absonderung von Milch. Rasche Atrophie der Brüste.

Modalitäten
Verschlimmerung: feuchtes Wetter; Sitzen auf kalten Steinen.

C

China officinalis

Chinarinde. Rubiaceae.

Typisches
Für stämmige, dunkle Personen; einst robuste Organismen, geschwächt von erschöpfenden Ausscheidungen *(Carb-v.)*.
Wechselhafte Beschwerden, Schweiß, Schwäche nach alter Infektion, nach Grippe, Erschöpfung. [11]
Beschwerden: durch Verlust von Körpersäften, besonders nach Hämorrhagien, **übermäßige Laktation, Diarrhö, Eiterung** *(Chin-s.)*; von Malaria herrührend, mit ausgeprägter Periodizität; wiederholen sich jeden zweiten Tag.
Nach starken Blutungen im Klimakterium; akute Erkrankungen enden oft mit Wassersucht.
Blutungen: aus Mund, Nase, Darm oder Uterus; **lang andauernd;** Verlangen nach Saurem.
Neigung zu Blutungen aus jeder Körperöffnung mit Ohrenklingeln, Ohnmacht, Sehschwäche, allgemeiner Kälte, mitunter Konvulsionen *(Ferr., Phos.)*.
Große Schwäche, Zittern, Abneigung, sich Bewegung zu verschaffen; empfindlich gegen Berührungen, **gegen Schmerzen, gegen Zugluft;** das gesamte Nervensystem ist außerordentlich empfindlich.
Schmerzen: ziehend oder reißend; in jedem Gelenk, allen Knochen. Periost wie gezerrt, überall empfindlich; muss die Glieder häufig bewegen, da Bewegung erleichtert; erneuert durch Berührung, und dann graduelles Ansteigen bis zu großer Intensität.

Schmerzen sind schlimmer bei der leisesten Berührung, aber besser durch starken Druck *(Caps., Plb.)*.

Gemüt

Apathisch, indifferent, schweigsam *(Ph-ac.)*; verzagt, schwermütig, ohne Lebenslust, aber es fehlt an Mut, Selbstmord zu begehen.
Schüchtern, träge, faul; ehrgeizig; Tagträume, sitzt herum, fühlt sich langanhaltend gequält. Geht lange alleine spazieren. Theoretisiert. [11]

Kopf

Kopfschmerzen: **als ob der Schädel bersten wollte;** starkes Hämmern in Kopf und Karotiden, Gesicht gerötet; vom Hinterkopf über den ganzen Kopf; < im Sitzen oder Liegen, muss stehen oder gehen; nach **Blutungen oder sexuellen Exzessen.**

Gesicht

Blasses, hippokratisches Gesicht; eingesunkene Augen mit blauen Rändern; blasses, krankes Aussehen wie nach Exzessen; Zahnschmerzen während des Stillens.

Magen

Übermäßige Flatulenz von Magen und Darm; Gärungsprozesse, Borborygmus; Aufstoßen ohne Erleichterung (Aufstoßen erleichtert: *Carb-v.*); < nach **Obstessen** *(Puls.)*.
Besserung durch **Milch,** saure Speisen, Sauerkraut, Kohl, Wein. Großes **Verlangen nach Süßigkeiten, Gewürztem, Kaffee,** Kaffeebohnen, Kaffeesatz *(Carbo coffeae)*. [11]
Das Essen schmeckt salzig. [11]
Kolik: täglich zur selben Zeit; periodisch, durch Gallensteine *(Card-m.)*; schlimmer nachts und nach dem Essen; besser durch Zusammenkrümmen *(Coloc.)*.

Schlaf

Unerholsamer Schlaf oder ständige Schläfrigkeit; < nach 3 Uhr morgens, erwacht früh.

Frost

Eine Hand eiskalt, die andere warm *(Dig., Ip., Puls.)*.

Fieber

Intermittierendes Fieber: Anfälle kommen jedes Mal zwei bis drei Stunden früher *(Chin-s.)*; kehrt alle sieben oder vierzehn Tage wieder, **niemals nachts.** Reichliche Schweißbildung überall, wo man sich zudeckt, oder im Schlaf *(Con.)*.
Wechselfieber, hohe Temperaturen und Schüttelfröste, plötzlicher Abfall mit Schweißausbrüchen, periodische Verschlimmerungen. Fieber, gefolgt von Schweiß, kurzes Husten. Atemnot < im Liegen. [11]

Verwandtschaft

Ergänzend: *Ferr.*
Calc-p. folgt gut bei Hydrozephalus.
Vgl.: *Chin-s.* bei intermittierendem Fieber des anteponierenden Typs.
Unverträglich nach *Dig., Sel.*
Das Mittel ist nützlich bei schlimmen Folgen exzessiven Teetrinkens oder bei Abusus von Kamillentee, wenn Blutungen auftreten.
Folgen von Chinarinden- (Chinin-)Behandlung erfordern Gaben von *Ip., Arn., Bell.* und auch *Verat.* [1]

Modalitäten

Verschlimmerung: von der **leisesten Berührung; Zugluft;** jeden zweiten Tag; Gemütserregungen; Verlust von Körpersäften.
Kleiderdruck; Bewegung; Obst; Milch [11].
Besserung: starker Druck; Zusammenkrümmen. Ruhe [11].

ERGÄNZUNGEN

Quellen-Nachträge

Nach *Paschero* handelt es sich bei *Chin.*-Patienten um Personen sensiblen Naturells, von äußerster Reizbarkeit und Überempfindlichkeit, als lägen die Nerven bloß. Fühlt sich verfolgt. Große Schwäche, Asthenie, aber geistig überaktiv, besonders nachts voller Pläne und Theorien über Dinge, die er eines Tages verwirklichen wird. Die körperlichen Symptome entwickeln sich aus der Angst vor Anforderungen. [9]
Leberzirrhose bei 60-jähriger Trinkerin seit zehn Jahren mit tympanitisch aufgetriebenem Bauch und Leberschwellung, berührungsüberempfindlich, Haut schlaff, Gesicht grau, Schwäche nach Durchfall; Anämie, Aszites und Haarausfall; regeneriert sich mit LM 6 bis LM 18. [7]

Nachträge

Theoretisiert auf einsamen Spaziergängen; Ehrgeiz, schüchtern, faul und feig. Gefühl, in der Kindheit gequält und verfolgt zu sein.
Dysenterie, Lienterie: weiche, auch wässrige, unverdaute schmerzlose Stühle.

Fallbeispiel: Bei akuter Pankreas-Apoplexie kam es zu kritischem Hb-Abfall, der durch *Chin.* D 3 gestoppt wurde. Auf *Chin.* C 30 innerhalb eines Tages sprunghafter Anstieg des Hb.
Chininum sulfuricum D 4 – erschöpfende Durchfälle, verschwiemeltes Aussehen, Schwitzen bei Anstrengung, Hörgeräusche. [93]
Chininum hydrochloricum bei Tinnitus D 6. [93]

Drucksensible Punkte

Weihepunkt: Le 13 li.
de la Fuye: Mi 3, Gb 43, Mi 15.

Chionanthus virginica [11]

Giftesche. Schneeflockenstrauch. Oleaceae.

Typisches

Passt für Patienten mit Gallenkoliken, Ikterus, Hypertrophie der Leber, Malaria; Beschwerden stillender Frauen. Gelbsucht bei Ausbleiben der Menses. Cholelithiasis. Sehr gutes organotropes Funktionsmittel **nach Cholezystektomie** (D 3).

Gemüt

Fühlt sich allgemein erledigt, möchte allein gelassen werden, keinesfalls irgendetwas tun müssen. Hypochondrie.

Kopf

Kopfschmerz: heftige Stirnkopfschmerzen, direkt über den Augen, < li.

Mund

Zunge dick belegt, schmutzig grüngelb, in der Mitte dick gelb belegt. Zungenspitze leicht gerötet, als sickere Blut heraus.

Magen

Bitteres Aufstoßen, völliger Appetitverlust, versuchte zu essen, doch hatte sie nach der Speise Übelkeit. Essen und Trinken erleichtern etwas das leere, schwache Gefühl im Magen. Übelkeit und Erbrechen: „… noch niemals so übel gefühlt …“ Um 15 Uhr wie Krämpfe und Herzklopfen im Magen.

Rektum

Obstipation mit lehmfarbenen Stühlen und dunkel gefärbtem Urin. Diarrhö, der erste Teil wässrig, dunkelbraun oder grün, unverdaut, der zweite Teil jedoch fester; schrecklich stinkende Stühle mit Winden. Heißes Brennen nach dem Stuhl noch 20 Minuten lang.

Schlaf

Schlaflos vor Mitternacht, nervös und ruhelos nach dem zu Bettgehen, häufiges Erwachen.

Fieber

Frost um 12 Uhr, Frösteln schießt durch den Körper von vorn zum Rücken, Rücken- und Gliederschmerzen während Fieber. Durstlos bei Fieberfrost und Fieberhitze, starkes Wundheitsgefühl der Augäpfel.

Cicuta virosa

Wasserschierling. Umbelliferae.

Typisches

Frauen, die an Epilepsie und choreiformen Konvulsionen leiden; Krämpfe zahnender Kinder oder bei Wurmbefall.
Konvulsionen: heftig, **mit schreckerregenden Verdrehungen** der Glieder und des gesamten Körpers; mit Bewusstseinsverlust und Opisthotonus; wieder ausgelöst durch leiseste Berührung, Geräusch oder Erschütterung.

Gemüt

Beim Lesen scheinen die Buchstaben sich zu drehen, aufwärts oder abwärts zu wandern oder zu verschwinden *(Cocc.)*.
Patienten, die sich immer mehr in sich selbst und an den Rand der Gesellschaft zurückziehen, weil sie die Welt für irrsinnig halten. [11]
Gefühl, dass das Herz stehen bleibt, wenn er sich bewegt. Stilles Wesen, völlig zurückgezogen, verstimmt und verstört. Abneigung zu reden, wortkarg. Meidet die Albernheiten der Männer und den Anblick von Menschen. [11]

Kopf

Epilepsie: mit Schwellung des Magens wie von heftigen Zwerchfellspasmen; Schreien; rotes oder bläuliches Gesicht; Kieferstarre, Bewusstseinsverlust und Verdrehung der Glieder; häufig in der Nacht; wiederkehrend, anfänglich in kurzen, später in langen Intervallen.
Leidet an heftigen Schocks durch Kopf, Magen, Arme, Beine hindurch, die Zuckungen der betroffenen Körperteile verursachen; heißer Kopf.
Chronische schädliche Folgen von Gehirnerschütterung oder Rückenmarksstauchungen, speziell Krämpfe; Trismus und Tetanus nach Verletzungen durch ins Gewebe eingedrungene Splitter *(Hyper.)*.
Hirnkrankheiten durch unterdrückte Ausschläge.

Mund

Zähneknirschen oder Mahlen der Zahnleisten bei der Zahnung; zusammengebissene Zähne wie bei Kieferstarre.

Magen

Abnormer Appetit: **auf Kreide und unverdauliche Dinge;** auf Kohle oder Holzkohle; Kind isst das mit offensichtlichem Behagen *(Alum., Psor.)*.

Genitalien

Puerperalkonvulsionen: Häufiges Aussetzen der Atmung für ein paar Momente – wie tot; Oberkörper am meisten betroffen; **halten nach der Entbindung an.**

Haut

Ineinander verlaufende Pusteln bilden dicke, gelbe Schorfe an **Kopf und Gesicht.** Sycosis barbae, Sycosis menti. Zitronengelbe Eiterbläschen [11].
Ekzem: nicht juckend, Exsudation bildet eine harte, zitronenfarbige Kruste. Feuchtes Gesichtsekzem mit Absonderung von Krusten [11].

Verwandtschaft

Vgl.: *Hydr-ac., Hyper., Nux-v., Stry.*

Modalitäten

Verschlimmerung: Tabakrauch *(Ign.);* Berührung. Folgen von Hirnverletzungen; Kälte; Zahnung; unterdrückte Ausschläge [11].

ERGÄNZUNGEN

Besserung: „Sie verlangen alle nach dem warmen Ofen." [1]

Quellen-Nachträge

„Aengstlichkeit; er wird von traurigen Erzählungen heftig angegriffen". [1]
„Grosse Schreckhaftigkeit; bei jeder Oeffnung der Thüre und bei jedem, auch nicht gar laut gesprochnen Worte empfindet sie vor Schreck Stiche in der (li.) Seite des Kopfs". [1]
„Wahnsinn: nach ungewöhnlichem Schlafe, Hitze des Körpers; sie sprang aus dem Bette, tanzte, lachte und trieb allerlei Narrheiten, trank viel Wein, hüpfte immer umher, klatschte in die Hände und sah dabei sehr roth im Gesichte aus – die ganze Nacht hindurch". [1]
„Geringschätzung und Verachtung der Menschheit; er floh die Menschen, verabscheute ihre Thorheiten im höchsten Grade und sein Gemüth schien sich in Menschen-Hass zu verwandeln; er zog sich in die Einsamkeit zurück". [1]
Fallbeispiel: Übelkeit und Erbrechen in graviditate bei 30-jähriger Patientin mit multipler Sklerose und engelgleichem, freundlichem Charakter. Vorzeitige Wehentätigkeit. „Alle Welt ist verrückt". Spastische Kolonbeschwerden drei Monate nach der Entbindung. [35]

Drucksensibler Punkt

Weihepunkt: Gb 21 li.

Cimicifuga racemosa

Wanzenkraut. Actaea racemosa. Ranunculaceae.

Gemüt

Puerperalmanie; denkt, sie wird verrückt *(Syph.);* versucht sich etwas anzutun.
Wochenbettdepression. Drohender geistiger Zusammenbruch. Ruhelos und ängstlich. „Ich ertrage das nicht." Wahnidee, etwas Schreckliches werde geschehen, sie werde sterben, vergiftet werden. Sieht Mäuse und Ratten. [11]
Manie folgt auf das Verschwinden einer Neuralgie.
Geschwätzigkeit, springt schnell von einem Thema zum anderen [11].
Gefühl, als ob **eine schwere, schwarze Wolke sich über sie gesenkt** und ihren Kopf eingehüllt hätte, sodass alles dunkel und verwirrt ist.
Seufzen. Zusammenhanglose Gesten. [11]

Bildet sich ein, eine Maus renne unter ihrem Stuhl hervor *(Lac-c., Aeth.)*. Spricht mit halluziniertem Hund [5].

Augen

Ziliarneuralgie: schmerzend, oder scharfe, schießende Schmerzen in den Augäpfeln, sich **zu den Schläfen erstreckend,** zum Scheitel, zum Occiput, zur Orbita, < Treppaufgehend, > **Hinlegen.**

Genitalien

Menses: unregelmäßig; erschöpfend *(Alum., Con.)*; verzögert oder unterdrückt durch Gemütsbewegung, nach Kälte, nach Fieber; mit Chorea, Hysterie oder Manie; die Gemütssymptome verstärken sich während der Menses.
Spasmen: hysterisch oder epileptisch; Reflex von Uteruserkrankung; < während der Regel; Chorea < linksseitig.
Rheumatische Dysmenorrhö. Rheumatische **Chorea** [11].
Scharfe, lanzinierende, elektrisierende Schmerzen in verschiedenen Körperteilen, gleichzeitig mit Adnex- und Uterusbeschwerden; im Unterleib Stechen von einer Seite zur anderen.
Schwangerschaft: **Übelkeit;** Schlaflosigkeit; **falsche wehenartige Schmerzen;** scharfe Schmerzen mitten durch den Bauch; Abort im dritten Monat *(Sabin.)*.
Furcht, die Schwangerschaft könnte nicht gut ausgehen. [11]
Während der Wehen: **Frostschauer im ersten Stadium;** Konvulsionen von nervöser Erregung; rigider Muttermund; erhebliche spastische Schmerzen, langanhaltend, < beim geringsten Geräusch. Wehenschmerz bricht ab und geht unvermittelt in eine Obturator- oder Ischiasneuralgie über [11].
Nachwehen, besonders in den Leisten (Ligamenta lata [11]).
Im letzten Monat der Gravidität verordnet, verkürzt es die Wehen, wenn die Symptome passen *(Caul., Puls.)*.

Brust

Starke, linksseitige, unter der Mamma sitzende Schmerzen *(Ust.)*.
Herzbeschwerden: als Reflexsymptom von Uterus oder Ovarien. Herztätigkeit plötzlich aussetzend; drohende Erstickung; Palpitationen von der kleinsten Bewegung *(Dig.)*. Pectangina mit Taubheit des li. Armes. Chorea mit Endocarditis. [11]

Rücken

Rheumatische Schmerzen der Nacken- und Rückenmuskulatur; Gefühl von Steifheit, Lahmheit, Kontraktion; Rückgrat empfindlich vom Nähen, Tippen, Klavierspielen *(Agar., Ran-b.)*.

Extremitäten

Rheumatische Affektionen der Muskelbäuche; Schmerzen stechend, krampfend.
Übermäßige Muskelschmerzen nach Tanz, Eislauf oder anderer, heftiger Muskelbetätigung.

Verwandtschaft

Ähnlich: *Caul.* und *Puls.* bei uterinen und rheumatischen Affektionen; *Agar., Lil.-t.* und *Sep.*

Modalitäten

Verschlimmerung: während der Regel, je stärker der Regelfluss, desto stärker die Leiden.
Wind, Zugluft, feuchtes Wetter, kalte Luft; Hitze und Kälte; Sitzen; Pubertät und Klimax; schmerzhafte Erinnerungen [11].

ERGÄNZUNGEN

Modalitäten

Besserung: warme Umschläge; frische Luft; Druck; fortgesetzte Bewegung; Essen.

Quellen-Nachträge

Keine Wehen trotz Muttermunderöffnung von sechs Zentimetern mit jammervollen Gesten und zusammenhanglosen Reden bei einer Frau, die **an eine schmerzhafte Fehlgeburt zurückerinnert** wurde. Postpartale Arthritis am Handgelenk einer Frau, deren letztes Kind mit sechs Monaten an einer Leukämie gestorben war. [39]
Dysmenorrhoea membranacea, krampfartig, nach unglücklicher Liebe, Schlafmangelfolgen mit Schwäche vor der Regel. [7]

Nachträge

Habituelle Abortneigung im dritten Monat bei Frauen mit Rheumatismus; durch Schreck. Frösteln und Prickeln in den Mammae.
Plazentaretention: verzögerte Plazentalösung, keine Uterustätigkeit, postpartale Blutung. Subinvolutio uteri. Blutung profus, dunkel, geronnen, mehr passiv. Wehen hören durch Blutung auf. Überempfindlichkeit, Übelkeit

und Erbrechen. Schmerzen verursachen Blutandrang im Gesicht, in der re. Kopfseite und in den Augäpfeln.
Das Gefühl, es nicht ertragen zu können – „Ich schaffe das nicht" – ist ein wesentlicher Aspekt, der sich durch die Schwangerschaft zieht. Schwangerschaftskonflikt bei einer 22-jährigen jungen Frau in Berufsausbildung, die wegen der Schwangerschaft von ihrem Freund bedrängt wurde abzutreiben und von der Familie, das Kind zu bekommen. Sie trennte sich von dem Freund, entschied sich für das Kind, glaubte dann jedoch, sie könne die Geburt nicht durchstehen und müsse eine Sectio haben, woraufhin sie eine Ischialgie bekam. Mit *Cimic.* C 200 schaffte sie den Schritt in den neuen Lebensabschnitt, die Ischialgie besserte sich, die Schwangerschaft wurde mit einer glücklichen Geburt beendet.
Wehen lassen nach, wenn das Kind bei vollem Muttermund auf dem Beckenboden steht, wegen der bizarren Vorstellung, **sie sei nicht in der Lage, die Geburt glücklich zu vollenden.**

Drucksensible Punkte

Weihepunkt: Ni 26 li.
de la Fuye: Bl 62.

Cina maritima

Zitwerblüten. Artemisia cina. Compositae.

Typisches

Passt für Kinder mit dunklem Haar, sehr mürrisch, reizbar, übellaunig, möchten gern getragen werden, was aber auch keine Erleichterung bringt; will nicht angefasst werden; kann es nicht ertragen, wenn man sich ihm nähert; Abneigung gegen Zärtlichkeiten; verlangt viele Dinge, die es zurückstößt, wenn man sie ihm anbietet (auch was ihm sonst am liebsten war [11]) *(Ant-t., Bry., Cham., Staph.).*
Kinder mit Wurmbefall; weint Mitleid erregend beim Aufwachen, fährt auf und schreit im Schlaf; Zähneknirschen *(Cic., Spig.);* Askariden *(Teucr.).*

Gemüt

Schnell beleidigt über den geringsten Scherz.
Hasst es, wenn seine Haare gekämmt oder gebürstet oder geschnitten werden. Wehrt sich gegen das Haareschneiden. [55]
Küsst ständig Vater und Mutter, dann wieder Abneigung dagegen, launenhaft. Vorliebe für Gewaltfilme.

Nase

Ständiges Pulen und Bohren in der Nase; zupft dauernd an der Nase; Nasenjucken; reibt die Nase am Kissen oder an der Schulter der Pflegerin *(Teucr.).*

Gesicht

Blasses Gesicht; kränklich weiß und bläulich um den Mund; kränklich mit dunklen Ringen unter den Augen; eine Wange rot, die andere blass *(Cham.).*

Magen

Wolfshunger: **hungrig schon kurz nach einer reichhaltigen Mahlzeit;** Verlangen nach Süßigkeiten und anderen Dingen; lehnt die Muttermilch ab.

Harnorgane

Urin: nach dem Harnlassen trüb, wird milchig und dicht beim Stehen; weiß und wolkig; unfreiwillig.

Atemwege

Husten: trocken mit Niesen; spastisch, mit Brechreiz am Morgen; periodisch, im Frühling und Herbst wiederkehrend.
Kind fürchtet sich, zu sprechen oder sich zu bewegen, aus Angst davor, einen Hustenanfall auszulösen *(Bry.).*

Verwandtschaft:

Vgl. *Ant-c., Ant-t., Bry., Cham., Kreos., Sil., Staph.* in Bezug auf die Reizbarkeit bei Kindern.
Bei Pertussis, nachdem *Dros.* die ernstlichen Symptome gebessert hat.
Hat durch Witterungseinflüsse entstandene Aphonie geheilt, ebenso wenn *Acon., Phos.* und *Spong.* nicht heilten.
Muss häufig bedacht werden als epidemisches Mittel für Kinder, wenn Erwachsene auch andere Mittel benötigen.
Manchmal heilt bei Wurmaffektionen *Sant.,* auch wenn *Cina* angezeigt schien, aber nicht hilft *(Teucr., Spig.).*

ERGÄNZUNGEN

Modalitäten

Verschlimmerung: Berührung; Wurmerkrankungen; Beleidigung; Angesehenwerden.
Besserung: Bauchlage; Bewegung; Augenreiben.

Quellen-Nachträge

Muskelkrämpfe < Husten, < äußerer Druck. Wehenartige Schmerzen. Schaum vor dem Mund. **Schüttelfrost** mit kaltem Gesicht, heißen Händen, Durst und **Abneigung gegen Wärme** – danach partielle Hitze des Kopfes mit Delirium, Bauchschmerzen und Kurzatmigkeit. Im Gesicht und an den Händen ist der Schweiß kalt, Schläfrigkeit, trüber Urin. Erbrechen und Blässe. **Blass bei Fieberhitze.** Niesen bei Frost und Hitze, **Hunger bei Fieber** *(Phos.),* Nasenjucken. **Fingerkauen.** Meningitis; Zahnung; Schraubender Kopfschmerz li. wechselt mit Bauchschmerzen > Bücken, Schwindel > im Liegen. [5]
Hängt sehr an seiner Mutter, will jedoch nicht in den Arm genommen werden oder geliebkost werden. Wut, wenn man ihr sagt, was sie tun soll, wirft sie das Essen mit dem Teller aus dem Fenster.
Muttermundspasmen: wütend, schlägt nach dem Ehemann, weil der Doktor nicht kommt, um ihr wegen der zu langen Wehentätigkeit eine Epiduralanästhesie machen soll, schreit.
Kann es nicht ertragen, wenn das Kind weint.

Nachträge

Einseitiges Mittel.
Immer wieder kommen nach vergeblichen Wurmkuren mit chemischen Präparaten Patienten in die Praxis des homöopathisch arbeitenden Arztes, um endlich von der Neigung zu Wurmbefall geheilt zu werden. Das gelingt durch Verordnung des durch die jeweiligen Symptome angezeigten Mittels. Ebenso sieht man nach der Verordnung des homöopathischen Mittels (reichlich) Wurmabgang in Fällen sog. Konstitutionsschwäche, auch wenn vorher noch kein Wurmbefall festgestellt worden war.

Drucksensibler Punkt

Weihepunkt: im 2. ICR re., in der Axillarlinie.

Clematis erecta [11]

Aufrechte Waldrebe. Ranunculaceae.

Typisches

Skrofulöse, rheumatische, sykotische und luetische Patienten. Wirkt speziell auf die Haut, die Drüsen und das Urogenitalsystem, besonders auf Hoden und Prostata.

Gemüt

Verzweiflung bei Kritik. Träumt, dass er ungerechterweise eines Verbrechens beschuldigt wird. Mangel an moralischem Gefühl. Abneigung gegen Gesellschaft. Furcht vor dem Alleinsein; sogar abgeneigt, sich mit leicht verträglicher Gesellschaft zu treffen. Suizidneigung. Zerstört von quälendem Verdruss und Ärger. [9]
„In traurige Gedanken versunken und in Befürchtungen bevorstehenden Unglücks." [2]
„Gleichgültig, still, fast gedankenlos. Er sieht starr vor sich hin." [2]

Kopf

Kopfschmerz zum Zerplatzen, abends. Bohrender Schmerz in den Schläfen. Gefühl von Verwirrung > im Freien. Juckender Ausschlag am Hinterkopf, am Haaransatz, feucht, pustulös, empfindlich.

Augen

Chronische Blepharitis mit entzündeten Meibom-Drüsen; Iritis, große Kälteempfindlichkeit.

Ohren

Schmerz zum Zerplatzen. Glockengeläut vor den Ohren.

Mund

Zahnschmerzen < nachts im Bett; in hohlen Zähnen, zum Verzweifeln heftig, < Berührung; Zähne wie verlängert.

Harnorgane

Prostataadenom, Urethrastriktur. Entleerung der Blase intermittierend, muss pressen, damit wieder etwas kommt, dünner Strahl. Nachtröpfeln. Nach dem Harnlassen kribbelt es noch eine Zeitlang in der Harnröhre.

Genitalien

Männlich: Ileoskrotalneuralgie, Hoden geschwollen, verhärtet, mit Prellungsgefühl, vorwiegend re. Seite. Beschwerden durch unterdrückte Gonorrhö. Heftige Erektionen mit Stichen entlang dem Funiculus spermaticus. Mit Abscheu vor Wollust, als wenn er den Geschlechtstrieb im Übermaß befriedigt hätte. [2]
Brennen bei Ejakulation.

Weiblich: Regel acht Tage zu früh und stärker als früher. Verhärtete, schmerzhafte Brustdrüsen, Mammakarzinom. Szirrhus der li. Mamma mit Stichen in der Schulter < kaltes Wetter, nachts, zunehmender Mond.

Schlaf

Große Schläfrigkeit bei Tage, schlaflos in der Nacht. Träume von Feuersnot, von unschuldiger Verhaftung.

Schweiß

Während sie schwitzt, erträgt sie es nicht, abgedeckt zu werden.

Modalitäten

Verschlimmerung: Kälte, kaltes Wetter; nachts; Bettwärme; zunehmender Mond.
Besserung: im Freien

Coca

Erythroxylum Coca. Erythroxylaceae.

Typisches

Für Menschen, die sich im physischen und psychischen Stress des Arbeitslebens verschleißen; die an nervöser und intellektueller Erschöpfung leiden (vgl. *Fl-ac.*). Verlangen nach Alkohol und Tabak; nach den gewohnten Stimulanzien.
Schlimme Folgen von Bergsteigen oder Ballonfahren *(Ars.)*; von Stimulanzien, Alkohol, Tabak.
Beugt Zahnkaries vor.

Gemüt

Melancholie durch **nervöse Erschöpfung;** schüchtern, scheu, befangen in Gesellschaft.
Traurig, reizbar; erfreut sich an Einsamkeit und Verborgenheit.

Atemwege

Atemnot bei engagierten Sportlern.
Kurzatmigkeit bei alten Menschen; bei exzessivem Tabak- und Whiskygenuss.
Hämoptyse, mit Oppressionsgefühl in der Brust und Dyspnoe.

Brust

Heftiges Herzklopfen: durch eingeklemmte Winde *(Arg-n., Nux-v.)*; durch Überanstrengung; durch Überanstrengung des Herzens *(Arn., Bor., Caust.)*.

Schlaf

Schläfrig, kann aber nirgendwo Ruhe finden.

Verwandtschaft

Vgl.: *Stram.,* wenn der Patient nach Licht und Gesellschaft verlangt; *Coca,* wenn er nach Dunkelheit und Einsamkeit verlangt.
Wurde anfänglich als Tabakantidot gebraucht.

ERGÄNZUNGEN

Modalitäten

Verschlimmerung: Anstrengung, Bergaufgehen, Höhenaufenthalte; Kälte; geistige Überanstrengung.
Besserung: schnelle Bewegung; frische Luft; nach Sonnenuntergang.

Nachträge

Protozoenwahn: Glaubt, Würmer o. Ä. säßen unter seiner Haut; reibt sich dauernd.
Zur Adaptation an Aufenthalt im Hochgebirge.

Drucksensibler Punkt

Weihepunkt: Du 12.

Cocculus indicus

Cocculus indicus. Menispermaceae.

Typisches

Passt für Frauen und Kinder mit hellen Haaren und Augen, mit starken Menstruations- und Schwangerschaftsbeschwerden; unverheiratete und kinderlose Frauen.
Geeignet für Bücherwürmer; sensitive, romantische Mädchen mit unregelmäßigen Menses.
Lebemänner, Masturbanten und durch sexuelle Exzesse geschwächte Personen.

Übelkeit oder Erbrechen beim Auto-, Bus-, Boot- oder Eisenbahnfahren (auf kurvenreichen Strecken [11]) *(Arn., Nux-m.),* **oder sogar nur vom Schauen auf ein sich bewegendes Boot;** Seekrankheit; Reisekrankheit.
Schlimme Folgen: von Schlafmangel, **Gemütserregung und Nachtwachen;** Schwächegefühl, wenn sie nur eine Stunde zu wenig schlafen; Konvulsionen nach Schlafmangel; nach Ärger und Kummer.
Erschöpft und krank durch Sorge um einen geliebten Menschen. Halonierte Augen nach Schlafmangel. [11]
Große Mattigkeit des ganzen Körpers; es erfordert Anstrengung, fest zu stehen; fühlt sich zu schwach, um laut zu sprechen.
Bei typischen Krankheitszuständen von Trinkern.

Gemüt

Die Zeit vergeht zu schnell (zu langsam: *Arg-n., Cann-i.).*
Kann Widerspruch nicht vertragen; leicht beleidigt; ärgerlich über jede Kleinigkeit; spricht hastig *(Anac.).*

Kopf

Kopfschmerzen: im Nacken und Occiput; erstrecken sich zum Rückgrat; Bandgefühl um den Kopf; mit Übelkeit wie auf See; bei jeder Regel; < auf dem Hinterkopf liegend.
Migräne vom Auto-, Boot- oder Bahnfahren.
Schwindel, wie betrunken beim Aufrichten im Bett; oder bei Bewegung des Wagens *(Bry.).*

Magen

Appetitmangel, mit Metallgeschmack *(Merc.).*
Empfindung: Schneiden und Reiben im Bauch bei jeder Bewegung, wie von kantigen Steinen; wie hohl im Kopf oder in anderen Körperteilen *(Ign.).*

Genitalien

Bei Menstruationsbeschwerden ist sie so schwach, **dass sie kaum stehen kann** wegen Schwäche der unteren Extremitäten *(Alum., Carb-an.);* nach jeder Regel Hämorrhoiden. Leukorrhö anstelle der Regel oder zwischen den Menses *(Jod., Xan.);* wie Fleischwasser; serös, jauchig, blutig; in der Schwangerschaft.

Extremitäten

Zittern an Armen und Beinen; nach Aufregung, Anstrengung oder Schmerz.

Fieber

Fieber mit langsamem, schleichendem, nervösem Verlauf, mit Schwindel; mit Neigung zu Zorn.

Verwandtschaft

Vgl.: *Ign.* und *Nux-v.* bei Chorea und Lähmungssymptomen; *Ant-t.* bei Schwitzen der befallenen Körperteile.
Hat Nabelhernien mit hartnäckiger Verstopfung geheilt, wenn *Nux-v.* versagt hatte.

Modalitäten

Verschlimmerung: Essen, Trinken, Schlafen, Rauchen, Sprechen, Autofahren, Schiffsbewegungen; Aufrichten in der Schwangerschaft.

ERGÄNZUNGEN

Quellen-Nachträge

Befürchtungen über Unwohlsein der Seinigen, besonders beim Alleingehen im Freien. [1]
„Ernsthaft und über seine Gesundheit wenig besorgt ist er sehr ängstlich über Unpäßlichkeiten Andrer". [1]
Rücksichtsvolle Patienten („Draußen warten noch welche, soll ich später wiederkommen?" – „Die arme Krankenkasse, sie muss so viel für meine Medikamente bezahlen!"), die im psychologischen Nebel feststecken: „Woher das kommt, weiß ich nicht, ich kann nichts daran ändern, ich ertrage das, bis sich eine Möglichkeit bietet. Man muss die Umstände akzeptieren." Fälle: Adipositas permagna bei Patientin mit krankem Ehemann. Bronchitis. Lumboischialgie. [37]
Gereizte Kinder mit Verhaltensstörung nach dem Abstillen, das Kind reißt der erschöpften Mutter die Decke weg, wenn sie sich hinlegen will und schreit. [37]
Fieber durch Zorn, durstlos bei Fieber. Passiv rauchende Kinder rauchender Eltern mit Bronchitis; Atemnot wie von Einschnürung der Luftröhre, wie gereizt vom Rauch. [36]
Krankenschwester mit Ischias, die Sterbenden bis zum letzten Augenblick die Hand zu halten pflegt. [36]

Nachtrag

Erkennt alles, aber kann sich nicht bewegen, bei Starrkrampf *(Sang.).* Gleichgültig, liegt mit geschlossenen Augen; Stumpfheit, versteht Fragen erst nach Wiederholung. Voller Hoffnung. Tasten im Dunkeln. Zorn durch Unterbrechung, durch Widerspruch. Sorgen und Angst um andere. Verweilen bei vergangenen, unangenehmen Ereignissen. Traurigkeit wie nach einer Beleidigung.

Drucksensibler Punkt

Weihepunkt: Ni 20 li.

Coccus cacti [11]

Cochenillelaus. Homopterae.

Typisches

Passt für spastischen Husten und Blasenkatarrh, spastische Nierenschmerzen und Eingeweidetenesmen. Harnverhaltung, Anasarka, harnsaure Diathese, Hämorrhagien.

Kopf

Kopfschmerzen und Traurigkeit morgens; beim Erwachen zwischen 2 Uhr und 3 Uhr; Stirnkopfschmerz über dem re. Auge, Schmerzen an Schläfen und Hinterkopf.

Mund

Empfindlich, bei Zahnprothesendruck; Zahnschmerzen bei Berührung.

Hals

Übelkeit wird im Hals empfunden; **Brechwürgen beim Zähneputzen, bei Berührung der Halsinnenseite.**

Magen

Abneigung gegen Fleisch; Empfindung wie ein Stein im Magen.

Abdomen

Bauchschmerzen ziehen in den Rücken, in die Hypochondrien < bei Linkslage.

Harnorgane

Heftige Nierenschmerzen mit Dysurie und Harndrang; > durch Abgang von Blutgerinnseln aus der Vagina; schneidende und stechende Schmerzen den Harnleiter hinunter in die Harnröhre. Kältegefühl im Rücken.
Urin: Ziegelmehlsediment; rot; blutig; scharf; Nierensteine; Urate.

Genitalien

Menses früh, lang, reichlich, dunkel, **klumpig,** unterdrückt, fließen nur abends im Liegen, vermehrt in der Nacht. **Metrorrhagie,** große Klumpen kommen beim Wasserlassen. Labien entzündet. Fluor **dick, zäh,** geleeartig.

Atemwege

Husten: **erstickend,** Kitzeln in Kehlkopf und Brust, mit dauerndem Schluckzwang; **beim Zähneputzen;** anfallsweise, mit Würgen; < beim Essen, **warme Speisen und Getränke; ins warme Zimmer kommend;** durch Ofenwärme; > kalte Luft, kalt Trinken.
Auswurf: fadenziehend, eiweißartig, glasig, zähklebrig, schwer vom Mund abzulösen; < 14 Uhr und 23:30 Uhr. Muss mühsam abgewischt werden.
Keuchhusten: mit Wundheit und Stichen in den Lungenspitzen.
Husten morgens beim Erwachen.

Brust

Gefühl, als ob alles gegen das Herz gepresst würde.

Verwandtschaft

Vgl.: *Apis, Berb., Canth., Sars.* bei Harnwegserkrankungen. *Cact.* bei Stenokardie. *Lach., Phos.* bei Hämorrhagien.

Modalitäten

Verschlimmerung: morgens, nachts, beim Erwachen; Druck; im Winter; Wärme, Zimmerwärme, Bettwärme, Ofenwärme; Kleidung; Berührung; Zähneputzen; leichte Anstrengung.
Besserung: im Freien; kalte Getränke; beim Gehen.

ERGÄNZUNGEN

Drucksensibler Punkt

Weihepunkt: Mi 18 re.

Coffea cruda

Ungeröstete Kaffeebohne. Rubiaceae.

Typisches

Große, hagere, gebeugte Personen mit dunklem Teint, von sanguinisch-cholerischem Temperament. Menschen, die, um beruflich hellwach zu sein, Kaffeemissbrauch treiben. [11]

Überempfindlichkeit; alle Sinne sind geschärft: Sehen, Hören, Riechen, Schmecken, Berühren *(Bell., Cham., Opium)*.
Schmerzen werden intensiv gefühlt; scheinen beinah unerträglich, treiben den Patienten zur Verzweiflung *(Acon., Cham.)*; er wirft sich vor Qual hin und her.

Gemüt

Ungewöhnliche Aktivität von Geist und Körper.
Voller Einfälle; schnell im Handeln, dadurch kein Schlaf.
Schlimme Folgen plötzlicher Aufregungen oder angenehmer Überraschungen (*Caust.*; aufregende oder schlechte Nachrichten: *Gels.*); weint vor Freude; Lachen und Weinen wechseln ab.
Kann unerwartete Freundlichkeiten schlecht annehmen. [11]

Kopf

Kopfschmerzen: durch geistige Überanstrengung, Denken, Reden; einseitig, wie von einem ins Hirn getriebenen Nagel *(Ign., Nux-v.)*; als ob das Gehirn zerrissen oder in Stücke zerschlagen würde; < an der frischen Luft.

Mund

Zahnschmerzen: intermittierend, ruckend; Erleichterung durch Eiswasser im Mund, Schmerzen kommen aber wieder, wenn das Wasser warm wird *(Bism., Bry., Puls., Caust., Sep., Nat-s.)*.

Magen

Hastiges Essen und Trinken *(Bell., Hep.)*.

Schlaf

Schlaflos, hellwache Verfassung; kann unmöglich die Augen schließen; körperliche Unruhe durch geistige Erregung (vgl. *Senec.*: Schlaflosigkeit durch Prolaps, uterine Irritation, im Klimakterium).

Verwandtschaft

Vgl.: *Acon., Cham., Ign., Sulf.*
Unverträglich: *Canth., Caust., Cocc., Ign.*

Modalitäten

Verschlimmerung: plötzliche geistig-seelische Erregung; **übermäßige Freude;** kalte, frische Luft; Schlafmittel.

ERGÄNZUNGEN

Modalitäten

Besserung: Liegen; Schlaf; nachts.

Nachträge

Akutes Ulcus pepticum mit Gewissensqual, weil er zweimal gegen den Wunsch des Vaters eine Frau heiratete, mit der die Ehe jeweils keinen Bestand hatte. Schlaflosigkeit durch Gedanken und zwar ständig dieselben. Fleißig, Pläneschmied.
Zarte nervöse schlaflose Babys, insbesondere bei der Zahnung. Bei Zahnschmerzen präventiv vor dem Zahnarztbesuch geben.
Schlaflosigkeit und Aufregung durch starke Emotion, Freude, Reise in den Urlaub, Geburtstag.

Drucksensibler Punkt

Weihepunkt: Gb 3 re.

Colchicum autumnale

Herbstzeitlose. Liliaceae.

Typisches

Passt für die rheumatisch-gichtige Diathese; Personen mit robuster, kräftiger Konstitution; Krankheiten alter Menschen.
Schmerzen: ziehend, reißend, pressend; leicht oder oberflächlich bei warmem Wetter; wenn die Luft kalt ist, werden die Knochen und die tieferen Gewebe affiziert; die Schmerzen gehen von li. nach re. *(Lach.)*.
Schlimme Folgen von Nachtwachen *(Cocc.)*.

Gemüt

Äußere Eindrücke – Licht, Lärm, starke Gerüche, Berührung, schlechte Manieren – bringen ihn beinahe außer sich *(Nux-v.)*; seine Leiden scheinen unerträglich. Beschwerden: von Kummer oder Untaten (und Grobheiten [11]) anderer *(Staph.)*.
Unzufrieden mit allem. Schreit vor Schmerzen, antwortet nicht, wenn gefragt. Macht Gebärden. Lachen und Manie. Wahnidee von Fehlverhalten. Träume von Tieren. [11]

Nase

Geruchssinn übertrieben scharf, Übelkeit und Ohnmacht vom Geruch kochender Speisen, **besonders**

von Fisch, Eiern oder fettem Fleisch *(Ars., Sep.).* Übelkeit von Zeitungspapier bei Kopfschmerzen [11].

Magen

Abneigung gegen Speisen; verabscheut sogar ihren Anblick und noch mehr ihren Geruch.
Brennen oder eisige Kälte in Magen und Bauch.

Abdomen

Ungeheuer **aufgetrieben von Gas,** Gefühl, als würde es platzen.

C

Rektum

Herbstdysenterie: Die Darmentleerungen enthalten große Mengen weißer, fetzenartiger Partikel; weißer Schleim; „wie abgeschabte Darmschleimhaut" *(Canth., Carb-ac.).*

Harnorgane

Urin: dunkel, wenig oder ausbleibend; tropfenweise mit weißem Satz; blutig, braun, schwarz, tintenartig; enthält Klumpen eitrigen, zersetzten Blutes, Eiweiß und Zucker.

Extremitäten

Befallene Körperteile sehr empfindlich gegen Berührung und Bewegung. Arthritische Schmerzen in den Gelenken; Patient schreit vor Schmerzen, wenn ein Gelenk berührt wird oder er mit einem Zeh anstößt. Lässt Gegenstände fallen [11].

Verwandtschaft

Vgl.: *Bry.* bei rheumatischer Gicht mit serösen Ergüssen; Rheumatismus bei warmem Wetter.
Heilt Wassersucht oft, wenn *Apis* und *Ars.* versagen.

Modalitäten

Verschlimmerung: Seelische Erregung oder Erschöpfung; Folgen anstrengender Studien; **Küchengerüche.** Fischgeruch [11].
Bewegung: Wenn der Patient vollkommen stillliegt, ist die Neigung zu erbrechen vermindert. Jede Bewegung entfacht sie wieder *(Bry.).*

ERGÄNZUNGEN

Modalitäten

Besserung: Wärme; Ruhe; Zusammenkrümmen; Vornüberbeugen; Sitzen.

Quellen-Nachträge

Sankaran ordnet *Colch.* dem Malaria-Miasma zu, die Kranken fühlen sich abwechselnd in etwas feststeckend und angegriffen: Frauen, die mit einem Trinker verheiratet sind, mit ihrem Gehalt die Familie ernähren, trotz Müdigkeit die täglichen Sexwünsche des Mannes erfüllen und missbilligen, dass er trotzdem zu Prostituierten geht, obendrein noch Schwierigkeiten mit den Schwiegereltern haben, aber nichts sagen, sondern mit Gott reden und beten (Meningiomfall von *Sujit Chatterjee*). [9]
Bronchialasthma, erstickend, als sei es ihr letzter Atemzug, muss sich nach vorne beugen, stundenlang, um Erleichterung zu haben. Träumt vom Fehlverhalten des Sohnes. [9]
Erschwerte Atmung und Thoraxbeklemmung mit Angst; > Vornüberbeugen; Spannen und Drücken auf kleinen Stellen der Brust. Stechen in der Brust, auch beim Atmen. Kribbeln in der Trachea, Kitzel im Rachen löst kurzen, trockenen, häufigen Husten aus. Nächtlicher Husten mit unwillkürlichem Harnabgang. Morgendliche Heiserkeit mit Rauheit im Hals. [20]

Nachträge

Anisokorie *(Rhod.).* Muskuläre Erschlaffung, Kälte und Kollaps. Unterkiefer sinkt herab, der Kranke rutscht im Bett nach unten, Atem kalt und langsam. Kalter Stirnschweiß, Nasenlöcher schwarz, steife Zunge. Sinne getrübt, weiß nicht, wie krank er ist. Ohne Todesangst *(Ver-v.).*
Lähmungen der quergestreiften Muskulatur. Herzleiden nach akutem Rheuma. Saurer Schweiß kommt und geht plötzlich.

Collinsonia canadensis

Grießwurzel. Labiatae.

Typisches

Becken- und Pfortaderkongestion verursachen Dysmenorrhö und Hämorrhoiden.
Kongestion der Beckenorgane mit Hämorrhoiden, besonders in den letzten Monaten der Schwangerschaft.

Rektum

Chronische, schmerzhafte, blutende Hämorrhoiden; Empfindung, als befänden sich Stöckchen, Sand oder Kies im Rektum *(Aesc.).* Rektumkarzinom.

Hämorrhoidale Dysenterie mit Tenesmus.
Abwechselnd Obstipation und Diarrhö; kongestive Untätigkeit des Dickdarms; Stühle träge, hart, schmerzhaft, mit **starker Flatulenz.** Obstipation.

Genitalien
Pruritus vulvae in der Schwangerschaft mit Hämorrhoiden; unfähig, sich hinzulegen.

Brust
Herzwassersucht. Palpitationen: bei Patienten mit Hämorrhoiden und Verdauungsstörungen; Herztätigkeit anhaltend schnell, aber schwach.
Wenn sich das Herz beruhigt hat, treten die früheren Hämorrhoiden wieder hervor oder die unterdrückte Regel kehrt wieder.

Verwandtschaft:
Bei Herzbeschwerden, einhergehend mit Hämorrhoiden, stets an *Coll.* denken, wenn *Cact., Dig.* oder andere Mittel versagen.
Hat Kolik geheilt, nachdem *Coloc.* und *Nux-v.* versagten.
Vgl.: *Aesc., Aloe, Cham., Nux-v., Sulf.*

Modalitäten
Verschlimmerung: Die leichteste Gemütsbewegung oder **seelische Aufregung** verschlimmert die Symptome *(Arg-n.).* **Schwangerschaft,** Kälte [11].

Colocynthis

Koloquinte. Cucurbitaceae.

Typisches
Quälende Bauchschmerzen, Patient muss sich zusammenkrümmen, mit Ruhelosigkeit, Drehen und Winden, um Erleichterung zu erlangen. > starker Druck (> Wärme: *Mag-p.*).
Schmerzen: Sind schlimmer nach dem Essen oder Trinken; zwingen Patienten, sich zusammenzukrümmen (*Mag-p.*; < beim Zusammenkrümmen: *Dios.*). Lehnt sich über Stühle, Tisch oder Bettpfosten oder drückt etwas Hartes gegen den Bauch [11].

Gemüt
Außerordentlich reizbar, ungeduldig; reagiert ärgerlich oder beleidigt, sobald er etwas gefragt wird (weil er dann gezwungen ist zu antworten [11]).
Reizbar; wirft mit Gegenständen um sich.
Erkrankung nach **Zorn, mit Entrüstung:** Kolik, Erbrechen, Diarrhö (Dysmenorrhö [11]) und ausbleibende Regel *(Cham., Staph.).*

Kopf
Vertigo: beim schnellen Kopfwenden, **besonders nach li.,** als wollte er fallen; nach Stimulanzien.

Genitalien
Menses unterdrückt durch Sorgen, durch Kolikschmerzen.

Extremitäten
Ischialgie: krampfartiger Schmerz in der Hüfte, wie in einen Schraubstock gespannt; liegt auf der schmerzhaften Seite. Muss völlig ruhig an seinem Platz liegen, Schmerz bei leichtester Bewegung.
Schmerz wie von einer eisernen Klammer um die Wade. Patient steht mit angezogenem Bein – wie ein Storch. [11]
Schießende, blitzartige Schmerzen das ganze Bein hinunter, li. Hüfte, li. Oberschenkel, li. Knie, in die Fossa poplitea.

Verwandtschaft
Ergänzend: *Merc.* bei Dysenterie mit starkem Tenesmus.
Vgl.: *Gnaph.,* starker Schmerz den re. Ischiasnerv entlang, schießend, schneidend, vom re. Hüftgelenk bis in den Fuß; < beim Hinlegen, Bewegen, Schreiten; > im Sitzen.
Vgl.: *Staph.* bei Ovar- oder anderen Erkrankungen nach üblen Folgen von Zorn, unterdrückter Entrüstung oder stillem Kummer.

Modalitäten
Verschlimmerung: Zorn und Entrüstung; Kränkung durch Beleidigung *(Staph., Lyc.);* Käse (Kolik).
Besserung: Zusammenkrümmen; starker Druck. Kaffee, Hitze [11].

ERGÄNZUNGEN

Quellen-Nachtrag

Durchfälle bei jedem Versuch der Aufnahme fester oder flüssiger Nahrung, besonders angezeigt im Frühjahr oder Herbst, wenn die Sonne warm, aber die Luft kalt ist. [36]

Nachträge

Coloc. heilte einen Säugling mit Pylorusspasmus. Die Eltern des Kindes hatten erst kurz vor seiner Geburt heiraten können, weil der Scheidungsprozess der Mutter sich mit vielen Aufregungen über die ganze Schwangerschaft erstreckt hatte.
Koliken eines Säuglings mit Schreien und Zusammenkrümmen, dessen Mutter während der Schwangerschaft viel Ärger im Beruf hatte und von ihrem Chef wegen der Schwangerschaft mit Anzüglichkeiten gehänselt worden war.

Drucksensible Punkte

Weihepunkt: Gb 30.
de la Fuye: Gb 40.

Conium maculatum

Gefleckter Schierling. Umbelliferae.

Typisches

Balsam für Krankheiten alter Jungfern und Frauen im und nach dem Klimakterium.
Besonders für Krankheiten alter Männer; alter Jungfern; alter Junggesellen; mit straffem Muskelgewebe; Personen mit hellem Haar, die leicht erregt sind; kräftige Menschen mit sitzender Lebensweise.
Schwächezustand älterer Menschen; Beschwerden nach einem **Schlag oder Sturz;** kanzeröse und skrofulöse Personen mit vergrößerten Lymphknoten; straffes Gewebe.
Steinharte Drüsenindurationen; in den Mammae oder Hoden bei Menschen mit Tendenz zu kanzerösen Entartungen; nach Quetschungen (Prellungen [11]) und Verletzungen von Drüsengewebe *(Aster.).*

Gemüt

Keine Neigung für Geschäfte oder Studium; indolent, indifferent, nichts interessiert ihn.
Schwaches Gedächtnis, kann geistige Anstrengungen nicht durchhalten.
Verdrießlich; leicht beleidigt; tyrannisch, streitsüchtig (diktatorisch [11]), schimpft, kann Widerspruch nicht vertragen *(Aur.);* Aufregung jeder Art verursacht Niedergeschlagenheit.
Fürchtet das Alleinsein, meidet jedoch Gesellschaft *(Kali-c., Lyc.).*

Kopf

Schwindel: besonders beim Hinlegen oder Umdrehen im Bett; bei leichter Kopfbewegung oder sogar Augenbewegung; muss den Kopf vollkommen ruhig halten; **bei Kopfdrehung nach li.** *(Coloc.);* bei alten Menschen; mit Ovarial- oder Uterusbeschwerden.

Augen

Abneigung gegen Licht ohne Entzündung der Augen; < durch Augenanstrengung bei künstlichem Licht; häufig das Mittel für nachtarbeitende Studenten; intensive Fotophobie *(Psor.).*

Harnorgane

Große Schwierigkeiten bei der Miktion; Strahl setzt aus und fließt wieder.

Genitalien

Schlimme Folgen: von Unterdrückung sexuellen Verlangens oder **unterdrückter Regel;** von unbefriedigtem Geschlechtstrieb oder von exzessiver Befriedigung. Prostata- oder Uteruserkrankungen.
Menses: **schwach, unterdrückt;** verspätet, spärlich, kurz dauernd; mit einem Hautausschlag kleiner roter Pusteln über den ganzen Körper, der mit der Regel verschwindet *(Dulc.);* hören auf durch Erkältung oder **wenn sie die Hände in kaltes Wasser hält** *(Lac-d.).* Brüste wie wund, hart und schmerzhaft vor und während der Regel *(Lac-c., Kali-c.).*
Leukorrhö **zehn Tage nach der Regel** *(Bor., Bov.);* scharf, blutig, milchig, reichlich, dick, **intermittierend.**

Atemwege

Husten: in spasmodischen Paroxysmen, verursacht durch einen **trockenen Fleck im Kehlkopf** (im Hals: *Cimic.*); mit Jucken in Brust und Kehle *(Jod.);* < nachts, **beim Hinlegen** und **in der Schwangerschaft** *(Caust., Kali-br.).*

Muss sich sofort nach dem Hinlegen **aufsetzen und fertig husten,** sobald der Kopf das Kopfkissen berührt, danach hat er Ruhe. [11]

Schweiß

Schweiß Tag und Nacht, **sobald er einschläft oder auch nur die Augen schließt** *(Chin.)*.

Verwandtschaft

Patienten, die *Con.* benötigen, bessern sich oft im Befinden durch Wein oder Stimulanzien, obwohl Personen, die reagibel auf *Con.* sind, Alkohol in gesundem Zustand nicht zu sich nehmen können.
Vgl.: *Arn.; Rhus-t.* bei Prellungen; *Ars., Aster.* bei Krebs; *Calc., Psor.* bei Drüsenschwellungen.
Psor. folgt gut bei Mammatumoren mit Malignitätstendenz.

Modalitäten

Verschlimmerung: nachts; Hinlegen; Umdrehen oder Aufrichten im Bett; **Zölibat.**

ERGÄNZUNGEN

Modalitäten

Besserung: Herunterhängenlassen der Extremitäten.

Quellen-Nachträge

Jugendliche und Studenten, die ihre Studien vernachlässigen, um sich dem anderen Geschlecht in manischer Art und Weise zu widmen, oder die von Fach zu Fach wechseln und nichts zustande bringen. [36]
Man lese *Platons* Bericht vom Tod des Sokrates im *Phaidon* (117e ff.) durch den Schierlingsbecher: „[Sokrates] aber ging umher, und als er merkte, dass ihm die Schenkel schwer wurden, legte er sich gerade hin auf den Rücken [...]. Darauf berührte eben dieser, der ihm das Gift gegeben hatte, von Zeit zu Zeit und untersuchte seine Füße und Schenkel. Dann drückte er ihm den Fuß stark und fragte, ob er es fühle; er sagte nein. Und darauf die Knie, und so ging er immer höher hinauf und zeigte uns, wie er erkaltete und erstarrte. Darauf berührte er ihn noch einmal und sagte, wenn ihm das bis ans Herzt käme, dann würde er hin sein. Als ihm nun schon der Unterleib fast ganz kalt war, da enthüllte er sich, denn er lag verhüllt da und sagte, und das waren seine letzten Worte: O Kriton, wir sind dem Asklepios einen Hahn schuldig, entrichtet ihm den und versäumt es ja nicht. – Das soll geschehen, sagte Kriton [...]. Als Kriton dies [sagte], antwortete er aber nichts mehr, sondern bald darauf zuckte er, und der Mensch deckte ihn auf; da waren seine Augen gebrochen. Als Kriton das sah, schloss er ihm Mund und Augen." [78]

Nachträge

Liebt sehr die schwarze Farbe.
Verletzungsfolgen mit Extravasaten und Indurationen < Liegen, > Hängenlassen der Glieder.
Aufsteigende Lähmungen von den unteren Gliedmaßen ausgehend. Finger und Zehen taub, Muskelschwäche der unteren Extremitäten. Müde, schwach, Zittern.

Drucksensible Punkte

Weihepunkte: Mi 9 li., Mi 10.

Fallbeispiel

Eine 55-jährige Bauersfrau, erhielt vor zwei Jahren eine Tetanusimpfung anlässlich eines Unfalls mit Commotio. Fünf bis sechs Tage danach trat Drehschwindel im Liegen auf, der sie seitdem ständig begleitet. Neurologisch sei eine MS im CT nachgewiesen worden. Der Schwindel weckt sie nachts mit Übelkeit, < beim Umdrehen im Bett. Nach *Con.* C 200 ein Jahr symptomfrei, in der Zwischenzeit nur Placebo, danach Wiederholung der C 200, nach drei Monaten *Con.* M, das öfter wiederholt wurde, bis nach vier Jahren die XM gegeben wurde. Eine nach fünf Jahren auftretende Bronchitis erforderte die Gabe von *Phos.*, das die Patientin bis zu ihrem 79. Lebensjahr in verschiedenen Potenzen bei Reizblase, Glaukom oder Hypertension immer wieder über längere arzneifreie Perioden ins Gleichgewicht brachte.

Crocus sativus

Safran. Iridaceae.

Typisches

Hämorrhagie aus irgendeinem Körperteil, schwarzes, zähflüssiges Blut, klumpig, lange, schwarze Fäden bildend, die von der blutenden Fläche hängen *(Elaps)*.
Spasmodische Kontraktionen und Zuckungen einzelner Muskelgruppen *(Agar., Ign., Zinc.)*.
Empfindung, als ob etwas Lebendiges sich im Leib bewegte, in Magen, Bauch, Uterus, Armen oder anderen Körperteilen *(Sabin., Thuj., Sulf.)*; mit Übelkeit und Ohnmacht. Geschwollenes Abdomen, irriger Gedanke an Schwangerschaft [11].

Gemüt

Häufiger und extremer Wechsel der Gefühle; **plötzlich von der größten Heiterkeit zur tiefsten Verzweiflung** *(Ign., Nux-m.).*

Lebhafte Phantasie, hüpft, tanzt und singt, pfeift, glaubt, Musik zu hören. Singt unwillkürlich, selbst wenn sie nur eine einzige Note gehört hat. Lacht ungewollt und laut. Wahnidee, er sei kleiner. Wahnidee, er sei unfähig zu Geschäften; braucht deshalb andere Menschen. [11]

Außerordentlich glücklich, zärtlich, möchte jeden küssen; im nächsten Moment ein Wutanfall.

Zorn, dass sie fast daran erstickt. Zorn wechselt mit Reue. Beißt. Streitsucht wechselt ab mit Singen. [11]

Chorea und Hysterie mit großer Heiterkeit, (anziehendem Verhalten [11]), Singen und Tanzen *(Tarant.);* wechseln mit Melancholie und Wut.

Kopf

Kopfschmerzen: im Klimakterium, hämmernd, pulsierend; < **an zwei oder drei Tagen der gewohnten Regel;** nervöser oder menstrueller Kopfschmerz vor, während oder nach der Regel *(Lach., Lil-t., Sec.).*

Hitze des Kopfes und des Gesichts mit Blässe und Durst, Stechen und Pickel der Haut. [11]

Augen

Empfindung, als wäre der Raum mit Rauch gefüllt; als hätte sie geweint; als bliese kalter Wind über die Augen; > durch festes Schließen der Lider *(Fl-ac., Syph.).*

Ziliarneuralgie, Zentralvenenthrombose, Glaukom; Blitzesehen, weite Pupillen, Tränen beim Lesen, Augenschmerz bei Myopie und Astigmatismus. Verlangen, das Auge zu wischen. [11]

Nase

Nasenbluten: schwarz, hartnäckig, fadenziehend, jeder Tropfen kann zu einem Faden gezogen werden; mit großen Tropfen kalten Schweißes auf der Stirn (kalter Schweiß, aber möchte, dass ihm Luft zugefächelt wird; mit hellrotem Blut: *Carb-v.);* bei Kindern, die zu schnell wachsen *(Calc., Phos.).*

Genitalien

Dysmenorrhö; Menstruationsfluss schwarz, fadenziehend, klumpig *(Ust.).*

Verwandtschaft

Nux-v., Puls. oder *Sulf.* folgen gut auf *Croc.* bei nahezu allen Beschwerden.

Vgl.: *Ust.* bei Mensesstörungen.

ERGÄNZUNGEN

Modalitäten

Verschlimmerung: Bewegung; Pubertät; Schwangerschaft; Lesen; Hitze; Neu- und Vollmond.

Besserung: im Freien.

Quellen-Nachträge

Libidinöser, abstoßender Geruch während der Menses und beim Koitus. [51]

Von ihrem Ehemann abhängige Frauen, die vernachlässigt werden und sich bedroht fühlen, er könne sie verlassen, weil er sie nicht mehr anziehend findet. Kombination von attraktivem Verhalten und Wut hindert ihn sowohl zu lästig zu werden, als auch wegzugehen und hält ihn in der Nähe. Abhängig, muss alles dazu tun, um integriert zu sein, warmherzig, zärtlich, Aufmerksamkeit erregend. [9]

Nachträge

Sexuelle Erregung < vor den Menses. Mens zu früh, zu reichlich, zu lang, zu häufig; **dunkel,** schwarz, geronnen. **Dunkle Klumpen,** faserig, **fadenziehend.**

Fluor dick und zäh bei zu starker Regel. Abort im dritten Monat.

Jucken an der re. Seite des Skrotums.

Schlaf: Gähnen tagsüber, morgens. Singen im Schlaf, Schreien und Auffahren. Zeitiges Erwachen. Ängstliche Träume, kann das Ziel nicht erreichen; Träume von Feuer, von Geschäften, vom Lachen.

Drucksensibler Punkt

Weihepunkt: Ni 15 li.

Crotalus horridus

Gift der Klapperschlange. Crotalidae.

Typisches

Indiziert bei strumösen, zu Blutungen neigenden, geschwächten, heruntergekommenen Konstitutionen; während Infektionskrankheiten; bei Trinkern; Tendenz zu Karbunkeln oder Furunkeln *(Anthr.).*

Krankheiten aufgrund einer vorausgehenden Abwehrschwäche; niedriges septisches Typhoid oder

Malariafieber; chronischer Alkoholismus; erschöpfte Lebenskraft; echter Zusammenbruch.
Darniederliegen der Lebenskraft; Puls kaum fühlbar; Blutvergiftung *(Pyrog.)*.
Hämorrhagische Diathese: Blut fließt aus Augen, Ohren, Nase und jeder Körperöffnung; **blutiger Schweiß.**
Hämorrhagische Otitis. Epistaxis bei Kitzelhusten. [11]
Maligne Gelbsucht; eher hämatogen als hepatisch. Purpura haemorrhagica; tritt plötzlich auf an allen Körperöffnungen, Haut, Nägeln, Gaumen.
Unstillbare Blutungen, nach Operationen, nach Weisheitszahnextraktion. [22]
Thrombopenie, Morbus Werlhof. [11]

Kopf

Apoplexie: apoplektische Konvulsionen bei Trinkern, bei Hämorrhagieneigung oder bei zerrütteter Konstitution. Schreie bei Kunvulsionen [11].

Augen

Gelbe Farbe der Konjunktiven; hellt die Sehkraft auf nach Keratitis oder Keratoiritis.
Netzhautblutung: entweder spontan oder während anderer Erkrankungen, re. [11]

Nase

Pickel bei bläulicher Verfärbung.

Mund

Zunge feuerrot, glatt und glänzend *(Pyrog.)*; stark geschwollen.

Hals

Maligne Diphtherie oder Scharlach; Ödeme oder Gangrän an Rachen oder Tonsillen; Schmerzen < beim Leerschlucken; wenn Erbrechen oder Diarrhö auftreten.

Magen

Erbrechen: gallig, mit Ängstlichkeit und schwachem Puls; jeden Monat nach der Regel; kann nicht auf der re. Seite oder auf dem Rücken liegen ohne sofortiges dunkles, grünes Erbrechen; schwarz oder kaffeesatzartig bei Gelbfieber. Erbrechen **nach verdorbenem Fleisch** [11].

Rektum

Diarrhö: Stühle schwarz, dünn, wie Kaffeesatz; stinkend; durch schädliche Ausdünstungen oder durch Fäulnis erregende Substanzen in Speisen und Getränken; durch angegangenes Wild *(Pyrog.)*; bei Gelbfieber, Cholera, Typhoid, Typhus.
Intestinal-Hämorrhagie, wenn sie typischerweise bei septischen oder infektiösen Krankheiten auftritt; Blut dunkel, flüssig, nicht koagulierend.

Harnorgane

Chronische Nephritis mit Albuminurie, Schmerzen erscheinen plötzlich, plötzliche Schwäche. [11]

Genitalien

Vikariierende Menstruation; bei geschwächten Konstitutionen *(Dig., Phos.)*.
Bösartige Uteruserkrankungen: große Hämorrhagietendenz mit dunklem, flüssigem und stinkendem Blut.
Menopause: starke Wallungen und durchnässende Schweiße; Ohnmacht und flaues Gefühl im Magen; verlängerte Metrorrhagie, dunkel, flüssig, stinkend; starke Anämie.

Schlaf

Atemnot beim Einschlafen. [11]

Haut

Sektionsverletzungen; Insektenstiche; schlimme Folgen von Pockenimpfung.

Verwandtschaft

Vgl.: *Elaps, Lach., Naja, Pyrog.* Bei *Lach.*: Haut kalt und klamm. *Crot.-h.*: kalt und trocken. *Elaps:* Affektionen der re. Lunge, Expektoration von schwarzem Blut.

ERGÄNZUNGEN

Modalitäten

Verschlimmerung: Liegen auf der re. Seite; beim Einschlafen; warmes Wetter; Frühling; Alkohol; verdorbenes Fleisch.
Besserung: Licht; Bewegung; Verlangen und Besserung nach Schweinefleisch.

Quellen-Nachträge

Lang anhaltende, stinkende Ohrabsonderung nach Granatsplitterverletzung im Kriege mit später nachfolgender Fazialislähmung, mit gleichzeitigem Leberschaden, Bauch empfindlich gegen Kleidung und Bettdecke. Herzschmerz in den li. Arm ausstrahlend bei wechselnden Blutdruckwerten, Zunge zittert. Alkohol verschlimmert. [7]
Intraduktale Papillome, mandelgroß unter der Mamille, blutend, dunkelschwarz, mit dünnem, nicht gerinnendem Blut. Tägliche Gabe von C 30. [28]

C

Croton tiglium

Krotonsamenöl. Euphorbiaceae.

Typisches

Affiziert die Intestinal-Schleimhäute, produziert wässrig-blutige Transsudate, eine reichliche, wässrige Diarrhö *(Verat.)* und entwickelt ein akutes Ekzem über den ganzen Körper *(Rhus-t.).*

Gemüt

Patienten, die in ihrem Inneren Sorgen und Kummer anhäufen bis zur Explosion. Bei diesen Entladungen sind Kinder wild und gewalttätig. [36]

Augen

Augenschmerzen, nach hinten ziehend. [11]

Rektum

Die Därme entleeren sich wie durch spasmodische Zuckungen, „es kommt schussweise" *(Gamb.);* **sobald der Patient isst, trinkt** oder sogar **während des Essens;** gelber, wässriger Stuhl.
Ständiger Stuhldrang, gefolgt von plötzlicher Entleerung, die aus dem Rektum herausschießt *(Gamb., Grat., Podo., Thuj.).*
Plätschernde Empfindung im Intestinum wie von Wasser vor dem Stuhlgang (Rumpeln vor dem Stuhlgang: *Aloe*).

Genitalien

Starkes Jucken der Genitalien bei beiden Geschlechtern *(Rhus-t.).*
Männlich: Bläschenausschlag; so empfindlich und wund, dass Kratzen unmöglich ist.

Atemwege

Husten: sowie der Kopf das Kissen berührt, setzt ein krampfartiger Hustenanfall ein; Luftnot, muss im Zimmer umhergehen oder in einem Stuhl schlafen.

Brust

Ziehender Schmerz durch die Brust von der Brustdrüse zur Skapula auf der gleichen Seite, jedes Mal, wenn das Kind saugt; Brustwarze sehr wund.

Haut

Starkes Hautjucken, aber die Haut ist so empfindlich, dass man nicht kratzen kann; > sanftes Reiben; Ekzem über den ganzen Körper.
Ekzem im Feldwechsel mit Asthma. [11]

Verwandtschaft

Vgl.: *Kali-br., Phos.* bei chronischer infantiler Diarrhö; *Sil.* bei Schmerz von der Brustdrüse zum Rücken beim Stillen.

Modalitäten

Verschlimmerung: Diarrhö; jede Bewegung; nach Trinken; beim Essen oder Stillen *(Arg-n., Ars.);* im Sommer; Obst und Süßigkeiten *(Gamb.);* **das kleinste bisschen Essen oder Trinken.**

ERGÄNZUNGEN

Modalitäten

Besserung: sanftes Reiben; leeres Luftaufstoßen.

Drucksensibler Punkt

Weihepunkt: im re. Unterbauch, 3 QF re. und 3 QF unterhalb des Nabels.

Cuprum metallicum

Kupfer. Cu.

Typisches

Spasmen und Krämpfe: Symptome treten periodisch und gruppenweise auf.
Schlimme Folgen der Unterdrückung von Ausschlägen (nicht herauskommende: *Zinc.*); verursachen Hirnaffektionen, Spasmen, Konvulsionen, Er-

brechen; Folgen unterdrückten Fußschweißes *(Sil., Zinc.).*
Konvulsionen mit blauem Gesicht und eingeschlagenem Daumen. Heftige Konvulsionen mit Opisthotonus und Strecken der Glieder mit geöffnetem Mund, Erbrechen zuvor oder dabei [11].

Gemüt

Nervliche und physische Erschöpfung durch geistige Überanstrengung und **Schlafmangel** *(Cocc., Nux-v.);* Anfälle unüberwindlicher Angst.
Furcht vor Fremden, vor Annäherung: Spuckt Fremden ins Gesicht und schlägt nach ihnen, wenn sie sich ihm nähern. [11]

Kopf

Epilepsie: Aura beginnt in den Knien und steigt nach oben; < nachts im Schlaf *(Bufo*); bei Neumond, in regelmäßigen Intervallen (Menses); von einem Fall oder einem Hieb auf den Kopf; von Durchnässung. Schrille Schreie vor den Anfällen [11].

Mund

Speichelfluss und starker, süßlicher, metallischer, kupferartiger Mundgeschmack *(Rhus-t.).*
Dauerndes Vor- und Zurückschnellen der Zunge wie bei einer Schlange *(Lach.).*
Zungenlähmung; fehlerhafte, stammelnde Sprache.

Magen

Getränke fließen gurgelnd die Speiseröhre hinab *(Ars., Thuj.).*

Rektum

Brechdurchfall oder Asiatische Cholera mit Leib- und Wadenkrämpfen.

Genitalien

Krämpfe während der Schwangerschaft; im Wochenbett (post partum mit Hautausschlag [11]).
Nachwehen; stark, qualvoll; dabei Schmerzen in Waden und Sohlen.
Geburten: Heftige spasmodische Wehen, Sanduhrkontraktionen. [11]

Atemwege

Husten mit **gurgelndem Geräusch,** wie wenn Wasser aus einer Flasche gegossen wird.
Husten > Trinken von kaltem Wasser (*Caust.*; < Trinken von kaltem Wasser: *Spong.*).
Keuchhusten: langanhaltender, **erstickender,** spastischer Husten; unfähig zu sprechen; **atemlos, blaues Gesicht, starr, steif; drei Anfälle** nacheinander *(Stann.);* Erbrechen fester Speisen nach Wiedererlangen des Bewusstseins *(Cann-i.);* kataleptische Spasmen bei jedem Hustenanfall.

Extremitäten

Krämpfe in den Extremitäten: Schmerzen, Sohlen- und Wadenkrämpfe, mit großer Müdigkeit in den Gliedern. Klonische Spasmen **beginnen in Fingern und Zehen** und breiten sich über den ganzen Körper aus; nach Schreck oder Ärger; durch Metastasierung von anderen Organen zum Gehirn *(Zinc.).*

Verwandtschaft

Ergänzend: *Calc.*
Vgl.: *Ars.* und *Verat.* bei Brechdurchfall und Cholera; *Ip.* ist das pflanzliche Analogon. *Verat.* folgt gut bei Keuchhusten und Brechdurchfall. *Apis* und *Zinc.* bei Konvulsionen durch unterdrückte Exantheme.

Modalitäten

Verschlimmerung: kalte Luft; kalter Wind; nachts; unterdrückter Fußschweiß oder Ausschlag. Nachts; im Schlaf, Schlafmangel; Neumond. [11]
Besserung: Nausea, Erbrechen und Husten, ein Schluck kaltes Wasser.

ERGÄNZUNGEN

Quellen-Nachtrag

Neugeborenen-Asphyxie; frühkindliche Hirnschädigung. Folgen von Saugglockenentbindung, Blue baby (C 200). [18]

Nachtrag

Charmante, verzogene, hysterische Frauen, die im Leben noch nie Widerstand erfahren haben und keinen Maßstab haben; Folgen von Schreck, Ärger, heftige blinde Wut, beißt andere. Furcht vor jedem, der sich nähert.

Drucksensible Punkte

Weihepunkt: Mi 27 li.
de la Fuye: Dü 4, Le 3, Bl 39, Ren 13.

C

Curare [11]

Südamerikanisches Pfeilgift. Strychnosarten.
Das von *Wesselhoeft* geprüfte Präparat stammte von *Merck* in Darmstadt. [20]

Typisches

Motorische Lähmungen, der Augen, des Nackens, der Gliedmaßen, der Zunge, der Glottis und des Zwerchfells infolge Lähmungen der motorischen Endplatten. Reflexverlust. Sensibilität bleibt erhalten. Motorische Lähmungen bei Greisen oder bei Diabetikern.
Zentrale Hypothermie bei lokaler Vasodilatation der Extremitäten.
Allergien auf Curare-Derivate.

Gemüt

Geistige Verlangsamung mit Unentschlossenheit und Verlangen nach Alleinsein.
Kinder, die, obschon groß, nichts selbst tun möchten, die Mutter muss immer noch die Schuhe zubinden oder den Hintern abputzen. [36]

Kopf

Schwindel: plötzlich beim Stehen oder Gehen, in Ohnmacht fallend. Beim Sehen auf nahe Gegenstände oder auf Wasser.
Kopfschmerz: lanzinierend, überall im Kopf, muss sich hinlegen und ausstrecken. Kopf nach hinten gezogen mit Nackensteife, von der Hirnbasis nach oben ziehend; < kräftige Bewegung, Bücken.

Augen

Ptosis der Oberlider.

Harnorgane

Häufiges Urinieren mit wühlendem, krampfendem Schmerz in den Nieren. Glykosurie, Diabetes.

Atemwege

Apnoe beim Einschlafen, Dyspnoe, stechende rechtsseitige Schmerzen; Dyspnoe durch Schwäche der motorischen Nerven. Kurzer, hackender Husten, immer trocken, mit Wundheit der Brustwände, < feuchtes Wetter oder Lachen. Lähmung der Atmungsorgane, des Vagus, des Zwerchfells oder der Glottis.
Kinder mit Asthma, bei denen während der Schwangerschaft eine Operation der Mutter nötig wurde, wobei es Komplikationen durch Überempfindlichkeit auf Curare-Derivate gegeben hatte. [36]

Schlaf

Schläfrig, kann nicht wach bleiben. Nachts ruhelos, muss die Füße aus dem Bett strecken. Träume von Feuer, von Tagesgeschäften.

Modalitäten

Verschlimmerung: kaltes, feuchtes Wetter.

Cyclamen europaeum

Alpenveilchen. Primulaceae.

Typisches

Passt am besten für leukophlegmatische Personen in anämischem und chlorotischem Zustand; leicht ermüdet und infolgedessen zu keinerlei Arbeit geneigt; schwache oder aussetzende Organ- oder Sinnesfunktionen.
Blass, chlorotisch; gestörte Menses *(Ferr., Puls.)* mit Schwindel, Kopfschmerzen und Flimmerskotom.
Schmerzen: drückend, reißend oder ziehend in den Körperpartien mit oberflächennahen Knochen.

Gemüt

Große Traurigkeit und Übellaunigkeit, reizbar, mürrisch, schlecht gelaunt; Neigung zu weinen; Verlangen nach Einsamkeit; **Abneigung gegen frische Luft** (Gegenteil: *Puls.*).
Beschwerden: von unterdrücktem Kummer oder Gewissensbissen; von versäumten Pflichten oder begangenen bösen Taten.
Wahnidee, angefeindet zu sein, gehindert, gequält, Pflicht versäumt zu haben, eines Verbrechens schuldig zu sein, verhaftet zu werden. Träume von Stuhlgang. Abneigung auszugehen. Wahnidee, er sei ein Befehlshaber, verkauft grünes Gemüse, repariert alte Stühle. [9]
Schwarzer Humor, der die traurigsten Ereignisse in zynischster Form ins Lächerliche zieht. [36]

Kopf

Kopfschmerzen: bei anämischen Patienten mit Flimmersehen oder Trübsehen beim morgendlichen Aufstehen.
Migräne-Kopfschmerz mit Flimmerskotom, Übelkeit und Schwindel, Seitenwechsel und langanhaltender Regel. Nackenspannung mit paralytischer Schwäche.
„Anhaltende Stiche vorn im Gehirne, beim Bücken". [1]
„Beim Liegen Abends im Bette, fühlbarer Pulsschlag im Gehirne und spätes Einschlafen." [1].

Augen

Augenflimmern, feurige Funken verschiedener Farben, glitzernde Nadeln, Trübsehen wie durch Nebel oder Rauch. Blitze sehen.

Nase

Fließschnupfen mit Niesen. [11]

Magen

Gierig auf Limonade. [3]
Abneigung gegen Brot, Butter, Fleisch, Fett, Bier und gewöhnliche Kost. Verlangen nach ungenießbaren Dingen; nach Sardinen. [20]
Satt nach wenigen Bissen *(Lyc.)*, das Essen wird dann abstoßend, verursacht Übelkeit in Kehle und Gaumen.
Übelkeit und Wabbeligkeit im Magen. [11]
Speichel und alles Essen schmeckt salzig; Schweinefleisch bekommt nicht.

Harnorgane

Drang zum Harnen mit wenig Urinabgang. [11]

Genitalien

Menses: zu früh; zu reichlich, schwarz und klumpig; mit Membranen (zu spät, spärlich, blass: *Puls.)*; besser während des Fließens (<: *Cimic., Puls.*).
Menses unterdrückt nach übermäßigem Tanzen. [11]

Extremitäten

Brennender, wunder Schmerz in den Fersen beim Sitzen, Stehen oder Gehen an der frischen Luft *(Agar., Caust., Valer., Phyt.)*.

Verwandtschaft

Vgl.: *Puls., Chin., Ferr.* bei chlorotischen und anämischen Beschwerden; *Crocus, Thuj.*, als wäre etwas Lebendiges im Leibe.

Modalitäten

Verschlimmerung: frische Luft; kaltes Wasser; kaltes Bad; Sitzen und Liegen nachts (Menses).
Besserung: im warmen Zimmer; im Haus; Umhergehen (Menses; Leukorrhö < im Sitzen und > beim Umhergehen: *Cact., Cocc.*).

ERGÄNZUNGEN

Quellen-Nachträge

Heuschnupfen anämischer Mädchen mit Anschwellen der oberen Augenlider (D 15 einmal täglich). [79]
Katzenhaarallergie. [36]
Säuglinge mit Strabismus convergens und **Mammitis mit Milchsekretion.** Strabismus convergens, das li. Auge schielt ein wenig nach innen, Erwachsene können einem nicht direkt in die Augen sehen. Kinder schielender Eltern. Der schielende Vater eines schielenden Kindes war von seinen Eltern verstoßen worden und in einem Heim aufgewachsen. Die Schwester der Mutter eines Säuglings mit Strabismus convergens war zwei Tage vor seiner Geburt bei einem Autounfall ums Leben gekommen. [36]
45-jährige Managerin mit üblem Ekzem an den Beinen, wässernd und schmerzhaft, das sie am Ausgehen hinderte. Sie hatte ein Familienproblem, über das sie nicht sprechen wollte. Nach ihren Träumen befragt, sprach sie von **wiederholten Träumen von Kot.** Auch während der Schwangerschaft hatte sie Kotträume. Sie gebar einen behinderten Sohn, vermied 15 Jahre lang alle sozialen Kontakte, weil sie Schuldgefühle hatte, dass ihr Sohn bei der Geburt in ihren Kot eingetaucht wäre. Wahnidee, verlassen zu sein, tadelt sich selbst. [9]

Drucksensibler Punkt

Weihepunkt: Ni 13 re.

KAPITEL

D Daphne indica – Dulcamara

Daphne indica [11]

Daphne odora. Indischer Seidelbast. Thymelaceaea.

Gemüt

Geistige Niedergeschlagenheit. Schüchtern, unsicher; Angst, Fehler zu begehen. Zerstreut. Schreckhaft, depressiv, Furcht vor Abhängigkeit.
Reizbarkeit, übererregt und zitternd, während der Schmerzen. Jähzorn, geistesabwesend und unentschlossen.
Furcht vor Herzkrankheit mit Schmerz in der Herzgegend.
Mammakarzinom mit Lebermetastasen bei ehelichen Schwierigkeiten, Selbstbewusstsein fehlt, misstrauisch, zerstreut, **Wahnidee, Teile des Körpers seien abgetrennt.** Bedürfnis nach Kontakten < Alleinsein. Schwankendes Gefühl im Kopf beim Gehen.
Vorliebe für die lindgrüne Farbe (26A6).

Kopf

Migräne – hinter den Augen, wechselseitig, von einer Schläfe zur anderen; mit Diplopie. Scheitel wie im Schraubstock. < Prüfungsangst, < jegliche geistige Anstrengung. Ruhelos bei Kopfschmerz. Sehr empfindlich gegen Schmerzen.

Mund

Stinkender Foetor, wie faule Eier. Zunge nur einseitig belegt, trocken nach dem Schlaf, wie verbrannt.

Harnorgane

Harn stinkend, wie verfaulte Eier; trüb, dick gelblich. Enuresis.

Genitalien

Unterdrückte Gonorrhö, Prostatasekret geht beim Harnen ab.

Extremitäten

Wandernde Gicht: der re. Großzehenballen ist geschwollen, plötzlich schießt der Schmerz in den Körper zur Herzregion oder von anderen Stellen ins Abdomen.
Knochenerkankungen, Exostosen, Rheuma.

Schlaf

Schlafbedürfnis, jedoch nicht in der Lage zu schlafen; Knochenschmerzen lassen ihn nicht schlafen. Agitierter unerfrischter Schlaf, fährt beim Einschlafen mit einem Schreck auf. Träume von Feuer und schwarzen Katzen.

Schweiß

Stinkender Schweiß.

Modalitäten

Verschlimmerung: Alkohol, Tabak (mit Verlangen danach); abends, nachts; abnehmender Mond; Bücken; kalte Luft, Bettwärme.
Beim Gehen schießender, rheumatischer Schmerz im Oberschenkel.

Digitalis purpurea

Fingerhut. Scrophulariaceae.

Typisches

Plötzliche Hitzewallungen, gefolgt von großer nervöser Schwäche und unregelmäßigem, aussetzendem Puls, im Klimakterium; < durch die leiseste Bewegung.
Herzschwäche ohne Klappenkomplikationen. (Herzerweiterung und Hypertrophie [11].)
Empfindung, als würde das Herz aufhören zu schlagen, wenn sie sich bewegt (*Cocain.;* fürchtet,

das Herz könne aufhören zu schlagen, wenn sie sich nicht dauernd bewegt: *Gels.*).
Tödlicher synkopaler Anfall kann eintreten, wenn er aufgerichtet wird.

Gesicht

Fahl, totenblass und bläulichrot.

Magen

Schwäche oder Elendsgefühl im Magen; Erschöpfung; extreme Schwäche; fühlt sich, als ob er stürbe.

Abdomen

Vergrößerte, schmerzhafte Leber. Meteorismus, Aszites, krampfartige Spannung in den Leisten. [20]

Rektum

Stühle: sehr hell, aschfarben; verzögert, kreidig *(Chel., Podo.);* beinah weiß (breiartig [11]), *(Calc., Chin.);* Bleistiftstuhl; unfreiwillig.

Genitalien

Nächtliche Pollutionen mit großer genitaler Schwäche nach Koitus.

Atemwege

Respiration unregelmäßig, schwierig, tiefes Seufzen.

Brust

Große Schwäche in der Brust, kann es nicht aushalten zu sprechen *(Stann.)*.
Puls voll, irregulär, sehr langsam und schwach; setzt jeden dritten, fünften oder siebten Schlag aus.
Beim Aufrichten im Bett wird der Puls viel schneller und unregelmäßig. [20]

Extremitäten

Die Finger schlafen leicht und häufig ein.
Nächtliche Schwellung der re. Hand und der Finger, Schwellung der Füße tagsüber. [20]

Haut

Blaue Farbe der Haut, Augenlider, Lippen, Zunge. Zyanose [11].
Erweiterte Venen an Lidern, Ohren, Lippen und Zunge. [11]
Ödeme, Wassersucht: infolge von Scharlach; bei Bright-Erkrankung; mit verminderter Harnausscheidung; innerer und äußerer Körperpartien; mit Ohnmacht, wenn organische Herzaffektionen vorliegen (mit Wundgefühl in der Uterusregion: *Conv.*).

Verwandtschaft

Chin. antidotiert die direkte Digitaliswirkung und steigert die Ängstlichkeit.

Modalitäten

Verschlimmerung: im Sitzen, besonders beim Aufrecht Sitzen; Bewegung.

ERGÄNZUNGEN

Quellen-Nachträge

Introvertiert, verwundbar durch Fehlschläge, voller Angst vor der Zukunft. Stottert, sobald er mit Fremden spricht – Erregung. [3]

Fallbeschreibung

Die 78-jährige Mamma-amputierte Frau mit Herzinsuffizienz antwortet ungenau auf Fragen; müde aussehend, gerötetes Gesicht mit **blauen Lippen,** Skleren gelb; Zunge braun. Drei- bis viermal Nykturie. Atemnot bei Anstrengung, Herzschmerzen stechend, Füße ödematös, Schwindel bei Bewegung; rekompensiert mit abends fünf Tropfen D 6. [7]

Nachtrag

Herzkranke Prostatiker mit langsamem Puls, die keine Digitalis-Derivate vertragen (LM-Potenzen).
Bewährt bei Migräne, besonders bei Übelkeit durch **Speisengerüche** bei reiner Zunge (D 3).

Drucksensibler Punkt

de la Fuye: He 9.

Dioscorea villosa

Yamswurzel. Dioscoreaceae.

Typisches

Personen mit schwachem Verdauungssystem, alt oder jung.

Abdomen

Flatulenz nach den Mahlzeiten oder nach dem Essen, speziell bei Teetrinkern; häufig gequält von heftiger Kolik.

Kneipende Schmerzen im Bauch in der Nabelgegend.
Heftige Kolikschmerzen, in regelmäßigen Anfällen auftretend, als würden die Därme von einer starken Hand gepackt und gezerrt.
Kolikschmerzen: < **durch Vorwärtsbeugen und im Liegen;** > beim Aufrechtstehen oder Rückwärtsbeugen (umgekehrt: *Coloc.*).

Genitalien

Ejakulationen im Schlaf; lebhafte Träume von Frauen, die ganze Nacht *(Staph.);* schwache Knie; kalte Genitalien, große Mutlosigkeit *(Staph.).*

Brust

Pectangina: Vom Magen aufsteigende Beklemmung zieht in die li. Brust und in den li. Arm. [11]

Extremitäten

Panaritium: Frühstadium, wenn das erste Stechen verspürt wird und die Schmerzen stechend und quälend sind; brüchige Nägel.
Disposition zur Paronychie *(Hep.).*

Verwandtschaft

Vgl.: *Coloc., Phos., Podo., Rhus-t., Sil. Bell.:* < bei Berühren [11].

Modalitäten

Verschlimmerung: Liegen; Sitzen; **Zusammenkrümmen.** Ejakulation [11].
Besserung: Bewegung; Umhergehen schwierig, ist trotz Müdigkeit gezwungen umherzugehen. Aufrecht Sitzen; Druck [11].

ERGÄNZUNGEN

Quellen-Nachtrag

Stiegele berichtet von einer abgehärmten Patientin mit ekelerregendem Fluor. Auf Nachfrage berichtet sie, ihr Mann, ein Hüne, verlange jede Nacht dreimal den Beischlaf. Daraufhin verordnete *Stiegele* der Frau, ihrem Mann abends *Diosc.* D 3, fünf Globuli, einzugeben, woraufhin er bereits nach einem Geschlechtsakt befriedigt war. Als sie ihn fragte, wieso er jetzt so zurückhaltend sei, antwortete er, er sei müde und schliefe gut. Die Patientin erholte sich zusehends, da auch sie mehr Schlaf bekam. [51]

Nachtrag

Magenschmerzen: Scharfer Schmerz im Epigastrium, > Aufrechtsitzen. Druck < durch vornübergebeugtes Sitzen; muss sich zurücklehnen und gerade aufrichten *(Mand.).*

Diphtherinum

Homöopathisches Antitoxin. Nosode.

Typisches

Passt speziell für die strumöse Diathese; skrofulöse, psorisch oder tuberkulös belastete Personen mit Neigung zu katarrhalischen Affektionen der Schleimhäute im Hals-, Rachen- und Respirationstrakt.
Patienten mit schwacher oder erschöpfter Vitalität sind deswegen äußerst empfänglich für den Diphtherieerreger; wenn der Anfall von Anfang an zur Malignität tendiert *(Lac-c., Merc-cy.).*
Schmerzlose Diphtherie; kaum Symptome oder nur objektive Krankheitszeichen; Patient ist zu schwach, zu apathisch oder zu erschöpft, um sich zu beklagen; Sopor oder Stupor, aber sofort wach, wenn er angesprochen wird *(Bapt., Sulf.).*
Diphtherische Beläge, dick, dunkelgrau oder bräunlich-schwarz; Temperatur niedrig oder subnormal, schwacher, schneller Puls; Extremitäten kalt und ausgeprägte Schwäche; Patient liegt in halb benommener Verfassung; Augen stumpf, töricht *(Apis, Bapt.).*
Nasenbluten oder starke Schwäche von Beginn der Erkrankung an *(Ail., Apis, Carb-ac.); Kollaps* beinahe sofort nach Beginn *(Crot-h., Merc-cy.);* Puls schwach und schnell und vitale Reaktion sehr schwach.
Wenn der Patient von Anfang an verloren zu sein scheint und **wenn die sorgfältigst gewählten Mittel keine Erleichterung oder dauerhafte Besserung bewirken.**

Hals

Dunkelrote Schwellung der Tonsillen und der Gaumenbögen; Parotis und Halsdrüsen stark geschwollen; Atem und Absonderungen aus Hals, Nase und Mund stinken sehr; Zunge geschwollen, sehr rot, wenig belegt.

Schlucken schmerzlos, aber Flüssigkeiten werden erbrochen oder kommen aus der Nase zurück; Atem stinkt entsetzlich.
Larynxdiphtherie, wenn *Chlor., Kali-bi.* oder *Lac-c.* versagen; postdiphtherische Lähmung, wenn *Caust.* oder *Gels.* ohne Wirkung bleiben.
Die oben beschriebenen Symptome sind durch Heilungen bestätigt, *Allen* [11] hat sie über einen Zeitraum von 25 Jahren für leitend und zuverlässig befunden.
Das Mittel wird, wie alle Nosoden und Tiergifte, entsprechend der Homöopathischen Pharmakopoe hergestellt und ist, wie alle homöopathischen Mittel, völlig sicher, wenn es dem Kranken gegeben wird.
Wie alle Nosoden ist es praktisch wertlos in Potenzen unter der C 30; sein heilender Wert erhöht sich mit der Steigerung der Potenz, von der C 200 bis zu M und CM. Es muss und sollte nicht zu oft wiederholt werden. Es wird in jedem Fall heilen, indem das reine Antitoxin auch heilt, und es ist nicht nur leicht zu verordnen, sondern auch sicher und völlig frei von gefährlichen Folgen. Außerdem ist es homöopathisch.
(*Allen* [11]) hat es 25 Jahre lang als Prophylaktikum benutzt und niemals einen zweiten Fall von Diphtherie in einer Familie auftreten sehen, wenn es verabreicht worden war. Die Ärzteschaft ist zur Nachprüfung und zur Veröffentlichung von Fehlanzeigen aufgefordert.
Nützlich bei heftigen Reaktionen auf die Diphtherie-Impfung. [36]

Drosera rotundifolia

Sonnentau. Droseraceae.

Hals

Chronische Halsentzündung; mit rauer, kratzender, trockener Empfindung tief im Rachen; Stimme heiser, tief, tonlos, gebrochen, kann nur mit Anstrengung sprechen *(Arum-t.)*.
Enge und Krabbeln im Larynx; Heiserkeit und gelbes oder grünes Sputum.
Kehlkopfphthisis als Keuchhustenfolgekrankheit (nachfolgender Bronchialkatarrh: *Coc-c.*).

Atemwege

Keuchhusten mit heftigen Paroxysmen, die schnell aufeinander folgen, bekommt kaum Luft (wacht zwischen 6 Uhr und 7 Uhr auf und hört nicht auf zu husten, bis eine große Menge zähen Schleims hochgekommen ist: *Coc-c.;* starkes Nasenbluten bei jedem Hustenanfall: *Indg.;* Schnellfeuerhusten bei Tag, Keuchen bei Nacht: *Cor-r.*).
Tiefklingender heiserer Bellhusten *(Verb.)*, < nach Mitternacht, bei oder nach Masern; spastisch, mit Würgen, Brechreiz und Erbrechen *(Bry., Kali-c.)*.
Lockerer Schleim, der aber geschluckt wird. [11]
Ständiger nächtlicher Kitzelhusten bei Kindern, beginnt, sobald der Kopf das Kissen berührt *(Bell., Hyos., Rumx)*.
Husten: < durch Wärme, Trinken, Singen, Lachen, Weinen, Hinlegen, **nach Mitternacht.**
Während des Hustens: Erbrechen von Wasser und Schleim, häufig Blutungen aus Nase und Mund *(Cupr.)*.
Empfindung, als ob man eine Feder im Larynx hat, reizt zum Husten.
Nächtlicher Husten junger Menschen bei Phthise; blutiges oder eitriges Sputum
Krankheiten, die häufig bei Pertussis-Epidemien vorkommen.

Verwandtschaft

Ergänzend: *Nux-v.*
Folgt gut nach *Samb., Sulf., Verat.* Wird gefolgt von *Calc., Puls., Sulf.* Vgl.: *Cina, Cor-r., Cupr., Ip., Samb.* bei spasmodischem Husten. Erleichtert oft den zur Verzweiflung treibenden, ständigen nächtlichen Husten bei Tuberkulose. „So reicht z. B. eine einzige solche Gabe (in der C 30) zur homöopathischen, völligen Heilung des epidemischen Keuchhustens hin […]. Die Heilung erfolgt sicher binnen 7 oder 9 Tagen, bei unarzneilicher Diät. Man hüte sich, unmittelbar nach der ersten eine zweite Gabe davon zu reichen (und eben so wenig, irgendein anderes Mittel), denn sie würde unfehlbar nicht nur den guten Erfolg hindern, sondern auch beträchtlichen Schaden anrichten, wie ich aus Erfahrung weiß.“ [1]

ERGÄNZUNGEN

Modalitäten

Verschlimmerung: nach Mitternacht; **Hinlegen;** Wärme; Sprechen; Lachen; kalte Speisen; nach Masern.
Besserung: Druck.

Quellen-Nachträge

„Die Nacht, drückender Schmerz in den hintern Muskeln des li. Oberschenkels, vermehrt von drauf Drücken und Bücken; er konnte nachts nicht drauf liegen – nach dem Aufstehn vergings." [1]
„Den ganzen Tag, Gemüths-Unruhe und Ängstlichkeit, voll Mißtrauen, als wenn er mit lauter falschen Menschen zu thun hätte." [1]
„Still und verschlossen, mit Ängstlichkeit – er befürchtete stets, etwas Unangenehmes zu erfahren." [1]
„Ängstlichkeit, als wenn ihm seine Feinde keine Ruhe ließen, ihn beneideten und verfolgten. Er ist traurig und niedergeschlagen über die Beschwerden des Lebens, die sich die Menschen unter einander und ihm selbst verursachen, worüber er ängstlich und besorgt ist; dabei Mangel an Eßlust." [1]
Fühlt sich von seinen Freunden im Stich gelassen. Zorn über Banalitäten. Wahnidee, verfolgt zu werden; von Schikanen und Angriffen. Verlangen nach Gesellschaft. [9]
Wahnidee von Selbstmord durch Ertrinken. [3]
Tuberkulose bei einem Kind trotz mehrmaliger BCG-Impfung, die auf Dreifachantibiose nicht ansprach mit hilärer Lymphadenopathie. Der Weg für die Tuberkuloseerkrankung war durch eine schlecht vertragene Keuchhustenimpfung bereitet worden. [36]

Nachträge

Ischias < durch Liegen auf der kranken Seite. Plötzliche Blindheit beim Lesen.
Schmerzen li. oberhalb des Steißbeins, die sich zur li. Gesäßhälfte und in die li. Hüfte erstrecken, < beim Bücken und Darauffliegen nachts.

Drucksensibler Punkt

Weihepunkt: Ma 16.

Dulcamara

Bittersüß. Mädesüß. Solanaceae.

Typisches

Passt für Personen von phlegmatischer, skrofulöser Konstitution; ruhelos, reizbar.
Katarrhalische, rheumatische oder Hauterkrankungen, ausgelöst oder verschlimmert durch Einwirkung kalter, feuchter, regnerischer Witterung oder durch plötzliches Umschlagen von heißem Wetter *(Bry.)*.
Verstärkte Sekretion der Schleimhäute; unterdrückte Schweiße durch Kälte.
Patienten, die in feuchten, kalten Kellerräumen oder in einer Molkerei leben oder arbeiten *(Aran., Ars., Nat-s.)*.

Gemüt

Geistige Verwirrung; kann für nichts das richtige Wort finden.

Gesicht

Dicke, bräunlich-gelbe Krusten an Kopfhaut, Gesicht, Stirn, Schläfen, Kinn; mit rötlichen Rändern, bluten beim Kratzen.

Rektum

Diarrhö: durch Erkältung an feuchten Orten oder bei feucht-nebligem Wetter; Wechsel von warmem zu kaltem Wetter *(Bry.)*.

Harnorgane

Katarrhalische Ischuria bei heranwachsenden Kindern, mit milchigem Urin; **vom Waten mit bloßen Füßen im kalten Wasser; unfreiwillig.**

Haut

Die Haut ist zart, empfindlich gegen Kälte, neigt zu Ausschlägen, besonders Urtikaria; jedes Mal, wenn sich der Patient erkältet oder lange der Kälte aussetzt.
Anasarka; nach Wechselfieber, Rheuma, Scharlach.
Ödeme: nach unterdrückten Schweißen; unterdrückten Ausschlägen; Kälteexposition.
Hautausschlag vor der Regel (*Con.*; während starker Regel: *Bell., Graph.*).
Urtikaria am ganzen Körper, ohne Fieber; Jucken geht nach Kratzen in Brennen über; < bei Wärme, > bei Kälte.
Warzen, fleischig, groß, glatt; im Gesicht oder am Hand- oder Fingerrücken *(Thuj.)*. Plantarwarzen [11].

Verwandtschaft

Ergänzend: *Bar-c., Kali-s.*

D

Feindlich: *Acet-ac., Bell., Lach.* Sollte nicht davor oder danach gegeben werden.
Folgt gut nach *Calc., Bry., Lyc., Rhus-t., Sep.*
Ähnlich: *Merc.* bei Speichelfluss, Lymphknotenschwellung, Bronchitis, Diarrhö; Empfindlichkeit für Wetterwechsel; nächtliche Schmerzen. *Kali-s.* ist das chemische Analogon. Für schlimme Folgen von Quecksilbermissbrauch.

Modalitäten

Verschlimmerung: Kälte im Allgemeinen; kalte Luft, (kaltes Wasser [11]); kaltes, feuchtes Wetter; unterdrückte Menses, Hautausschläge, Schweiße.
Besserung: Sich-Umherbewegen *(Ferr., Rhus-t.).*

ERGÄNZUNGEN

Quellen-Nachtrag

Chronische *Dulc.*-Patienten haben nach *Vithoulkas* die Neigung, andere Menschen und vorzugsweise ihre nächsten Angehörigen zu dominieren. Beispiel: Mutter zu ihrem 30-jährigen Sohn: „30 Jahre habe ich mich um Dich gekümmert, jetzt gehst Du hin und heiratest **diese** Frau …!" [32]

Nachträge

Erkältung durch Zugluft.
Sommerdurchfälle, wenn die Patienten beispielsweise gebadet haben, sich in feuchter Badebekleidung sonnten und abends vom Ufer des Sees oder vom nahen Wald die feucht-kühle Abendluft auf sie einwirkte.
Harnwegsinfekte: nach Durchnässung, z. B. nach Segeln in feuchter Kleidung, auch an heißen Sommertagen, wenn die feuchte Badebekleidung nicht gewechselt wurde und im Wind trocknete. Motorradfahrer, die vom Regen überrascht wurden.
Polyarthritis nach Durchnässung auf einer Fluss-Schifffahrt. *Dulc.* C 200 brachte eine schnelle anhaltende Besserung, nach zwei Monaten entwickelte sich eine Angina tonsillaris, die nach zwei Tagen von selbst wieder abklang. Erst nach zwei Monaten musste die Dosis wiederholt werden, bis dahin wurden nur Placebos verabreicht. Die Patientin wurde vollständig geheilt. [11]
Herpes genitalis bei jeder Erkältung (bei Frauen).

Drucksensibler Punkt

Weihepunkt: in der Mitte zwischen Nabel und dem Eck des 9.–10. Rippenknorpels links.

KAPITEL

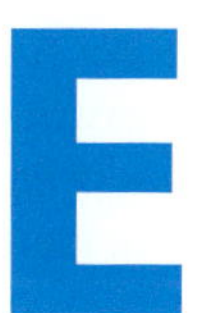

Elaps corallinus – Euphrasia officinalis

Elaps corallinus [11]

Brasilianische Korallenschlange. Elapidae.

Typisches

Adynamischer, septischer Zustand. Große Schwäche. Lungentuberkulose, **Hämoptoe,** Blut schwärzlich mit langen fadenförmigen Gerinnseln. Chronische Rhinopharyngitis.

Gemüt

Furcht vor hohen Plätzen, Fallträume; Besorgnis um die Position und das Image, lebhaft und egoistisch, Verlangen nach Gesellschaft *(Pall., Plat.).* Schreckliche Angst um das Wohlergehen von Familienangehörigen, wenn sie zum Klettern oder auf Flugreisen unterwegs sind. [13]

Gesprächigkeit, Eifersucht; Gefühl, als müsste sie schreien; möchte reisen, von den Menschen weg aufs Land, in eine Höhle. Verlangen zu schlagen; Wahn, sie sei verletzt worden. Zorn, wenn angesprochen. Fingerbeißen; sitzt wie in tiefen, traurigen Gedanken versunken.

Kopf

Hirnkongestion, Kopfschmerz okzipital oder von der Stirn zum Hinterhaupt ziehend oder frontal vom li. zum re. Auge, mit Gefühl von Stößen im Gehirn. Furcht vor Schlaganfall.

Nase

Nasenbluten mit schwärzlichem Blut und langen fadenförmigen Gerinnseln. Chronischer Katarrh von Nase und Rhinopharynx. Rhinitis atropicans, Ozaena.

Magen

Brennschmerz in Magen und Ösophagus, Ösophagusspasmen > kalte Getränke. **Innere Kälte,** Eiseskälte nach kalten Getränken bis in den Magen hinein > Liegen auf dem Bauch. Gier nach Bananen, Orangen, Süßem, Saurem, Joghurt, Eis.

Brust

Kälte des Körpers. Stechende Schmerzen in der re. Lungenspitze. Trockener Husten mit heftigen zerreißenden Schmerzen im Thorax oder der Herzgegend. Herzklopfen mit Angst < beim Liegen auf der re. Seite. Kollapsneigung. Kalte Schweiße

Extremitäten

Bläuliche Schwellung von Füßen und Händen.

Verwandtschaft

Schwärzliche Hämoptoe mit wenig Auswurf: *Ars.,* mit mehr Auswurf: *Kreos., Sulf-ac.*

Modalitäten

Verschlimmerung: Kälte, Feuchtigkeit; Regen, Zugluft; kalte Speisen und Getränke.
Besserung: Ruhe.

Equisetum hiemale

Ackerschachtelhalm. Equisetaceae.

Harnorgane

Starker, dumpfer Blasenschmerz, wie von Überdehnung, nicht > nach der Miktion.

Häufiger und unerträglicher Harndrang mit heftigem Schmerz **am Ende der Miktion** *(Berb., Sars., Thuj.).*

Ständiges Verlangen, Wasser zu lassen; große Mengen klaren, wässrigen Urins, ohne Besserung (spärlich, wenige Tropfen: *Apis, Canth.*).

Scharfer brennender und schneidender Schmerz in der Harnröhre beim Urinieren.

Blasenlähmung alter Frauen.
Enuresis diurna et nocturna; reichlich wässriger Urin, falls außer dem Symptom der Enuresis kein weiterer Grund ermittelt werden kann.

Verwandtschaft

Vgl.: *Apis, Canth., Ferr-p., Puls., Scilla.*

ERGÄNZUNGEN

Modalitäten

Verschlimmerung: am Ende der Miktion; Druck.

Drucksensibler Punkt

de la Fuye: Ni 4.

E

Erigeron canadensis [11]

Berufkraut. Compositae.

Typisches

Wirkt v.a. auf Rachen-, Genital- und Harnorgane. Von den Indianern als Wundarznei verwendet. Patienten sind abgeschlagen, matt mit häufigem Gähnen.

Kopf

Dumpfer frontaler Kopfschmerz, Stirn und re. Auge, mit Augenbrennen und Schmerzen wie wund in allen Gelenken.

Nase

Epistaxis mit **hellrotem Blut.**

Hals

Vermehrte Schleimsekretion aus den Choanen mit Rauigkeit des Pharynx; Empfindung, als stecke etwas im Ösophagus, muss ständig schlucken.

Magen

Verlangen nach Fleisch, Abneigung gegen Süßes.

Abdomen

Häufiger dumpfer Schmerz in der Nabelgegend, begleitet von starkem, wehem Schmerz im gesamten Dorsalgebiet; mit Empfindung, als sei der Anus zerrissen. Plötzlicher Schmerz im Hypogastrium, von breiigem Stuhl gefolgt. Dumpfer Schmerz im Hypogastrium, von dunkelfarbigem, hartem, klumpigem Stuhl gefolgt.

Rektum

Tenesmus und Neuralgie nach normalem Stuhl. Darmblutungen; Hämorrhoiden blutend, Anusränder wie zerrissen, brennen.

Harnorgane

Aktive Kongestion der Blase; Miktion schmerzhaft, Hämaturie mit **hellrotem Blut,** < Bewegung. Urin streng riechend. Heftiger Nierenschmerz < Berührung. Dysurie zahnender Kinder mit Schreien beim Urinieren.

Genitalien

Männlich: Klebriger Genitalschweiß, Schmerz von der re. Lendengegend zum Hoden wandernd. Gonorrhö und dünnschleimiger Ausfluss aus der Urethra.
Weiblich: Dysmenorrhö: Allgemeine Plethora, Regel lang und stark, alles tut weh, blutende Hämorrhoiden. Kongestion des Uterus und der Ovarien oder des gesamten kleinen Beckens mit Auftreibung des Unterbauchs. Metrorrhagie: hellrot; < jede Bewegung.
Nach einem Abort; bei Placenta praevia; blutige Lochien kehren bei der kleinsten Bewegung zurück. Blässe und Schwäche der Patientin. Schlapp und abgeschlagen mit viel Gähnen.

Verwandtschaft

Hämorrhagien mit < bei Bewegung: *Trill.* – Hämorrhagie im Guss; *Sab.* – Hämorrhagie im Guss, mit Klumpen; *Ip.* – Hämorrhagie im Guss, mit Kollapsneigung.
Hämorrhagien ohne < bei Bewegung: *Acon.* – mit Unruhe, Todesangst; *Mel.* – Blutung erleichtert die kongestiven Beschwerden.

Modalitäten

Verschlimmerung: Bewegung; Berührung; kaltes, nasses Wetter.

Eupatorium perfoliatum

Wasserhanf. Compositae.

Typisches

Passt für Krankheiten alter Menschen; **ausgebrannte Konstitutionen, v.a. infolge von Trunksucht;** Kachexie von anhaltenden oder häufigen Fieberanfällen bei Gallenerkrankungen oder Malaria.
Zerschlagenheitsgefühl, wie zerbrochen, am ganzen Körper *(Arn., Bell-p., Pyrog.).*
Knochenschmerzen sitzen in Rücken, Kopf, Brust, Gliedern, besonders in den Handgelenken, wie verrenkt. Je ausgedehnter und stärker, desto besser passt das Mittel (vgl. *Bry., Merc.*).
Schmerzhaftigkeit der Augäpfel; Schnupfen, Schmerzen in allen Knochen; große Schwäche bei epidemischer Grippe *(Lac-c.).*
Schmerzen kommen schnell und verschwinden genauso schnell wieder *(Bell., Mag-p., Eup-pur.).*

Kopf

Schwindel: Empfindung, nach li. zu fallen (kann den Kopf nicht nach li. wenden aus Furcht zu fallen: *Coloc.*).

Atemwege

Husten: chronisch; locker mit hektischem Fieber; wunder Brustschmerz, muss sich die Brust halten *(Bry., Nat-c.);* < nachts; nach Masern oder unterdrücktem intermittierendem Fieber.

Fieber

Froststadium an einem Tag bis 9 Uhr morgens, am nächsten Tag mittags; bitteres Erbrechen am Ende des Frostes; Trinken beschleunigt das Frieren und verursacht Erbrechen; Knochenschmerzen **vor und während des Fieberschauers. Unstillbarer Durst vor und während Schüttelfrost und Fieber;** weiß schon vorher, dass der Schüttelfrost kommt, **weil er nicht genug trinken kann.**
Heißhunger vor Fieberfrost; bei Fieber **Verlangen nach warmen Getränken.** Sonst Verlangen nach kalten Getränken. [11]

Verwandtschaft

Wird gut gefolgt von *Nat-m.* und *Sep.*

Vgl.: *Chel., Podo., Lyc.* bei Neigung zu Gelbsucht. *Bry.* ist das am nächsten kommende Analogmittel, aber mit viel Schweiß, und die Schmerzen zwingen den Patienten zur Ruhe, während *Eup-per.* kaum Schweiß hat, und die Schmerzen den Patienten ruhelos machen.

ERGÄNZUNGEN

Modalitäten

Verschlimmerung: kalte Luft; Bewegung; Periodizität: 7–9 Uhr, jeden dritten oder siebten Tag; Liegen auf der kranken Seite; Husten; Küchengerüche.
Besserung: Erbrechen von Galle; Schweiß; Liegen auf dem Gesicht.

Drucksensibler Punkt

Weihepunkt: 2 QF oberhalb des Nabels, 1 QF nach links.

E

Euphrasia officinalis

Augentrost. Scrophulariaceae.

Typisches

Böse Folgen von Stürzen, Kontusionen oder mechanischen Verletzungen äußerer Körperteile *(Arn.).*
Schleimhautkatarrhe besonders der Augen und Nase.
Starker, beißender Tränenfluss mit reichlichem, mildem Schnupfen (umgekehrt bei *All-c.*).
Schwerste, brennende Schmerzen.

Augen

Die Augen tränen fortwährend und sind morgens verklebt; Lidränder gerötet, geschwollen, brennen.
„In den innern Augenwinkeln Augenbutter, selbst am Tage." [1]

Nase

Morgens reichlicher Fließschnupfen mit heftigem Husten und reichlicher Expektoration, < wenn er sich warmem Südwind aussetzt.
Heuschnupfen mit Konjunktivitis. [36]

Hals

Beim morgendlichen Versuch, die Kehle von stinkendem Schleim frei zu räuspern, Würgen bis zum Erbrechen des eben genossenen Frühstücks *(Bry.).*

Reichliche Expektoration von Schleim durch gewolltes Räuspern, < beim Aufstehen am Morgen.

Genitalien

Menses: schmerzhaft, regelmäßig, nur eine Stunde lang; oder spät, spärlich, kurz, halten nur einen Tag an *(Bar-c.)*.

Amenorrhö mit katarrhalischen Symptomen an Nase und Augen; reichlicher, beißender Tränenfluss.

Atemwege

Pertussis: **übermäßiges Augentränen während des Hustens; Husten nur tagsüber** *(Ferr., Nat-m.)*.

Verwandtschaft

Ähnlich: *Puls.* bei Augenerkrankungen (v. a. bei Masern [11]); Gegenteil von *All-c.* bei Tränenfluss und Schnupfen.

Modalitäten

Verschlimmerung: abends, im Bett, im Zimmer, Wärme, Feuchtigkeit; **nach Südwindeinwirkung;** bei Berührung *(Hep.)*.

ERGÄNZUNGEN

Modalitäten

Besserung: frische Luft; Augenwischen, Blinzeln.

Tipp

Bei Masern zu Beginn der Erkrankung.

Drucksensibler Punkt

Weihepunkt: Lu 2.

KAPITEL

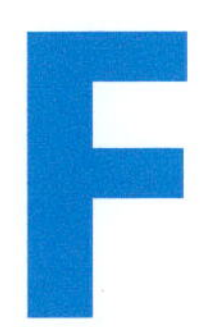

Ferrum metallicum – Ferrum phosphoricum

Ferrum metallicum

Eisen. Element. Fe.

Typisches

Sanguinisches (heißblütiges [11]) Temperament; verdrießlich, zänkisch, streitsüchtig, leicht erregt, der leiseste Widerspruch macht ärgerlich *(Anac., Cocc., Ign.);* > geistige Anstrengung.
Frauen, die schwach, zart, chlorotisch sind und dennoch ein feuerrotes Gesicht haben.
Extreme Blässe von Gesicht, Lippen und Schleimhäuten, **die bei dem leisesten Schmerz, der leisesten Erregung oder Anstrengung rot und blühend werden.** Erröten *(Aml-ns., Coca).* Erethische Chlorose, schlimmer im Winter.
Rote Körperteile werden weiß; Gesicht, Lippen, Zunge und Mundschleimhaut.
Hämorrhagische Diathese; Blut hellrot, koaguliert leicht *(Ferr-p., Ip., Phos.).*
Wassersucht: nach Säfteverlusten; Chininmissbrauch; unterdrücktem Wechselfieber *(Carb-v., Chin.).*
Fühlt sich immer besser **bei langsamem Umhergehen,** obwohl die Schwäche den Patienten zum Hinlegen zwingt.

Gemüt

Reizbarkeit: leiseste Geräusche, wie Papierknistern, treiben ihn zur Verzweiflung *(Asar., Tarax.).*
Beschwerden, ausgelöst von Zorn, von Verachtung. [11]

Kopf

Schwindel: mit schwankendem Gefühl, wie auf dem Wasser; **beim Anblick von fließendem Wasser;** beim Gehen über Wasser, z. B. beim Überqueren einer Brücke *(Lyss.);* beim Abwärtsgehen *(Bor., Sanic.).*
Kopfschmerzen: hämmernd, klopfend, pulsierend; muss sich hinlegen; mit Aversion gegen Essen oder Trinken. Alle zwei oder drei Wochen zwei, drei oder vier Tage lang.

Magen

Mundvolles Aufschwulken und Aufstoßen von Nahrung *(Alum.),* ohne Übelkeit.
Heißhunger, oder Appetitlosigkeit mit äußerstem Widerwillen gegen alle Speisen.
Erbrechen: **direkt nach Mitternacht;** von Speisen, sofort nach der Nahrungsaufnahme; steht plötzlich vom Tisch auf und erbricht auf einen Schlag alles, was er gegessen hat, kann sich hinsetzen und weiteressen; sauer, scharf *(Lyc., Sulf-ac.).* Erbrechen beim Husten [11].

Rektum

Diarrhö: unverdaute Stühle nachts, beim Essen oder Trinken *(Crot-t.);* schmerzlos bei gutem Appetit; bei Schwindsüchtigen.
Obstipation: durch Atonie der Eingeweide; erfolgloser Drang; Stuhl hart, schwergehend, gefolgt von Rückenschmerzen oder krampfenden Schmerzen im Rektum; Rektumprolaps bei Kindern; Anus juckt nachts.

Genitalien

Menses: zu früh, zu stark, zu langanhaltend; mit feuerrotem Gesicht; Klingeln in den Ohren; intermittieren zwei oder drei Tage und setzen wieder ein; **Blutung blass, wässrig, schwächend.**

Atemwege

Husten nur tagsüber *(Euphr.);* gebessert durch Hinlegen; > durch Essen *(Spong.).*

Extremitäten

Gliederschmerzen treiben ihn nachts aus dem Bett > Umhergehen. **Deltaschmerz,** nachts, < beim Heben des Armes. [11]

Verwandtschaft

Ergänzend: *Alum., Chin.*

Chin., das pflanzliche Analogon, folgt gut bei nahezu allen Erkrankungen, ob akut oder chronisch. Sollte nie bei Syphilis gegeben werden; es verschlechtert immer den Zustand.

Modalitäten

Verschlimmerung: nachts; in Ruhe, besonders beim Stillsitzen.

Besserung: langsames Umhergehen; im Sommer. Beschäftigung; Verlangen nach kalten Bädern [11].

ERGÄNZUNGEN

Quellen-Nachträge

Wahnidee, er sei im Krieg. Angst beim Überqueren einer Brücke oder eines Platzes. [13]

Eiserner Kanzler, eiserne Lady – die Thematik des Eisens hängt mit dem Willen zusammen. [36]

Dogmatischer Diktator, Perfektionist; Streitsucht; Gewissensangst, als habe er ein Verbrechen begangen. Nötigt andere, sich unterzuordnen. [40]

Tipps

Ferr. sollte besonders bedacht werden bei folgenden Indikationen:

- Kinder, die sich im Alter von zehn Monaten noch nicht aufrichten können (täglich eine Dosis D 20). Wirbelsäulenerkrankungen in der Pubertät, Morbus Scheuermann (D 20). *(Wilhelm zur Linden)*
- Kinder, die sich dauernd erkälten (C 200). Trockener Krampfhusten, Chronische Bronchitisneigung im Winter, auch Asthma. Verlangen nach und Unverträglichkeit von **Eiern.** Dickliche, blasse Babys und Eisenmangelanämie mit Neigung zu Nasenbluten.

Drucksensible Punkte

Weihepunkte: Bl 11, Bl 39.

Ferrum phosphoricum [11]

Weißer Eisenphosphat. $FeHPO_4$.

Typisches

Wirkt auf den venösen Blutkreislauf, auf lokale passive Hyperämien.

Kopf

Kopfschmerzen > durch Nasenbluten.

Ohren

Kongestive Otitis, **hämorrhagisch von Gefäßen durchzogenes Trommelfell.** Kinder weinen und halten sich die Ohren, mit gelegentlichem, rauem Husten.

Magen

Abneigung gegen **Fleisch** und Milch. **Kalte Getränke, saure Speisen,** Hering, Kaffee und Kuchen werden nicht vertragen.

Erbrechen unverdauter Speisen, Bluterbrechen; mitunter aus dem Schlaf heraus.

Atemwege

Virale Bronchitis zu Beginn des Winters, wenn kalter, trockener Wind weht. Kitzelhusten, schmerzhaftes Hüsteln. Trockener, pfeifender Husten mit subfebrilen Temperaturen, Blässe mit plötzlich hektisch geröteten Wangen. Pneumonie. Hellrotes Nasenbluten.

Rücken

Torticollis und Lumbago.

Extremitäten

Rheumatismus, von Gelenk zu Gelenk **wandernd** < geringste Bewegung. **Schulterschmerz** wie zerschlagen, breitet sich zum Thorax und zum Handgelenk aus. Kraftlosigkeit und Schmerzen beim Händeschütteln.

Fieber

Fieberfrost um 13 Uhr mit Verlangen, sich zu strecken. Fieberhitze mit schweißigen Händen. Continua. Intermittens. Masern. Kinder sitzen mit Fieber im Bett und lesen oder spielen.

Modalitäten

Verschlimmerung: nachts, 4–6 Uhr; Bewegung; Geräusche; Erschütterung.

Besserung: Kälteanwendung; Liegen; Blutungen

F

KAPITEL

G Galanthus nivalis – Guajacum officinale

Galanthus nivalis [11]

Schneeglöckchen. Amaryllidaceae.

Typisches

Myokardschwäche, Myokarditis, Reizleitungsstörungen, Mitralinsuffizienz.
Neigung zu Ohnmachten mit schnellem, unregelmäßigem Puls. Heftiges Herzklopfen, rollendes Systolikum über der Herzspitze. Gefühl unterzugehen, zu fallen, im Bett zu versinken. Schwäche, Nachlassen des Wahrnehmungsvermögens.

Hals

Wunde, trockene Kehle mit dumpfem Kopfschmerz.

Schlaf

Wird durch Herzbeschwerden gestört. Verwirrungsgefühl während des Schlafens.

Gelsemium sempervirens

Gelsemium sempervirens. Loganiaceae. Falscher Jasmin.

Typisches

Passt für Kinder, junge Menschen, besonders Frauen mit nervös-hysterischem Temperament *(Croc., Ign.)*.
Vollständige Erschlaffung und Erschöpfung der gesamten Muskulatur mit kompletter motorischer Lähmung.
Allgemeine Abgeschlagenheit **in Sonnen- oder Sommerhitze.**
Schwäche und Zittern; an Zunge, Händen, Beinen; des ganzen Körpers.
Muskelkoordinationsstörungen; verwirrt; Muskeln gehorchen nicht dem Willen (beim Versuch, sich zu bewegen [11]).

Gemüt

Erregbar, reizbar, empfindsam; bei nervösen Störungen von Masturbanten beiderlei Geschlechts *(Kali-p.)*.
Schlimme Folgen von Schreck, Furcht, aufregenden Nachrichten und plötzlichen Gefühlserregungen (*Ign.;* von erfreulichen Überraschungen: *Coff.*).
Durchfall nach vermeintlich schlechten Nachrichten.
Anklammern an Personen und Möbelstücke. [11]
Todesfurcht *(Ars.);* völliger Mangel an Mut.
Die Erwartung einer unüblichen Belastung, das Vorbereiten auf Kirchgang, Theaterbesuch oder auf eine Verabredung verursacht Diarrhö; Lampenfieber, nervöse Furcht, in der Öffentlichkeit zu erscheinen *(Arg-n.)*. Zittert vor öffentlichen Treffen [11].
Verlangen nach Ruhe und Alleingelassenwerden; wünscht nicht, sich zu unterhalten oder jemanden in der Nähe zu haben, selbst wenn die Person still ist *(Ign.)*.
Kinder: Furcht zu fallen, greifen nach dem Bettchen oder krallen sich an das Kindermädchen *(Bor., Sanic.)*.

Kopf

Schwindel: **Vom Hinterkopf sich ausbreitend** *(Sil.);* mit Doppeltsehen, verschwommenem Sehen, Verlust der Sehkraft; scheint betrunken beim Versuch, sich zu bewegen.
Kopfschmerzen mit vorausgehender Blindheit *(Kali-bi.)*, > durch reichliche Harnausscheidung. **Urina spastica** [11].
Kopfschmerzen: **Beginn im Nackenbereich;** Schmerzen erstrecken sich über den Kopf und verursachen eine Empfindung von Bersten in der Stirn und in den Augäpfeln (*Sang.;* beginnt genauso, aber einseitig: *Sil.*); Verschlimmerung durch geistige An-

strengung; durch Tabakrauch; durch Sonnenhitze; bei Kopftieflage.

Kann den Kopf nicht aufrecht hochhalten. [3]

Empfindung, als ginge oberhalb der Augen ein Band rund um den Kopf *(Carb-ac., Sulf.)*; Kopfhaut berührungsempfindlich.

Augen

Große Schwere der Augenlider; kann sie nicht offen halten *(Caust., Graph., Sep.)*.

Brust

Fürchtet, das Herz würde aufhören zu schlagen, wenn er sich nicht bewegt (fürchtet, das Herz würde aufhören zu schlagen, **wenn** er sich bewegt: *Dig.*).
Gefühl bei Herzbeklemmung, als sei die Bettdecke zu schwer. [11]
Langsamer Puls bei alten Menschen.

Fieber

Fieberfrost ohne Durst, besonders entlang der Wirbelsäule, **den Rücken hinauf- und hinunterlaufend** in schneller, wellenartiger Folge vom Kreuzbein bis zum Hinterkopf.

Verwandtschaft

Ergänzend: *Bapt.* bei drohendem typhösem Fieber; *Ip.* bei Wechselfieber ohne Schüttelfrost nach Unterdrückung durch Chinin.

Modalitäten

Verschlimmerung: feuchtes Wetter; vor einem Unwetter, (schwüle Luft [11]); Gemütsbewegung oder Aufregung; **schlechte Nachrichten; Tabakrauchen; beim Denken an seine Beschwerden;** wenn er auf seinen Verlust angesprochen wird.

ERGÄNZUNGEN

Modalitäten

Besserung: reichliche Harnausscheidung; Schweiß; Kopfschütteln; Alkohol; Trinken; geistige Anstrengung.

Quellen-Nachträge

Sankaran dokumentiert das zentrale Gefühl des Patienten: „Ich muss alles unter Kontrolle halten, wenn mir Prüfungen gestellt werden. Ich muss mit sehr schwierigen und herausfordernden Situationen klarkommen. Ich muss schockierende Ereignisse und schlechte Nachrichten ohne Gleichgewichtsverlust aushalten können." Der Patient möchte seinen Mut bewahren. [8]
Bei Prüfungen sitzt er wie gelähmt vor seinem leeren Blatt und erinnert sich an nichts. Bei einer Rede stammelt er vor seinen Hörern und weiß nicht mehr was er sagen soll. Durstloses Fieber mit Schläfrigkeit vor einer Reise, Durchfall bei Aufregung. [36]
Extrasystolie, Pektangina und Insuffizienz. Herzhinterwandhypoxie < Belastung, warmfeuchtes Wetter und morgens. Herzschmerz zieht in die li. Schulter und in den li. Arm. Knöchelödeme und Myogelosen im Nacken und im oberen Bereich der Schulterblätter. [7]

Nachträge

Furcht vor Operationen: Herzversagen jedes Mal, wenn er in den Operationssaal gefahren wurde. Ruft seinen Arzt vor der Bronchoskopie achtmal am Tag an, um ihm mitzuteilen, was und wie und wo alles gemacht wird und ob er einverstanden sein kann.
Poliomyelitis, Lähmungsmittel

Spezielle Nachträge zur Geburt

Nervöses Frieren zu Beginn der Entbindung. Sie fürchtet sich davor. Zittern vor und unmittelbar nach der Geburt.
Falsche Wehen, Tage oder Wochen vor dem Geburtstermin, drohender Abort nach Schreck. Die Wehen laufen nach oben und nach hinten.
Rigider Muttermund, rund, hart, verdickt und nicht zu dilatieren. Empfindung, als würde er sich nicht öffnen. Schmerzen im Uterus, zum Rücken und den Rücken aufwärtsziehend. Falsche Wehen von vorne nach hinten und im Abdomen aufwärts.
Bei jeder Wehe scheint das Kind nach oben zu wandern. Erfolglose Wehen bei Uterusträgheit. Wehen haben aufgehört, Muttermund weit geöffnet, die Gebärende ist schläfrig und stumpf bei gerötetem Gesicht. Die Wehen setzen während der Untersuchung aus, weil sie so nervös ist.

Drucksensible Punkte

Weihepunkt: Bl 15.
de la Fuye: He 5, Ni 4.

Glonoinum

Nitroglycerin. $C_3H_5(NO_2)O_3$.

Typisches

Nervöses Temperament; plethorische, rosige, empfindliche Frauen. Personen, die sich bereitwillig beeinflussen lassen.

G

Schlimme Folgen seelischer Aufregungen, von Schreck, Furcht, mechanischen Verletzungen und deren späteren Folgen; vom Haareschneiden *(Acon., Bell.)*.
Kopfbeschwerden: vom Arbeiten unter Kunstlicht, wenn die Hitze direkt auf den Kopf einwirkt; kann keine Hitze am Kopf ertragen, weder Ofenhitze noch **Gehen in der Sonne** *(Lach., Nat-c.)*.
Zerebrale Kongestion oder Alternieren der Kongestion an Kopf und Herz.
Heftige Palpitationen, mit Klopfen in den Karotiden; Herztätigkeit schwerfällig, Oppression; Blut scheint zum Herzen und heftig zum Kopf zu drängen.
Konvulsionen bei Kindern durch zerebrale Kongestion; Meningitis, während der Zahnung, Fälle, die nach *Bell.* zu verlangen scheinen.
Kinder, die abends erkranken, wenn sie an einem offenen Kaminfeuer sitzen oder dort einschlafen.

Gemüt

Explosive Reizbarkeit, die durch den kleinsten Widerspruch angefacht wird.

Kopf

Wie enorm vergrößert; als wäre der Schädel für das Gehirn zu klein. Sonnenstich und Kopfschmerzen nach Sonneneinwirkung, zu- und abnehmend jeden Tag mit dem Sonnenlauf *(Kalm., Nat-c.)*.
Heftiges Hämmern im Kopf, mit dem Puls synchron.
Klopfender, pulsierender Kopfschmerz; hält sich den Kopf mit beiden Händen; kann sich nicht hinlegen, weil „das Kissen klopft".
Gehirn **wie zu groß, berstend;** als würde alles Blut nach oben gepumpt; **Klopfen bei jeder Erschütterung, jedem Schritt, jedem Pulsschlag.**
Starke Hirnkongestion von verzögerten oder unterdrückten Menses; Kopfschmerzen anstelle der Menses.

Genitalien

Kopfschmerzen nach profuser Metrorrhagie; **Blutwallung zum Kopf,** bei Schwangeren.
Hitzewallungen; im Klimakterium *(Aml-ns., Bell., Lach.)*; oder bei der Regel *(Ferr., Sang.)*.

Verwandtschaft

Vgl. *Aml-ns., Bell., Ferr., Gels., Meli., Stram.*

Modalitäten

Verschlimmerung: in der Sonne, Exposition in Sonnenbestrahlung; künstliches Licht; Überhitzung; Erschütterung; Bücken; Steigen; Berührung durch einen Hut; Haareschneiden. Scheinwerferlicht/-hitze [11].

ERGÄNZUNGEN

Modalitäten

Besserung: kühle Abendluft; offene Fenster.

Nachtrag

Eine Nonne mit kongestivem Kopfschmerz stand abends am offenen Fenster und lüftete den Schleier, weil ihr das Linderung verschaffte.

Drucksensibler Punkt

Weihepunkt: Ni 23.

Graphites naturalis

Reißblei. Kristalliner Kohlenstoff.

Typisches

Passt für zu Fettsucht neigende Frauen mit habitueller Verstopfung; mit verzögerter Menstruation in der Vorgeschichte.
„Was *Puls.* in der Pubertät, ist *Graph.* im Klimakterium."
Kataleptische Verfassung; bei Bewusstsein, aber ohne Kraft, sich zu bewegen oder zu sprechen.
Erkältet sich leicht, empfindlich gegen Luftzug *(Bor., Calc., Hep., Nux-v.)*. Abmagerung leidender Körperteile.
(Dickliche, frostige [11]) Kinder: unverschämt, hänselnd, (quengelnd; albern [11]), lachen, wenn ihnen ein Verweis erteilt wird. Mitunter schüchtern, sehr empfindlich gegen Musik, weinen bei Musik [36].

Gemüt

Übermäßige Vorsicht; furchtsam, zögert; unfähig, sich zu etwas zu entschließen *(Puls.)*.
Zappelig beim Sitzen an der Arbeit *(Zinc.)*.
Traurig, verzagt; **Musik bringt sie zum Weinen;** denkt nur noch an den Tod (Musik ist unerträglich: *Nat-c., Sabin.*).

Kopf
Brennender runder Fleck am Scheitel (*Calc., Sulf.*; kalter Fleck: *Sep., Verat.*).

Augen
Ekzem der Augenlider; Ausschlag feucht und rissig; Lider gerötet und Lidränder bedeckt mit Schuppen oder Krusten.

Ohren
Hört besser im Lärm; im rollenden Fahrzeug, wenn ein Rumpeln zu hören ist *(Nit-ac.)*.

Gesicht
Empfindung von Spinnweben an der Stirn, versucht angestrengt, sie wegzuwischen *(Bar-c., Bor., Brom., Ran-s.)*.

Abdomen
Diarrhö: Stühle braun, flüssig, gemischt mit unverdauten Substanzen und von unerträglichem Gestank; oft verursacht durch unterdrückte Hautausschläge (*Psor.*).
Chronische Obstipation; Stuhl schwierig, reichlich, hart, knotig, mit Klumpen, zusammengehalten durch Schleimfäden; **zu groß** *(Sulf.)*; scharfer Wundschmerz im Anus nach dem Stuhl.

G

Genitalien
Entschiedene Abneigung gegen Geschlechtsverkehr (beide Geschlechter).
Männlich: **Sexuelle Schwäche durch sexuelle Exzesse.**
Weiblich: Menses zu spärlich, blass, spät mit heftigen Schmerzen; unregelmäßig; verzögert nach Durchnässung der Füße *(Puls.)*. Morgendliche Übelkeit während der Regel; sehr schwach und erschöpft *(Alum., Carb-an., Cocc.)*.
Leukorrhö: scharf, wundmachend, tritt in Strömen Tag und Nacht auf; vor und nach der Regel (vor: *Sep.;* nach: *Kreos.*).
Narbenverhärtungen bleiben nach Mamma-Abszess, hemmen den Milchfluss; Brustkrebs, durch alte Narben und wiederholte Abszesse.

Extremitäten
Die Nägel sind spröde, bröckelig, deformiert *(Ant-c.)*; schmerzhaft, wund, wie geschwürig; dick und verkrüppelt.

Haut
Ungesund: **Jede Verletzung eitert** *(Hep.)*; alte Narben brechen wieder auf; Hautausschläge **an den Ohren,** zwischen Fingern und Zehen und an verschiedenen Körperteilen, von denen eine wässrige, transparente, klebrige Flüssigkeit aussickert.
Risse oder Fissuren an den Fingerkuppen, Brustwarzen, Mundwinkeln; am Anus; zwischen den Zehen.
Phlegmonöses Erysipel: im Gesicht, mit brennenden, stechenden Schmerzen; beginnt an der re. Seite, geht zur li. über; nach Anwendung von Jodtinktur. Neigung zu Rezidiven [11].

Verwandtschaft
Ergänzend: *Caust., Hep., Lyc. Graph.* folgt gut nach *Lyc., Puls.;* nach *Calc.* bei Fettsucht junger Frauen mit großer Menge ungesunden Fettgewebes; folgt gut auf *Sulf.* bei Hautaffektionen; nach *Sep.* bei gussartig auftretender Leukorrhö. Ähnlich: *Lyc.* und *Puls.* bei Menstruationsbeschwerden.

Modalitäten
Verschlimmerung: nachts, während und nach der Regel. Temperaturwechsel; Kälte; Zugluft; Bettwärme; Fett; heiße Getränke, Obstipation (Sommersprossen) [11].

ERGÄNZUNGEN

Modalitäten
Besserung: nach Spaziergang; an der frischen Luft; Essen; Berührung; warmes Einhüllen; **warme Milch** (Magenschmerzen).

Drucksensible Punkte
Weihepunkt: Ni 22.
de la Fuye: Ma 21, Ma 41.

Grindelia robusta [11]

Grindelia robusta aut squarrosa. Grindelie. Compositae. Tubuliflorae.
Typisches: Intensive Schmerzen im li. Auge und im re. Knie. Iritis, injizierte Bindehaut, Schmerzen in den Augäpfeln laufen direkt nach hinten ins Gehirn. Erstickungsgefühl beim Einschlafen *(Lach.)*. Feuchtes Asthma durch katarrhalische Bronchitis, Emphysem, Herzdilatation.

Furcht vor dem Schlafengehen, wegen der Atemnot, die ihn aufweckt. Cheyne-Stokes-Atmung, beim Einschlafen hören die Atembewegungen auf, bis ihn die daraus resultierende Atemnot weckt.

Guajacum officinale [11]

Guajacum officinale. Pockholzbaumharz. Zygophyllaceae.

Typisches
Wirkt auf Schleimhäute, Muskeln, Gelenke und Knochen, auf Sehnenkontrakturen mit daraus resultierenden Verformungen. Antipsorikum *Hahnemanns* bei Gicht, Rheumatismus. Gichtige und skrofulöse Abszesse. Diuretikum.
Schlechter Körpergeruch.
Fieber, Schwäche, Abmagerung.

Mund
Sekundäre Syphilis, Gaumenentzündung mit drohender Perforation bei gleichzeitigem harten Schanker.

Abdomen
Cholera infantum, Säuglingsenteritis: morgens, < im Sommer, starke Schweiße, schnelle Abmagerung, Gesicht faltig, greisenhaft.

Hals
Akute Angina von leuchtender Röte *(Bell.)*, **Brennen im Hals,** starke Schwellung der (re.) Tonsille *(Apis)*, dunkelrot, beginnender Abszess, Phlegmone *(Bar-c.)*. Scharfe Stiche zum Ohr beim Schlucken. Kann keine warmen Getränke vertragen. Sehr empfindlich gegen Berührung, < Hitze; Kalte Umschläge.

Magen
Abneigung gegen Milch, Verlangen nach Fruchtsäften.

Harnorgane
Pollakisurie, gleich nach dem Wasserlassen wieder. Übelriechender, reichlicher Harn.

Atemwege
Pleuritis: Lungenspitze oder Lungenbasis li., akut und subakut mit **stechenden Schmerzen < tiefe Einatmung.** Thorax sehr berührungsempfindlich. Trockener Husten *(Ran-b.)*. Schmerz in der Brust beim Fahren an der frischen Luft > Druck und Gehen, < im Sitzen und Stehen.
Akute, sich hinziehende Bronchitis, Bronchiektasen, Lungengangrän, kavernöse Lungentuberkulose. Trockener, erstickender Husten, schleimig-eitriger, stinkender Auswurf, brennende Hitze in der Brust.

Extremitäten
Dupuytren-Kontraktur. Gichtige Entzündung der Kniegelenke, auch bei Unfallfolgen. Rheumatische Schmerzen in den Gelenken, < geringste Bewegung; mit Hitze in den betroffenen Teilen. Arthrosis deformans.
Prickeln in den Pobacken, wie auf Nadeln sitzend. Spannen in den Oberschenkeln, als wären die Muskeln zu kurz > im Sitzen.
Kniesehnen wie zu kurz.

Schweiß
Starke Nachtschweiße.

Verwandtschaft
Antidotiert von *Nux-v.* Antidot zu: *Caust., Rhus-t.* Folgt gut nach *Merc.* bei Quecksilbermissbrauch, Rheuma, Gicht und Syphilis.

Modalitäten
Verschlimmerung: Hitze; Berührung; Bewegung; Anstrengung; schnelles Wachstum Jugendlicher; nasskaltes Wetter.
Besserung: Kälteanwendung; Recken und Gähnen; Äpfel.

KAPITEL

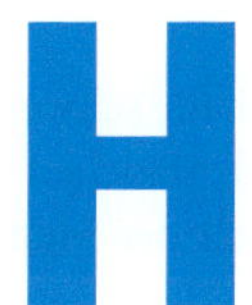

Hamamelis virginica – Hypericum perforatum

Hamamelis virginica

Zauberhasel. Zaubernuss. Hamamelidaceae.
Dieser Strauch blüht von September bis November, wenn die Blätter fallen. Die Samen reifen im folgenden Sommer.

Typisches

Das Mittel passt für venöse Hämorrhagien aus jeder Körperöffnung; Nase, Lungen, Darm, Uterus, Blase.
Venöse Kongestion: passiv, in Haut und Schleimhäuten; Phlebitis, Krampfadern; Ulzera, Varikosis mit stechenden, punktförmig piekenden Schmerzen; (hyphenate [11]) Hämorrhoiden.
Patienten mit Neigung zu Varizen, die sich leicht durch jede Exposition erkälten, besonders bei warmem, feuchtem Wetter. Phlegmasia alba dolens, < graviditas, entzündet, blutend, empfindlich [11].
„Das *Acon.* des venösen Kapillarsystems."
Allgemeine Schmerzhaftigkeit mit Zerschlagenheitsgefühl der affizierten Körperteile *(Arn.);* Gelenk- und Muskelrheumatismus.
Wunden: Schnittwunden, Risswunden, Quetschungen; Verletzungen durch Sturz; kontrolliert Blutungen, stillt den Schmerz, und das Wundheitsgefühl verschwindet *(Arn.).*
Chronische Folgen mechanischer Verletzungen *(Con.).*
Hämorrhagie: stark, dunkel, klumpig, aus Darmgeschwüren *(Crot-h.);* aus der Gebärmutter, aktiv oder passiv; nach einem Sturz oder nach einem harten Ritt; vikariierende Menstruation; keinerlei Ängstlichkeit.
Reichliche Absonderungen, die einer Hämorrhagie ähneln und für den Körper einen ebenso schlimmen Säfteverlust darstellen wie ein Blutverlust.
Schwäche nach einer Hämorrhoidenblutung steht außerhalb jedes Verhältnisses zur Menge des verlorenen Blutes *(Hydr.).*
Schlimme Folgen von Blutverlust *(Chin.).*

Augen

Traumatische Konjunktivitis; Sugillationen (Hyposphagma [11]), Extravasate in die Augenkammern; nach starkem Husten; **intensive Wundheitsschmerzen** *(Arn., Calend., Led.).*

Nase

Nasenbluten: passives Fließen, langanhaltend, Blut gerinnt nicht *(Crot-h.);* starke Blutung bessert Kopfschmerzen *(Meli.);* idiopathisch, traumatisch, vikariierend, bei Kindern.

Rektum

Hämorrhoiden: bluten stark; mit Brennen, Schmerzen, Völle-, Schweregefühl; als ob der Rücken durchbrechen wollte; Stuhldrang; bläuliche Farbe; After wird wund und wie roh empfunden.

Genitalien

Menses: Blutung dunkel und reichlich; mit Schmerzen im Abdomen; nach einem Stoß ans Ovar oder nach einem Sturz; alle Beschwerden verschlimmern sich während der Regel *(Cimic., Puls.).*
Aktive oder passive Metrorrhagie; durch die Erschütterung beim Reiten oder Fahren über unbefestigte Wege; abwärtsdrängender Schmerz im Rücken.

Atemwege

Hämoptoe: Kitzelhusten mit Blut- oder Schwefelgeschmack; venös, ohne Anstrengung oder Husten; manchmal monatlich, über Jahre hinweg. Oppression in der Brust; Blutgeschmack [11].

Verwandtschaft

Ergänzend: *Ferr.* bei Hämorrhagien und hämorrhagischer Diathese. Vgl.: *Arn., Calend.* bei traumatischen Blutungen und zur beschleunigten Resorption intraokulärer Blutungen.

ERGÄNZUNGEN

Nachtrag

Varikozele, Funikulitis, Schwellung von Hoden und Nebenhoden.

Tipp

Äußerliche Anwendung bei Verbrennungen 1. und 2. Grades bringt schnelle, narbenlose Heilung.

Drucksensibler Punkt

Weihepunkt: Ren 7.

Hecla lava [11]

Lava vom Hekla auf Island.
Eitrige Ostitis der Kieferknochen, des Mastoids, der Schädelknochen. **Gesichtsneuralgie** bei Zahnkaries oder nach Zahnextraktion. Exostosen. Brüchige Knochen.
Zahnkaries mit entzündlichen Erscheinungen. Periodontitis, Periostitis, Ostitis, chronische Gingivitis, Fisteln. Zahnfleischabszess bei faulen Zähnen, Geschwülste der Kieferknochen, Zähne mit metallischglänzender Kruste.
Schwieriges Zahnen.
Vermes – Bronchialbefall. [44]
Schmerzhafter Hallux valgus. Fersensporn (C 6).

Helleborus niger

Christrose / Ranunculaceae.

Typisches

Schwächliche, zarte, psorische Kinder; mit Neigung zu zerebralen Beschwerden *(Bell., Calc., Tub.);* mit serösen Ergüssen.
Konvulsionen mit extremer Kälte des Körpers, außer Kopf oder Hinterkopf, die erhitzt sein können *(Arn.).*
Wassersucht: in Gehirn, Brustraum, Abdomen; nach Scharlach und intermittierendem Fieber; mit Fieber, Hinfälligkeit, **fehlender Harnabsonderung;** durch unterdrückte Exantheme *(Apis, Zinc.).*

Gemüt

Melancholie: kummervoll; verzweifelt; schweigend; mit quälender Angst; nach Typhoid; Mädchen in der Pubertät, oder wenn die Regel nach der Menarche nicht wieder eintritt.
Unglückliche Liebe, Seufzen. [11]
Reizbar, leicht verärgert; < Trost *(Ign., Nat-m., Sep., Sil.);* will nicht gestört werden *(Gels., Nat-m.).*
Bewusstlos; benommen; antwortet langsam auf Fragen (wiederholt die Fragen vor dem Antworten [11]); ein Bild des akuten Schwachsinns (chronischer Schwachsinn: *Bar-c.*).
Stumpfsinn, hoffnungslos, von der Welt abgeschnitten, vegetiert in endlosen rhythmischen Bewegungen dahin. Heimkinder, **Kinder mit Hospitalismus,** bleiben im Bett liegen und rollen den Kopf hin und her. [36]
Kinder, die ihren Eltern verloren gehen beim Gang durch die Stadt. [11]
Ständiges Zupfen an den Lippen, den Kleidern, oder Nasenbohren (bei vollem Bewusstsein: *Arum-t.*).

Kopf

Hirnsymptome während des Zahnens *(Bell., Podo.);* drohendes Gehirnödem *(Apis, Tub.).*
Meningitis: akut, zerebrospinal, tuberkulös, mit Exsudation; mehr oder weniger komplette Lähmungen; mit Cri encéphalique.
Bohrt den Kopf in die Kissen; rollt von einer Seite auf die andere; schlägt mit den Händen gegen den Kopf.
Hydrozephalus nach Scharlach oder infolge Tuberkulose, der sich schnell entwickelt *(Apis, Sulf., Tub.).*

Augen

Leeres, gedankenloses Stieren; **Augen weit offen;** unempfindlich gegen Licht; erweiterte Pupillen, oder abwechselnd verengt und erweitert.

Nase

Nasenlöcher dreckig, rußig, trocken.

Mund

Kauende Mundbewegungen; Mundwinkel wund und rissig.

Magen

Schluckt gierig kaltes Wasser; beißt auf den Löffel, bleibt jedoch bewusstlos.

Rektum
Diarrhö: während eines akuten Hydrozephalus, in der Dentition, in der Schwangerschaft; wässriger, klarer, klebriger, farbloser Schleim; weißer, gallertartiger Schleim; wie Froschlaich (oder Sago [11]); unwillkürlich.

Harnorgane
Urin: rot, schwarz, spärlich, kaffeesatzartiges Sediment; unterdrückt bei Hirnerkrankungen oder Wassersucht; eiweißhaltig.

Genitalien
Ausbleibende Menses nach enttäuschter Liebe. [10]

Extremitäten
Automatische Bewegungen eines Armes und Beines.

Schlaf
Wie betäubt, mit Aufschreien, schrillen Tönen und Auffahren.

Verwandtschaft
Vgl.: *Apis, Apoc., Ars., Bell., Bry., Dig., Lach., Sulf., Tub., Zinc.;* bei Gehirn- oder Meningealaffektionen.

Modalitäten
Verschlimmerung: kalte Luft; Pubertät; Zahnung; suppressive Therapien; Anstrengung; 16–20 Uhr.
Besserung: vermehrte Aufmerksamkeit.

Helonias dioica

Chamaelirium carolinianum. Liliaceae.

Typisches
Für Frauen; mit **Prolaps infolge Atonie,** entkräftet durch Trägheit und Wohlleben; **ausgelaugt durch harte körperliche oder geistige Arbeit** (durch zu frühe Arbeit nach Geburten [11]); überbeanspruchte Muskeln schmerzen und brennen; zu müde, um schlafen zu können.
Immer besser bei Beschäftigung, wenn sie nicht an ihre Beschwerden denkt *(Calc-p., Ox-ac.).* Wenn Besuch kommt, sehr agitiert, sobald die Freundin wieder weg ist, fällt sie in sich zusammen. [11]
Ruhelos, muss sich ständig bewegen.
Diabetes: erste Stadien; reichlich klarer, zuckerhaltiger Urin; Lippen trocken, zusammenklebend; großer Durst; Ruhelosigkeit; Abmagerung; reizbar und melancholisch.
Albuminurie: akut oder chronisch; in der Schwangerschaft, mit großer Schwäche, Mattigkeit, Schläfrigkeit; ungewöhnlich müde, weiß aber nicht warum.

Gemüt
Reizbarkeit, Nörgelsucht; kann nicht den mindesten Widerspruch vertragen oder den kleinsten Vorschlag annehmen *(Anac.).*
Tiefste Melancholie; tiefe Depression.

Genitalien
Menses: zu früh, zu reichlich, durch Uterusatonie bei Frauen, die durch Blutverlust geschwächt sind; wenn die Patientinnen mehr Blut verlieren, als zwischen den Regeln produziert wird; Brüste geschwollen, Brustwarzen schmerzhaft und empfindlich *(Con., Lac-c.).* Blutung passiv, dunkel, klumpig, stinkend.
Wundheits- und Schweregefühl im Becken *(Lappa);* **fühlt beim Gehen die Gebärmutter ganz deutlich,** da sie **so wund und empfindlich ist** *(Lyss.).*
Vulvovaginitis, „könnte sich das Fleisch herausreißen“; dünne, albuminöse Leukorrhö, aus gestauter Zervix herausströmend, koaguliert in der Vagina und bildet kleine käsige Gerinnsel, die die Schleimhaut überziehen. [20]
Schlimme Folgen von Fehlgeburten und Abtreibungen.

Verwandtschaft
Ergänzend: *Alet., Ferr., Lil-t., Ph-ac.* Ähnlich: *Alet.* bei Schwäche durch Prolaps, sich hinziehender Krankheit, mangelhafter Ernährung.

ERGÄNZUNGEN

Modalitäten

Verschlimmerung: Erschöpfung nach Geburt oder Abort; Schwangerschaft; Kleiderdruck (an den Brüsten, den Brustwarzen, den Nieren etc. [20]).
Besserung: Beschäftigung; Ablenkung; wenn sie sich den Leib hält.

Drucksensibler Punkt

Weihepunkt: Ma 30.

Hepar sulfuris calcareum

Kalkschwefelleber. CaS.

Typisches

Träge, lymphatische Konstitutionen; Personen mit hellem Haar und heller Hautfarbe, langsam im Handeln und mit weicher, schlaffer Muskulatur.
Die geringste Verletzung eitert *(Graph., Merc.).*
Erkrankungen, bei denen der Organismus durch Quecksilbermissbrauch geschädigt wurde.
Bei unvermeidlicher Eiterung öffnet *Hep.* den Abszess und beschleunigt die Heilung.
Außerordentlich empfindlich gegen kalte Luft, glaubt die Zugluft zu spüren, wenn im Nebenraum eine Tür geöffnet wird; muss bis zum Gesicht warm eingepackt sein, sogar bei heißem Wetter *(Psor.);* verträgt es nicht, aufgedeckt bzw. unbedeckt zu sein (*Nux-v.;* kann Zugedecktsein nicht vertragen: *Camph., Sec.*); erkältet sich bei der geringsten Exposition in frischer Luft *(Tub.).*

Gemüt

Überempfindlich, physisch und psychisch; der geringste Anlass reizt ihn.
Schnelles, hastiges Sprechen und hastiges Trinken.
Der Patient ist mürrisch, ärgerlich über die kleinste Bagatelle.
Hypochondrie; unbegründete Angst. – Kinder lassen sich nicht untersuchen, der Schmerz macht sie gewalttätig. [36]

Augen

Augäpfel: empfindlich gegen Berührung; Schmerz, als ob sie in den Kopf hineingezogen würden *(Olnd., Paris).*

Gesicht

Die Mitte der unteren Lippe ist eingerissen (*Am-c., Nat-m.;* Einrisse in den Mundwinkeln: *Cond.).*

Hals

Akute Laryngitis. [11]

Rektum

Diarrhö: bei Kindern mit saurem Geruch (*Calc., Mag-c.;* Kind und Stuhl riechen sauer: *Rheum*). Lehmfarbene Stühle *(Calc., Podo.).*

Harnorgane

Urin: Fließt behindert, **langsame Entleerung ohne Kraft, tropft senkrecht herunter;** muss eine Zeitlang warten, bis der Urin kommt. Blase schwach, ist unfähig, ein Ende zu finden, es scheint, als ob immer noch etwas Urin zurückbliebe *(Alum., Sil.).*

Atemwege

Husten: **Wenn irgendein Teil des Körpers entblößt wird** *(Rhus-t.);* kruppartig, würgend, erstickend; **nach Einwirkung von trockenem Wind,** von Landwind* *(Acon.).*
Asthma: Atmung ängstlich, keuchend, rasselnd; kurz, tief atmend, droht zu ersticken; muss den Kopf nach hinten beugen und sich aufsetzen; nach unterdrückten Hautausschlägen *(Psor.).*
Krupp: nach Exposition **in trocken-kaltem Wind** *(Acon.);* tiefer, rauer, bellender Husten mit Heiserkeit und Schleimrasseln; < kalte Luft, kalte Getränke, vor Mitternacht und gegen Morgen.
Empfindung eines Splitters, einer Fischgräte oder eines Pflockes in der Kehle *(Arg-n., Nit-ac.).* Mandelentzündung, wenn Eiterung droht; chronische Tonsillarhypertrophie mit Schwerhörigkeit *(Bar-c., Lyc., Plb., Psor.).* Rezidivierende Tonsillitiden [3].

Schweiß

Reichlich, Tag und Nacht, ohne Besserung; sauer, stinkend. Schwitzt leicht bei jeder geistigen und körperlichen Anstrengung *(Psor., Sep.).*

Haut

Sehr empfindlich gegen Berührung, kann noch nicht einmal Kleidung an den betroffenen Körperteilen ertragen (*Lach.;* empfindlich gegen die leichteste Berührung, kann aber starken Druck vertragen: *Chin.*).
Hautaffektionen außerordentlich empfindlich gegen Berührung, der Schmerz verursacht oft Ohnmacht.

Geschwüre, Herpes, umgeben von kleinen Pickeln oder Pusteln, breiten sich durch Verschmelzungen aus.

Verwandtschaft

Ergänzend zu *Calendula* bei Verletzungen der Weichteile. *Hep.* antidotiert die schlimmen Folgen von Quecksilber und anderen Metallen, Jod, Kalium jodatum, Lebertran. macht Patienten weniger empfindlich für Witterungswechsel und kalte Luft. Ergänzend: Die psorischen Hautaffektionen von *Sulf.* sind trocken, juckend, > Kratzen und nicht berührungsempfindlich; während bei *Hep.* die Haut ungesund, eiternd, feucht und äußerst empfindlich gegen Berührung ist.

Modalitäten

Verschlimmerung: Liegen auf der schmerzhaften Seite *(Kali-c., Jod.);* kalte Luft; Aufdecken; kalte Speisen oder Getränke; Berührung der affizierten Körperteile; Quecksilbermissbrauch.
Besserung: Wärme im Allgemeinen *(Ars.);* warmes Einhüllen, besonders des Kopfes *(Psor., Sil.);* **feuchtes, nasses Wetter** (*Caust., Nux-v.;* umgekehrt: *Nat-s.*).

ERGÄNZUNGEN

Nachtrag

Kinder, die gerne kokeln und zündeln („will Feuer legen ").

Tipps

Bringt Holzsplitter an die Oberfläche, die abgebrochen und mit der Pinzette nicht zu fassen sind oder nicht gefunden werden können. Eine Woche nach einer Dosis *Hep.* C 200 stößt sich der Splitter ab bzw. kann gefasst werden.
Schläfrigkeit bei hoch fieberhafter Phlegmone: XM!
Bei Lungenerkrankungen: Vorsicht vor hohen Potenzen. *Deichmann* verordnete zur Bronchialtoilette bei eitriger Bronchitis (etwa eine Woche lang) mit großem Erfolg C 6. [42]
* Engl. Original: „dry west wind" (➤ Anmerkung zu *Acon.*).

Drucksensibler Punkt

Weihepunkt: Lu 1.

Hirudo medicinalis [11]

Hirudo officinalis. Blutegel.
Typisches: Bei der Herstellung des Präparates wird das getötete Tier in Seesand mazeriert und verrieben. Deshalb sind mit der Wirkung auf die Blutstillung auch Eigenschaften von *Calc., Nat-m., Sil.* verbunden.
Anhaltende wässrige Blutungen aus allen Körperöffnungen und Verletzungen. Schlechte Heilhaut.
Acne conglobata (C 5). [42]

Hura brasiliensis [11]

Assacu. Euphorbiaceae.

Typisches

Vesikulöse Hautausschläge mit schnell platzenden Bläschen über vorspringenden Knochenteilen, Tibia, Wangenknochen, Knöcheln. Lepra [20].

Gemüt

Wahnidee, die Zuneigung – und das Vertrauen – seiner Freunde verloren zu haben, allein auf der Welt zu sein, verachtet zu sein; glaubt, er habe sich verirrt. Wird von Verwandten nicht anerkannt.
Verzweifelt an der Genesung, religiöse Verzweiflung.
Beißt Hände, beißt sich selbst.
Träume von Tod und Begräbnissen, Verstümmelung (Körperteile und Köpfe werden abgeschnitten).

Gesicht

Rot und kongestioniert. Nervöse Erregung, Zucken. Reizbarkeit.

Brust

Empfindung einer Kugel unter der li. Mamma.

Rektum

Akute Proktitis, als würden sich Anus und Rektum zusammenschnüren. Scharfe, brennende Stühle, erschöpfende Durchfälle, übelriechend; mit Faden-

würmern; gefolgt von großer Schwäche des Thorax, anhaltender Herzschmerz schränkt die Atmung ein. Tenesmen. **Portale Kongestion** mit schmerzhafter Völle im Abdomen < Bewegung. Scharfe Durchfälle wechseln mit spastischer Obstipation.
Ileozökalgegend schmerzhaft. Lumbalschmerzen, wie verrenkt, < Heben einer Last.

Modalitäten

Verschlimmerung: kalte Luft, Einatmen kalter Luft; trockene Winde; im Freien; leichte Blutungen; Waschen; im Alter.

Drucksensible Punkte

Weihepunkt: Ren 4.
de la Fuye: Di 4.

Hydrastis canadensis

Kanadische Gelbwurz. Ranunculaceae.

Typisches

Für geschwächte Personen mit zähschleimigen Absonderungen.
Kachektische oder maligne Dyskrasie mit ausgeprägter Magen- und Leberfunktionsstörung; heruntergekommen durch exzessiven Alkoholgenuss.
Krebs: hart, infiltrierend; Haut fleckig, runzelig; Schmerzen wie Messerstiche, scharf; eingezogene Brustwarze.

Nase

Starke Absonderung dicken, gelben, fadenziehenden Schleims aus der Nase *(Cor-r.)*.

Mund

Stomatitis: bei stillenden Müttern oder Neugeborenen; Zunge geschwollen, zeigt die Zahnabdrücke.

Hals

Zieht beim Räuspern gelben, zähen Schleim aus Choanen und Rachen hoch; Ulzeration nach Quecksilber oder Kaliumchlorat; syphilitische Angina.

Genitalien

Leukorrhö: klebrig, dick, zäh, gelb; hängt vom Scheideneingang in langen Strängen herab *(Kali-bi.)*; Pruritus.

ERGÄNZUNGEN

Verwandtschaft

Vgl.: *Ars., Kali-bi., Puls.*

Hyoscyamus niger

Bilsenkraut. Solanaceae.

Typisches

Sanguiniker; reizbar, nervös, hysterisch.
Konvulsionen: bei Kindern nach Schreck oder nach Irritation durch Wurmbefall *(Cina)*; während der Wehen; im Wochenbett. Nach der Mahlzeit erbricht das Kind, schreit plötzlich schrill auf und ist dann bewusstlos.
Krankheiten mit zunehmender zerebraler Aktivität, aber **im Typ nicht entzündlich.**
Spasmen: ohne Bewusstsein; sehr unruhig; jeder **Muskel des Körpers zuckt, vom Auge bis zur Zehe** (ohne Bewusstlosigkeit: *Nux-v.*).
Fieber bei Pneumonie, Stupor mit Flockenlesen, unterbrochen durch Ansprechen, antwortet klar, fällt sofort wieder in den Stupor zurück. [11]

Gemüt

Hysterie oder Delirium tremens; Delirium mit Ruhelosigkeit, springt aus dem Bett, versucht zu entkommen; gibt unpassende Antworten; denkt, er sei am falschen Platz. Redet von eingebildeten Handlungen, hat aber keine Bedürfnisse und klagt nicht.
Im Delirium belegt *Hyos.* eine Mittelstellung zwischen dem *Bell.*- und dem *Stram.*-Stadium: keine konstante zerebrale Kongestion wie bei *Bell.* und keine wilde Raserei und kein manisches Delirium wie bei *Stram.*
Furcht: vor Alleinsein; vor Gift; gebissen zu werden; verkauft zu werden; zu essen oder zu trinken; Angebotenes anzunehmen; **misstrauisch,** befürchtet Ränke.
Schlimme Folgen **unglücklicher Liebe;** mit Eifersucht (paranoiden Ideen [11]), Tobsucht, unzusam-

menhängendem Reden oder Neigung, über alles zu lachen; häufig gefolgt von Epilepsie. Epilepsie mit großer Aggressivität gegenüber jüngeren Geschwistern [36].
Eifersüchtig und boshaft, aber nicht geistreich und gedankenschnell. Beschwert sich: „Andere Leute sagen mir schlechte Dinge nach.“ Argwohn, er werde kritisiert und beobachtet. Streitsucht. Anstacheln anderer. Fühlt sich verletzt durch die Umgebung. [11]
Laszive Manie: **Schamlosigkeit, will nicht bedeckt sein,** stößt die Kleidung weg, **entblößt sich;** singt obszöne Lieder; liegt nackt im Bett und schwatzt. **Exhibitionismus.** Alberne, anzügliche Reden. [11]

Kopf

Kopfschmerz > Gehen. [11]

Augen

Pupille des kranken Auges kleiner. [11]

Hals

Hypofunktionelle Dysphonie: Muskelanspannung führt zu Kloßgefühl, spricht mit fest geschlossenem Mund; Hüsteln und Räuspern, Stimmbandschwäche. Rekurrensparese. Sprechberufe mit Überzeugungsarbeit: Politiker, Banker, Kaufleute. [11]

Rektum

Kann den Durchfall nicht halten. [11]

Harnorgane

Blasenlähmung: nach Geburtswehen, mit Harnretention oder Inkontinenz; Frauen im Wochenbett ohne Bedürfnis, Wasser zu lassen *(Arn., Op.)*.

Atemwege

Husten: trocken, nachts, spastisch; < Hinlegen, > beim Aufsitzen *(Dros.)*; < nachts, nach Essen, Trinken, Reden, Singen (*Dros., Phos.;* beim Hinlegen: *Mang-m.*).
Verschleimt, versteht nicht, dass er husten soll. [11]

Schlaf

Starke Schlaflosigkeit reizbarer, nervöser Personen bei geschäftlichen Schwierigkeiten, die häufig nur in der Einbildung vorhanden sind.

Fieber

Pneumonie, Scharlach, **wird schnell typhös;** benommenes Sensorium, stierer Blick, Flockenlesen oder Zupfen an der Bettdecke, Zähne schmutzig belegt, Zunge trocken und unbeholfen; unfreiwilliger Stuhl- und Harnabgang; Sehnenhüpfen.

Schweiß

Schweiß an unterer Körperhälfte, verminderter Geruchssinn. [11]

Verwandtschaft

Vgl. *Bell., Stram.* und *Verat. Phos.* heilt häufig Laszivität, wenn *Hyos.* versagt. *Nux-v.* oder *Op.* bei Hämoptyse von Säufern. Folgt *Bell.* gut bei Taubheit nach Apoplexie.

Modalitäten

Verschlimmerung: nachts; während der Regel; seelische Affekte; Eifersucht, unglückliche Liebe; beim Hinlegen. Menopause [11].

ERGÄNZUNGEN

Modalitäten

Besserung: Aufsetzen.

Quellen-Nachträge

Kind wandert splitternackt im Haus herum, fasst sich an die Genitalien, kommt nachts ins Bett der Eltern, weicht ihnen am Tage aus – häufig, wenn eine neue Geburt ansteht, um das dritte Lebensjahr. [36]
Kinder, die öfters alles zerschlagen, vulgär und unaufmerksam in der Schule sind und zu Hause weder essen noch Arznei nehmen wollen. Enuresis und Enkopresis. [36]
Personen, die sich in ihren Träumen durch Massenvernichtung bedroht fühlen und im Untergrund bleiben wollen, die vor öffentlichen Reden oder Tanzen extreme Angst haben, die niemanden treffen wollen, wenn sie nicht perfekt hergerichtet sind. [9]
Demente Greisin hat seit zehn Jahren nicht mehr gesprochen, nur Gesten gezeigt, fängt nach mehreren Gaben *Hyos.* wieder zu sprechen an und zu kommunizieren. [45]

Nachträge

Narkosefolgen, postoperativer Verwirrungszustand: Durchgangssyndrom, Verfolgungswahn, mit hohem Fieber; sieht Hitler und seine SA kommen, sieht sich und seine Kameraden verraten, verfolgt von Feinden; der Krankengymnast ist der Mann von der Sterbeversicherung; misstrauisch, will nachts weglaufen.

Frauen, die auf einer Party unter ihrem Kleid nichts anhaben. Frauen, die erotischen Charme ausstrahlen, Männer ständig betätscheln, dabei eifersüchtig andere Frauen beschimpfen und ihnen Geilheit unterstellen.
Ehrwürdige alte Dame hat in Verbindung mit feuchter Herzinsuffizienz paranoide Ideen, nässt und kotet bewusst ein, um die Pflegerin zu ärgern, und rennt mit entblößtem Hinterteil von der Toilette aus durch die Wohnung.

Drucksensibler Punkt

Weihepunkt: Ma 12 li.

Hypericum perforatum

Johanniskraut. Guttiferae.

Typisches

Mechanische Verletzungen des Rückenmarks; böse Folgen von Contusio oder Commotio cerebri et spinae; Schmerzen nach einem Sturz auf das Steißbein. Stich-, Schnitt- oder Risswunden; wund und schmerzhaft (*Led.;* Kontusionen: *Arn., Ham.*), besonders, wenn von langanhaltender Art. Punktionswunden [11].
Verletzungen: durch eingetretene Nägel, Nadeln, Zwecken, Splitter *(Led.);* Rattenbisse; **verhindert Maulsperre** (Tetanus).
Lässt zerfleischte und zerfetzte Glieder wieder zusammenheilen, selbst wenn sie fast völlig vom Körper abgetrennt sind *(Calend.).*
Verletzungen an Körperteilen, die reich an sensiblen Nerven sind (Finger, Zehen, Nagelbetten, Handflächen oder Sohlen), wenn die unerträglichen Schmerzen anzeigen, dass die Nerven ernstlich betroffen sind; an Geweben des Tastsinnes (an Händen und Füßen).
Konvulsionen; nach Schlägen auf den Kopf oder Commotio.
Schreiende Kinder nach Zangengeburt, nicht durch Stillen zu beruhigen. [11]

Gemüt

Nervöse Depressionen im Gefolge von Wunden oder Operationen; heilt schlimme Folgen von Schock, Furcht oder Mesmerismus.
Ulzerationen oder Schorfbildungen werden eingeschränkt und oft zum Stillstand gebracht *(Calend.).* Gequetschte, zerdrückte Fingerspitzen. Tetanus nach traumatischen Verletzungen (vgl. *Phys.*).

Kopf

Empfindung, als wäre der Kopf plötzlich verlängert; nachts, mit heftigem Harndrang.
Kopfschmerzen nach einem Sturz auf den Hinterkopf, mit der Empfindung, **als würde er hoch in die Luft gehoben;** große Angst, aus dieser Höhe herunterzufallen.

Rektum

Schmerzhafte Hämorrhoiden. [11]

Genitalien

Nachwehen mit heftigem Kopfschmerz und heftigem Schmerz in der Kreuzbeingegend **nach instrumenteller Entbindung. Harnverhaltung, brennende Wundheit und Empfindlichkeit in der Urethra.** [11]

Atemwege

Asthma mit Anfällen bei nebligem Wetter oder vor einem Gewitter; > reichlicher Auswurf und reichliches Schwitzen. [36]

Rücken

Rückgrat: nach einem Sturz; die leiseste Bewegung der Arme oder des Nackens nötigt zum Schreien; Rückgrat sehr berührungsempfindlich.

Extremitäten

Fußballenentzündung und Hühneraugen mit quälenden Schmerzen, die eine Nervenreizung anzeigen.

Haut

Ekzem von Gesicht und Händen mit intensivem Pruritus. [11]

Verwandtschaft

Vgl.: *Arn., Calend., Ruta, Staph.* Bei Wunden, bei denen bereits *Acon.* und *Arn.* abwechselnd gegeben wurden, heilt *Hyper.*

ERGÄNZUNGEN

Modalitäten

Verschlimmerung: Bewegung, Anstrengung; Berührung; Wetterwechsel, Nebel, Kälte, Feuchtigkeit.
Besserung: Liegen auf dem Gesicht; Zurückbeugen.

Tipp

Trigeminusneuralgie nach zahnärztlicher Anästhesie-Injektion vor der Zahnbehandlung.

Drucksensibler Punkt

Weihepunkt: Ren 3.

KAPITEL

I Iberis amara – Iris versicolor

Iberis amara [11]

Spanische Schleifenblume. Cruciferae.

Typisches

Herzinsuffizienz mit Zyanose und Fußödemen bei beschleunigtem Puls. Verlangen, tief zu atmen. Herzhypertrophie. Postinfektiöse Herzschwäche nach Grippe.
Herzrhythmusstörungen. Herzklopfen mit Schwindel und Erstickungsgefühl im Hals.

Gemüt

Leicht erschreckt und entmutigt. Furcht, zu viele Medikamente einzunehmen. Unbeschreibliche Furcht mit Zittern.
Stiller Kummer. Seufzen.
Gedächtnis gut und aktiv, aber auch Gedächtnisschwäche für soeben Gehörtes. Geistige Verwirrung, der Kopf dreht sich im Kreis.
Sentimental, rührselig.

Brust

Herzbeklemmung, eng wie in einem Panzer; wie ein Stein auf der Brust *(Kali-c., Phos.)*; erstreckt sich in den li. Arm.
Herzschmerz zum Rücken.
Taubheitsempfindung im li. Arm und in der li. Hand. Brustbeklemmung beim Atmen.
Herzzittern. Puls intermittierend, unregelmäßig.

Modalitäten

Verschlimmerung: geringste Anstrengung; Lachen; Husten; Liegen, Linkslage; warmes Zimmer.
Bewährt: D2–D3

Ignatia amara

St. Ignatius-Bohne. Loganiaceae.

Typisches

Besonders geeignet für nervöses Temperament; Frauen mit empfindlicher, leicht erregbarer Natur; (oft [11]) dunkelhaarig und dunkler Teint, aber mit sanfter Veranlagung, rasch in der Auffassung und sehr schnell im Ausführen. Im Gegensatz zum hellen Hauttyp der nachgiebigen, tränenreichen, langsamen und unentschlossenen *Puls.*-Frau.
Das Mittel der großen Widersprüche: Ohrgeräusche > Musik; Hämorrhoiden > Gehen; Halsschmerzen > Schlucken. Leeregefühl im Magen durch Essen nicht gebessert; Husten schlimmer, je mehr er hustet. Husten beim Innehalten während des Gehens *(Astac.)*; krampfhaftes Lachen bei Kummer; sexuelles Verlangen mit Impotenz; **Durst während des Schüttelfrostes,** kein Durst bei Fieber; die Gesichtsfarbe wechselt bei Ruhe.
Kindern, die gerügt, gescholten oder ins Bett geschickt wurden, wird schlecht, oder sie haben im Schlaf Konvulsionen. Hysterische Krampfanfälle [11].
Böse Folgen schlechter Nachrichten; von Ärger mit unterdrücktem Unwillen; von unterdrückten seelischen Leiden; von Scham und Kränkung *(Staph.)*.
Überempfindlichkeit gegenüber Schmerzen *(Coff., Cham.)*.
Periodizität: Beschwerden kehren genau zur gleichen Stunde wieder.
Ign. zeigt die gleiche Beziehung zu Krankheiten bei Frauen wie *Nux-v.* zu denen von sanguinischen, reizbaren Männern.
Es gibt in Nordamerika sehr viel mehr *Ign.*-Personen als *Nux-v.*-Personen. [10]

Gemüt

Gemütsverfassung wechselt schnell, in fast unglaublich kurzer Zeit von Freude zu Trübsal, von Lachen zu Weinen *(Coff., Croc., Nux-m.)*; launisch.
Personen, die durch langanhaltenden Kummer **psychisch und physisch erschöpft sind.**
Unwillkürliches Seufzen *(Lach.)*; mit Schwäche- und Leeregefühl in der Magengrube; durch Essen nicht gebessert *(Hydr., Sep.)*.
Schlimme Folgen von Ärger, Kummer oder enttäuschter Liebe *(Calc-p., Hyos.)*; brütet in Einsamkeit über imaginären Leiden.
Verlangen nach Alleinsein.
Fein empfindsames Gemüt, feinfühliges Gewissen.
Unbeständig, ungeduldig, unentschlossen, zänkisch.
Liebenswürdig bei Wohlbefinden, aber leicht gestört durch die leiseste Emotion; **leicht beleidigt.**
Der kleinste Vorwurf oder Widerspruch bringt ihn in Wut, und dann ärgert er sich über sich selbst.
Bei Erwartungsangst in blamabler Situation. [11]

Kopf

Kopfschmerzen: als würde ein Nagel seitlich herausgetrieben, erleichtert durch darauf Liegen *(Coff., Nux-v., Thuj.)*.
Kann keinen Tabak vertragen; Rauchen oder Aufenthalt in Tabakrauch verursacht oder verschlimmert Kopfschmerzen.

Gesicht

Kleine Schweißstelle im Gesicht nur beim Essen.

Mund

Beißt sich beim Sprechen oder Kauen auf die Innenseite der Wangen.

Hals

Angina tonsillaris bei Liebeskummer, wenn die Halsschmerzen durch Essen gebessert werden oder beim Essen geringer als beim Trinken oder Leerschlucken sind. [11]

Magen

Azetonämisches Erbrechen bei Kindern *(Phos., Ars.)*. Scheidungswaisen. [11]

Rektum

Obstipation: vom Fahren; lähmungsbedingt; **mit außerordentlich starkem Stuhldrang, der mehr im Oberbauch empfunden wird** *(Verat.)*, mit starken Schmerzen, fürchtet den Gang zur Toilette; bei Frauen, die gewohnheitsmäßig Kaffee trinken.
Prolapsus ani: von leichtem Pressen zum Stuhl, vom Bücken oder Heben *(Nit-ac., Podo., Ruta)*; < bei weichem Stuhl.
Hämorrhoiden: prolabieren bei jedem Stuhlgang, müssen replaziert werden; **scharfe Stiche schießen aufwärts durch das Rektum** *(Nit-ac.)*; < stundenlang nach dem Stuhlgang *(Rat., Sulf.)*.

Genitalien

Mastopathie einer gekränkten Ehefrau; sieht keinen Ausweg. [11]

Atemwege

Asthma bronchiale vernachlässigter Frauen oder alt gewordener Mütter. [11]
Lungentuberkulose nach enttäuschter Liebe *(Nat-m.)*. [11]

Extremitäten

Rucken und Zucken, sogar Spasmen einzelner Glieder oder des ganzen Körpers beim Einschlafen.
Schmerzen an kleinen, umschriebenen Stellen.

Fieber

Rotes Gesicht im Froststadium *(Ferr.)*; Schüttelfrost **mit Durst lediglich im Froststadium,** > Wärmeanwendung; Hitzestadium **ohne Durst,** < Zudecken (> Zudecken: *Nux-v.*).

Verwandtschaft

Unverträglich: *Coff., Nux-v., Tab.* Schlimme Folgen von *Ign.* werden durch *Puls.* antidotiert.

Modalitäten

Verschlimmerung: Tabak, Kaffee, Branntwein, Berührung, Bewegung, starke Gerüche, Gemütsbewegungen, Kummer.
Besserung: Wärme, starker Druck *(Chin.)*; Schlucken, Gehen. Jede Art von Reise [11].

I

ERGÄNZUNGEN

Quellen-Nachtrag

Grandgeorge weist auf Erkrankungen vornehmlich der li. Körperseite hin, Otitis oder Ekzem, mit Lachen und Weinen nach Verlusterlebnissen, über die nicht gesprochen wird, weil unsere repressive Erziehung uns verbietet, zu sagen „Verlass' mich nicht". [36]

Nachträge

Psychopathognostische Trias: Indignation, Antizipation und Opposition. Unsicher, deshalb peinlich genau. Durchfall bei Aufregung. Fürchtet, den Verstand zu verlieren. Höhenangst.

Symptomenduelle zwischen Mutter und Tochter: Die narzisstische Kränkung der Mutter, die einen *Ign.*-Affekt hervorruft, bedingt bei der Tochter eine reaktive *Ign.*-Erkrankung. Die Betroffenen duellieren sich sozusagen mit ihren Symptomen.

Das Mittel wirkt auch bei blonden, rothaarigen und blauäugigen Personen beiderlei Geschlechts ganz hervorragend.

Bewährt bei Colitis-ulcerosa-Fällen und bei Fällen von Encephalitis disseminata (Polysklerose), zumindest als lang wirkendes Anfangsmittel. Strenges Vorgehen nach der biographischen Anamnese ist angezeigt.

Ulcus duodeni bei einem Patienten Mitte fünfzig, der beim Ansprechen weint, weil der Sohn wegen Diebstahl im Gefängnis sitzt und **er die Schande nicht verwindet.**

Ulcus duodeni bei einem etwa 60-jährigen Patienten, der in Tränen ausbricht, weil er seine Frau liebt, sie jedoch kein Interesse mehr an Erotik hat und er emotionell verhungert.

Paroxysmale Tachykardien; hintergangener Ehefrauen; nach **Vergewaltigung** < allabendlich 15 Jahre lang abends im Bett, verhindert das Einschlafen, mit Urina spastica.

Kollaps regelmäßig abends um 23 Uhr, wenn sie nicht vorher zu Bett geht bei geschiedener Ehefrau, die nicht über die Kränkung hinwegkommt. Dyskardien, Rhythmusstörungen, Tachykardien bei großen, kräftigen Männern, denen die Ehefrau davongelaufen ist, oder auch solche, die mit Arbeitskolleginnen ihre Frau betrügen und nun weder die eine noch die andere verlieren möchten.

Epikondylitis und Asthma bei einem Mann, der wegen Nachtschichten seine Frau, die tagsüber arbeitet, nicht mehr zu Gesicht bekommt.

Interessante Beobachtung: Plantarwarzen.

Fallbeispiel

Die 62-jährige Patientin mit gynäkologischen Problemen leidet seit einem Jahr an Diabetes, nachdem ihr Ehemann an einem Herzstillstand verstorben war. Litt an Epilepsie vor 20 Jahren und steht noch unter Medikation, obwohl sie seit sieben Jahren anfallsfrei ist. Hypothyreoidismus (L-Thyroxin), Hypercholesterinämie, Herzschenkelblock, Atemnot beim Gehen. Bei der Herzkatheteruntersuchung wurden zwei verengte Koronararterien festgestellt. Gastritis < gewürzte Speisen, danach Magenbrennen, Zittern der Hände und Finger. „Nachts, wenn ich allein war, weinte ich. Vorher war ich fröhlich." Schlechtes Gedächtnis. Heilung mit *Ign.* M. [95]

Drucksensibler Punkt

Weihepunkt: Ma 26.

Ipecacuanha

Brechwurzel. Rubiaceae.

Typisches

Geeignet für Fälle mit vorherrschenden (spasmodischen [11]) gastrischen Symptomen *(Ant-c., Puls.);* **Zunge sauber** oder nur leicht belegt.

In allen Fällen mit ständiger und dauernder Übelkeit.

Nausea: **mit starker Speichelbildung;** Erbrechen von weißem, eiweißartigem Schleim in großen Mengen, **ohne Erleichterung;** schläfrig danach; < Vornüberbeugen; Primärwirkungen von Tabak; in der Schwangerschaft.

Hämorrhagie: aktiv oder passiv, hellrot, **aus allen Körperöffnungen** *(Erig., Mill.).*

Überempfindlichkeit gegen Hitze und Kälte.

Magen

Fühlt sich erschlafft an, **als hinge er herab** *(Ign., Staph.);* Krampfen, Quetschen, kolikartige Bauchschmerzen, wie wenn sich sämtliche Finger einer Hand kräftig in die Därme einpressten; < Bewegung. Intermittierende Dyspepsie jeden zweiten Tag zur selben Stunde.

Abdomen

Schneidende Schmerzen durch das Abdomen von li. nach re. (*Lach.;* von re. nach li.: *Lyc.*).

Schneidende Nabelkolik mit Blähungen.

Rektum

Stuhl: grasgrün; bestehend aus weißem Schleim *(Colch.);* blutig; gegoren, schaumig, schleimig, wie schaumige Melasse.

Sommerdiarrhö nach sauren Früchten. [36]
Herbstdysenterie: kalte Nächte nach heißen Tagen *(Colch., Merc.)*.
Asiatische Cholera, erste Symptome, wenn Nausea und Erbrechen vorherrschen *(Colch.)*.

Genitalien

Uterine Blutungen, reichlich und klumpig; schwere, bedrückte Atmung dabei; Stiche vom Nabel zum Uterus.

Atemwege

Husten: trocken, spasmodisch, eingeengt, asthmatisch.
Jedes Mal beim Einatmen heftiger Husten. Plötzliche Asthmaattacken bei Mistral, mit Zyanose. [36]
Schweratmig bei geringster Anstrengung; heftige Dyspnoe mit Keuchen und Ängstlichkeit im Magen.
Keuchhusten: **Kind bekommt keine Luft,** wird blass, steif und blau; Erstickungsanfall mit Würgen und Schleimerbrechen; Bluten aus Nase oder Mund *(Indg.)*.
Husten mit Schleimrasseln in den Bronchien beim Einatmen *(Ant-t.);* drohende Erstickung durch Schleim.

Extremitäten

Schmerzen, wie wenn die Knochen alle in Stücke geschlagen wären (wie gebrochen: *Eup-per.*).

Fieber

Intermittierend: am Anfang von irregulären Fällen; mit Nausea, oder von Magenverstimmung; nach Abusus von oder Unterdrückung mit Chinin.
Fieber mit ständiger Nausea.

Verwandtschaft

Vgl.: *Cupr.* Wird gut gefolgt von *Ars.* bei Influenza, Schüttelfrösten, Krupp, Schwäche, Cholera infantum; von *Ant-t.* bei Fremdkörpern im Larynx. Ähnlich: *Puls., Ant-c.* bei Magenbeschwerden.

Modalitäten

Verschlimmerung: Winter (Kälte [11]) und trockenes Wetter (überempfindlich gegen Hitze [11]); warme, feuchte Südwinde *(Euphr.);* leiseste Bewegung.

ERGÄNZUNGEN

Modalitäten

Besserung: an der frischen Luft.

Nachträge zu Schwangerschaft und Geburt

Hyperemesis: Anhaltende Übelkeit und Brechreiz, sofort nach dem Erbrechen erneuter Brechreiz bei reiner Zunge. Speichelfluss. Magen schlaff, als hinge er herab. Erstickungsanfälle und Atembeklemmung, Atmung schnell, tief, seufzend.
Launenhafte, mürrische und abweisende Frauen, voller Wünsche, in Gedanken versunken, voll Ärger und Entrüstung mit Heulen und Schreien.
Bei jeder Wehe schießt um den Nabel ein schneidender Schmerz in den Uterus, was die Wehe ineffektiv macht. Wehen ziehen spasmodisch von li. nach re.
Abortblutung und Nachgeburtsblutung: gussweise, bei jeder Anstrengung mit Übelkeit zum Erbrechen. Das Blut fließt so profus, dass es durch das Bett auf den Boden oder am Fußende des Bettes herabrinnt. Anhaltende, hellrote Blutung bei Plazentaretention, nach Chinin oder Gerinnungshemmern. Schwer bedrückte Atmung dabei; Stiche vom Nabel zum Uterus.
Ohnmacht, schnappt nach Luft, Blässe, kalte Haut, schweißbedeckt.

Drucksensible Punkte

de la Fuye: Lu 7, Ren 14.

Iris versicolor [11]

Schwertlilie. Iridaceae.

Gemüt

Beschwerden durch geistige Anstrengung, Lernen oder auch durch Nähen.
Konzentration schwierig, Gedanken wandern beim Schreiben. Kann seine Gedanken nicht auf Studien fixieren. Gedächtnisschwäche.
Verlangen nach Aktivität, Furcht vor Armut, drohender Krankheit und Tod. Gedanken an Selbstmord.
Lacht über seine eigenen Handlungen.
Bewusstlosigkeit, Stupor im Fieber, Murmelndes Delirium.
Träume von Leichen, vom Sezieren, von Feuer, Gräbern.

Kopf

Trübsehen vor Kopfschmerzen. Sogenannte **Sonntagsmigräne,** d. h. am Ruhetag (Pfarrer haben ihre Sonntagsmigräne beispielsweise am Dienstag) mit quälendem Erbrechen und reichlich Speichelfluss > leichte Bewegung.

Magen

Gastritis mit saurem Erbrechen; Durchfall, Magenschmerzen < vor dem Frühstück. Brennen in der Pankreasregion, > vorübergehend durch Essen, > Liegen.
Häufiges leeres Aufstoßen und morgendliches Ablaufen klaren, zähflüssigen, fadenziehenden, sauren Magenwassers.
Pylorus-Karzinom mit saurem Erbrechen und großer Schwäche. [20]

Rektum

Diarrhö mit Kolik und Rumpeln in den Därmen. Häufige wässrige, auch gallig-scharfe Stühle mit brennendem Anus. Große Schwäche.
Biliöse Fieber, Typhus.

Harnorgane

Glykosurie, Diabetes. Polyurie. Kälteempfindung beim Urinieren mit Jucken in den Genitalien. Kraftlose Entleerung. Urin unerträglich stinkend, dickflüssig, hohe Dichte.

Genitalien

Morgendliche Übelkeit in der Schwangerschaft. [20]

Extremitäten

Akuter rheumatischer Schmerz in der re. Schulter < Bewegung und Armheben.
Paronychie.
Plötzliche schießende Schmerzen im li. Ischiasnerv, Hüftschmerz li., Schwäche verursachend < Bewegung.

Haut

Zoster, vergesellschaftet mit Magenbeschwerden. Impetigo.

Modalitäten

Verschlimmerung: Anstrengung, angestrengte Bewegung, Ruhe.
Besserung: leichte Bewegung

KAPITEL

J Jodum – Justica adhatoda

Jodum

(Elementares) Jod.

Typisches

Personen mit Neigung zu skrofulöser Diathese, mit dunklen oder schwarzen Haaren und Augen; Kachexie **mit enormer Erschöpfung und** starker Abmagerung *(Abrot.).*

Große Schwäche und Atemnot beim Treppensteigen *(Calc.),* während der Regel *(Alum., Carb-an., Cocc.).*

Hypertrophie und Verhärtung von Drüsengewebe – Thyreoidea, Mammae, Ovarien, Testes, Uterus, Prostata und andere Drüsen –, Brüste schrumpfen und werden schlaff.

Harter Kropf bei dunkelhaarigen Patienten (blonde: *Brom.*), > nach Essen.

Die Schilddrüse schwillt an beim laut Reden. Schmerzhafte Schilddrüse. [11]

Gemüt

Ungeduld und Unruhe, kann nicht stillsitzen; drohendes Unheil erfordert Handeln [49].

Magen

Heißhunger; **ständige Gewichtsabnahme** trotz reichlichen und guten Essens *(Abrot., Nat-m., Sanic., Tub.).*

Leeres Aufstoßen von früh bis spät, als würde jedes bisschen Speise in Gas verwandelt *(Kali-c.).*

Leidet unter Hunger, muss alle paar Stunden essen; ängstlich und bange, wenn er nicht isst *(Cina, Sulf.),* **fühlt sich beim oder nach dem Essen besser,** > bei gefülltem Magen.

Rektum

Verstopfung mit vergeblichem Drang, > durch Trinken von kalter Milch.

Genitalien

Leukorrhö: scharf und wund machend, verfärbt die Wäsche und greift sie an; besonders reichlich zur Zeit der Menses.

Kanzeröse Veränderung der Cervix uteri; schneidende Schmerzen im Leib und Blutungen bei jeder Stuhlentleerung.

Atemwege

Kitzelhusten: tief unten in den Lungen und retrosternal sitzt der Kitzelreiz und verursacht Husten, zieht durch die Bronchien zum Cavum nasi *(Coc-c., Con., Phos.).*

Krupp: membranöser, heiserer, trockener Husten, < bei warmem, feuchtem Wetter; pfeifende, sägende Atmung *(Spong.).*

Kind greift sich beim Husten an den Hals *(All-c.);* blasses und kaltes Gesicht, besonders bei gut genährten Kindern.

Brust

Palpitationen, < bei der leichtesten Anstrengung (vgl. *Dig.;* von der leichtesten geistigen Anstrengung: *Calc-ar.*).

Empfindung, als würde das Herz zusammengequetscht; wie von einer eisernen Faust gepackt *(Cact., Sulf.).*

Verwandtschaft

Komplementär: *Lyc.* Vgl. *Acet-ac., Brom., Con., Kali-bi., Spong.* bei membranösem Krupp und Pseudokrupp; besonders bei übermäßig gewachsenen Jungen mit skrofulöser Diathese. Folgt gut nach *Hep., Merc.;* wird gefolgt von *Kali-bi.* bei Krupp. Wirkt bei Kropf am besten, wenn es nach Vollmond bzw. bei abnehmendem Mond gegeben wird *(Lippe).* Sollte im Wochenbett nicht gegeben werden, außer in hohen Potenzen *(Hering).*

Modalitäten

Verschlimmerung: Wärme, Einhüllen des Kopfes (umgekehrt: *Hep., Psor.*).

ERGÄNZUNGEN

Modalitäten

Besserung: Kälte (Luft, Boden; Bewegung; Essen).

Drucksensibler Punkt

Weihepunkt: Ren 11a.

Justicia adhatoda [11]

Adhatoda vasica Nees. Indischer Nussbaum.

Typisches

Akute katarrhalische Entzündung der Atemwege, spastische Kongestion der Respirationsschleimhäute.

Gemüt

Ängstlich und mutlos; abgeneigt, sich zu unterhalten; leicht zu verärgern, alles bringt ihn auf.

Kopf

Ohnmachtsneigung beim Aufrichten.
Wie voll und schwer, Druckschmerz in der Stirn mit Pulsieren. Hitzeempfindung.

Gesicht

Brennende Röte und Hitze. Nagender Gesichtsschmerz, gemildert durch äußeren Druck.

Mund

Trockenheit von Mund, weiß belegter Zunge und Kehle mit Durst.
Schießende Zahnschmerzen ziehen zu den Wangen.

Augen

Haloniert.

Nase

Scharfer **Schnupfen mit heftigen Niesanfällen und Tränenfluss,** Verlust von Geruch und Geschmack. Nase verschwollen.

Hals

Kehlkopf schmerzhaft mit Heiserkeit; berührungsempfindlich. Zäher, gelblicher Schleim löst sich nur durch wiederholtes Husten. Husten schlimmer nach Schreien und Weinen.

Magen

Total appetitlos, Ekel vor Speisen. Säugling lehnt die Muttermilch ab. Nausea. Erbrechen beim Husten, Erbrechen von Schleim, Erschöpfung und Blässe nach dem Husten.

Abdomen

Schmerzen in der kongestionierten Leberregion, < leichter Druck, schießend und nagend, reichlich Winde.

Rektum

Lockere schleimige Entleerungen, leichte Kolik.
Hartnäckige Verstopfung, tagelang über Jahre.

Atemwege

Erstickende Hustenanfälle mit Brustbeengung. Konstriktiver Schmerz in der Brust. Anfälle ohne Unterbrechung über lange Zeit bis zur Erschöpfung. **Schleimrasseln** in den Bronchien. Kein Auswurf oder nur wenig dicker, zäher Schleim.
Husten, mal feucht, mal trocken klingend.
Akute Tracheobronchitis. Bronchopneumonie mit Atemnot. Phthise im ersten Stadium, seit sechs Monaten chronische Bronchitis.
Husten sofort nach dem Essen. **Keuchhusten,** Brechreiz, als ob die Brust zerspringen würde. Hält sich beide Hypochondrien beim Husten wegen stechender Schmerzen.

Fieber

Frostig mit fiebriger Empfindung. 40 °C Fieber schon morgens. Frostig am Abend.

Modalitäten

Verschlimmerung: Staub; geschlossene warme Räume.

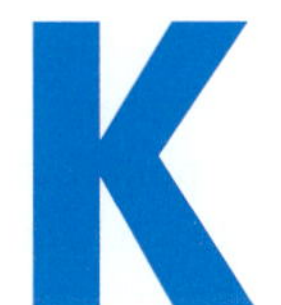

K Kalium arsenicosum – Kreosotum

Kalium arsenicosum [11]

Kaliumarsenat. Fowler-Lösung. KH_2AsO_4.

Typisches

Patienten, die für bösartige Erkrankungen prädisponiert sind oder an langwierigen Hauterkrankungen leiden. Unruhig, nervös und anämisch.
Allgemeine Frostigkeit – kann es nicht warm genug haben, selbst im Sommer.

Gemüt

Konservativ-zurückhaltend. Zeigt seine **Angst um die Gesundheit** nicht. Ruft den Arzt an, ohne zu sagen, worum es wirklich geht. Humorlos, berechnend. Immer in Hast.
Verschlossen, die Angehörigen erfahren nichts über seinen Zustand.
Kritisch gegenüber dem Arzt, der gleichzeitig die einzige Hoffnung ist. Wartet die ganze Nacht bis morgens auf den Arzt: „Was wird der Arzt sagen?".
Glaubt dem Arzt nicht: „Wie kompetent ist er?"
Wenig geistige Interessen, mehr materiell orientierte Lebensliebe, alles ist **genau geplant.** Kann weder seine Freundin noch seinen Mercedes genießen, wegen seiner Furcht vor Krankheit. Areligiös *(Bufo, Graph.).* Idee, er werde zu groß.
Angst um seine Gesundheit – z. B. um sein Herz – weniger vor dem Tod.
Benimmt sich wie ein Verrückter. Braucht den Halt der **Familie, traut ihr** aber **nicht;** fürchtet, ausgeraubt zu werden. Plötzlicher Impuls zu töten; gewalttätig seinen Freunden gegenüber.

Kopf

Schmerzen durch **Unterdrückung** von Ausschlägen der Kopfhaut oder chronischer Katarrhe. **Schwellung der Unterlider,** der Wangen.

Abdomen

Nephritis.

Atemwege

Asthma, nachts 2–3 Uhr. Abneigung gegen frische Luft. Erstickender Husten und Atemnot beim **Aufwärtsgehen.**

Brust

Paroxysmale Tachykardie: funktionelle Herzattacken mit häufigen, schlimmen Angstzuständen, will aber trotzdem niemanden bei sich haben *(Lach., Phos.).*

Harnorgane

Albuminurie während der Schwangerschaft.

Genitalien

Leukorrhö: gelb, brennend, scharf, **übelriechend,** nach den Menses. Druck unterhalb der Symphyse.
Menses früh, unregelmäßig; spärlich, lang, blass, scharf, übelriechend; unterdrückt.

Schlaf

Schlaflos, < 1–4 Uhr. Die Nächte sind voller Leiden. Quälende Gedanken halten ihn nachts wach.

Fieber

Periodizität: Fieber jeden dritten oder vierten Tag. Kalte Glieder bei Fieber.

Haut

Unerträgliches Jucken, < beim Ausziehen. **Trocken,** schuppig, runzelig; Akne; Pusteln.
Chronisches Ekzem, Jucken < durch **Wärme,** beim Gehen, beim Ausziehen. **Psoriasis.** Um sich greifende Ulzera. Risse in Ellenbeugen und Kniekehlen.
Gichtige Knotenbildungen. Hautkrebs verändert sich alarmierend schnell. Zahlreiche kleine Knötchen unter der Haut.

Modalitäten

Verschlimmerung: 2–3 Uhr nachts; bei und nach den Menses; Ausziehen; Gehen; Wetterwechsel; Berührung; Geräusche; kalte Füße; Abdecken.
Besserung: regnerische Tage.

Kalium bichromicum

Kaliumbichromat. $K_2Cr_2O_7$.

Typisches

Adipöse, hellhaarige Personen, die an katarrhalischen, syphilitischen oder psorischen Erkrankungen leiden.
Fette, rundliche Kinder mit kurzen Hälsen, mit Neigung zu Krupp und kruppösen Erkrankungen.
Schleimhauterkrankungen: Augen, Nase, Mund, Kehle, Bronchien; Magen-Darm-Trakt und Genital- und Harntrakt; **Absonderung zähen, fadenziehenden Schleims, der an Körperteilen fest anhaftet und zu langen Fäden gezogen werden kann** (vgl. *Hydr., Lyss.*).
Beschwerden, die bei heißem Wetter auftreten.
Anfälligkeit für Erkältungen an frischer Luft. Dabei plötzlich ein- und wieder aussetzende Kopfschmerzen [11].
Rheumatismus wechselt mit Magenstörungen, wobei das eine Leiden im Herbst und das andere im Frühjahr auftritt; auch Wechsel von Rheumatismus und Dysenterie *(Abrot.)*.
Schmerzen: **an kleinen, umschriebenen Stellen,** die mit der Fingerspitze bedeckt werden können *(Ign.)*; **plötzlich sich verschiebend,** von einem Körperteil zum anderen *(Kali-s., Lac-c., Puls.)*; tauchen plötzlich auf und verschwinden plötzlich *(Bell., Ign., Mag-p.)*.
Neuralgische Beschwerden jeden Tag zur gleichen Stunde *(Chin-s.)*. Täglich von 9–11 Uhr [11].

Kopf

Schwindel mit Verdunkelung des Gesichtsfeldes. [58]
Kopfschmerzen: **Flimmersehen oder Blindheit vor den Anfällen** *(Gels., Lac-d.)*; muss sich hinlegen; Abneigung gegen Licht und Geräusche; die Sehkraft kehrt zurück, wenn die Kopfschmerzen zunehmen *(Iris, Nat-m., Lac-d.)*.
Kopfschmerz in der Stirn oberhalb des Auges; stechender Schmerz oberhalb der Augenbraue. Periodische Attacken eines halbseitigen, punktförmigen Kopfschmerzes, < morgens beim Erwachen; morgens um 9 Uhr beginnt eine Kopfschmerzattacke bis zum Nachmittag. [11]

Augen

Brennen und ödematöse Schwellung der Lider, Absonderung zähsträhnig, gelb; Corneageschwüre, Descemetitis, kruppöse Konjunktivitis, granulierte Lidschleimhaut mit Pannus, Iritis mit punktförmigen Niederschlägen an der Innenfläche der Cornea. Spezifische oder rheumatische Iritis. Lichtscheu und Tränenfluss, heftige Schmerzen in und um die Orbita. [51]

Ohren

Schwerhörig bei vergrößerten Tonsillen. [53]

Nase

Verstopfung bei Brustkindern. [58]
Druckschmerzen an der Nasenwurzel (**im Stirnbereich und an der Nasenwurzel:** *Stict.*); Absonderung von Pflöcken; zäher, fadenziehender, grüner, flüssiger Schleim; in klaren Massen; heftige Schmerzen vom Hinterkopf in die Stirn ziehend, wenn die Ausscheidung aufhört. Schleimhautulzeration am Septum mit blutiger Absonderung oder großen Flocken von hartem Schleim *(Alum., Sep., Teucr.)*.
Polyposis nasi, Nase pergamentartig trocken beim Einatmen – bis in die Nasenwurzel und Stirnhöhle. Unterdrückter Schnupfen. [11]

Hals

Diphtherie: pseudomembranöse Ablagerungen, fest, perlmuttartig, fibrinös, mit der Tendenz, in Luftröhre und Kehlkopf hinabzusteigen (*Lac-c.;* umgekehrt: *Brom.*).
Ödematöses, blasenähnliches Aussehen der Uvula; erhebliche Schwellung, aber geringe Röte *(Rhus-t.)*.
Tief eingefressene Geschwüre im Rachen; oft syphilitisch.
Tiefe Geschwüre, wie ausgestanzt. [3]

Magen

Seekrankheit [58]. Magenbeschwerden: üble Folgen von Bier; Appetitverlust; Gewicht in der Magengrube; Flatulenz; < bald nach dem Essen; Erbrechen von zähem Schleim und Blut; runde Magengeschwüre *(Gymn.)*; < durch Fleisch, Tee [11].

Abdomen

Gallenkolik, Cholelithiasis. [58]

Rektum

Stuhl: geleeartig, schlimmer morgens. **Dysenterie** mit Tenesmus, schaumige Stühle. Wechselt ab mit **Obstipation,** < vor den und während der Menses, vergeblicher Stuhldrang. Pfropfengefühl im Anus. Periodische Verstopfung mit Lendenschmerz und braunem Urin. [11]

Genitalien

Sexuelles Bedürfnis fehlt bei übergewichtigen Menschen.
Weiblich: Prolapsus uteri, macht sich bemerkbar bei heißem Wetter.

Atemwege

Husten: heftig, rasselnd, mit Würgen durch zähen Schleim in der Kehle; < beim Ausziehen *(Hep.)*.
Krupp: **heiser, metallisch,** mit Aushusten von zähem Schleim oder fibrösen Stückchen am Morgen beim Aufwachen; mit Dyspnoe, > beim Hinlegen (schlechter beim Hinlegen: *Aral., Lach.*).
Asthma nachts, muss sich aufsetzen und aufstützen, nach vorn gebeugt, kein Schweiß, < Kälte, < Bücherstaub. [11]

Verwandtschaft

Vgl.: *Brom., Hep., Jod.* bei Krupp. Nachdem *Canth.* oder *Carb-ac.* die Abschabsel bei Dysenterie entfernt haben. Nach *Jod.* bei Krupp, wenn heiserer Husten, zähe Membranen, allgemeine Schwäche und Kälte vorhanden sind; nach *Calc.* bei akutem oder chronischem Nasenkatarrh. *Ant-t.* folgt gut bei katarrhalischen Erkrankungen und Hautkrankheiten.

Modalitäten

Verschlimmerung: Sommerhitze; heißes Wetter. Feuchte Kälte; Winter, Frühling; im Freien; beim Auskleiden, 2–3 Uhr nachts, morgens nach dem Aufwachen; Unterdrückung von Hautausschlägen, von Schleimhautsekreten; nach Bier [11].
Besserung: kaltes Wetter (Hautsymptome; umgekehrt: *Alum.* und *Petr.*).

ERGÄNZUNGEN

Quellen-Nachträge

Zwischen Schleimhäuten und Gelenken vikariierende Beschwerden. Wechsel von Darm- und Lungenbeschwerden. [50]
Asthma mit begleitender chronischer Rhinitis. Asthma Nacht für Nacht seit Jahren, muss sitzend im Lehnstuhl schlafen. Husten hart und trocken, nach großer Anstrengung etwas Sputum, so zäh, dass er es mit einem Handtuch aus dem Mund heraus wischen muss, zieht sich hin wie Gummi. Bronchialasthma bei Tuberkulose, Kaverne im re. Oberfeld. [51]
Kali-bi. ist ein wichtiger Bestandteil des Zements. Personen, die mit Zement gearbeitet haben oder in ein neu erbautes Haus gezogen sind. Maurerekzem an den Händen. [36]

Nachträge

Interessantes Symptom: Steißbeinschmerz vor der Miktion, danach gebessert.
Ischias < nach Biertrinken. Kommt und geht plötzlich.
Brustkinder mit verstopfter Nase.
Fußsohlenwarzen.
Der Kali-bi.-Patient hat große Sorge um seine Gesundheit, kapselt sich aber in seinen Gefühlen ab und verbirgt sich hinter einer sehr detaillierten Beschreibung seiner Krankheit. Macht Gesten, unwillkürliche Bewegung der Hände, bedeckt seinen Mund.
Schüler mit Gewissensängsten: eigensinnig, streitsüchtig. Abneigung gegen Geschäfte, gleichgültig und unfähig für Geschäfte, Sorgen um wirtschaftliche Probleme. Peinlich in Kleinigkeiten. Gedächtnisschwäche für Termine und Daten. Gleichgültigkeit und Apathie nach dem geringsten Ärger mit Magenbeschwerden und Präkordialschmerz.
Alkoholismus. Wahnidee, er habe ein Verbrechen begangen, sein Kind sei tot, das Zimmer drehe sich.
Kali-bi. ist in der regenreichen Gegend des Teutoburger Waldes mit langer Heizperiode und trockener Heizungsluft in den Räumen wegen **Sinusitiden** ein häufig angezeigtes Mittel. Frühsymptome: **Seitenstrangangina** mit Rachenreizung und Rachenschleim aus den Choanen; bei der Inspektion ist dann eine **Rötung der Fauces und der Uvula** und eine Uvulaverlängerung oder -schwellung zu sehen, häufig begleitet von einer gequollenen Zunge mit **Zahnabdrücken.**
Fieberhafte **Angina mit gelben Bläschen auf den Tonsillen** und schnarchendem Geräusch. Angina Plaut-Vincenti mit einem **wie mit dem Locheisen** gestanzten runden Geschwür auf der Tonsille. Tagelang hochfieberhafte Kinder ohne nennenswerten Befund mit etwas Schnupfen und Husten, bei denen der Eindruck einer mehr äußerlich ablaufenden, keineswegs zentralen Erkrankung besteht, aber kein scheinbar angezeigtes Mittel durchzieht, bis sich durch das diskrete Schnarchgeräusch eine Sinusitis offenbart.

Tipp

Kali-bi. ist durchaus auch bei schlanken Personen wirksam.

Drucksensibler Punkt

Weihepunkt: Ni 14 li.

Kalium bromatum

Kaliumbromid. KBr.

Typisches

Passt für hoch gewachsene, zur Fettsucht neigende Personen; wirkt besser bei Kindern als bei Erwachsenen.

Sensibilitätsverlust, in Fauces, Larynx, Urethra, im ganzen Körper; schwankender, unsicherer Gang; Empfindung, als ob die Beine überall auf dem ganzen Bürgersteig wären.

Muskuläre Inkoordination *(Gels.);* nervliche Schwäche oder Lähmung der Beweglichkeit und Parästhesien. **Gang ist schwankend, stolpernd, wackelig und taumelnd** [54].

Unruhige Hände: Schreibt sowohl im Beruf als auch in der Freizeit Maschine, arbeitet am Computer, spielt Musikinstrumente [13]. Strickt gern [11].

Spasmen: durch Schreck, Ärger oder seelische Ursachen bei nervösen, plethorischen Patienten; während des Gebärens, beim Zahnen, bei Keuchhusten, bei Nephritis. Singultus [11].

Epilepsie: kongenital, luetisch, tuberkulinisch bedingt; gewöhnlich ein bis zwei Tage vor den Menses; bei Neumond; Kopfschmerzen folgen der Attacke.

Konvulsionen **bei der Geburt,** bei **Keuchhusten,** beim **Zahnen** (nach Zorn [54]), bei Syphilis. [11]

Gemüt

Nervös, ruhelos; kann nicht stillsitzen, muss immerfort in Bewegung oder beschäftigt sein; **Hände und Finger in ständiger Bewegung; zappelige Hände** (zappelige Füße: *Zinc.*); Zucken der Finger. Unruhige Hände [51].

Anfälle von unkontrolliertem Weinen und von starken melancholischen Wahnideen.

Gedächtnisverlust; **weiß nicht, wie man spricht;** geistesabwesend; muss das Wort vorgesagt bekommen, bevor er es aussprechen kann *(Anac.).*

Deprimiert, niedergeschlagen, ängstlich, „fühlen sich, als ob sie ihren Verstand verlieren würden".

Abneigung gegen Alleinsein. [51]

Beschwerden infolge von Gefühlserregung; Schreck. [54]

Plötzliche Furcht, ohnmächtig zu werden; verrückt zu werden. [11]

Ruhelosigkeit und Schlaflosigkeit durch Kummer und Sorgen *(Ign., Nat-m.* [11]), Verlust von Eigentum und Ruf durch geschäftliche Schwierigkeiten *(Hyos.).*

Tod eines Kindes. Glaubt, den Zorn Gottes auf sich geladen zu haben, jeder will ihre Reputation ruinieren. [36]

Nächtliche Angstzustände bei Kindern *(Kali-p.);* Zähneknirschen im Schlaf, Schreien, Stöhnen, Weinen; schreckliche Träume, kann nicht von Freunden beruhigt werden. Somnambulismus *(Sil.).*

Kinder, die nicht arbeiten wollen und sich ihr Leben als Nichtstuer, Diebe und Betrüger ausmalen. [36]

Mund

Stammeln; **langsames, erschwertes Sprechen** *(Bov., Stram.).* Stottern [11]. Vergisst Worte beim Sprechen [54].

Dentitio difficilis. [54]

Hals

Angina mit graubraunen putzlederartigen Belägen auf den Tonsillen. [11]

Rektum

Cholera infantum, mit Reflexreizung des Gehirns, bevor Erguss eintritt; erstes Stadium des Hydrozephalus.

Kolik bei Kindern täglich um 5 Uhr morgens (16 Uhr: *Coloc., Lyc.*).

Genitalien

Nach sexuellen Exzessen; < Unterdrückung sexuellen Verlangens. [54]

Männlich: Schwäche nach Samenverlust. [54]

Atemwege

Nervöser Husten in der Gravidität; trocken, hart, **beinahe unaufhörlich; drohende Fehlgeburt** *(Con.)*. Husten jede Nacht wiederkehrend [51].

Haut

Acne simplex, Acne indurata, Acne rosacea; blaurot, pustulös, an Gesicht, Brust, Schultern; hinterlässt unansehnliche Narben *(Carb-an.)*; bei jungen, dicken Personen mit grobem Habitus.

Verwandtschaft

Eines der Antidote für Bleivergiftung. Oft nach *Eug.* bei Akne heilend.

ERGÄNZUNGEN

Modalitäten

Verschlimmerung: geistige Überanstrengung; Aufregungen; Periodizität: morgens, nachts, Sommer, Neumond; sexuelle Exzesse; Pubertät.
Besserung: Beschäftigung.

Nachtrag

Puls irritabel und schnell. Plötzliche Furcht, ohnmächtig zu werden. Furcht verrückt zu werden. Fühlt den Tod herannahen. Zaghaft, schüchtern.

Drucksensibler Punkt

Weihepunkt: Mi 21.

Kalium carbonicum

Pottasche. K_2CO_3.

Typisches

Für Krankheiten alter Menschen, Wassersucht und Lähmungen; dunkles Haar, Muskel- und Bindegewebsschwäche, Neigung zur Fettsucht *(Am-c., Graph.)*. Chronische Schwäche pyknischer Menschen; gedunsen, blass und anämisch [51].
Durch Säfteverlust oder Vitalitätsverlust geschwächte, besonders anämische Personen *(Chin., Phos., Ph-ac., Psor.)*.
Beim Bücken schießt das Blut in den Kopf. [11]
Schmerzen: **stechend, scharf,** < in Ruhe und beim **Liegen auf der schmerzhaften Seite** (stechend, scharf, > in Ruhe und beim Liegen auf der schmerzhaften Seite: *Bry.*).
Kann es nicht ertragen, berührt zu werden, fährt auf, so leicht er auch berührt wird, besonders an den Füßen. Dermaßen kitzlig, dass sie kaum untersucht werden können [36].

Gemüt

Große Abneigung gegen Alleinsein (*Ars., Bism., Lyc.;* Verlangen nach Alleinsein: *Ign., Nux-v.*).

Augen

Säckchenartige Schwellung zwischen den Oberlidern und den Augenbrauen.
Augenbutter in den äußeren Canthi. Äußerer Haarausfall der Brauen. [11]
Schwache Augen; **nach Koitus,** Pollution, Abort, Masern.

Nase

Nasenbluten beim **Waschen des Gesichts** am Morgen *(Am-c., Arn.)*.

Mund

Zahnschmerzen **nur beim Essen;** pochend; < bei Berührung mit allem Kalten oder Warmen.

Hals

Erschwertes Schlucken; stechender Schmerz im Pharynx wie von einer Fischgräte *(Hep., Nit-ac.)*; Nahrung rutscht leicht in die Luftröhre (verschluckt sich leicht; Ösophagusstriktur [11]); Rückenschmerzen beim Schlucken.

Magen

Abscheu schon beim Sehen von Speisen [59], vermehrter Appetit bei Kopfschmerzen. Erbrechen während der Menses, von Speisen beim Husten. *Durstlos bei Fieber* [58].
Magen aufgetrieben, empfindlich; Gefühl des Berstens; außerordentlich starke Flatulenz; alles, was sie isst oder trinkt, scheint sich in Gas zu verwandeln *(Jod.)*.
Salziges oder saures Aufschwulken; Angst wird im Magen empfunden. Wie ein Klumpen im Magen. Muss öfter essen. Nach wenigen Bissen Druck und Beklemmung. [11]
Gallenkolik: > beim Zusammenkrümmen. [11]

Rektum

Obstipation: Stuhl großgeformt, schwergehend, mit stechenden, kolikartigen Schmerzen ein oder zwei Stunden vor dem Stuhlgang.
„Schaflorbeerartiger Stuhl, der nur mit Schmerz und Anstrengung abgeht." [2]

Genitalien

Fühlt sich schlecht eine Woche vor der Regel; Rückenschmerzen vor den und während der Menses.
Wehentätigkeit ungenügend; heftige Rückenschmerzen; verlangt Druck auf den Rücken *(Caust.)*.
Mangelnde Erholung nach Entbindung. [11]

Atemwege

Husten: trocken, anfallsweise, löst zähflüssigen Schleim oder Eiter, der geschluckt werden muss; krampfartig, **mit Würgen oder Erbrechen von Mageninhalt;** harte, weiße oder graue Massen fliegen beim Husten aus dem Hals *(Bad., Chel.)*. Viel stärker bei nüchternem Magen; sieht beim Husten Sterne vor den Augen; Hämoptoe anstelle der Menses [11].
Asthma durch Aufsitzen, Vorwärtsbeugen oder Hin-und-her-Schaukeln erleichtert; < zwischen 2 und 4 Uhr morgens. Droschkenkutscherhaltung.
Stechende Schmerzen in der Brust beim Atmen. [11]
„Selten wird ein Kranker mit geschwüriger Lungensucht ohne dieses Antipsorikum genesen." [2]
Sehr starke Erkältungsneigung (< leisesten Luftzug [11]).

Brust

Herz: Neigung zu fettiger Degeneration *(Phos.)*; Gefühl, als ob es an einem Faden hinge *(Lach.)*.

Rücken

Rückenschmerzen, Schwitzen, Schwäche; nach Abort, Wehen, Metrorrhagie; beim Essen; beim Gehen das Gefühl, aufgeben und sich hinlegen zu müssen.

Verwandtschaft

Komplementär: *Carb-v.* Vgl.: *Bry., Lyc., Nat-m., Nit-ac., Stann.* Vgl. *Sep.* [11].
Folgt gut auf: *Kali-s., Phos., Stann.* bei losem, rasselndem Husten. Folgt bei Asthma auf *Carb-v.* [11].
„Die unterdrückte Regel kömmt, besser gefärbt, wieder (d. 5. T.). (Kali bringt die Regel wieder, wenn Natrium muriaticum es nicht vermochte.)." [2]

ERGÄNZUNGEN

Modalitäten

Verschlimmerung: nachts, nach Mitternacht, 3 Uhr nachts; kreuzweise li. oben und re. unten; von li. nach re. wandernd; Druck; Liegen auf der schmerzhaften Seite; Berührung; Kleidung; Kälte, nasskaltes Wetter, kaltes Wasser; frische Luft; Zugluft; Erhitzung und Anstrengung; im Winter; Unterdrückung von Schweiß, von Fußschweiß; nach Koitus, Entbindung, Abort; Flüssigkeitsverluste; Brot, Milch, Fett.
Besserung: Bewegung; Bettwärme, Ofenwärme, warmes Zimmer.

Quellen-Nachtrag

Wechselhafte Unbeständigkeit, niedrige Vitalität, gestörte Nebennierentätigkeit und Vagotonie. Launenhaft, widersprüchlich, streitsüchtig, ängstlich und besorgt. Ungeduld, wenn man seinen Launen nicht sofort nachgibt. [49]

Nachträge

Kali-c.-Patienten sind, wenn nicht durch deutliche Symptome angezeigt, in ihrer chronischen Phase oft schwer zu erkennen. Es sind überwiegend anal-retentive Typen, sehr korrekt, zweckbetont, kontrollbezogen. Der Patient hat nur vage Symptome und zeigt seine wahren Gefühle und seine Ängste nicht. Hast im Beruf und beim Essen. Riskiert eher unbedacht seine Karriere, als gegen seine prinzipielle Pflichtauffassung zu handeln. Reizbar, wenn seine Routine in Frage gestellt wird.
Kritisiert Kleinigkeiten, **schreit um Kleinigkeiten,** neigt zum Schlagen. Furcht, von Entgegenkommenden geschlagen zu werden.
Verlangt nach Gesellschaft und behandelt sie trotzdem abscheulich. Kleptomanie. Unterschwellige Angst, bestohlen und ermordet zu werden.
Zankt mit seiner Familie, Kindern und Vorgesetzten, macht sich Sorgen um die Familie. Kann nicht ruhig bleiben, wenn er unzufrieden ist. Wenn er den Arzt als Familienmitglied betrachtet, verlässt er ihn nie wieder. Streitet mit ihm wie mit einem Familienmitglied: „Es geht mir überhaupt nicht besser!"; sträubt sich, wenn ihm der Arzt die Besserung der lästigsten Symptome nachweist.

Tipps

Monatelange Tachykardie, Dyspnoe und postinfektiöse Herzmuskelschwäche nach Grippe (D 4 bis D 6).
Sehr bewährt bei Hungerödemen: *Olga v. Ungern-Sternberg* gab nach dem Zweiten Weltkrieg entlassenen Kriegsgefangenen oder der hungernden Bevölkerung mit ausgedehnten Hungerödemen wöchentlich eine Injektion *Kali-c.* D 15 mit nachhaltigem Erfolg.
Coxalgie nachts, < Stehen, < Gehen, Leisten- und Rückenschmerz, < im Sitzen.

Drucksensible Punkte

Weihepunkte: Mi 17, Mi 18 li., Mi 6.
de la Fuye: Bl 67.

Kalium chloricum [11]

Kaliumchlorat. $KClO_3$. Chlorsaures Salz der Pottasche.

Typisches

Große Schwäche, rheumatische und neuralgische Schmerzen. Fettige Degeneration von Organen. Apathie < abends, mit Frösteln, Trauer und Lebensüberdruss. Nach einem Glas Wein fast bewusstlos, betrunken durch ein Glas Bier.

Gemüt

Verwirrung beim Gehen an der frischen Luft.

Kopf

Hirnkongestion, sodass sich eine Hälfte des Kopfes, des Gesichtes und der Nase wie gelähmt anfühlen. Schmerzen strahlen von den Schläfenknochen oder vom Hinterkopf zu den Kiefern aus.

Nase

Ziehen in der Nasenwurzel; Katarrh, heftig mit viel Niesen und reichlich Schleim.
Nasenbluten nachts, nur re.; bessert den psychischen Zustand.

Gesicht

Morgens angeschwollen.
Krampfartige Schmerzen in den Wangen, mit Neigung zu niesen. Blitzartige Neuralgie < Reden, Essen, leiseste Berührung, mit Taubheit.

Mund

Zunge in der Mitte weiß belegt; zwei symmetrische Ulzera an der Seite der Zunge.

Magen

Appetit vermehrt, rasender Hunger, > Wassertrinken; danach Appetitverlust.
Schneidende Schmerzen in der Magenregion. Heftiges Aufstoßen, säuerlich, mit alternierenden Schmerzen in Präkordialregion und Abdomen.
Übelkeit, versucht zu erbrechen, es kommt aber nur Luft. Erbrechen, plötzlich unaufhörlich, das ganze Essen und übelriechender grüner Schleim wird erbrochen.

Abdomen

Druck im li. Hypochondrium, im re., zum Nabel ausstrahlend > durch Abgang von Winden. Schmerzen in der Beckengegend, bei Diarrhö.

Rektum

Äußere Hämorrhoiden, bei Verstopfung. Persistierender Schmerz im Rektum. Heftige Diarrhö, wird immer flüssiger, schließlich nur noch Schleim, mit Blut vermischt. Ruhr.
Schreit vor heftig schneidenden Schmerzen im Rektum bei Dysenterie.

Harnorgane

Nephritis, Pollakisurie. Albuminurie, Anurie, Hämaturie.

Brust

Schmerzen in der li. oberen Rippenregion. Beklemmung, als seien die Lungen mit einem feinen Faden zusammengezogen.
Heftiges Herzklopfen. Präkordialangst mit Herzrasen und Druck. Kälte in der Herzgegend, deutlich tastbarer Herzschlag.
Puls rasch, komprimierbar; schwach, wie nach einer reichlichen Hämorrhagie; nicht synchron mit dem Herzschlag. Rechtsseitiger Radialispuls voll und weich, intermittierend, li. klein, weich, komprimierbar.

Schlaf

Unruhig, unterbrochen von schweren Träumen, Träume vom Vortag, von Todesprophezeiungen, wollüstig mit Pollutionen.

Haut

Blütchen zwischen Lippe und Kinn.
Epitheliom im Gesicht und an der Großzehe.

Modalitäten

Verschlimmerung: Erschütterung beim Husten und Niesen.
Besserung: Nasenbluten (geistige Symptome).

Kalium cyanatum [11]

Cyankali. KCN. Kaliumsalz der Blausäure.

Typisches

Apoplexie: Bewusstseinsverlust, starke tetanische Krämpfe. Schwindel, alles um ihn herum dreht sich. Aphasie. Extremitäten eiskalt. Augen starr, Pupillen weit, aber ohne Reaktion auf Licht. Gesichtsfeld verdunkelt, kann nur mit Mühe die Gesichter der Menschen unterscheiden.
Krampfanfälle: Tetanische Muskelspasmen an Armen und Beinen. Plötzliche krampfartige Reaktion des ganzen Körpers, etwa zehn Minuten lang, danach hörte das Herz auf zu schlagen. Sphinkterkrämpfe.

Gemüt

Unkontrollierbar schlechte Laune < im Zimmer. Gute Stimmung > Bewegung an frischer Luft.
Träumt vom nahe bevorstehenden Tod. Weinerlich, denkt er wird bald sterben und seine Freunde verlassen.
Ärger über Abwesende.

Kopf

Kann keine Kopfbedeckung ertragen.

Gesicht

Ziliare Neuralgie: Doppeltsehen, qualvolle Anfälle neuralgischer Schmerzen in der Temporalregion und dem (li.) Oberkiefer, mit Schreien und Sensibilitätsverlust, täglich um 4 Uhr, bis 10 Uhr zunehmend, dann nachlassend um 16 Uhr, < sofort nach dem Essen.

Mund

Karzinom der Zunge, tiefes Ulcus linguae.

Magen

Druck am Magen nach dem Essen, begleitet von Uterussymptomen.

Atemwege

Asthma: Cheyne-Stokes-Atmung, langsame Atmung, nur siebenmal pro Minute, lautes Schleimrasseln

Brust

Fettige Herzdegeneration, Hypertrophie und Dilatation, funktionelle Herzbeschwerden bei Anämie. Herzrasen, schlimmer Schmerzen in der Herzgegend mit gelegentlichen scharfen Schlägen. Frostig, Hände und Füße kalt.
Sie weiß, dass sie eine Herzerkrankung hat und bald sterben wird.

Modalitäten

Verschlimmerung: beim Aufstehen, beim Erwachen, am Morgen; Bewegung, Gehen; Anstrengung; Berührung (sehr berührungsempfindlich).
Besserung: nachmittags; Ruhe.

Kalium ferrocyanatum [11]

$K_4[Fe(CN)_6].3H_2O$.

Typisches

Zeigt eine Verbindung von *Kali-c.*- und *Sep.*-Symptomen insbesondere bei **starken Blutungen, Uterus myomatosus.**
Müde; frostig; obstipiert; Trauer, Tränen < Trost. *(Sep.)*

Magen

Empfindung von Magenptosis.

Genitalien

Abwärtsdrängen; gelber Fluor; Menses reichlich < ante mensem; **Makromenorrhagie.**

Brust

Schwaches Herz, schwacher Puls; Angst vor Herzkrankheit; Herzklopfen, Todesangst *(Kali-c.)*.

Kalium jodatum [11]

Kaliumjodid. KJ.

Typisches

Antisyphilitikum; antiskrofulöses Mittel. Vergrößerte Lymphdrüsen, syphilitische Knoten. Condylomata, Tumoren von Brust und Uterus. Gebärmutter verbacken in fibroidem Gewebe, Schmerzen in der re. Inguinalregion bei Anstrengung.

Gemüt

Erregt bis zum Weinen < abends; halbverrückt die ganze Nacht, gesprächig und voller Witze; erregter Schlaf; Träume vom Fallen, von Gefahr und Mord wecken den Patienten. Fürchtet die Wiederkehr der Morgendämmerung; die trivialen Dinge des Lebens scheinen unerträglich.

Weitschweifig, geschwätzig spaßend, warmblütig.

Reizbarkeit, kurz angebunden, barsch; Überdruss und Unsicherheit, **Furcht vor Unheil.** Hartherzig und unerbittlich gegenüber seiner Familie; jähzornig, seine geliebten Kinder werden ihm plötzlich zur Last; hochmütig und arrogant.

Alkoholismus, Delirium, Demenz. **Beschwerden durch geistige Anstrengung.** Kann zum gegebenen Zeitpunkt die Worte nicht finden.

Kopf

Haar wird grau. Stiche über dem li. Auge.

Nase

Profuser wässriger Schnupfen, wund machend, mit Schmerzen in den Stirnhöhlen. Tränenfluss, < kalte Luft bei gleichzeitigem Verlangen nach frischer Luft. **Heuschnupfen.**

Hals

Schwellung der Schilddrüse, berührungsempfindlich, < Druck. Schwellung und Eiterung der Submaxillardrüsen.

Würgen, als ob etwas im Halse stecken würden, > beim Hochbringen dicken Schleims. [20]

Halsweh der Kanzelredner [52]. Wie rau in den Atemwegen.

Husten durch Kompression des Larynx (Angiom, Struma) oder der Luftröhre (großer Thymus). Asthma > frische Luft [36]. Laryngitis mit Neigung zu ödematöser Schwellung und zu Ulzeration. Laryngeale Erstickungsnot < **2–5 Uhr nachts.**

Magen

Abmagerung mit unersättlichem Appetit. Fortschreitender Kräfteverfall.

Bitterer Geschmack in Mund und Hals > Frühstück. Bulimie. Appetit vermehrt, am nächsten Tag appetitlos. Abneigung gegen alles Essen, gegen Fleischbrühe.

Leeres Aufstoßen, wie beim Singultus. Übelkeit mit Magendrücken, Empfindung von Leere, durch Essen nicht gebessert. Dauernde Brechneigung, ohne dass es stattfindet.

Rektum

Seröse Schleimabsonderung.

Diarrhö: mit Schmerzen in der Lendengegend wie zerbrochen, oder wie wenn die Mens erscheinen würde.

Verstopfung: kleine harte zähe Stuhlbrocken, schwierig abzusetzen. [20]

Analfissur beim Säugling. [36]

Harnorgane

Entzündungen des Urogenitale: Chronische Urethritis mit gelbgrünlichem, dicken Ausfluss und nur geringer Schmerzhaftigkeit.

Genitalien

Männlich: **Hodenatrophie.** Chronische Gonorrhö, dicke grüne Absonderung. Penis wird durch geringste Reibung wund.

Weiblich: Fluor beißend und juckend, die Haut anfressend, wie Fleischwasser. Leukorrhö, gelbgrünlich, ätzend mit Ulzerationsneigung. **Atrophie der Mamma.** Mens verspätet mit Empfindung, als würde der Uterus gepackt und zusammengedrückt.

Atemwege

Bronchopulmonale oder pleurale Erkrankungen, Entzündung der Bronchialschleimhäute, des Lungenparenchyms oder der Pleura, **< 2–5 Uhr nachts,** feuchtes wechselhaftes Wetter, Wärme (Sommer- oder Kleiderwärme), > in frischer Luft.

Stiche quer durch die Lunge oder an der Lungenbasis < Gehen.

Dyspnoe bei Anstrengung, Asthmaanfälle. Auswurf reichlich, flüssig, schaumig, salzig schmeckend oder grünlich.

Extremitäten

Rheumatismus. Periost- oder Knochenschmerzen: subakut oder chronisch mit Verlangen nach Bewegung und frischer Luft, Abneigung gegen Wärme; < nachts, in Ruhe, Berührung. Schmerzen fast immer im **Sakroiliakalgelenk,** re. der Wirbelsäule, auch morgens im Bett, > Stehen und Gehen; Schmerzen ziehen bis in die re. Ferse und krampfartig in die Wade.
Ischias, nachts im Bett, < **beim Liegen auf der schmerzhaften Seite,** > Bewegung, < länger Gehen, mit Schwere und Taubheit im Oberschenkel, < durch Wärme, > Sitzen. Arterienverschluss. **Schwellung der Kniegelenke,** gichtig, **schwammig. Kontraktion** von Muskeln und Sehnen. **Arthritis deformans.**

Haut

Purpura, besonders an den Beinen. [36]
Leukodermie.

Verwandtschaft

Antidot zu Quecksilber- und Bleivergiftung, antidotiert von *Hep., Nit-ac.*
Folgt gut auf: *Merc.*

Modalitäten

Verschlimmerung: an der See; nachts von 2–5 Uhr; in Ruhe; Berührung; feuchtes, wechselhaftes Wetter; **Wärme** (Sommer- oder Kleiderwärme).
Besserung: frische Luft; Gehen im Freien.

Kalium muriaticum [11]

Kaliumchlorid. KCl.

Typisches

Wirksam bei **Katarrhen mit weißen und grauweißen Sekreten,** kruppösen und diphtherischen Exsudationen und bei entzündlichen **weißen,** fibrinösen Exsudationen.
Schwellungen als **Folge von Schlägen, Schnitten und Quetschungen.**
Embolieneigung durch zu rasche Blutgerinnung. Drüsen- und Lymphknotenschwellungen. Mumps. Epilepsie nach unterdrückten Hautausschlägen.

Gemüt

Wahnidee, er müsse verhungern, nicht essen zu dürfen. Unzufrieden, mutlos, Frucht vor Unheil, sitzt schweigend da. Reizbar und zornig wegen Kleinigkeiten. **Fröhlichkeit abwechselnd mit Traurigkeit.**

Kopf

Schweiße, nur am Kopf. Kopfschmerzen, wie ein betäubender Schlag, mit Erbrechen von weißem Schleim, mit weiß belegter Zunge. Wie ein bleischweres Gewicht im Hinterkopf > durch Lösen des Haares und > Wärme. Meningitis.

Augen

Absonderung weißen Schleims, auch gelbgrünliche Massen und eitrige Krusten.
Ulzerierende Bläschen auf der Cornea. Wie Sand in den Augen. Trachom. Katarakt. Netzhautexsudat. Lichterscheinungen beim Husten und Niesen.

Ohren

Chronischer Mittelohrkatarrh: Tuba Eustachii verschlossen, Knacken und Geräusche im Ohr beim Schlucken oder Schnäuzen. Taubheit durch Schwellung des äußeren Ohres.

Nase

Stockschnupfen, Ausräuspern von Rachenschleim aus den Choanen. Schnupfen und Husten; weißes, dickes Nasensekret.

Mund

Aphthen. Soor. **Landkartenzunge.** Weiße Ulzera im Mund bei kleinen Kindern oder stillenden Müttern. Zahnfleisch blutet.

Hals

Tonsillen vergrößert mit käsigen Pfröpfen.

Magen

Heißhunger bald nach dem Essen. Magenleere nicht gebessert durch Essen.

Abdomen
Ikterus, nach Schüttelfrost durch Duodenalkatarrh; träge Leberfunktion, Schmerzen im re. Hypochondrium.

Rektum
Stühle hell; < fettes Essen und Konditoreiwaren. Dysenterie mit schleimigen Stühlen. Blutende Hämorrhoiden.

Genitalien
Uterus vergrößert und kongestioniert. Fluor milchweiß, dick, zäh, mild. Portioerosion. Mens dunkel, dick, zäh, mit großen schwarzen Klumpen.

Atemwege
Husten, wie aus dem Magen kommend, hart, kruppartig, mit dem Anschein, als ob die Augen aus dem Kopf hervorquellen.
Atmung schwierig, Atembeklemmung. Bronchitis, Auswurf klebrig, milchweiß, oder Schleimbröckchen fliegen förmlich aus dem Mund.

Brust
Lymphadenitis, **Schwellung der Brüste,** weiche, entzündliche Infiltration und Anschwellungen des umgebenden Gewebes, < Berührung, Kälte.
Kälte in der Herzregion.

Rücken
Blitzartiger Schmerz vom Kreuz bis zu den Füßen.

Extremitäten
Rheuma der li. Schulter und des Ellenbogens < morgens beim Aufstehen.
Bursitis praepatellaris. Periartikuläre Anschwellung, Serosaerguss, Neigung zu Plastizität und Steifigkeit.
Entzündlicher Hallux valgus. Einwachsende Zehennägel. Warzen auf den Händen.
Ödeme durch Herzschwäche, Leber- oder Nierenerkrankungen.

Fieber
Katarrhalisches Fieber mit Frösteln, < geringste kalte Luft, muss nah am Ofen sitzen.
Rheumatisches Fieber mit Exsudationen und Schwellungen der Gelenke.

Haut
Kleieartige Schuppen, trockenes Ekzem nach Impfungen oder durch unterdrückte Uterusfunktionen.

Verwandtschaft
Antidotiert von *Bell., Calc-s., Hydr., Puls.* Folgt gut auf: *Calc-p., Calc-fl., Ferr-p.* Ergänzend: zähe Sekrete: *Kali-bi., Kali-c., Hydr.;* rheumatische Erkrankungen: *Bry., Rhus-t., Sulf., Merc.,* Tubenkatarrh: *Merc., Kali-bi., Kali-c.*

Modalitäten
Verschlimmerung: Bewegung; fettes, reichliches Essen, Torten; Bettwärme; morgens nach dem Aufstehen; nach Impfungen; nach Verstauchung, Verbrennung.

Kalium nitricum [11]

Salpeter. KNO_3.

Typisches
Wirkt auf Atmungsorgane, Herz, Nieren, Ergüsse in Körperhöhlen, **plötzliche** hydropische Anschwellungen des ganzen Körpers. Anämische Patienten.

Gemüt
Angst nachmittags und abends, im Bett; mit Blutandrang in der Brust; mit Kopfschmerzen. Zusammenfahren im Schlaf. Ruhelos und ängstlich nachts. Weinen bei Musik.
Verzweiflung, schreit vor Schmerzen. Ist außer sich vor Zorn. Erregt von einem Glas Wein. Traurig, wenn allein.
Wahnidee von Feuer und Wasser; glaubt, er sei aus Holz.
Eklige Träume von schmutziger Wäsche, vom Urinieren, Penis bricht ab, wird verfolgt, vergewaltigt, vergiftet, geschlagen, Zähne brechen ab. Herabstürzen aus der Höhe.

Ohren
Taubheit durch Lähmung des Hörnervs, Schwindel und Tinnitus, Klingeln und Läuten < Liegen auf dem Ohr.

Nase
Nasenpolyp, re.
Juckende, rote Nasenspitze.

Äußerer Hals
Rotfleckig.

Harnorgane
Eitrige Nephritis. Pollakisurie, wasserheller Urin. Diabetes insipidus.

Magen
Rasender Hunger zwischen 10 und 11 Uhr wechselt mit schneidenden Schmerzen in der Nabelgegend und unter dem Brustbein ab.
Übelkeit < nachts, wie kurz vor dem Erbrechen. **Appetitlos mit Durst.** Abneigung gegen Speisen mit Hunger. Durchfall nach dem Verzehr von Kalbfleisch.

Genitalien
Starke Menses, schwarz wie Tinte.

Atemwege
Asthma: mit äußerst starker Dyspnoe, Kollaps und Übelkeit; Patient ringt so stark nach Luft, dass er trotz Durstes nur ein Schlückchen zwischen den Atemzügen nippen kann. Kann nicht flachliegen. Reichlich freier Auswurf, erleichternd. Husten weckt um 3 Uhr, mit heftigem Kopfschmerz.

Brust
Herzmuskelschwäche: Kollapsneigung. **Asthma cardiale,** Dyspnoe < Bewegung oder Kopftieflage. Puls langsam und schwach. Herzklopfen in Kopftieflage. Kälteempfindung und Stiche in der Herzgegend; < Wein, Kaffee, Bier.

Rücken
Lumbalgie, chronisch, mit dumpfem Schmerz < feuchte Kälte. Beim Erwachen große Steifigkeit.

Modalitäten
Verschlimmerung: Verzehr von Kalbfleisch; Kälte, Feuchtigkeit, Erkältung, geringste Zugluft; Gehen; Anstrengung; Kopftieflage; 3 Uhr nachts.
Besserung: Fahren mit einem Fahrzeug; schluckweises Wassertrinken; langsames Gehen.

Kalium oxalicum [11]

Kaliumoxalat. Sauerkleesalz. $K_2C_2\,O_4.H_2O$.

Typisches
Konvulsionen, heftiges anhaltendes Erbrechen, Krämpfe, heftige Schmerzen im Abdomen, schlimme Rückenschmerzen, Kälte und Kollaps.
Gesichtsröte, dann blass und ängstlich, mit kaltem Schweiß. Fällt hin, stößt laute Schreie aus. Nägel und Finger blau, wie bei Cholera.

Gemüt
Wahnsinn, extreme Depression.

Kopf
Pochender Schmerz mit großem Durst.

Augen
Wundschmerzhaftigkeit, Trübsehen, Pupillen dilatiert, Konjunktiven injiziert.

Magen
Erbrechen alle zehn Minuten, jede Stunde, eine Woche lang. Brennende Schmerzen in den Eingeweiden, wie verbrüht; < Berührung und Druck.

Harnorgane
Miktionsbeschwerden, wie verbrüht.

Kalium permanganicum [11]

Übermangansaures Kali. $KMnO_4$.

Typisches
Wirksam bei Diphtherie und Mundfäule; übelriechende, purulente, blutige Absonderungen aus Nase, Hals und Larynx. Geschwollene Uvula, Berührungsempfindlicher Hals. Warzen.

Gemüt
Morphiumsucht, Ruhelosigkeit.

Ohren
Scharf stechende Schmerzen durch die Tuba Eustachii vom Hals zum Ohr bis zum Mastoid.

Nase
Nasenbluten bei jedem Versuch, die verstopfte Nase frei zu schnäuzen. Hintere Nasenöffnungen schmerzhaft.

Mund
Speichelfluss bei brennend rohem, Übelkeit erregendem Schmerz in Rachen, Pharynx und Larynx, bis zum Ösophagus und Magen hinunter. Beim Öffnen des Mundes große Schwierigkeiten wegen der wundschmerzhaften Schilddrüse und Halsmuskulatur.

Hals
Geschwollen. Kleine ulzerierte Flecken an den Halswänden; alles Hochgeräusperte ist blutig. Unaufhörliches Schlucken.

Magen
Übelkeit und Erbrechen des Mageninhalts, danach eine große Menge dicke, fadenziehende Flüssigkeit mit Verschlimmerung der Halsschmerzen.

Atemwege
Ständiger hackender Husten, blutig-streifiges Sputum.

Kalium phosphoricum [11]

Kaliumphosphat. KH_2PO_4.

Typisches
Depression; Schlafstörungen von überanstrengten Geistesarbeitern; erschöpfte Lehrer und Schüler; durch Sorgen erschöpfte Geschäftsleute.
Erschöpfte stillende Mütter. Frauen, die sich allein um ihre Kinder kümmern müssen.
Patienten, die spät zur Behandlung kommen.
Stinkende Absonderungen: **Fluor, Stuhl.**

Gemüt
Mutlos, Angst um die Gesundheit; **Gedächtnis schwach.**
Agoraphobie; Furcht vor Menschen, möchte nicht angesprochen werden, keine Leute treffen; Abneigung gegen Ehepartner und Familie; empfindlich in der Pubertät. Furcht vor der Arbeit, Furcht ausgelöst durch Diarrhö; Lampenfieber.
Fehler beim Schreiben und Sprechen, in der Orientierung.
Hysterie, Heimweh. Kinder heulen und schreien, bekommen Wutanfälle, können kaum artikulierte Laute herausbringen. Eigensinnig. Gebärden: ringt die Hände.
Alkoholiker, erkennt die Umgebung nicht. **Gleichgültigkeit,** Apathie.
Wahnidee, durch eigenes Verschulden eine Gnadenfrist verspielt zu haben. Religiöse Melancholie. Weigert sich, Medizin einzunehmen.
Grausam zum Ehepartner, zum Baby. Zorn, **zerreißt Kleidung,** Bettzeug und Nachthemd.
Auffahren bei Berührung, **wie durch einen Schreck.**

Kopf
Alopecia areata.

Augen
Empfindung von Stöckchen in den Augen, von Sand, Trockenheit.
Lider morgens verklebt. **Li. Lid hängt herab, fast geschlossen.** Augen wund, wie nach viel Weinen; erwachte mit heftigen Schmerzen, die durch das li. Augen gingen, pochend < Licht. Sehschwäche nach Koitus.

Nase
Heuschnupfen. Heftiges **Niesen bei der geringsten frischen Luft.**

Mund
Kinder stecken Finger in den Mund. Trockenheit des Mundes und der Zunge. Zungenbasis bräunlich belegt, wie von Senf.

Magen
Atonische Dyspepsie, Ptoseneigung.
Verlangen nach eiskaltem Wasser, Essig und Süßigkeiten. Hungrig, aber schon das Sehen des Essens

nahm ihm den Appetit. Leere und Ödigkeit mit Heißhunger > beim Essen. Nach dem Essen Schwere im Magen. Durst fehlt.

Rektum

Diarrhöneigung mit orangefarbenen stinkenden Stühlen **während des Essens** oder frühmorgens. Lehmfarbene wässrige Stühle, mit drängendem, eitrigen Flatus, gefolgt von Tenesmus, nach dem Frühstück. Imperativer Stuhldrang vor 6 Uhr.
Vorfallende Hämorrhoiden. Kolon und Rektum wie gelähmt nach unterdrückten Hämorrhoiden.

Harnorgane

Unwillkürlicher Harnabgang bei alten Frauen. Chronische Nephritis mit Albuminurie. Häufiges Urinieren, große Mengen tags und nachts. Phosphaturie.

Genitalien

Nervosität durch exzessive sexuelle Erregung, entweder, wenn ihr nachgegeben wird oder wenn sie unterdrückt wird. Impotenz, unfreiwillige Pollutionen. Priapismus morgens. Morgendliche Erektion mit dem Bedürfnis zu urinieren.
Menses fünf Tage zu früh, schwach. Amenorrhö; unregelmäßig; fast schwarz.

Atemwege

Schnupfen, Bronchitis; Sekrete goldgelb oder gelborange, dick, übelriechend, fließen aus den Choanen in den Rachen. Gelbe Krusten in der Nase.
Husten mit trachealer Reizung, Heiserkeit. Dyspnoe nach Anstrengung oder nach dem Essen.
Laryngitis, Husten, Trachea wie roh, < 2–2:30 Uhr, plötzlicher Hustenanfall (< nach Unterdrückung der Lochien), rasselnd, pfeifend.

Extremitäten

Zittern in der Unterschenkelmuskulatur. Restless Legs.

Schlaf

Sprechen im Schlaf. Pavor nocturnus. Somnambulismus. Bruxismus. Schlaflos durch Sorgen.
Lüsterne Träume. Nacktträume. Tiger klopft an die Tür, während sie alleine mit den Kindern und der Ehemann unterwegs ist. Fallträume.
Schlaflos in der Trunkenheit. Erwachen am frühen Morgen.

Modalitäten

Verschlimmerung: geringste Anlässe zur Sorge, zur Aufregung; Lärm; Berührung; Schmerzen; Kälte; trockene Luft; Essen; Koitus, Masturbation.
Besserung: guter langer Schlaf; beim Essen; mäßige Bewegung; Anlehnen; freudige Erregung.

Kalium picricum [11]

Kaliumpikrat. $C_6H_2(NO_4)_2OK$.
Typisches: Gelbsucht, Diarrhö. Schmerzen in der Magengrube; heftiges Aufstoßen, Kolik. Urin klar, bräunlich rot durch große Mengen Ammoniumurate.

Kalium silicicum [11]

Kaliumsilikat.

Typisches

Lungentuberkulose; psorisches und luetisches Terrain.
Physische Schwäche mit starker Abmagerung, Frostigkeit **(einseitig)** und einer solchen **Kraftlosigkeit,** dass der Kranke **ständig liegen** möchte.

Gemüt

Beschwerden nach sexuellen Exzessen. Leidender Gesichtsausdruck. Faul, unentschlossen. **Verwirrung nach geistiger Anstrengung.** Unkonzentriert beim Lernen. Gleichgültig gegen Freunde und geliebte Personen. Reizbarkeit nach Koitus. Beschwerden < Trost. Mangel an Selbstvertrauen. Launenhaft. **Zorn** über Kleinigkeiten. Wahnidee: Sieht Diebe, schreckliche Phantome. Schwinden der Sinne.
Kinder, die bei den Eltern schlafen müssen – mit Angst vor Gewitter und Spinnen. [90]

Mund
Trocken ohne Durst.

Rektum
Vergeblicher Stuhldrang.

Harnorgane
Vergeblicher Harndrang. Nachts unwillkürlicher Harnabgang

Genitalien
Menses zu früh, zu spät; **intermittierend;** übelriechend; unterdrückt.

Brust
Beim Einatmen und Husten Stiche zum Rücken.

Schlaf
Abends schläfrig, aber schlaflos vor und nach Mitternacht. Weinen, abends, nachts im Schlaf. Träume von Feuer und Gespenstern, von Wasser, von Verstorbenen. Stumpfheit morgens beim Erwachen.

Modalitäten
Verschlimmerung: nach Mitternacht; Zugluft, Abdecken, Entblößen, Kaltwerden; im Winter; geringste Betätigung.

Kalium sulfuratum [11]

Hepar sulfuris kalinum. $K_2S_2 + K_2S_2O_3$.

Magen
Gastrisches Fieber. Gastritis, Ösophagitis, Singultus. Heftige Magen-Darmreizungen mit gerötetem Gesicht.
Dauernder Brechreiz, ohne erbrechen zu können. Erbrechen des Mageninhalts, schaumiges, von Blut durchsetztes Material. Blutklumpen und eitrige Membranen. Heftige Schmerzen und Hitze im Magen und periumbikulär.

Atemwege
Erstickungsanfall, konnte Thorax nicht ausdehnen.

Brust
Puls irregulär, sehr klein, langsam.

Fieber
Schwäche und Blässe. Haut und Glieder extrem kalt. Fieber entwickelt sich erst nach mehreren Stunden mit Unruhe mit allen Zeichen der Entzündung der Eingeweide. Profuser Schweiß.

Kalium sulfuricum [11]

Kaliumsulfat. K_2SO_4.

Typisches
Schleimhautentzündungen mit mäßig dicken, **dunkelgelben** oder **gelbgrünlichen Sekreten. Erkältungen nach Anstrengung und Überhitzung;** wenn er sich einmal überhitzt hat, kann er sich nicht abkühlen, ohne sich zu erkälten. Subakute oder chronische Schleimhautkatarrhe mit dickgelben Sekreten. **Schleimhautpolypen.**
Fehlen von Schweißen und Durst.
Hautausschläge mit dünnflüssiger, gelblicher Absonderung und reichlicher Abschuppung.
Wandernde rheumatische Schmerzen. Der Kranke möchte sich niederlegen, aber das Zubettgehen verschlimmert; er muss umhergehen, um seine Leiden zu linden.

Gemüt
Hastig, reizbar (während der Menses), möchte liegen, aber Liegen verschlimmert, muss umhergehen. Keine Besserung durch Trost, < Mitgefühl. Verlangt nach Dingen und stößt sie dann zurück.
Erschrickt über Kleinigkeiten. **Furcht** vor dem Tod, vor der Arbeit, zu fallen, verrückt zu werden, vor Menschen. Abneigung gegen Gesellschaft, gegen Geschäfte; < **nachts.**
Vergesslich, geistige Verwirrung. Fehler beim Schreiben, stellt Worte an die falsche Stelle.

Kopf
Gelbe Schuppen, nässend und klebrig. Milchschorf. Kahle Stellen (nach Gonorrhö).

Augen

Ophthalmie der Neugeborenen. Eitriger, gelber Schleim bei Augenkrankheiten.

Ohren

Schwerhörig durch Tubenkatarrh. Wässrige, oder dünnflüssige gelbe, klebrige Absonderung; übelriechend.
Knacken in den Ohren. Jucken im Gehörgang. Ohrgeräusche zirpend, brummend, summend pfeifend. Tinnitus.

Nase

Fließschnupfen, Katarrhe mit einem blutigen, brennenden, wund machenden, grüngelblichen, dünnen, eitrigen, stinkenden, schleimigen oder dickzähen Sekret.
Nasenbluten beim Schnäuzen < morgens. Nase juckt; ist verstopft. Geruchsverlust oder auch verschärftes Geruchsvermögen.

Gesicht

Kränklich, gelblich blasser Teint. Aufgesprungene Lippen, schuppige Ausschläge. Warze auf der Lippe, Epitheliom.
Prosopalgie, < im warmen Zimmer, > im Freien. Klopfende **Suborbitalkopfschmerzen** < Bewegung. Kiefer und Submaxillardrüsen geschwollen.

Mund

Aphthen. Zunge wund, Zungengrund gelblich belegt. Speichelfluss. Geschmacksverlust.

Hals

Häufiges Räuspern von Rachenschleim, wie ein Klumpen im Rachen, < morgens. Schmerzhaft empfindlicher Rachen, Schluckbeschwerden, Mandeln geschwollen.

Magen

Angst- und Elendsgefühl. Heißhunger, Appetit auch vermindert, Nahrung widert den Kranken an. Abneigung gegen Brot, Eier, Fleisch, heiße Getränke und warme Speisen.
Kälteempfindung im Magen. Magenkatarrh mit Auftreibung > Aufstoßen. Sodbrennen. Verlangen nach Saurem, Süßigkeiten, kalten Getränken und kalten Speisen.
Erbrechen nach dem Essen, bei Kopfweh, beim Husten, während der Regel.

Abdomen

Kälteempfindung. Trommelartig hart aufgetrieben, bei Keuchhusten.
Leber vergrößert. Schmerzen in der Leber- und Leistengegend.
Versetzte Winde. Völle nach dem Essen. Leibschmerzen < nachts. Kollern und Rumoren vor dem Stuhl.

Rektum

Hartnäckige Verstopfung ohne Drang wechselt mit Durchfall; chronische Durchfälle, schmerzlos oder mit Krämpfen, nach dem Essen, während der Regel, zu jeder Tages- und Nachtzeit wund machend. Unwillkürlicher Stuhlabgang. Große blutende, äußere und innere Hämorrhoiden. Stuhl entweder knollig, trocken, hart wie Schafdung oder schwarz, dünn, faulig übelriechend oder hell gefärbt und gallelos.

Harnorgane

Chronische Zystitis, stechend-drückender Schmerz. Ständiger Harndrang < nachts. Schmerzhafte Miktion, Harnträufeln beim Umhergehen. Urin wolkig, stinkend mit rotem und eitrigen Satz. Albuminurie. Oxalurie. Pyelonephritis.

Genitalien

Männlich: Gonorrhö und Nachtripper, schleimig gelbgrünlicher Ausfluss. Balanitis. Orchitis. Sexualtrieb vermindert.
Weiblich: Frauen, die Aborte gehabt haben. Mens fehlt oder kommt verspätet und schwach, übelriechend. Fluor brennend, wund machend, gelblich, eitrig übelriechend. Senkungsempfindung im Becken. Uterusprolaps.

Atemwege

Asthma mit dickem, gelbem Auswurf, schwer auszuhusten; Rasseln, erschwerte Atmung, sodass Reden fast unmöglich ist. Husten abends und nachts und in der Wärme, bei jeder Abkühlung des Wetters. Die letzten Stadien von Lungenentzündung und Pleuritis mit Beklemmungsempfindung.

Brust
Prämenstruelle Anschwellung der Mammae. Herzbeklemmung, Stürmisches Herzklopfen

Extremitäten
Arthritische Knotenbildungen. Überspringende, wandernde, rheumatische Schmerzen. Beschwerden < im Sitzen. Knackende Gelenke. Kalte Hände, auch heiß, wie taub; kalte Füße im Bett. Ulcus cruris.

Schlaf
Sprechen im Schlaf; Somnambulismus. Häufiges Erwachen, Endschlafstörung. Ängstliche Träume vom Sterben, von Räubern, Geistern und Unglücksfällen.

Fieber
Schüttelfrost um 17–18 Uhr. Fieber ohne Frost abends bis Mitternacht. Intermittierendes Fieber.

Haut
Psoriasis mit großer Abschilferung der Epidermis. Ausschläge papulär, oval, ringförmig mit blasserem Zentrum, Haut daneben rot und glatt. Epitheliome. Leberflecke, rote Flecke. Knötchenförmige Urtikaria.
Tuberkulöse Hautaffektionen. Nässende Haut nach Kratzen. Blutende, eiternde Geschwüre mit brennenden stechenden Schmerzen.

Verwandtschaft
Häufig angezeigt nach *Tub.* Antidot bei *Rhus*-Vergiftungen.

Modalitäten
Verschlimmerung: abends; Wärme, warmes Zimmer, warme Luft; Geräusche; Verletzungen.
Besserung: kühle Luft; Gehen; bei nüchternem Magen.

Kalium telluricum [11]

Kaliumtellurat.
Typisches: Furcht vor drohender Krankheit. Stomatitis mit geschwollener, weißer Zunge, Speichelfluss und Knoblauchgeruch aus dem Munde.

Kalmia latifolia

Kalmie. Ericaceae.

Typisches
Passt für akute Neuralgien, Rheumatismus und gichtige Beschwerden, besonders wenn das **Herz** einbezogen ist als entzündliche Folge von Rheumatismus oder Gicht.
Herzerkrankungen nach Gelenkrheumatismus oder im Wechsel damit.
Herzschmerz erstreckt sich in beide Arme *(Lil-t.)*, re. Oberarm und li. Unterarm: *Asc.-t.* [11]
Schmerzen stechend, scharf, drückend, **abwärts** schießend (*Cact.;* aufwärts: *Led.*); von **Taubheit der affizierten Körperteile** begleitet oder gefolgt *(Acon., Cham., Plat.)*.

Gemüt
Mürrische Reizbarkeit morgens und abends; geschäftige Ruhelosigkeit; möchte nicht angesprochen werden. Das Sprechen anderer stört sie. [11]
Angst um die Zukunft; Furcht, es könne etwas geschehen. Eigensinnig, dickköpfig. Traurigkeit, < Trost. Geistige Verwirrung < Bewegung. Gedächtnisschwäche, kann sich nicht konzentrieren. [11]

Kopf
Schwindel beim Bücken oder Abwärtsschauen *(Spig.)*.

Augen
Heftig stechende Schmerzen im re. Auge und in der Orbita (li. Auge: *Spig.*); Steifheit in den Muskeln, Schmerzen < bei Drehbewegung der Augen *(Spig.)*; beginnend bei Sonnenaufgang, < zu Mittag, bei Sonnenuntergang verschwindend *(Nat-m.)*.

Brust
Puls langsam, kaum wahrnehmbar (35–40 pro Minute); Gesicht fahl und kalte Extremitäten.

Extremitäten
Rheumatismus: starke Schmerzen, wechseln plötzlich die Stelle, gehen von Gelenk zu Gelenk; Gelenk heiß, rot, geschwollen; < von der geringsten Bewegung.

Schlaf

Sprechen im Schlaf, Somnambulismus. **Erotische** und schreckliche Träume, von Mord, Wasser, Schlangen. [11]

Verwandtschaft

Ähnlich: *Led., Rhod.; Spig.* bei rheumatischen Affektionen und Gicht. *(Agar., Cact.)*. Folgt gut auf: *Spig.* bei Herzerkrankungen.

ERGÄNZUNGEN

Modalitäten

Verschlimmerung: Bewegung; Liegen auf der li. Seite; Vorwärtsbeugen; Abwärtssehen; Hitze; Abkühlung; mit dem Sonnenlauf.
Besserung: Essen; bedecktes Wetter; fortgesetzte Bewegung; gekrümmte Haltung.

Drucksensibler Punkt

Weihepunkt: unterhalb der li. Mamille.

Kreosotum

Kreosot ist ein Destillationsprodukt aus dem Buchenholzteer.

Typisches

Dunkler Teint, hager, mager, mangelhaft entwickelt, unterernährt, **hoch aufgeschossen, sehr groß für ihr Alter** *(Phos.)*.
Alt aussehende, runzelige Kinder *(Abrot.)*; skrofulöse oder psorische Erkrankungen; rasche Abmagerung *(Jodum)*; **Erkrankungen in der Postmenopause** *(Lach.)*.
Frauen mit geröteten, feuchten, wie verweint aussehenden Augen, trockenen Lippen, heißen und oft geröteten Wangen, mager und kränklich. [11]
Hämorrhagische Diathese: kleine Wunden bluten stark *(Crot-h., Lach., Phos.)*; Blutung passiv bei Nasenbluten, Hämoptysis, Hämaturie; bei Typhoid mit nachfolgender großer Schwäche; dunkel, sickernd, nach einer Zahnextraktion *(Ham.)*.
Ätzende, stinkende, jauchige Schleimhautabsonderungen; erheblich geschwächte Lebenskraft.
Dysbakterie nach Antibiotika mit übelriechenden Winden. [63]
Lippen spröde, Augen wund, Lider gerötet, Tränenfluss < abends. Weiße Fingerspitzen wie abgestorben. [11]

Gemüt

Kreos.-Patienten haben viele Wünsche, sind aber nicht zufrieden, wenn sie erfüllt werden. Kinder sind so gereizt, dass sie das verlangte Spielzeug auf die Erde oder anderen ins Gesicht werfen, wenn es ihnen gereicht wird *(Cham.)*.
Niedergeschlagenheit, Weinen bei Musik und ohne Grund. Aufschrecken im Schlaf. Wahnidee: Gegenstände erscheinen länger. Alles geht sehr zu Herzen. Streitsucht. Unruhe und Angst vor Schmerzen.
Richtet die Aggression gegen sich selbst; „ich mache die ganze Arbeit und der Chef bekommt das Geld dafür!“. Sucht nach unangenehmen Dingen und brütet darüber.

Kopf

Heftige Kopfschmerzen vor und während der Regel *(Sep.)*. Kopfschmerz beim Bücken, drückend, Völle [11].

Ohren

Brausen und Sausen in den Ohren, mit Taubheit, vor und während der Regel.

Haut

Jucken, gegen Abend so heftig, dass er fast wild wird (Jucken ohne Hautausschlag: *Dol.*). Unten herum ist alles wund und brennt [11].

Mund

Schmerzhaftes Zahnen: **Zähne beginnen zu verfallen, sobald sie durchkommen;** Zahnleisten blaurot, weich, schwammig, blutend, entzündet, skorbutisch, geschwürig.
Zahnungsbeschwerden, Zähne kommen schon kariös hervor, begleitet von heftigem Gesäßekzem. [36]

Magen

Erbrechen: in der Schwangerschaft, süßliches Wasser mit Speichelfluss; bei Cholera; während schmerzhafter Dentition; unaufhörlich mit aashaft stinkenden Stühlen; bei bösartigen Magenerkrankungen.
Früh erwacht sie mit bitterem Geschmack im Munde, selbst das Essen schmeckt bitter. [11]

Harnorgane

Harninkontinenz; **kann nur im Liegen urinieren;** reichlich, blass; dringend, kann nicht schnell genug aus dem Bett *(Apis, Petros.);* **im ersten Schlaf** *(Sep.),* aus dem das Kind schwer zu erwecken ist.
Schmerzen und Brennen bei und nach der Miktion *(Sulf.).* Vorhaut vom Urin entzündet [11].

Genitalien

Menses: zu früh, stark, verlängert; Schmerzen während, aber < nach den Menses; Blutfluss beim Hinlegen, Stillstand beim Sitzen oder Umhergehen; kalte Getränke lindern die Menstruationsschmerzen; **Menstruationsfluss intermittiert,** hört zeitweise beinahe auf und fängt dann wieder an *(Sulf.).*
Furcht vor Koitus wegen Brennens in der Vagina. Blutfluss ist eine ätzende stinkende Jauche [11].
Leukorrhö: scharf (so scharf, dass der Ehemann davon wund wird [11]); ätzend und stinkend; **schlimmer zwischen den Regeln** *(Bov., Bor.);* nach unreifem Mais riechend; die Wäsche wird steif wie durch Stärke und gelb verfärbt.
Cervix-Karzinom. [11]
Lochien: dunkel, braun, klumpig, stinkend, scharf; hören beinahe auf und fangen wieder an *(Con., Sulf.).*
Heftig quälendes Jucken der Schamgegend und der Vagina (< nach Antibiotika [11]). Geschwüre in der Scheide brennen wie Feuer beim Urinieren [11].

Verwandtschaft

Kreos. wird gut von *Ars., Phos.* und *Sulf.* gefolgt bei Karzinom und Erkrankungen mit maligner Tendenz. *Carb-v.* und *Kreos.* vertragen sich nicht.

Modalitäten

Verschlimmerung: an der frischen Luft; kaltes Wetter; Kaltwerden; Waschen oder kaltes Baden; Ruhe, besonders im Liegen.
Vor den und während der Menses; in der Schwangerschaft; beim Essen; 18–6 Uhr. [11]
Besserung: allgemein besser durch Wärme. Heiße Speisen; Bewegung; morgens, auch wenn die ganze Nacht schlaflos [11].

ERGÄNZUNGEN

Fallbeispiel

Enuresis bei 8-jährigem Knaben seit zwei Wochen. Der Junge trug lange Windeln, war dann einige Jahre trocken. Schläft fest und ist nicht wachzukriegen. *Kreos.* C 5, tägl. 3 Glob., nach zwei Tagen steht der Junge von selbst auf und geht zur Toilette. Kommentar der Mutter: „Das Mittel schlug ein, wie eine Bombe!" (Beate Steinweg). [11]

Drucksensibler Punkt

Weihepunkt: Mi 18 re.

KAPITEL

L Lac caninum – Lyssinum

Lac caninum

Hundemilch.

Typisches

Für nervöse, ruhelose, hochsensible Naturen.

Umherziehende Symptome, Schmerzen wechseln ständig von einem Körperteil zum andern *(Kali-bi., Puls.)*; **wechseln die Seite alle paar Stunden oder Tage.** Kreuzweises Auftreten, **Sprunghaftigkeit** [5].

Gemüt

Sehr vergesslich, **geistesabwesend;** macht Einkäufe und lässt sie im Geschäft liegen *(Agn., Anac., Caust., Nat-m.)*.

Chronisch schwermütige Verfassung; alles erscheint so dunkel, dass es nicht mehr dunkler werden kann *(Lyc., Puls.)*.

Verzweifelt, hoffnungslos; hält ihre Erkrankung für unheilbar; glaubt, keinen einzigen lebenden Freund zu haben; nichts, was das Leben lebenswert macht; könnte jeden Augenblick losheulen *(Cimic., Aur., Calc., Lach.)*.

Mürrisch, reizbar; Kind weint und schreit die ganze Zeit, besonders nachts *(Jal., Nux-v., Psor.)*.

Wutanfälle, Fluchen und Schwören beim kleinsten Anlass *(Lil-t., Nit-ac.)*; heftige Widerwärtigkeit; hasserfüllt.

Furcht: vor dem Alleinsein *(Kali-c.)*; zu sterben *(Ars.)*; verrückt zu werden *(Lil-t.)*; die Treppe hinunterzufallen *(Bor.)*. Vor **Schlangen,** vor Spinnen [11].

Mangel an Selbstwertgefühl. Spreizt die Finger, da sie nicht möchte, dass sie sich berühren. [11]

Beim Schreiben benutzt er zu viele Worte oder nicht die richtigen; lässt den letzten Buchstaben aus, oder Buchstaben im Wort; kann sich beim Lesen oder Lernen nicht konzentrieren; sehr nervös *(Bov., Graph., Lach., Nat-c., Sep.)*.

Beim Gehen Gefühl zu schweben; beim Liegen Gefühl, das Bett nicht zu berühren *(Asar.)*.

Autismus (Idiotie) mit Schreien und Automatismen *(Bor.)* [33].

Nase

Schnupfen mit dicker weißer Schleimabsonderung.

Die Nasenlöcher abwechselnd verstopft und offen; mit scharfer Absonderung, Nase und Lippen wund *(Arum-t., All-c.)*.

Hals

Hals außen empfindlich gegen Berührung *(Lach.)*; < beim Leerschlucken *(Ign.)*; ständiges Bedürfnis zu schlucken, **schmerzhaft,** beinah unmöglich *(Merc.)*; **Schmerzen erstrecken sich zu den Ohren** *(Hep., Kali-bi.)*; beginnen li. *(Lach.)*.

Halsschmerzen und Husten neigen dazu, **mit der Menstruation zu beginnen und aufzuhören;** gelbe und weiße Flecken; Schmerzen schießen zum Ohr.

Kombination von Hals- und Sex-Symptomen [11].

Diphtherie und Tonsillitis; Symptome **wechseln wiederholt von einer Seite zur anderen.**

Glänzendes, glasiertes Aussehen von diphtherischen Belägen, Schankern und Geschwüren. Porzellanweiße Membranen, wie lackiert [11].

Magen

Verlangen nach **salzigen** Speisen, Gier auf gewürzte Speisen und warme Getränke.

Kieferknacken beim Essen *(Nit-ac., Rhus-t.)*. [11]

Sehr hungrig, kann gar nicht genug essen, um den Hunger zu stillen; nach dem Essen so hungrig wie zuvor *(Casc., Calc., Cina, Lyc., Stront.)*.

Flauheit im Epigastrium; **ohnmachtähnliches Schwächegefühl im Magen.**

Genitalien

Männlich: Impotenz nach Diphtherie. [59]

Weiblich: Sexualorgane leicht erregt durch Berührung, durch Druck beim Sitzen oder Reibung beim Gehen *(Cinnb., Coff., Murx., Plat.).* Menses: zu früh; zu stark; fließen in hellroten Güssen, zäh und fadenziehend (dunkel, schwarz und fadenziehend: *Croc.*); Brüste geschwollen, schmerzhaft, empfindlich vor und während den Menses *(Con.).* Abgang von Luft aus der Vagina *(Brom., Lyc., Nux-m., Sang.).* Brüste: entzündet, schmerzhaft; < bei der leisesten Erschütterung und gegen Abend; **muss sie beim Treppauf- oder Treppabgehen ganz festhalten** *(Bry.).* Nahezu in allen Fällen zum Abstillen nützlich, wenn das nötig ist (*Asaf.*; zur Wiederanregung oder Vermehrung der Milchbildung: *Lac-d.*). Versiegen der Milchsekretion – ohne erkennbaren Grund *(Asaf.).*

Atemwege

Empfindung, als ob der Atem aussetzte, wenn sie sich hinlegt; muss aufstehen und umhergehen *(Am-c., Grin., Lach.).*

Brust

Heftiges Herzklopfen beim Liegen auf der li. Seite > beim Umdrehen nach rechts *(Tab.).*

Rücken

Rückenschmerzen: heftig, unerträglich, in der Sakralregion, erstrecken sich in die re. Gesäßhälfte und den re. Ischiasnerv; < in der Ruhe und zu Beginn der Bewegung *(Rhus-t.);* Wirbelsäulenschmerzen von der Hirnbasis bis zum Steißbein, **mit großer Empfindlichkeit gegen Berührung oder Druck** *(Chin-s., Phos., Zinc.).* > Rückwärtsbeugen [11].

Extremitäten

Handflächen und Fußsohlen brennen und sind berührungsempfindlich. [11]

Verwandtschaft

Ähnlich: *Apis, Con., Murx., Lach., Kali-bi., Puls., Sep., Sulf.*

Wirkt allgemein am besten als Einzeldosis.

Wahrscheinlich gibt es in der Materia medica kein Mittel mit einer wertvolleren Pathogenese von Halssymptomen bzw. keines, bei dem sich ein sorgfältiges Studium mehr auszahlt.

Wie *Lach.* erfuhr dieses Mittel heftigsten Widerspruch durch Vorurteile und Ignoranz, welcher durch die wunderbaren Heilkräfte langsam aber sicher überwunden wurde. Es wurde bereits im Altertum erfolgreich von *Dioscorides, Plinius* und *Sextus* verordnet und von *Reisig, Bayard und Swan* in New York zur Diphtheriebehandlung mit Erfolg wieder eingeführt. *Reisig* war der erste, der das Mittel potenzierte.

ERGÄNZUNGEN

Modalitäten

Verschlimmerung: Berührung; Lärm; kalte Luft, Wind; kalte Getränke; an einem Tag morgens, am anderen abends.
Besserung: Kälteanwendung; Rückwärtsbeugen.

Quellen-Nachträge

Gestörte Mutter-Kind-Beziehung in der Stillphase. [33]
Angegriffene Mütter, die ihre Kinder zur Untersuchung bringen und auf die Frage, wie es ihnen ginge, antworten: „Verlieren Sie keine Zeit mit mir, ich bin das nicht wert, Sie haben noch so viele Wartende da draußen …" [36]

Nachträge

Schreibt Gemeinheiten an ihre Freunde. Glaubt, sie sei nichts wert, spiele keine Rolle; voller Zorn und Hass, weil ihr Ehepartner sie in diese Situation gebracht hat, dass ihr niemand Bedeutung schenkt. Kastrationsgefühle. Fühlt sich immer unterlegen.
Dunkelhäutige Mädchen in einer weißen Familie fühlen sich ausgeschlossen, nicht schön genug.

Lac defloratum

Entrahmte Milch.

Die erfolgreiche Behandlung von Diabetes und Bright-Krankheit mit entrahmter Milch durch *Donkin* gab den Hinweis für *Swan,* Potenzen herzustellen und zu prüfen. Jedes hier erwähnte Symptom hat sich in der Krankenbehandlung bestätigt.

Typisches

Erkrankungen mit mangelhafter Assimilation und daraus entstandenen Auswirkungen auf das Nervensystem.

Fühlt sich völlig erschöpft, gleichgültig ob sie etwas tut oder nicht; große Erschöpfung beim Gehen.

Große Ruhelosigkeit, extremes und langanhaltendes Leiden durch **Schlafmangel** *(Cocc., Nit-ac.).*

Wassersucht: durch organische Herzerkrankung; durch chronisches Leberleiden; Albuminurie im vorgerückten Stadium als Folge von intermittierendem Fieber. Fettsucht; fettige Degeneration (Herz [11]).
Empfindung als ob kalte Luft sie anbliese, sogar, wenn sie zugedeckt ist; als ob die Bettwäsche feucht wäre.

Gemüt

Mutlos; es liegt ihm nichts am Leben; hat keine Furcht vor dem Tod, aber ist sicher, dass er sterben muss.

Kopf

Migräne: beginnt in der Stirn, erstreckt sich zum Hinterkopf, morgens beim Aufstehen *(Bry.)*; **heftiges Pochen** mit Übelkeit, Erbrechen, **Blindheit** und hartnäckiger Obstipation *(Epig., Iris, Sang.)*; < durch Lärm, Licht, Bewegung *(Mag-m., Sil.)*; während der Regel *(Kreos., Sep.)*; große Schwäche; > Druck, festes Bandagieren des Kopfes *(Arg-n., Puls.)*; reichlicher, farbloser Urin.

Hals

Globus hystericus: Empfindung, als steige ein großer Kloß vom Magen zur Kehle und verursache ein Erstickungsgefühl *(Asaf., Kali-c.)*.

Magen

Erbrechen: Unaufhörlich, steht in keinem Verhältnis zum Essen; anfangs unverdaute Nahrung, stark sauer, dann nur noch bitteres Wasser; **in der Schwangerschaft** *(Lac-ac., Psor.)*.

Rektum

Obstipation: mit vergeblichem Drang *(Anac., Nux-v.)*; Stuhl hart und trocken *(Bry., Sulf.)*; **Stuhl voluminös und hart, muss stark pressen, sodass der Anus einreißt;** schreit beim Pressen vor Schmerz.
Eine Frau wurde geheilt, die sich täglich zehn bis zwölf Klistiere hatte machen müssen und bei der mitunter vier bis fünf Wochen ohne Entleerung vergingen. Die Obstipation hatte 15 Jahre bestanden.

Genitalien

Menses: verspätet; unterdrückt **durch Halten der Hände in kaltes Wasser** *(Con.)*; **der Genuss eines Glases Milch unterdrückt die Regel prompt bis zur nächsten Periode** (vgl. *Phos.*).

ERGÄNZUNGEN

Verwandtschaft

Vgl.: *Nat-m.*

Modalitäten

Verschlimmerung: Kälte, leiseste Zugluft, Feuchtigkeit; Schlafmangel; Halten der Hände in kaltes Wasser; Milch; wöchentlich.
Besserung: Ruhe; festes Bandagieren.

Quellen-Nachtrag

Angst, von der Gemeinschaft zurückgewiesen zu werden; meidet den Anblick von Menschen. Träume von Verfolgt- und Geschlagenwerden. Bedürfnis, attraktiv zu wirken, muss für die Gemeinschaft viel leisten, um angenommen zu werden. Fühlt sich von der Mutter getrennt. Adoptierte Kinder; Frauen, die in eine andere Gesellschaftsklasse geheiratet haben. Wahnidee, alle Freunde seien tot, sie müsse ins Kloster gehen. [8]

Nachtrag

Suizidneigung. Apathie. Gespräche erleichtern. Furcht vor engen Räumen, die Tür könnte verschlossen sein.

Lac equinum [96]

Stutenmilch.
Stutenmilch ist in Russland ein beliebtes Heilmittel bei Tuberkulose und Hauterkrankungen.
Typisches: Konflikt zwischen loyaler Pflichterfüllung und dem Drang nach Freiheit. Verantwortungsvoll, diszipliniert, verlässlich, ehrgeizig, leistungsorientiert und bei hohem Adrenalinspiegel sich selbst überfordernd. „Ein falscher Schritt und ich sitze in der Klemme …“ Auf der Gegenseite starker Drang nach Ungebundenheit und ausgiebiger Bewegung.
Macht eine Faust beim Erzählen.
Körperliche Schwachpunkte: Sensible Verdauung, asthma- und bronchitisanfällige Atemwege, Neurodermitis, Knie- und Achillessehnendefekte und Hypertensionsneigung.
Verlangen nach Haferflocken.

Lac felinum [97, 11]

Katzenmilch.

Typisches
Akute, scharfe Kopfschmerzen, überwiegend einseitig mit Beteiligung des Augapfels in Stirn, Scheitel und Hinterkopf. Vielerlei Augensymptome, Geschwürsneigung. Kälteempfindung des li. Fußes.

Gemüt
Große Niedergeschlagenheit. Furcht, die Treppe hinabzufallen – ohne Schwindel.
Krankhafte Gewissenhaftigkeit; jeder kleine Fehler erscheint als Verbrechen.
Wahnidee, dass die Ecken der Möbel oder alle spitzen Gegenstände ihr in die Augen hineinfahren.

Kopf
Dumpfer Stirnkopfschmerz in der Augenbrauengegend, schwerer Druck in den Seiten des Kopfes und im Scheitel. Pulsieren, Hitzeempfindung.
Frostartiges Zusammenziehen quer über der Nasenwurzel.
Früh am Morgen starker Scheitelkopfschmerz und links mit einer Hitzewelle wie ein Schleier sich abwärts ausbreitend über die halbe Nase, die Kiefer bis ins Ohr, wie in Zickzacklinien alle zehn Minuten. Muss die Augen schließen, den Kopf fest in die Hände drücken, läuft schreiend durch Haus. Akuter Schmerz über dem li. Auge und der Schläfe. Steife der Nackenwülste. < Lesen.

Augen
Scharfer lanzinierender Schmerz durch die Mitte des li. (oder des re.) Augapfels, wie wund, mit Tränenfluss. Augen fühlen sich eingesunken an. Lichtscheu. Schwarzer Fleck vor dem Auge.
Ziliarneuralgie, Chorioiditis, Iiritis, Keratitis, Ulcus corneae, Hordeola, Asthenopie, Lid-Tic.

Nase
Kann den Geruch von sonst gern gegessenen Muscheln nicht ertragen.

Zähne
Schmerzen in allen vom Kopfschmerz ergriffenen Zähnen.

Mund
Zunge wie verbrüht. Rötung unter der Zunge, am Zahnfleisch und in der ganzen Mundhöhle.
Kleine weiße Geschwüre bedecken die Zunge und die Mundhöhle. Alle Teile scheinen zusammenzukleben, lösen sich nur durch Dazwischenpressen von Luft oder Speichel. Geschmacksverlust. Metallischer Geschmack. Speichelfluss, Zunge vergrößert und zahneindrücke an den Rändern.

Hals
Rachenschleim, zäh, dick, gelb, faserig, widerlich süß, kann ihn nicht hochräuspern, muss ihn schlucken.

Magen
Appetitlos. Nach dem Essen geschwollen, muss sich ausziehen und die Kleidung lösen. **Starker Drang, Papier zu essen.** Leichte Übelkeit, Hitze, Wundheit und Empfindlichkeit im Epigastrium.

Abdomen
Schmerz in Bauch und Rücken, als begännen die Menses. Um 0 h wie ein kaltes Band über dem Unterbauch. Schweres Gewicht und Abwärtsdrängen im Becken, als ob der Uterus fällt, als ob sie nicht gehen könnte, < beim Stehen. Bei Druck Schmerz im Becken durch die Hüften, als ob sie die Arme in die Hüften stemmt.

Stuhl und Rektum
Spontaner Stuhlgang, aber sehr langsam, um 2 h Stuhl: Stuhl lang, schlüpft zurück, wenn der Druck nachlässt. Scheinbare Unfähigkeit des Rektums, den Inhalt auszutreiben.

Harnorgane
Pollakisurie, muss warten, Urin sehr hell.

Genital
Leukorrhö. Wildes Jucken innen und außen an der Vulva, gelber Fluor. Zerren am li. Ovar.

Atmungsorgane
Trockenheit der Stimmritze.

Brust
Sehr starke Bedrückung beim Atmen, schwieriges Tiefeinatmen.

Extremitäten
Schmerz radial im li. Handgelenk bei Bewegung des Zeigefingers.
Der li. Fuß fühlt sich kalt an, wenn er vom re. Fuß berührt wird.

Schlaf
Trägheit, Schläfrigkeit, Gähnen. Schwerer, tiefer Schlaf, schwer aufzuwecken.
Träume von Erdbeben.

Fieber
Abwechselnde Kälte und Hitze in kurzen Intervallen.

Allgemeines
Die ganze re. Seite fühlte sich von Kopf bis Fuß schrecklich schwach, schwer und schmerzhaft an, weshalb er nur schwer gehen konnte. Dauerndes nervöses Zittern, besonders der Hände, wie bei Trinkern.
Verschlimmerung: < 0 h, 2h, 3–5 h, früh am Morgen

Lac mulieris

Muttermilch allergisierter Frauen.
Von *Wilhelm zur Linden* entwickeltes Präparat zur Behandlung von Säuglingen mit Muttermilch-Allergie.

Lac vaccae [97, 11]

Kuhmilch.

Typisches
Milchunverträglichkeit. Menses unterdrückt, nach Eintauchen der Hände in kaltes Wasser. Nach einem Glas Milch ist die Mens unterdrückt bis zur nächsten Periode. Erkältungsanfälligkeit von Kindern, die vor der Zahnung viel Milch trinken. Kopfschmerz und Verstopfung. Harnsaure Diathese, Tendenz zu Rheumatismus. Wandernde Schmerzen, kommen und gehen schnell. Große Müdigkeit, muss sich zwingen, die Augen offen zu halten, um nicht rückwärts auf den Boden zu stürzen.

Gemüt
Allgemeine Nervosität, Niedergeschlagenheit, Vorahnung, als bekäme er gleich schlechte Nachrichten. Geistige Verwirrung. Geistige Schwäche, so plötzlich, dass sie ihre Gedanken nicht mehr sammeln konnte. Konnte die Gedanken nicht ausdrücken. Stumpf, schwach, verwirrt, mit Zitterndes ganzen Körpers.

Kopf
Schwindel, beim Schließen der Augen fällt sie rückwärts.
Druck am Scheitel mit Hitzeempfindung.
Wachte morgens mit einem wehen Schmerz am ganzen Kopf auf, besonders im Hinterkopf. Völle, als ob der Kopf zu groß und zu schwer wäre. In beiden Schläfen Empfindung eines Feuerballs.

Augen
Dumpfer Schmerz über dem re. Auge und ein leichtes dumpfes gefühlüber dem li. Auge. Verwischtes Sehen. Drei- bis viermal hintereinander sekundenlange Blindheit beider Augen, danach in beiden Schläfen, oben auf dem Kopf, am li. Ohr und im Nacken unter dem li. Ohr einen Schmerz hinterlassend.

Ohren
Wie verstopft.

Mund
Zunge schmutzig-gelb, wie ausgetrocknet.
Saurer Geschmack. Saurer Speichel färbt das Taschentuch gelb. Flache, weiße, eingesunkene Geschwüre an der geschwollenen, empfindlichen mit weißem Schleim bedeckten Zunge. Foetor. Wangeninnenseite und Tonsillen mit Geschwüren bedeckt. Schmerzhaftes Schlucken.

Magen
Schwellung und Blähung, um 10:30 h saurer Geschmack; Übelkeit ohne Erbrechen. Aufstoßen. Zusammenziehender, drückender Schmerz in der Magengrube > durch äußerlichen Druck.

Abdomen

Vom Brustbein ausgehender Schmerz erstreckt sich über das Abdomen bis 2 cm unter den Nabel.
Ständige unerträgliche Blähsucht, eine Stunde nachdem sie mittags ein Glas Milch getrunken hat über den ganzen Nachmittag. Darmkollern mit lautem Rumpeln.

Stuhl

Hartnäckige Verstopfung, Stuhl hart und trocken; in fest zusammengepressten Bällen; nur unter größter Anstrengung entleert. Erleichterung durch Abgang großer Mengen stinkender Flatus.

Harnorgane

Urin morgens dunkelrot, ohne Sediment. Proteinurie. Pollakisurie farblos, klar. Musste jede Viertelstunde große Mengen urinieren, mochte nicht über die Straße zum Einkaufen gehen, weil sie fürchtete, der Harndrang könnte sie unterwegs überwältigen. Wechselnde Dichte des Urins von 10^{18} bis 10^{28}.

Genital

Wässrige Leukorrhö, Kreuzbeinschmerz. Trinken von einem Glas Milch unterdrückt die Mens bis zur nächsten Periode. Menses unterdrückt durch Eintauchen der Hände in kaltes Wasser. Schwangerschaftserbrechen mit Verlangen nach Essen, > durch Milchtrinken.

Atmungsorgane

Empfindung im Hals oder Kehlkopf wie von einem Pflock.

Brust

Scharfer Schmerz an einem schillingsgroßen Fleck in der Mitte des Brustbeins mit Erstickungsgefühl. Übergang in Brennen. Der gleiche Schmerz erstreckt sich 13 cm nach unten bis etwa 2 cm unter den Nabel (Ren 6).
Scharfe Schmerzen im li. Unterfeld der Brust für einen kurzen Moment.
Etwa 8 cm unter dem re. Schlüsselbein scharfer Schmerz erstreckt sich zur re. Schulter, den Arm und Unterarm hinunter bis zum Daumen (Verlauf des Lungenmeridians) und verschwindet wieder.

Rücken

Kreuzbeinschmerz. Heftiger, dumpfer, weher Schmerz in der Lendengegend. Mehrmals ruft der Prüfer aus: „Oh, wie tut mein Rücken weh!“

Extremitäten

Zittern der Finger beider Hände beim Ausstrecken wie von äußerster Schwäche. Klebrige Kälte in beiden Händen und Füßen. Etwa 8 cm unter der Spitze des li. Schulterblattes scharfer Schmerz, über Arm und Unterarm zu den vier Fingern wandernd und wieder verschwindend
Gleich danach weher Schmerz im Hüftgelenk, der bald wieder vergeht.
Durchbohrender oder lanzinierender Schmerz in beiden Hüftgelenken, weher Schmerz zieht an der Außenseite beider Oberschenkel (Gallenblasenmeridian) entlang bis zu den Knien; bis zu den Füßen. Füße brennen.
Zittern und Beben beider Knie beim Treppensteigen. So starke Schwäche, dass sie keinen Schritt vorwärts mehr machen konnte. Kurze rheumatische Schmerzen in Knien und Fußwurzelgelenken.

Schlaf

Schlaf die ganze Nacht gut und wachte morgens schmerzfrei auf (8:30 h). Im ganzen Kopf schwer, stumpf, weh und schläfrig, möchte schlafen gehen. Schwankender Gang. Muss sich zwingen, wach zu bleiben und die Augen offen zu halten, um nicht rückwärts auf den Boden zu stürzen.
Ruhelos und schlechte Träume. Träumt davon, eine Leiche aufzubahren.

Fieber

Fiebrige trockene Hitze der Hände.
Kopfschmerz li., vom Nacken aufwärts zum Kopf mit Frösteln.
Leichtes Fieber mit feuchten Händen und Wehtun beider Beine vom Oberschenkel abwärts zu den Knien.
Nachts Frostgefühl an den Schultern, dann von den Füßen zum Kopf hochlaufend, danach Fieber mit reichlichem Schweiß und Kopfschmerzen.

Haut

Braune fettige Krusten, besonders in den Mundwinkeln.

Allgemeines
Schmerzen in Brust, Bauch, Hüften, Oberschenkeln und Knien wurden gleichzeitig re. und li. empfunden.

Lachesis muta

Lachesis mutus. Buschmeisterschlange. Crotalidae.

Typisches
Personen mit melancholischem Temperament, dunklen Augen und Neigung zu gedrückter Stimmung und Indolenz. Frauen mit cholerischem Temperament, mit Sommersprossen und roten Haaren *(Phos.).*
Passt besser für dünne und abgemagerte als für dicke Menschen; für Patienten, die sich während ihrer Krankheit mental und physisch verändert haben.
Klimakterische Beschwerden: Hämorrhoiden, Hämorrhagien; Hitzewellen und heiße Schweiße; brennender Scheitelkopfschmerz, besonders in und nach der Menopause *(Sang., Sulf.).*
Frauen, die sich von den Wechseljahren nicht erholen können: „Habe mich seit der Zeit niemals wieder wohl gefühlt."
Patientinnen, die in der Menopause durch betont knallige Kleidung versuchen, ihren Charme aufrecht zu erhalten. [13]
Nymphomanie in der Menopause. [11]
Vorzugsweise li. Seite affiziert; Krankheiten beginnen li. und gehen auf die re. Seite über – li. Ovar, Testikel, li. Brust.
Große Empfindlichkeit gegen Berührung; Hals, Magen, Bauch; kann es nicht ertragen, dass Bettwäsche oder Schlafanzug Hals oder Bauch berühren, nicht wegen einer wunden Stelle oder Empfindlichkeit wie bei *Apis* oder *Bell.,* sondern weil die Kleidung **ein unbehagliches Gefühl verursacht** und nervös macht.
Unverträglichkeit fest anliegender Bänder um Hals oder Taille.
Starke physische und psychische Erschöpfung; Zittern des ganzen Körpers, könnte ständig niedersinken vor Schwäche; schlimmer morgens *(Sulf., Tub.).* Extreme Hitze und Kälte verursachen große Schwäche.
Hämorrhagische Diathese; kleine Wunden bluten leicht und stark *(Crot-h., Kreos., Phos.);* Blut dunkel, nicht gerinnend *(Crot-h., Sec.).*
Trinker mit kongestivem Kopfschmerz und Hämorrhoiden; zu Erysipel und Apoplexie neigend.

Gemüt
Beschwerden aufgrund von langanhaltendem Kummer; Sorgen, Schrecken, Verdruss, Eifersucht oder enttäuschter Liebe *(Aur., Ign., Ph-ac.).*
Geistige Erregbarkeit; Ekstase mit beinahe prophetischen Wahrnehmungen; lebhafte Phantasie; **große Geschwätzigkeit** *(Agar., Stram.);* möchte die ganze Zeit reden; springt von einer Idee zur anderen; **ein Stichwort führt oft in eine andere Geschichte.** Kommt „von Hölzchen auf Stöckchen" [11].
Unbegründete Eifersucht, wenn Ehepartner mit Personen des anderen Geschlechts spricht. **Argwohn.** Schreit. Beleidigungen werden sofort heimgezahlt. Besitzgier, lässt niemanden seine Sachen berühren; nimmt lieber als zu geben. Schlimmer durch Trost. [11]

Kopf
Kopfschmerzen: drückender oder berstender Schmerz in den Schläfen, < bei Bewegung, Druck, Bücken, Liegen, nach dem Schlaf; fürchtet sich davor, zu Bett zu gehen, weil sie mit solchen Kopfschmerzen aufwacht.
Leiser Kopfschmerz über den Augen (li. Braue) bis in die Nasenwurzel; im re. Hinterkopf, erstreckt sich zu den Augenhöhlen und zum Nasenbein. [10]
Blutandrang zum Kopf; nach Alkohol; Gemütserregung; unterdrückten oder unregelmäßigen Menses; im Klimakterium; linksseitige Apoplexie.
Gewicht und Druckgefühl auf dem Scheitel *(Sep.);* wie Blei im Hinterkopf.
Epilepsie: Anfall im Schlaf *(Bufo);* nach Säfteverluste; Onanie, Eifersucht.

Augen
Konjunktiven gelb oder orange verfärbt.

Gesicht
Eingefallenes Antlitz, Herunterfallen des Unterkiefers.

Mund
Zunge trocken, schwarz, **zittert,** wird mit Schwierigkeiten herausgestreckt oder **fängt sich an den Zähnen** beim Herausstrecken.

Hals

Diphtherie und Tonsillitis: **beginnen auf der li. Seite und breiten sich nach der re. Seite aus** *(Lac-c., Sabad.)*; dunkelpurpurrotes Aussehen *(Naja)*; < heiße Getränke, nach Schlaf; Flüssigkeiten beim Schlucken **schmerzhafter als Festes** *(Bell., Bry., Ign.)*; Entkräftung unverhältnismäßig stark gegenüber dem Erscheinungsbild im Hals. Rezidivierende Anginen [11].
Empfindung, als wäre ein Krümchen Brot im Hals sitzen geblieben mit Schlingbedürfnis und Rachsen. [10]

Magen

Muss alles rasch tun, schlingt das Essen hinunter und kann nicht sitzen bleiben. Verlangen nach Austern, Kaffee, Alkoholika. [11]

Rektum

Obstipation: Untätigkeit, Stuhl liegt im Rektum ohne Drang; Gefühl von **Sphinkterkrampf** *(Caust., Nit-ac.)*.
Hämorrhoiden: mit spärlichen Menses; im Klimakterium; abgeschnürt; mit aufwärts schießenden Stichen *(Nit-ac.)*.

Harnorgane

Blase: Empfindung, als rolle ein Ball in der Blase.

Genitalien

Menses zur rechten Zeit; zu kurz, spärlich, schwach; **sämtliche Schmerzen erleichtert durch die Blutung; immer besser während der Menses** *(Zinc.)*.

Atemwege

Alles, was ihm in die Nähe von Mund und Nase kommt, stört die Atmung; möchte Luft zugefächelt bekommen, aber **langsam und auf Distanz** (schnell: *Carb-v.*). Husten < Berührung am Hals [11].
Sobald er einschläft, steht die Atmung *(Am-c., Grin., Lac-c., Op.)*.

Rücken

Kreuzschmerzen dehnen sich nach oben hin fächerförmig aus. [10]

Schlaf

Alle Symptome, besonders die mentalen, **sind < nach Schlaf, oder die Verschlimmerung weckt ihn aus dem Schlaf; schläft sich in die Verschlimmerung hinein;** unglücklich, bedrückt, besorgt, **traurig, < morgens beim Erwachen.**

Fieber

Alljährlich wiederkehrend; Anfälle jedes Frühjahr *(Carb-v., Sulf.)* nach Chinin-Suppression im letzten Herbst.
Fieber typhös oder Typhus; Stupor oder murmelndes Delirium.

Schweiß

Kalter Schweiß, färbt gelb, blutig *(Lyc.)*.

Haut

Furunkel, Karbunkel, stark schmerzende Geschwüre *(Tarant.)*; bösartige Pusteln; Dekubitus; **dunkles, bläuliches, purpurfarbenes Aussehen;** Neigung zu bösartigem Verlauf. Schlimme Folgen von Wundinfektion; von Sektionsverletzungen *(Pyrog.)*.

Verwandtschaft

Ergänzt durch: *Hep., Lyc., Nit-ac.* Unverträglich: *Acet-ac., Carb-ac.* Bei Wechselfieber folgt *Nat-m.* gut auf *Lach.*, wenn der Fiebertypus sich verändert. Beide Mittel haben das Symptom Logorrhö [11].

Modalitäten

Verschlimmerung: nach Schlaf; Berührung; Temperaturextreme; Saures; Alkohol; Chinarinde; Quecksilber; Druck oder Beengung; Sonnenbestrahlung; Frühling; Sommer.

ERGÄNZUNGEN

Modalitäten

Besserung: physiologische und pathologische Absonderungen; Lösen der Kleidung; Rückwärtsbeugen, Lagewechsel.

Quellen-Nachtrag

Kinder, die ständig Kopfläuse haben. Kinder geschiedener Eltern, die krank von einem Besuch bei dem getrenntlebenden Elternteil zurückkehren, der mit einem neuen Partner und dessen Kindern zusammenlebt; besonders bei linksseitiger Otitis. [36]

L

Nachtrag

Macht Witze, Neigung zum Spotten, versessen darauf, andere lächerlich zu machen. Religiöse Verzweiflung um sein Seelenheil. Abneigung gegen Geschäfte. **Ehemänner, die ihre Frauen vor den Kindern beschimpfen.** Führt gern Prozesse. Wahnidee, ihm / ihr würde nachgestellt; die Leute glaubten, er / sie habe etwas gestohlen; **Diebe** seien im Haus, will deshalb aus dem Fenster springen; an Herzerkrankung sterben zu müssen.

Drucksensible Punkte

Weihepunkt: Ma 12.
de la Fuye: Bl 31, Ni 6 li.

Lachnanthes tinctoria [11]

Wollnarzisse. Hämodoraceae.

Typisches

Rheumatische Beschwerden im Halsbereich, Wallen und Sieden in der Herzgegend, zum Kopf steigend mit Schwindel und Schweißausbruch.

Gemüt

Wahnidee, von Schlangen bedrängt zu sein. Träume von Spinnen. Geschwätzigkeit < nachts. Traurigkeit, Weinen, Stöhnen; macht Fehler beim Schreiben. Veränderliche Launen, mit Singen, Pfeifen und abendlichem Frohsinn.

Kopf

Gefühl wie vergrößert, mit gelegentlichem Klopfen.

Hals

Bei Affektionen des inneren Halses.

Rücken

Torticollis, Kopf auf eine Seite gezogen. Wie verrenkt im Nacken, beim Drehen und Zurückbeugen des Kopfes. Eiseskälte zwischen den Schulterblättern.

Fieber

Kopf- und Bauchschmerzen mit 39,5 °C Fieber abends. Schlaflos im Fieberdelirium. Ruhelos im Bett. Körper eiskalt, wird auch im Bett nicht warm.

Modalitäten

Verschlimmerung: Drehen des Kopfes; nachmittags; Liegen.
Besserung: Umhergehen.

Lathyrus sativus [11]

Saatplatterbse. Leguminosae. Papilionaceae.

Typisches

Spastische Parese der unteren Extremitäten. Muskuläre Hypotonie und Schwäche. **Parästhesien** an einzelnen Stellen von Armen und Beinen. Rückenschmerzen, Blasenschwäche und Impotenz. **Muskelatrophien.** Befall der Pyramidenbahnen, auch der Hinter- und Seitenstränge. Poliomyelitis.

Gemüt

Schreckhaft. Teils verdrießlich, teils gleichgültig. Konzentrationsschwierigkeiten.

Kopf

Schwindel mit Ohrensausen, Erbrechen und Durchfall.
Eingenommener Kopf; Druck und unangenehme Wärme im Kopf.

Hals

Lähmung der Kehlkopfmuskulatur mit lautem, inspiratorischem Stridor.

Abdomen

Gürtelgefühl wie von einem kalten, feuchten Tuch um die Taille.

Harnorgane

Heftiger, gebieterischer Harndrang. Miktion zu Beginn schwierig, nach heftigem Pressen schwacher Strahl.

Rücken

Sitzt vornübergebeugt, kann sich nur mit Mühe aufrichten.

Extremitäten
Pelzigkeit im Verlauf des Nervus ulnaris; Jucken am Handrücken. Kribbeln in den Fingerspitzen. **Ataxie, Intentionstremor.** Empfindet den Boden beim Gehen uneben, muss seine Schritte mit den Augen kontrollieren. **Adduktorenspasmus,** die Beine überkreuzen sich. Beim Gehen wird der **Boden zuerst mit der Fußspitze berührt,** erst dann mit der Ferse oder die Kranken rutschen nur auf den Zehenballen vorwärts, fast ohne Flexion der Knie.

Modalitäten
Verschlimmerung: körperliche Überanstrengung; nasskaltes Wetter, Kälte.

Laurocerasus [11]

Prunus laurocerasus. Kirschlorbeer. Rosaceae.

Typisches
Alkoholismus, Demenz.
Aktive Geschäftsleute, die zusammenklappen, wenn sie in den Ruhestand gehen.
Zyanose. Kardiopulmonale Insuffizienz, drohende Apoplexie.
Neugeborenenasphyxie durch Hirnschädigung (C 200).

Gemüt
Nichts macht mehr Spaß, alles wird düster und leer. Große Angst und Besorgnis, die abends keinen Moment Ruhe und Schlaf erlauben.
Plötzlicher Gedächtnisverlust durch Schmerzen oder Schreck.

Kopf
Schwindel beim Aufrichten vom Bücken oder beim Erheben vom Sitzen; alles dreht sich, wie ein Schleier vor den Augen < frische Luft.
Betäubender Kopfschmerz, Empfindung eines Gewichtes; beim Bücken, wie wenn das Gehirn nach vorne fällt und gegen den Schädel schlägt. Kälte in Stirn und Scheitel, wie von einem kalten Wind.

Gesicht
Eingesunkene Züge. Bleich und aufgedunsen. Kribbeln wie von Fliegen oder Spinnen. Kieferkrämpfe, Muskelzucken.

Hals
Krämpfe im Ösophagus, Getränke fließen hörbar gluckernd durch Speiseröhre und Darm *(Cupr.).*
Globusempfindung erstreckt sich nach li. in den Rücken.

Magen
Appetitmangel; Widerwillen gegen alle Speisen, bei reiner Zunge.
Erbrechen schwarzer Substanz. Heftige Magenschmerzen, Ohnmacht verursachend.

Abdomen
Leberverhärtung, atrophische Muskatnussleber, Auftreibung der Lebergegend. Borborygmen, Blähungskoliken. Zusammenziehende Leistenschmerzen, muss sich zwei Stunden lang zusammenkrümmen (um 16 Uhr).

Genitalien
Uterus schlaff oder etwas verhärtet. Blutungen. Nahezu ausgeblutet durch Blutverlust z. B. bei der Geburt. Gebärende ist kalt, feucht und blass und schnappt nach Luft. Kaum wahrnehmbare Atmung.

Brust
Starke qualvolle Angst in der Präkordialregion.
Kardiopulmonale Insuffizienz. Reizhusten, Erstickungsanfälle, Dyspnoe. Bradyarrhythmie, Herzflattern, Angina pectoris. Als ob sich das Herz herumdreht. Schwäche beim laut Reden.
Schlafstörung als Frühsymptom einer latenten Rechtsinsuffizienz. **Atemnot > aufrecht Sitzen, aber Herzbeklemmung und Erstickungsanfälle zwingen ihn, sich hinzulegen;** < nach Luft Schnappen. (*Paul Vogt* konnte in der homöopathisch-internistischen Abteilung des Krankenhauses Lengerich schwerste Fälle mit *Laur.* D 2 bis D 4 kompensieren.)

Rücken
Schmerzhafte Steifheit in Rücken, Nacken und Kreuz, wie verhoben,

Extremitäten
Konvulsionen: klonische Krämpfe der Extremitäten und tetanische Steifheit mit Zyanose und Schaum vor dem Mund.

Frost
Frieren, selbst am warmen Ofen.

Haut
Perioraler Ausschlag.

Verwandtschaft
Antidotiert von: *Camph., Coff., Ip. Phos.*

Modalitäten
Verschlimmerung: um 3 Uhr nachts; äußere Wärme; Bücken, Sitzen.
Besserung: im Freien.

Ledum palustre

Sumpfporst. Ericaceae.

Typisches
Passt für die gichtig-rheumatische Diathese; durch Alkohol geschädigte Gesundheit *(Colch.).*
Rheumatismus oder Gicht; **beginnt an den unteren Extremitäten und steigt nach oben** (nach unten: *Kali-c.*); besonders für die schwache, kraftlose Verfassung nach Missbrauch von *Colchicum;* Gelenke werden knotig und gichtig und schmerzen; akute und chronische Arthritis.
Affiziert das li. Schulter- und das re. Hüftgelenk *(Agar., Ant-c., Stram.).*
Die Schmerzen sind stechend, ziehend, pochend.
Beschwerden von Menschen, denen **ständig zu kalt** ist, die sich **immer kalt und frostig fühlen;** Mangel an Lebenswärme *(Sep., Sil.);* speziell die befallenen Körperteile sind **beim Anfassen kalt.**
Abmagerung der betroffenen Körperteile *(Graph.).*
Punktuelle Verletzungen durch spitze Werkzeuge, wie Ahlen, Nägel *(Hyper.);* Rattenbisse, Insektenstiche, speziell Stechmücken.

Augen
Hämorrhagie in die vordere Augenkammer nach Iridektomie.
Kontusionen an Auge und Lidern, besonders bei großen Blutextravasaten; Ekchymosis an Lidern und Konjunktiven.

Extremitäten
Rheumatische Schmerzen sind < durch Bewegung; < nachts, durch **Bettwärme und Bettdecke** *(Merc.);* **> nur, wenn die Füße in Eiswasser gehalten werden** *(Sec.).*
Beim Händeschütteln Schmerzen vom Handgelenk in den Ellenbogen und den Nacken ziehend. Krampfartiger Schmerz des Handrückens > durch Bewegung der Finger. [11]
Rheumatische Schmerzen im Ellenbogen und Handgelenk nachts, bis er aufstand und ein kaltes Bad nahm, dann konnte er schlafen. [11]
Schwellung: der Füße, bis hinauf zu den Knien; der Knöchel, mit unerträglichen Schmerzen beim Gehen wie von einer Verstauchung oder einem falschen Tritt; Großzehenballen geschwollen und schmerzhaft; in den Fersen, als ob sie gequetscht wären. **Entzündlicher Hallux valgus** [11].
Leichtes Verstauchen der Füße und Knöchel *(Carb-an.).*
Starkes Jucken an Füßen und Knöcheln, < Kratzen und in der Bettwärme *(Puls., Rhus-t.).*

Frost
Körperteile fühlen sich kalt an, werden jedoch vom Patienten subjektiv nicht kalt empfunden.
Bei manchen Erkrankungen ist Bettwärme unerträglich wegen Hitze und Brennens der Glieder.

Haut
Rote Pickel oder Knötchen **an Stirn und Wangen** wie bei Branntweintrinkern, Stechen bei Berührung.
Lang anhaltende **Verfärbung nach Verletzungen;** blaue Flecken **werden grün.**

Verwandtschaft
Vgl.: *Arn., Crot-t., Ham., Bell-p., Ruta* bei Verletzungen; *Con.* bei langanhaltenden Verletzungsfolgen.

ERGÄNZUNGEN

Modalitäten

Verschlimmerung: Wärme (Decken, Ofen, Luft); Bewegung; nachts; Eier, Wein.
Besserung: Kälte (Baden, Luft).

Tipp

Akuter Gichtanfall: *Led.* C 200.

Drucksensibler Punkt

Weihepunkt: 2. ICR in der Axillarlinie li.

Lespedeza sieboldii [11]

Buschklee. Leguminosae. Papilionaceae.
Typisches: Niereninsuffizienz mit Retention harnpflichtiger Substanzen (D 1–D 3).

Lilium tigrinum

Tigerlilie. Liliaceae.

Typisches

Wirkt vornehmlich auf die li. Körperseite *(Lach., Thuj.)*.
Kopfschmerzen und seelisch-geistige Beschwerden hängen mit Gebärmutterreizungen oder -verlagerungen zusammen. Menstruelle Unregelmäßigkeiten und nervöses Herz.
Kann nicht auf unebenem Boden gehen. Schmerzen an kleinen Stellen, ständig den Ort wechselnd *(Kali-bi.)*.

Gemüt

Quält sich um ihr Seelenheil *(Lyc., Sulf., Verat.)*, in Verbindung mit Beschwerden an Ovarien oder Uterus; Trost verschlimmert.
Verlangen, etwas zu unternehmen, eilig, hat aber doch keinen Ehrgeiz; **ziellose, eilige Bewegungen** *(Arg-n.)*.
Wildes, verrücktes Gefühl am Scheitel; verwirrte Ideen.
Sie wird verrückt, wenn sie sich nicht an sich selbst festhielte. [9]
Große Niedergeschlagenheit, kann kaum das Weinen zurückhalten; ist sehr zaghaft und furchtsam und weint viel; gleichgültig gegenüber allem, was man für sie tut.
Denkt ans Sterben, ohne sich viel daraus zu machen, will nur wissen, wie das auf andere wirken wird. [11]
Ängstlich: wegen der Krankheit; befürchtet, dass die Symptome eine organische Erkrankung anzeigen; ausgeprägt bei beiden Geschlechtern.
Furcht: vor Alleinsein, Geisteskrankheit, Herzleiden; unheilbar krank (krebskrank [11]) zu sein; vor irgendeinem drohenden Unheil oder einer Erkrankung.
Angst, alleine zu sein; Kind **möchte** an der Hand **gehalten werden.** [9]
Furcht: vor **moralischer Entgleisung, abwechselnd mit sexueller Erregung;** dass er **etwas Ungehöriges sagen könnte.** Neigung zu fluchen, zu schlagen, an Obszönitäten zu denken *(Anac., Lac-c.)*; wechselt ab mit Reizzuständen der Gebärmutter. Zorn wechselt mit Weinkrämpfen [11].
Träge, aber kann nicht stillsitzen; ruhelos, aber will nicht umhergehen; **muss ständig beschäftigt sein, um das sexuelle Verlangen zu unterdrücken.**
Der Geschlechtstrieb, der bisher eingeschlafen war, wurde so stark, als wäre sie von einem Dämon besessen, bis zum unfreiwilligen Orgasmus. Danach tiefe Wehmut, leidet unter dem Gefühl moralischer Entgleisung. [64]

Rektum

Ständiges Bedürfnis, Stuhl und Harn zu entleeren (mit Prolaps), durch Druckgefühl im Rektum.

Harnorgane

Häufiger Harndrang; Kongestionsgefühl in der Brust, wenn dem Bedürfnis nicht stattgegeben wird.

Genitalien

Männlich: Hoden geschwollen, empfindlich bei Berührung, wund am Morgen und schwer; Hodenneuralgie li. Vermehrtes Sexualbedürfnis, Entkräftung durch Koitus; reizbar durch Unterdrückung des Sexverlangens. Morgendliche Pollutionen. [11]
Weiblich: Empfindung des Abwärtsdrängens; im Leib und im Becken, als wollten alle Organe unten herausfallen *(Lac-c., Murx., Sep.)*. Als würde der Inhalt des Beckens in einen Trichter gedrückt, dessen

unteres Ende mit der Vagina zusammenfällt [11]. Besser, wenn sie die Vulva mit der Hand hält; mit Palpitationen.
Menses: früh, spärlich, dunkel, stinkend; fließen nur, wenn sie umhergeht; hören auf zu fließen, wenn sie aufhört umherzugehen *(Caust.*; beim Hinlegen: *Kreos., Mag-c.*). Leukorrhö: hellgelb, scharf, wund machend; braune Flecke in der Wäsche hinterlassend; nach den Menses. [11] Schwäche der Ovarien, des Uterus und seines Bänderapparates mit Anteversio, Retroversio, Subinvolution *(Helon., Sep.)*; verzögerte Rückbildung nach Entbindung; nahezu immer mit Obstipation durch Untätigkeit des Rektums.

Brust

Empfindung, als würde das Herz **in einen Schraubstock gepresst** *(Cact.)*; als wäre alles Blut zum Herzen geströmt; Gefühl, als sei es zum Bersten voll; kann nicht aufrecht gehen. Pulsationen über den ganzen Körper mit einem aufgetriebenen Gefühl, als wollte das Blut aus den Adern heraustreten *(Aesc.)*.
Herzklopfen: Flattern; mattes, gehetztes, ängstliches Gefühl an der Herzspitze; scharfer Schmerz in der li. Brust weckt in der Nacht; unregelmäßiger Pulsschlag; Extremitäten kalt und mit kaltem Schweiß bedeckt; < nach dem Essen, Liegen auf beiden Seiten (Liegen auf der li. Seite: *Lach.*). Tachykardie, 150–170 Schläge pro Minute.

Verwandtschaft

Vgl.: *Agar., Cact., Cimic., Helon.,* (*Murx, Nat-p., Plat., Sep., Spig., Tarant.* [11]).

ERGÄNZUNGEN

Modalitäten

Verschlimmerung: 17 Uhr nachmittags bis 8 Uhr morgens; Stehen; nach den Menses; Hitze.
Besserung: Bewegung; frische Luft; Bandagieren.

Nachträge

Erregte Frauen mit kongestivem **Kopfschmerz bei Koitus:** drohendes Stammhirnödem durch Schuldkomplex, z. B. junge Witwen, deren Ehemann erst kürzlich verstorben ist. Sieht im sexuellen Verlangen etwas Sündiges. Singles flüchten sich in die Arbeit bis zur Überarbeitung. Immer wie gehetzt.
Hämorrhoiden nach Entbindung *(Aloe)*.
Astigmatismus *(Med., Tub.)*

Lithium carbonicum [11]

Lithiumcarbonat. Li_2CO_3.

Typisches

Affiziert den ganzen Organismus, v. a. Kopf und Augen, Harnwegsorgane, Herz und Gelenke. Urikämie. Nieren- und Gallensteinleiden.

Gemüt

Gefühl der Hilflosigkeit < nachts. Verlassenheitsgefühl. Weint die ganze Nacht. Gedächtnisschwäche für Namen, Eigennamen, Bezeichnung von Gegenständen. Angst, etwas verkehrt gemacht zu haben. Trotz vieler Enttäuschungen neues Ausprobieren auf eine andere Art. Kindliches Verhalten; Verwahrlosung; früher Verlust der Eltern oder Beschützer.

Kopf

Kopfschmerz > Essen, beim Erwachen und im Liegen.

Augen

Vertikale Hemianopsie, gänzliches Verschwinden der re. Hälfte des Betrachteten.
Schmerzhafte Trockenheit der Bindehäute und Augäpfel.

Nase

Rote Schwellung der Nasenspitze.

Hals

Hyperthyreose, Hypothreose, Thyreoiditis, Struma. Thymuserkrankungen.

Magen

Nagende Magenschmerzen > Essen, < Kleiderdruck an der Taille.

Harnorgane

Nykturie vermehrt [7], Schmerzen der Urethra bis in die Samenstränge und Hoden ausstrahlend.
Urin: dunkel, scharf; Albuminurie, urathaltiges, rotbraunes Sediment.

Brust

Angeborene Herzfehler, Trikuspidalklappenfehler. Herzklopfen und flattern bei der geringsten Erregung. Brustschmerzen in die Arme ausstrahlend. Rheumatische Kardialgie mit Augensymptomen; < Vornüberbeugen, vor und bei der Miktion, vor und während der Regel, morgens, beim Beugen über das Bett; > nach der Miktion.

Extremitäten

Gicht; Fingergelenke verdickt, **knotig.** Schmerzen < nachts, > Bewegung. Knieschmerzen beim Treppensteigen. Koxalgie. [7]

Schweiß

Lith.-Patienten schwitzt kaum (D3).

Haut

Trocken und rau. Juckende Erytheme in der Nähe der Gelenke.

Modalitäten

Verschlimmerung: Bewegung; morgens.
Besserung: reichliche Diurese; fortgesetzte Bewegung; abends.

Lobelia inflata

Lobelie. Lobeliaceae.

Typisches

Am besten geeignet für Personen mit hellem Haar, blauen Augen und hellem Teint; Neigung zu Fettansatz.

Kopf

Kopfschmerzen: gastrisch, mit Übelkeit, Erbrechen und großer Schwäche; infolge von Trunkenheit; < nachmittags bis Mitternacht; plötzliche Blässe mit starkem Schweißausbruch *(Tab.)*; < Tabak oder Tabakrauch.

Magen

Magenverstimmung, **äußerste Übelkeit und Erbrechen;** morgendliche Übelkeit (bei Schwangeren [11]).
Erbrechen: **Gesicht in kalten Schweiß gebadet;** in der Schwangerschaft, **reichlicher Speichelfluss** (*Lac-ac.*; nachts: *Merc.*); chronisch mit gutem Appetit, mit Übelkeit, profusem Schweiß und ausgeprägter Schwäche.
Mattigkeit, Schwäche und ein unbeschreibliches Gefühl im Epigastrium, durch übermäßigen Tee- und Tabakgenuss.

Harnorgane

Urin: tief orangerote Farbe, reichlich rotes Sediment.

Atemwege

Spasmodisches Asthma (mittags; Atemnot abends, nachts, bei Bewegung, in kalter Luft [11]); **Pertussis, mit Dyspnoe und drohender Erstickung.**
Dyspnoe: durch Konstriktion in der Mitte der Brust; < bei jeder Wehe, scheint die Wehen zu neutralisieren; < Exposition in Kälte oder die leichteste Anstrengung, Treppensteigen auf- oder abwärts *(Ip.)*.

Brust

Kongestionsgefühl, Druck oder Schwere in der Brust, als ob Blut aus den Extremitäten sie anfüllte, > **schnelles Gehen.**
Empfindung, als wollte das Herz stillstehen; tiefsitzender Schmerz an der Herzbasis (Herzspitze: *Lil-t.*).

Rücken

Sakrum: äußerste Empfindlichkeit; **kann nicht die leichteste Berührung ertragen, nicht einmal die eines weichen Kissens;** sitzt vorwärts gebeugt im Bett, um den Kontakt mit der Bettwäsche zu vermeiden.

Verwandtschaft

Vgl.: *Ant-t., Ars., Ip., Tab., Verat.* Zu den schlimmen Folgen von Trunksucht bei Menschen mit hellem Haar, blauen oder grauen Augen, blühendem Teint, Korpulenz zeigt *Lob.* die gleiche Beziehung wie *Nux-v.* bei Personen mit dem entgegengesetzten Temperament.

Modalitäten

Verschlimmerung: bei der leichtesten Bewegung; Berührung, Kälte.
Besserung: schnelles Gehen (Brustschmerzen).

L

ERGÄNZUNGEN

Drucksensible Punkte

Weihepunkt: neben der linken Mamille waagerecht nach innen.

Lycopodium clavatum

Bärlappsporen. Lycopodiaceae.

Typisches

Für geistig rege, aber körperlich schwache Personen; der Oberkörper ist abgemagert, der Unterkörper teilweise ödematös; prädisponiert für Lungen- und Leberaffektionen *(Calc., Phos., Sulf.)*; besonders für die Extreme des Lebens, Kinder und alte Menschen.
Tiefsitzende, fortschreitende, chronische Krankheiten.
Schmerzen: schmerzhafter Druck, ziehend; hauptsächlich rechtsseitig; schlimmer von 16–20 Uhr.
Beeinflusst die re. Seite, oder der Schmerz geht von re. nach li.; Hals, Brust, Abdomen, Leber, Ovarien.
Kinder schwach und abgemagert; mit gut entwickeltem, wohlgeformtem Kopf, aber schwächlich-kränklichem Körper.

Gemüt

Beschwerden durch Schreck, Ärger, Kränkung oder Verdruss mit unterdrücktem Ärger *(Staph.)*.
Mangel an Selbstvertrauen; ängstlich bemüht, seine Aufgabe zu erfüllen bei Eile. [11]
Geizig, habgierig, knickrig, boshaft, kleinmütig.
Reizbar; übellaunig und mürrisch beim Erwachen; garstig, Treten und Kreischen; leicht verärgert; kann Opposition oder Widerspruch nicht vertragen; sucht Streitgespräche; ist außer sich.
Weint den ganzen Tag, kann sich nicht beruhigen; sehr empfindsam, weint sogar, wenn ihm / ihr gedankt wird.
Weint vor Freude, Begeisterung und Rührung. [11]
Furcht vor Männern; Furcht vor Einsamkeit, reizbar und melancholisch; Furcht vor dem Alleinsein *(Bism., Kali-c., Lil-t.)*.
Furcht in einer Menschenansammlung, Klaustrophobie; Furcht, etwas zu unternehmen. [11]
Macht Fehler beim Schreiben und Sprechen, wählt falsche Worte, z. B.: „winkt mit dem Streichholz" statt „mit dem Taschentuch", sagt „Tomate" statt „Birne" usw. [11]

Kopf

Kopfschmerz: im Scheitel, wie von einem Gewicht < Bücken, Liegen, Drucksteigerung (z. B. beim Stuhlpressen oder Schnäuzen). [11]
Das Haar wird früh grau. [11]

Nase

Katarrh: trockene Nase **nachts verstopft,** muss durch den Mund atmen *(Am-c., Nux-v., Samb.)*; chronischer Schnupfen, das Kind fährt aus dem Schlaf hoch und reibt sich die Nase; der Nasenwurzel und Stirnhöhlen; Krusten und elastische Pfröpfe *(Kali-bi., Teucr.)*.

Gesicht

Aussehen blass, schmutzig; ungesund; fahl, mit tiefen Furchen, sieht älter aus, als er ist; **Nasenflügelatmung** *(Ant-t.)*.

Mund

Alles schmeckt sauer; Aufstoßen, Sodbrennen, Wasser Aufschwulken, saures Erbrechen (zwischen Frösteln und Hitze).
„Bitter-Geschmack im Munde, früh. […] Arger Bitter-Geschmack im Munde, Nachts, dass sie aufstehen und sich den Mund ausspülen muss. […] Bitter-Geschmack aller Speisen." [2]

Hals

Diphtherie: Rachen bräunlich-rot, Belag breitet sich **von der re. Tonsille zur li.** aus oder steigt von der Nase zur re. Tonsille hinab; < nach dem Schlaf und **von** kalten Getränken (warme Getränke: *Lach.*).

Magen

Heißhunger; je mehr er isst, desto hungriger wird er; Kopfschmerzen, wenn er nicht isst.
Abneigung gegen Speisen, bis er gekostet hat, dann Heißhunger. Starkes Verlangen nach **Süßigkeiten.** [11]
Magenbeschwerden: übermäßige Gasansammlung; ständiges Sättigungsgefühl; guter Appetit, aber nach wenigen Bissen steht es ihm bis zum Hals, und er

fühlt sich gebläht; Gärungsprozesse im Bauch mit **lautem Gluckern und Quaken,** besonders im Unterbauch (Oberbauch: *Carb-v.*; gesamter Bauch: *Chin.*); Völle, durch Aufstoßen nicht erleichtert *(Chin.)*.
Magenbeschwerden < Kohl, Hülsenfrüchte, Zwiebeln. Isst sich satt und ist dann aufgeblasen. Gelüste trotz Völleempfindung, was bis zur Regel so geht, dann hört es schlagartig auf. [11]

Abdomen

Leistenbruch: rechtsseitig, hat viele Fälle (speziell kindliche) geheilt.

Rektum

Verstopfung: seit der Pubertät; seit der letzten Entbindung; unterwegs, fern von zu Hause; bei Kindern; mit erfolglosem Drang, Rektum kontrahiert sich, tritt während des Stuhlgangs heraus und bildet Hämorrhoiden.

Harnorgane

Roter Sand im Urin, in der Kinderwindel *(Phos.)*; **das Kind schreit vor dem Wasserlassen** *(Bor.)*; rechtsseitige Nierenkolik (li.: *Berb.*).

Genitalien

Männlich: Impotenz junger Männer, durch Onanie oder sexuelle Exzesse; Penis klein, kalt, erschlafft; Impotenz **alter Männer, mit starkem Verlangen, aber unvollständigen Erektionen;** schläft während der Kohabitation ein; Ejaculatio praecox.
Weiblich: Trockenheit der Vagina; Brennen während und nach Koitus *(Lyss.)*; Physometra. Blutiger Ausfluss aus den Genitalien bei jedem Stuhl. Der Fetus scheint Purzelbäume zu schlagen.

Atemwege

Pneumonie; übersehene oder schlecht behandelte, speziell der re. Unterlappen ist betroffen; zur Beschleunigung der Resorption oder Expektoration. Gerunzelte Stirn bei Pneumonie [11].
Husten tief, hohlklingend, selbst das Abhusten von viel Schleim erleichtert kaum.

Rücken

Rückenschmerzen, durch Urinieren erleichtert.

Extremitäten

Ein Fuß heiß, der andere kalt *(China, Dig., Ip.)*.

Schlaf

Nächtliches Erwachen mit Hungergefühl *(Cina, Psor.)*.
Das Baby schreit den ganzen Tag, schläft die ganze Nacht (umgekehrt: *Jal., Psor.*). Wacht schreiend auf und erkennt die Eltern nicht [11].

Verwandtschaft

Ergänzend: *Jod.*
Folgt gut nach *Calc., Carb-v., Lach., Sulf.*
Schlimme Folgen von Zwiebeln, Brot; Wein, Spirituosen; Tabakrauchen und -kauen *(Ars.)*.
Es ist selten zu empfehlen, die Behandlung eines chronischen Falles mit *Lyc.* zu beginnen, wenn es nicht ganz klar indiziert ist; es ist besser, vorher ein anderes Antipsorikum zu geben.
Lyc. ist ein tiefgreifendes, lang wirkendes Mittel und sollte selten repetiert werden, nachdem die Besserung eingesetzt hat.

Modalitäten

Verschlimmerung: nahezu alle Erkrankungen von 16–20 Uhr (*Hell.*; von 16–21 Uhr: *Coloc., Mag-p.*).
Besserung: warme Speisen und Getränke; Entblößen des Kopfes; Lockern der Kleidung.

ERGÄNZUNGEN

Nachträge

Es fallen ihr eine Menge Begebenheiten aus der Vergangenheit ein, über die sie sich ärgern muss, selbst nachts beim Erwachen.
Psychopathognostische Trias: Opposition, Antizipation – und Sorgfalt im Umgang mit Geld.
Kinder sind in der Schule artig, zu Hause wollen sie das Zepter schwingen.
Im Gegensatz zur bisherigen homöopathischen Literatur, in der das *Lyc.*-Kind als abgemagert und alt aussehend beschrieben wird, hat der Herausgeber viele *Lyc.*-Kinder gesehen, die einen gut genährten Eindruck machten. Sie neigten zu **lymphatischen Schwellungen, Tonsillarhypertrophien, rezidierenden Anginen, Neurodermitis, Asthma, Allergosen, Erkältungen, rezidierenden Harnwegsinfekten, Problemen im Digestionsapparat** u. a. m. Meist waren sie ästhetisch gekleidet und machten zunächst einen ausgesprochen braven Eindruck. Die Eltern waren arbeitsame Geschäftsleute oder Beamte oder hatten einen Handwerksbetrieb, in den Familien war es alles sehr geregelt. Oft konnten sie sich jedoch den Kindern nicht in vollem Maße widmen, weil sie arbeiten mussten.

Wenn es den Kindern bei der Aufnahme der Krankengeschichte langweilig wurde oder sie das Gefühl hatten, es werde Nachteiliges über sie erzählt, rückten sie auf den Schoß der Mutter, schmusten mit ihr und unterbrachen die Unterhaltung mit Zwischenfragen. Allmählich kecker werdend, versuchten sie dann auf jede mögliche Art, Aufmerksamkeit zu provozieren, setzten sich auf Ermahnung jedoch wieder brav hin – um das Spiel bald wieder von neuem zu beginnen. Weitergegebene Autoritätsängste der Eltern. **Die Kinder werden viel ermahnt – parieren zwar, aber opponieren und lernen sich durchzusetzen.**

Wichtigstes Mittel bei Scharlach mit geringen Temperaturen und mäßigen Beschwerden *(Phos.),* aber Lymphknotenschwellungen und Schwäche. Häufig benötigen mehrere Familienmitglieder zugleich *Lyc.* Die Angina beginnt vorwiegend re.

Nach *Wolfgang Drinneberg* ist besonders an *Lyc.* zu denken, wenn ein Patient vor sich hin pfeift, wenn er seine Hose auszieht, um untersucht zu werden.

Was das so negativ klingende Symptom „Geiz" betrifft, so handelt es sich nach der Erfahrung des Herausgebers häufig um Menschen, die frühzeitig aus einer Mangelsituation den sparsamen Umgang mit Geld kennen lernen mussten. Dabei sind sie sehr erfindungsreich. So betrieb ein später sehr erfolgreicher Arzt (jüngster Oberarzt von *Sauerbruch*) als Werkstudent in den Jahren vor dem Zweiten Weltkrieg zwei Tankstellen und finanzierte damit sein Studium.

Auffallendes Symptom: Nagelnahe Warzen (*Caust., dulc., fl-ac., graph., Lyc.* [11], *sep.*). Da sich an den Nagelfalzen die Anfangs- oder auch Endpunkte der Meridiane befinden, kommt diesen sog. Lokalübeln die Aufgabe eines Trimmgewichts zu, um den Organismus im Gleichgewicht zu halten.

Fallbeispiel

Der Sohn einer Flüchtlingsfamilie aus der Lausitz – die Familie musste ein großes Rittergut verlassen – war jahrelang gut mit *Nat-m.* in verschiedenen Potenzen, zuletzt XM, im gesundheitlichen Gleichgewicht gewesen. Er hat inzwischen in der Industrie eine führende Position inne und wohnt in der Nähe von Frankfurt/Main. Eines Tages, als er seine Eltern besuchte, zeigte er mir als neues auffallendes Symptom, eine nagelnahe Warze am radialen Nagelfalz des re. Daumens. Da ich mir mit Bleistift in dieser Rubrik *Nat-m.* nachgetragen hatte und ohne Not ein bewährtes Mittel nicht verlassen werden soll, wiederholte ich sein bisheriges Mittel, notierte mir jedoch *Lyc.* als zweite Idee. Etwa ein Jahr später ruft er an und sagt, er habe eine Lungenentzündung gehabt, würde jedoch den Husten nicht los. Ich frage, was macht Ihre Warze am Daumen? Verblüfft fragt er zurück: „Wieso fragen Sie das? Die habe ich mir vor drei Wochen wegmachen lassen." Nun ist es gut, zu wissen, dass am beschriebenen Akupunkturpunkt Lu 11 der Lungenmeridian endet und von dort energetisch aufgeladen werden kann. Ich schickte eine Dosis *Lyc.* C 200 und am nächsten Tag war der Husten weg. Durch das Knibbeln und Reiben an der Warze war mittels Akupressur das Gleichgewicht gehalten worden. Die Entfernung des sog. Lokalübels ließ den Mann erkranken. [11]

Lyc. folgt, wie wir wissen, gut nach *Phos.* bei Pneumonie.

In die Repertoriumsrubrik Warzen am Daumen *(Berb., lach., ran-b., thuj.)* kann *Lyc.* nachgetragen werden.

Drucksensible Punkte

Weihepunkte: Ni 25, Le 2.
de la Fuye: Ni 1, Gb 40, Le 9.

Lyssinum

Speichel eines tollwutkranken Hundes. Rabies-Nosode.

Der Anblick oder das Geräusch von fließendem oder strömendem Wasser verschlimmert alle Beschwerden.

Tropfendes Wasser irritiert, ängstigt; **muss sofort urinieren.** [11]

Konvulsionen: durch blendendes, von Wasser oder einem Spiegel reflektiertes Licht *(Stram.);* schon beim Denken an irgendwelche Flüssigkeiten; durch leichteste Berührung oder leichtesten Luftzug.

Kann Sonnenhitze nicht vertragen *(Gels., Glon., Lach., Nat-m.).*

Bläuliche Verfärbung von Wunden *(Lach.).*

Beschwerden durch abnormen Geschlechtstrieb (durch Abstinenz: *Con.*).

Gemüt

Lyssophobie; Furcht, verrückt zu werden.

Gemütserregung oder kränkende Neuigkeiten verschlimmern jeweils seinen Zustand.

Kopf

Kopfschmerzen: durch Hundebisse, auch von nicht rabiesverdächtigen Hunden; chronisch, durch Gemütsbewegung oder Anstrengung; < **Geräusch von fließendem Wasser oder helles Licht.**

Mund

Speichel: zäh, klebrig, dickflüssig, schaumig in Mund und Kehle mit ständigem Spucken *(Hydr.)*.

Hals

Halsentzündung, ständiges Bedürfnis zu schlucken *(Lac-c., Merc.)*.
Schwierigkeiten beim Schlucken, sogar Ösophagusspasmen beim Schlucken von Flüssigkeiten; Würgen beim Wassertrinken.

Harnorgane

Ständiger Harndrang beim **Anblick fließenden Wassers** *(Canth., Sulf.)*; Urin spärlich, wolkig, enthält Zucker.

Genitalien

Empfindlichkeit der Vagina, dadurch schmerzhafter Koitus. Prolapsus uteri; viele Jahre alte Fälle wurden geheilt.

Verwandtschaft

Vgl.: *Bell., Canth., Hyos., Stram.* bei Hydrophobie.
Vgl.: *Lach., Nat-m., Phos., Sep.* [11]

Modalitäten

Verschlimmerung: Anblick oder Geräusch von fließendem Wasser; helles, blendendes Licht *(Stram.)*; Fahren im Wagen (*Cocc.;* besser dadurch: *Nit-ac.*); abends [11].

ERGÄNZUNGEN

Quellen-Nachtrag

Herzschmerz ständig im unteren Teil. Den ganzen Tag benommen, mit Beklemmung an der vierten Rippe. Mit Kopfschmerzen. Korrespondierender Schmerz re.; schlimmes Stechen und Schießen. Kurzatmigkeit und Seufzen. [55]

Nachträge

Aggressiv vor Angst: Larvierte Depression mit Herzneurose, ich sterbe vor Angst um mein Herz. *(Gotthard Behnisch)*
Rabiesgeimpfte Patienten. Kontaktpersonen rabiesgeimpfter Hunde mit Lähmungen. *(Rainer Dirken)*
Enorme Erregung: Leidet unter unerklärlichen Angstzuständen, über die er sich lustig macht; < Alleinsein.
Klaustrophobie: traut sich nicht in den Straßenverkehr, Panik vor der Ampel; Fremdes macht Angst.
Beansprucht das Mitgefühl der Umwelt, weil sie nicht alleine sein kann vor Angst. Mäkelt an allem herum.
Haptische Persönlichkeiten, die auf den Arzt schwören, auch wenn sich nichts bessert; fragt ständig: „Herr Doktor, haben Sie es auch verstanden?"
Zorn auf jemanden, der ihn quält *(Croc.)*. Fühlt sich von einem Menschen, von dem er abhängt, episodisch oder periodisch gequält. Reagiert mit Raserei, Treten und Beißen und schneller Reue. **Knurrt wie ein Hund.** Schlägt vor Wut eine kostbare Glasvitrine kaputt, was ihm sofort leidtut. Tritt bei einer Panne voller Wut sein Auto. Verlangen, andere zu verstümmeln. Beschimpfen, Schlagen, Heftigkeit.
Fühlt sich gefoltert, gekränkt und gedemütigt. Impuls zu töten; sich mit dem Messer, das er gerade in der Hand hält, zu stechen. Wahn, er hätte Unrecht erduldet. Tücke des Objekts: Haut ein Loch in die Wand, wenn der Nagel nicht richtig in die Wand geht. Impuls, sich ins Fleisch zu stechen wegen Juckreiz bei Furunkulose. Juckreiz **heftig, paroxysmal,** extrem empfindliche Haut.
Furcht, ein Unglück könne passieren; Beten. Empfindsam für heilige Musik. Zahnschmerz während der Gravidität. Erlebt Geträumtes.
Schwindel. Gedankenfetzen jagen ihr durch den Sinn. Verlangen nach Zärtlichkeit.
Aus Angst, ersticken zu müssen, trägt sie immer ein kleines Fläschchen Wasser bei sich, woraus sie ab und zu trinkt.
Nichtschwimmer mit Angst vor Wasser. Kann nicht bis zum Hals ins Wasser gehen.
Verlangen nach Schokolade.

KAPITEL

M Magnesium carbonicum – Mygale lasiodora

Magnesium carbonicum

Basisches Magnesiumkarbonat. $MgCO_3.3H_2O$.

Typisches

Für reizbare und nervöse Patienten, besonders Kinder *(Cham.)*; mit schlaffer Faser; saurer Geruch des ganzen Körpers *(Rheum)*.
Der ganze Körper fühlt sich müde und schmerzhaft an, besonders die Beine und Füße; alles tut weh, ruhelos.
Krampfartige Beschwerden an Magen und Darm *(Coloc., Mag-p.)*, verstärkte Schleimhautsekretion.
Schmerzen: neuralgisch, blitzartig, < linksseitig *(Coloc.)*; unerträglich in der Ruhe, muss aufstehen und umhergehen *(Rhus-t.)*; Zahnschmerzen, in der **Schwangerschaft < nachts.**

Kopf

Schmerzen am Scheitel, als würde an den Haaren gezogen *(Kali-n., Phos.)*.

Magen

Übermäßiges **Verlangen nach Fleisch** bei Kindern tuberkulinischer Eltern.
Widerwille gegen Milch und Fleisch, Verlangen nach Obst, Gemüse, Saurem. Auffallendes Verlangen nach Brot. [11]
Sodbrennen, Aufstoßen, Rülpsen, Geschmack und Erbrechen – **alles sauer;** in der **Schwangerschaft.**
Wenn reines Magnesium eingenommen wurde, „um den Magen zu besänftigen"; wenn die Symptome stimmen, wird oft auch das potenzierte Mittel helfen.

Rektum

Diarrhö: vorangehende, schneidende Kolikschmerzen, zum Zusammenkrümmen zwingend; tritt regelmäßig alle drei Wochen auf; **Stühle grün, schaumig,** wie Schaum auf einem Froschtümpel; weiße, talgartige Massen schwimmen im Stuhl; die Milch **geht bei Säuglingen unverdaut ab.**

Genitalien

Menses: Vorausgehende Halsschmerzen *(Lac-c.)*, wehenartige Schmerzen, schneidende Kolik, Rückenschmerzen, Schwäche, Frostigkeit; fließen nur nachts oder im Liegen, hören auf beim Umhergehen (*Am-m., Kreos.*; umgekehrt: *Lil-t.*); scharf, dunkel, pechartig; schwer abzuwaschen *(Med.)*.

Schlaf

Unerquicklicher Schlaf, beim Aufstehen müder als beim Schlafengehen *(Bry., Con., Hep., Op., Sulf.)*.
Morgens kein Appetit. Zappelphilipp. Hängt wegen Schlaflosigkeit den Kopf aus dem Bett. [11]

Verwandtschaft

Ergänzend: *Cham.*

Modalitäten

Verschlimmerung: Temperaturwechsel; **alle drei Wochen;** Ruhe; Milch, während der Regel. Nachts, 3–5 Uhr, die Unruhe treibt aus dem Bett; morgens nach dem Erwachen; Ruhe; Bettwärme; Ärger, Schreck. [11]
Besserung: warme Luft, aber < in der Bettwärme (*Led., Merc.;* > in der Bettwärme: *Ars.*).
Im Freien; Bewegung. [11]

ERGÄNZUNGEN

Quellen-Nachträge

Wright-Hubbard beschreibt den *Mag-c.*-Patienten folgendermaßen [89]:

- Kann nicht ausdauern – brennt und verascht.
- Der ewig Ungeliebte. Das illegitime Kind; das kopfhängerische, **verspannte** Waisenhauskind. Verlangt nach nichts, braucht wenig Schlaf.

- Ängstlich, schweigsam, unsicher, mit zuckendem Gesicht, zuckenden Fingern und vorwurfsvollen Augen. Mit gesenktem Kopf und eingefallenen Schläfen. „Oliver Twist", dem die Behaglichkeit mangelte.

Die Furcht, wieder verlassen zu werden, ist der Grund, eine drei Jahre bestehende Verlobung zu lösen bei einer 45-jährigen Frau mit starker Neuralgie nach Autounfall. In sich widersprüchlicher Charakter. [80]

Nachträge

Mag-c. ist für erschöpfte Nerven das, was *Chin.* für Säfteverlust ist.

Mangel an Kreativität. **Dentitio difficilis.**

Reifungsschwierigkeiten: Babys schwächlich, verweigern die Milch. Geräuschempfindlich; Kinder mit tuberkulinischem Hintergrund. Unansehnliche Kinder.

Ausgemergelte Frauen, die ihren Haushalt nicht mehr besorgen bzw. ihren Aufgaben nicht mehr genügen können. Ruhelose, zum Schatten ihrer selbst gewordene Frauen fremdgehender Ehemänner.

Zu schwach, um zu sitzen. Ohnmachtsneigung. **Mangelnde Mutterliebe.** Mangelnde Vitalität, mangelnde Reaktionskraft. Todessehnsucht. Spricht gern vom Tod, obwohl keine Suizidneigung. Liegt mit geschlossenen Augen. Wiederholt Fragen, um Zeit zum Überlegen zu gewinnen, verhaspelt sich. Unruhig, als habe er ein Verbrechen begangen.

„Ich verlasse mich auf niemanden, bin alleine."

Chronische Rhinitis: abends Nase beidseitig verstopft, nachts beim Aufwachen Kitzeln in der Nase. Sekret geht kaum ab, Niesen < Liegen. Beim Aufstehen und Aufsitzen >, klares Sekret beim Aufstehen und Niesen morgens. Jucken im (re.) Gehörgang > Kratzen.

Drucksensibler Punkt

Weihepunkt: Bl 2 li.

Magnesium muriaticum

Magnesiumchlorid. $MgCl_2$.

Typisches

Besonders passend für Frauenleiden; spasmodische und hysterische Beschwerden, kompliziert durch Uteruserkrankungen; Frauen, die jahrelang mit Anfällen von Verdauungsstörungen oder Gallenbeschwerden zu tun hatten.

Kinder: Können keine Milch verdauen bei Zahnungsbeschwerden; sie verursacht Schmerzen im Magen und wird unverdaut wieder ausgeschieden; schwächlich, rachitisch, gierig nach Süßigkeiten.

Lebererkrankungen im Kindesalter mit Ausschlag über den Augen. [11]

Gemüt

Wahnidee, ohne Freunde zu sein; vernachlässigt zu werden; Menschen wären hinter ihm; jemand lese hinter ihr her, weshalb sie immer schneller lesen muss; von einer Hochzeit. Beschwerden nach Zorn, abweisende Stimmung. Furcht vor Räubern. [11]

Muss sich vor Verletzungen und Enttäuschungen schützen, ist deshalb besonders freundlich. [13]

Abweisende Stimmung, will nicht angesprochen werden. Reizbarkeit während der Menses, bei Kopfschmerzen, Beschwerden durch Zorn. [11]

Schwermut. Furcht vor Räubern, nächtliche Angst. Geistige Anstrengung verschlimmert. Unruhe nachts im Bett, aus dem Bett treibend. [11]

Kopf

Kopfschmerzen: alle sechs Wochen, in der Stirn und um die Augen; als ob der Kopf bersten würde; < Bewegung und im Freien; > Hinlegen, **starker Druck** *(Puls.)* und warmes Einhüllen *(Sil., Stront.)*. „Reißen und Schwere-Gefühl in der Stirn, Abends" [2].

Große Tendenz zu Kopfschweiß *(Calc., Sanic., Sil.)*.

Ohren

Hochgradig geräuschempfindlich *(Ign., Nux-v., Ther.)*.

Mund

Ständig steigt weißer Schaum in den Mund hoch. „Viel zäher Schleim kommt ihr in den Hals, den sie nur mit Mühe ausrachsen kann, früh" [2].

Zahnschmerzen: unerträglich, sobald Nahrung die Zähne berührt.

„Wühlen und Graben, öfters aussetzend, und zuweilen ein Riss im vorletzten Backzahne, durch Warmes gebessert; durch Kaltes, so wie beim darauf Beissen und wenn Speise daran kommt, verschlimmert, früh und nach dem Mittag-Essen." [2]

Magen

Aufstoßen, schmeckt wie faule Eier, wie Zwiebeln (der Atem riecht nach Zwiebeln: *Sin-a.*).

Häufiger Durst, nachts 3 Uhr. Bulimie und heftiges Nahrungsverlangen im Magen, gefolgt von Übelkeit; mit Neigung zum Weinen. Hunger, ohne zu wissen auf was. Verlangen nach Leckereien, nach Süßem, < Milch und Genussmittel. Wiederhochkommen von Speisen beim Gehen, als ob eine Kugel vom Magen in die Speiseröhre aufsteigt. > Aufstoßen, wie faule Eier. Häufige Übelkeit mit Schwäche, Tag und Nacht, besonders morgens. [10].
Trunksucht, liebt süße Liköre, quasselt betrunken. [60]

Abdomen

Drückender Schmerz in der Leber, beim Gehen und wenn sie berührt wird; Leber hart, vergrößert, < beim Liegen auf der re. Seite *(Merc., Kali-c.)*.
Obstipation: Stuhl hart, spärlich, groß, knotig, wie Schafkot; schwierig auszuscheiden; zerbröckelt am After *(Am-m., Nat-m.)*; **bei zahnenden Kleinkindern.**

Harnorgane

Urin blass, gelb, kann nur durch Bauchpresse ausgeschieden werden; Blasenschwäche. „Harnabgang bloss durch Anstrengung der Bauch-Muskeln" [2].

Genitalien

Menses mit großer Erregung bei jeder Periode; Regel schwarz, klumpig; (vermehrt in der Nacht [11]); Spasmen und Schmerzen, < im Rücken beim Gehen, strahlen in die Schenkel aus; Metrorrhagie, < nachts im Bett, Hysterie verursachend *(Cimic., Caul.)*.
Leukorrhö: nach Anstrengung; mit jedem Stuhl; mit Uteruskrämpfen; gefolgt von Metrorrhagie; zwei Wochen nach den Menses für drei oder vier Tage *(Bar-c., Bov., Con.)*.

Brust

Herzklopfen und Herzschmerzen beim Sitzen, < Bewegung *(Gels.)*.

Schlaf

Unerquicklich. Ängstliche Träume von Leichen, Toten; hat sich im Wald verirrt. Schlaflos vor Mitternacht, nach 2–3 Uhr. [11]

Verwandtschaft

Vgl.: *Cham.* bei Kinderkrankheiten.

ERGÄNZUNGEN

Modalitäten

Verschlimmerung: Ruhe; Milch; Genussmittel; kalte Getränke; bei und nach dem Mittagessen; am Meer.
Besserung: Bewegung; im Freien.

Nachträge

Auf der Suche nach der nährenden Mutter.
Magnesiumsalze lassen die Prostatahypertrophie hinwegschmelzen.

Magnesium phosphoricum

Magnesiumphosphat. $MgHPO_4.7H_2O$.

Typisches

Passt am besten für magere, sehr nervöse Patienten; dunkler Teint.
Erkrankungen der **re. Körperseite;** Kopf, Ohr, Gesicht, Brust, Ovarien, Ischiasnerv *(Bell., Bry., Chel., Kali-c., Lyc., Podo.)*.
Schmerzen: scharf, schneidend, durchbohrend; schießend, stechend; **kommen und gehen blitzartig** *(Bell.)*; periodische Schmerzanfälle werden fast unerträglich, treiben den Patienten zum Wahnsinn; wechseln rasch den Ort *(Lac-c., Puls.)*, mit Einschnürungsgefühl *(Cact., Jod., Sulf.)*, krampfend, bei neuralgischer Erkrankung von Magen, Abdomen und Becken *(Caul., Coloc.)*.
Reizbar bei Kopfschmerzen. Schreien während der Krämpfe im Abdomen. Wahnidee, er müsse an Tetanus sterben – mit Schmerzen im re. Bein. [11]
Matt, müde, erschöpft; unfähig, sich aufzusetzen.
Beschwerden vom Stehen in kaltem Wasser oder Arbeiten in kaltem Lehm *(Calc.)*.
Bei Paralysis agitans; Konvulsionen; im Wochenbett. [11]

Gemüt

Große Furcht: vor kalter Luft; vor Aufdecken; vor Berührung der erkrankten Stelle; vor kaltem Baden oder Waschen; vor Bewegung.

M

Kopf
Kopfschmerzen: beginnen im Hinterkopf und dehnen sich über den Kopf aus *(Sang., Sil.)*; Schulkopfschmerz; Gesicht rot, glühend; durch Gemütserregung, Anstrengung oder angestrengtes Lernen; < 10–11 Uhr oder 16–17 Uhr; > Druck und äußere Hitze.

Gesicht
Neuralgie supra- oder infraorbital; re. Seite; intermittierend, schießend, schneidend; < Berührung, kalte Luft, Druck; > äußere Hitze.

Mund
Beschwerden zahnender Kinder; **Krämpfe während des Zahnens, kein Fieber** (mit Fieber, heißem Kopf und heißer Haut: *Bell.*).
Zahnschmerzen: nachts; schnell wechselnd; < Essen, Trinken, besonders von Kaltem; > Hitze (> durch Kälte: *Bry., Coff., Ferr-p.*).
Deckt Entzündungsherde in Zähnen auf [11].

Magen
Magenkrämpfe: mit sauberer Zunge, als ob ein Band eng um den Körper geschlungen würde.

Abdomen
Blähungskolik, Patient muss sich zusammenkrümmen; > durch Hitze, Reiben und festen Druck *(Coloc., Plb.)*; bei Pferden und Kühen, wenn *Coloc.* nicht bessert.

Harnorgane
Enuresis: nächtlich; durch nervöse Reizung; Urin blass, reichlich; **nach Katheterisieren.**

Genitalien
Menses: früh; Blutfluss dunkel, zäh; Schmerzen < vorher, > wenn der Fluss einsetzt *(Lach., Zinc.)*; Schmerzen schießend, blitzartig, < re. Seite, > Hitze und Zusammenkrümmen; Vaginismus.

Extremitäten
Krämpfe der Extremitäten; während der Schwangerschaft; **Schreibkrampf;** bei Pianisten oder Geigern. Restless Legs [11].

Verwandtschaft
Vgl.: *Bell., Caul., Coloc., Lyc., Lac-c., Puls.*
Cham. ist das pflanzliche Analogon.
Manchmal wirkt es in heißem Wasser verabreicht am besten.

Modalitäten
Verschlimmerung: kalte Luft; kalter Luftzug oder kalter Wind; kaltes Baden oder Waschen; Bewegung; Berührung.
Feuchtes, windiges und stürmisches Wetter; nachts [11].
Besserung: Zusammenkrümmen; Hitze; Wärme, (Ofenwärme, feuchte Wärme [11]); **Druck** (brennender Schmerz > Hitze: *Ars.*).

ERGÄNZUNGEN
Drucksensibler Punkt

de la Fuye: Bl 60.

Magnesium sulfuricum [11]

Bittersalz. $MgSO_4 \cdot 7H_2O$.

Typisches
Verstreute Warzen bei Kindern, Epitheliome. Kollaps bei Durchfall mit heftigen, schießenden Schmerzen im Bauch, Nabelkoliken. Schießende Schmerzen in Augen, Ohren, Hals, Abdomen, Extremitäten.

Gemüt
Melancholie und Weinerlichkeit mit Befürchtungen von Unglück und ruhelosem Unwohlsein. Neigung zu Wutanfällen, von allem wird nur das Schlechte gesehen. Wahnidee, sieht Fremde beim Stricken, sieht Mäuse. Reizbar während der Menses. Glaubt, sie müsse sterben; mit erdiger Gesichtsfarbe. Erschöpfung, steht fast neben sich, mit Ängstlichkeit.

Kopf
Benommen; wie im Schraubstock > beim Bewegen der Augen. Empfindung, als ob das Gehirn bei jeder Bewegung schwankt und schwingt, als ob beim Bücken etwas nach vorne fällt.

Augen
Supraorbitalneuralgie li., Tränenfluss bei Fotophobie. Augenschmerzen beim Zur-Seite-Schauen, als träten die Augen aus den Höhlen.

Hals
Tiefe, hohle Bass-Stimme.

Abdomen
Bauch aufgetrieben. Leberschwäche und Leberkongestion < Berührung. Gallen- und Pankreasstörungen. Widerwille gegen fette Speisen.

Rektum
Alternieren von Diarrhö und Obstipation. Sommerdiarrhö mit reichlich schleimigen, stinkenden Stühlen und Speiseerbrechen bei großem Durst.

Harnorgane
Prostatahypertrophie. Urin geht tropfenweise ab.

Genitalien
Männlich: Erektionen ohne sexuelles Verlangen.
Weiblich: Menses zu früh und zu reichlich mit dickem, schwarzem Blut. Blutfluss zwischen den Menses. Schwerer Kopf während der Regel, Lenden- und Kreuzschmerz, wie zerschlagen, wie gequetscht in Kreuzbein und Oberschenkeln.

Atemwege
Trockener Husten mit Brennen bis zur Magengrube, abends im Bett, er schläft beim Husten ein; morgens beim Erwachen, zwingt zum Aufsitzen. Hustenanfälle, als käme ein Stück Lunge heraus.

Schlaf
Träume wecken den Patienten. Träumt, dass er seinen Vater nicht auf einer Reise begleiten kann; dass er ins Theater möchte, aber nicht mit dem Anziehen fertig wird; dass er sich im Wald verirrt hat; von Verstorbenen; dass er verwundet wird.

Fieber
Zittern und Schaudern am Rücken von unten nach oben, < abends um 23 Uhr, verschwindet im Bett. Frösteln mit großem Durst, frühmorgens nach dem Erwachen. Hitze beim Aufsitzen im Bett, mit Schindel, Schweiß auf der Stirn und Gesichtsröte.

Schweiß
Nachts oder morgens mit Durst.

Modalitäten
Verschlimmerung: morgens; während der Regel.
Besserung: frische Luft.

Magnolia glauca [11]

Blaue Magnolie. Magnoliaceae.

Typisches
Wandernder Rheumatismus der Gelenke und Muskeln, chronisch oder akut, mit **Steifigkeit.** Allgemeine Schwäche und Kälte des Körpers.

Atemwege
Dyspnoe, kann nicht durchatmen.

Brust
Rheumatische Karditis. Präkordialschmerz < Liegen auf der li. Seite. Herzschmerz strahlt zur li. Schulter und zum Rücken aus. Herzklopfen nach dem Essen.

Verwandtschaft
Vgl.: *Rhus-t.; Angust., Aur., Cact., Lith., Naja, Spig.,* alle mit weniger wandernden Beschwerden.

Modalitäten
Verschlimmerung: morgens beim Aufstehen, bei beginnender Bewegung; feuchtes Wetter.
Besserung: fortgesetzte Bewegung; trockenes Wetter.

Malandrinum [11]

Nosode aus dem Krankheitsstoff der Pferdemauke.

Rektum
Stinkender, dunkler Durchfall.

M

Genitalien
Männlich: Kind spielt dauernd mit seinem Penis. Weiblich: Vagina bedeckt mit impetiginösen Krusten von gelblich-grünlich-brauner Farbe.

Haut
Pustulöse oder **impetiginöse,** fettige und nässende Hautausschläge, rezidierend; an der Oberlippe oder an den Lippenkommissuren, an den unteren Gliedmaßen.
Die Krusten hinterlassen eine glänzende, schmerzhafte Hautstelle. Juckreiz abends, < kaltes Wasser.
Pocken: Pustula maligna. **Pustelausschlag** mit Kopfschmerzen und heftigem Schmerz im Rückgrat mit Benommenheit. Üble Folgen von Pockenimpfung.
Fissuren der Hände und Füße, trockene Hausausschläge, < kaltes Wetter, kaltes Wasser oder Waschen.

Mancinella [11]

Hippomane mancinella. Euphorbiaceae.

Gemüt
Furcht, verrückt zu werden, vor bösen Gedanken. Sieht Geister, Teufel. Verfolgungswahn; glaubt, von einem Ochsen verfolgt zu werden. Schweigsame Depression mit ständigem Grübeln.
Genital bedingte Melancholie. Traurigkeit in der Pubertät mit sexueller Erregung.
Abneigung gegen Arbeit und Unterhaltung. Alles ist lästig. Möchte fröhlich sein.
Plötzliches Schwinden der Gedanken, vergisst von einem Moment zum anderen, was er gerade tun wollte.

Kopf
Kopfschmerz durch strahlende Wärme (Herdfeuer). Hirnkongestion vor der Regel.

Augen
Heftige Augenentzündung, Konjunktivitis, Brennen der Augäpfel. Temporäre Blindheit. Lider geschwollen und schwer. Die Objekte schwanken vor den Augen < strahlende Wärme, beim Augenschließen.

Mund
Ulzerationen, akute und subakute Schleimhautentzündung. Wie Pfeffer im Mund. Kann wegen der Wundheit im Mund nur flüssige Nahrung zu sich nehmen. Dysphagie. Ösophagusspasmen. Zusammenschnüren der Kehle mit Erstickungsnot. Reichlicher, stinkender Speichel. Uvula elongiert.

Magen
Durst auf kaltes Wasser; Abneigung gegen Wein, Alkohol, Fleisch, Brot.

Abdomen
Enteritis: Kolik nach Trinken von kaltem Wasser. Akute und subakute Entzündung des Darmes, Diarrhö mit Brennen im Abdomen. Rumoren in der li. Bauchseite.

Rektum
Alternieren von brennender Diarrhö mit Obstipation.

Genitalien
Nymphomanie in der Menopause.

Atemwege
Husten: mit schmerzhaften Stechen in der Trachea bei der leichtesten Anstrengung.
Asthma, Erstickungsanfälle mit Pulsieren im Thorax beim Husten oder wenn er zu sprechen beginnt; pfeifende Atmung < kalt Trinken. Erstickungsanfälle nachts.
Schmerz in der Mitte des Sternums < Druck, beim Atmen.

Haut
Vesikulöse Hautausschläge, gelbe, stecknadelkopfgroße Bläschen, und großblasige Ausschläge mit Neigung zu Erythembildung oder Ulzerationen; scharfe, klebrige Absonderung und Krustenbildung. Pemphigus, Erysipel.

Schlaf
Große Schläfrigkeit; vergebliches Verlangen zu gähnen. Erwacht wie von einem elektrischen Schlag im Hals. Beim Erwachen sind die Hände eingeschlafen und schwer.

Modalitäten

Verschlimmerung: strahlende Wärme; kalte Getränke; nachmittags; feuchtes Wetter.

Mandragora radix [11]

Alraune. Solanaceae.

Typisches

Wirksam bei Oberbauchbeschwerden, hepatogener Gastritis, Ulcus duodeni, Cholezystopathien, Pankreasstörungen, gastrokardialem Symptomenkomplex, rheumatischen Beschwerden. *Sankaran* [9] ordnet *Mand.* dem leprösen Miasma zu.

Gemüt

Nervöser Reizzustand < Geräusche und Gerüche. Beißen; Impuls, den Ehemann zu beißen; Gott zu verfluchen. Grausamkeit.

Wahnidee, alleine zu sein; dass die stärksten Bemühungen zu Misserfolg führen; dass sie von der Gesellschaft ungerechterweise Vorwürfe erhalte; dass sie hässlich sei.

Fühlt sich ungeliebt, niemand kümmert sich um sie. Träumt von schmutzigen Toiletten, mit Kot an den Wänden – ohne Ekelgefühl; von einem Vulkan im Innern; von Löwen und Schlangen; Flugzeugabsturz, Mordanschlägen.

Depressive Verstimmung > Harnflut. Euphorie, könnte die ganze Welt umarmen, unternehmungsfreudig, **schlägt schnell in Depression um** und umgekehrt.

Kopf

Benommen wie von einem Schlafmittel. **Kongestion** mit Hitzeempfindung. Pulsierender Kopfschmerz, Ohrensausen; morgens, wie bei verdorbenem Magen, dabei üble Laune.

Drückende, bohrende, stechende Kopfschmerzen < bei leerem Magen, Bücken, Sonnenbestrahlung, vor Gewitter, körperliche Anstrengung, Tabak und Alkohol, leichte Berührung; > Essen *(Lyc., Psor.),* Druck, Kälte, frische Luft, > Urina spastica *(Gels., Ign., Phos-ac., Sang., Sil., Spig., Verat.).*

Augen

Mydriasis. Beidseitige Konjunktivitis < Licht. Verdunkelung des Gesichtsfeldes.

Ohren

Wochenlanges Ohrensausen; empfindlich auf Geräusche.

Nase

Morgens verkrustet; reichliche Schleimabsonderung, niest viel.

Mund

Trockenheit in Mund und Rachen, Pelzigkeit wie von Lokalanästhesie. Zunge weiß belegt, wie verbrüht. Aphthen. Zahnfleischbluten. Zahnwurzelentzündung < geringste Berührung.

Hals

Schleimig-glasiges Sekret in Rachen und Kehlkopf; Kehle trocken, rau, heiser. Hochfieberhafte Angina lacunaris mit tiefsitzenden Eiterpfröpfen, chronisch rezidierend.

Magen

Verlangen nach pikanten Speisen, nach Fleisch, Käse, Süßigkeiten. Abneigung gegen Alkohol, Fettes, Geruch von Gebratenem. Süßigkeiten, Kaffee und Fett werden nicht vertragen.

Krampfartige Magenschmerzen < Druck und Bewegung, jeder Schritt ruft stechende Schmerzen hervor; < heiße Umschläge; > Essen, Trinken *(Anac., Chel., Graph., Hed., Jod.),* Strecken *(Bell., Bism., Diosc.).* Muss alle zwei Stunden etwas essen, um arbeiten zu können. Trotz Hungergefühls nach wenigen Bissen satt und voll.

Krampfartiger Singultus mit Speichelfluss. Nausea; Vomitus gravidarum.

Abdomen

Stärkste Blähungen gegen Mitternacht mit Stuhldrang, Gallenkoliken; Schmerzen strahlen vom re. Oberbauch zur re. Schulter und bis zur re. Kopfseite aus; > Rückwärtsbeugen.

Leberschwellung durch chronische Hepatitis.

M

Rektum

Obstipation mit harten, kugeligen Ziegenkötteln, auch weicher Stuhl ist schwer gehend.
Durchfälle nach Verzehr von Fettgebackenem, plötzlich, so dringlich, dass die Toilette nicht erreicht werden kann; krampfartig, explosiv, morgens um 5 Uhr, hydrantenartig, mit Tenesmen.
Hämorrhoiden mit gussartiger Entleerung von Blut oder Blutklumpen. After brennt nach dem Stuhl. Mastdarmprolaps.

Harnorgane

Erschwerter Harndrang, muss die letzten Tropfen stoßweise auspressen. Enuresis. Harn reichlich und hell, milchig durch Phosphatsediment oder bierbraun und stark riechend, mit Sklerenikterus.

Genitalien

Libido vermindert. Menses zu früh oder zu spät, dick, klumpig, dunkel. Übelriechender gelbbrauner Fluor mit heftigen Kreuz- und Leibschmerzen eineinhalb Tage vor der Regel > Liegen und Ruhe.

Brust

Vasomotorische Angina pectoris; Herzklopfen, Herzstiche und Beklemmung, wie von einem eisernen Ring um die Brust > bei Ruhe, Liegen und Wärme. Herzdruck mit Lähmigkeit in der li. Schulter und im li. Arm < nachts, gegen 5 Uhr, Anstrengung, Bewegung, vor Gewitter. Anginöse Herzbeschwerden von einer Stunde Dauer mit kaltem Schweiß auf der Stirn.
Gastrokardialer Symptomenkomplex: Noch nie gehabte nächtliche Herzstiche nach dem Aufwachen, dreimal hintereinander. Besserung des Herzdrucks, der Atemnot und des Herzklopfens durch Aufstehen und Herumgehen, Aufstoßen und Windabgang. Gesicht plötzlich blass und Finger wie abgestorben.

Rücken

Schmerzen in allen Gelenken der Wirbelsäule.

Extremitäten

Bleischwere und Muskelschmerzen in den Gliedern, alle Gelenke schmerzen, > fortgesetzte Bewegung. **Ischias** < morgens, Aufrechtstehen und Herabhängenlassen des Beines, im Sitzen, in der Ruhe; muss aufstehen und herumgehen; > Wärme, Druck. **Kniegelenksarthritis,** meist re. beginnend. Schreibkrampf. Neuralgien mit Taubheitsempfindungen. Gegenstände können mit dem Tastsinn nicht mehr identifiziert werden. Varikosis.

Schlaf

Unruhig, ängstliche Träume. Erwachen zwischen 3 Uhr und 5 Uhr. Schläfrig tagsüber trotz ausreichender Nachtruhe, als habe man ein Schlafmittel genommen.

Schweiß

Zähklebrige Schweiße an den Handinnenflächen und auf der Stirn am Haaransatz. Nachtschweiße, stark riechend. Kalte Schweiße nachts am Rumpf nach Mitternacht.

Haut

Herpes, urtikarielles Exanthem am li. Handrücken und am li. Kieferwinkel. Gesichtsfurunkel, Unreinheit des Gesichts, fettige Gesichts- und Nackenhaut, Wäsche wird schmutzig. Brennschmerz.

Modalitäten

Verschlimmerung: Schwüle, vor Gewitter; Stehen, Herabhängen der Glieder; fette Speisen und Reizmittel wie Kaffee, Alkohol und Tabak; nachts, von 0 Uhr bis in den Morgen, besonders von 3–5 Uhr.
Besserung: Bewegung in frischer Luft; Essen; Aufstoßen, Abgang von Winden und Stuhl; Rückwärtsbeugen und Ausstrecken.

Manganum [11]

Mangan aceticum/carbonicum. $Mn(CH_3COO).4H_2O/MnCO_3$.
Zwischen den einzelnen Mangansalzen bestehen keine großen Unterschiede in der Wirkung.

Typisches

Parkinsonismus, multiple Sklerose, M. Bechterew, Tubenkatarrh, Kehlkopfkatarrh, Stimmbandparese, Gelenkrheuma, Neuralgien, Regelstörungen, Psoriasis.

Gemüt

Verbittert, fühlt sich von der ganzen Familie schlecht behandelt. Niemand schätzt seine Anstrengungen. Zornig auf seine dominierenden Eltern [13]; ungehalten, wenn er andere Personen sprechen hört; die fröhlichste Musik kann ihn nicht erfreuen, > traurige Musik. Hass auf Menschen, die ihn beleidigt haben. Boshaft, wünscht sich Rache, ist aber ohnmächtig. Beschwerden durch Erregung. Furcht vor Unglück.
Schwächung der geistigen Funktionen, Fehler beim Sprechen, benutzt falsche Worte.
Zwanghaftes Weinen und Lachen. Schüchterne Ängstlichkeit.

Kopf

Gefühl wie zu groß und schwer.
Schwindel beim Sitzen oder Stehen. Gleichgewichtssinn gestört. Muss sich halten, um nicht zu fallen. Beim Rückwärtsgehen oder bei geringem Druck gegen die Brust fällt er nach hinten.

Augen

Gesichtsfeldeinschränkung, vorübergehende Blindheit. Myopie, Schmerz in den Augen beim Nahsehen < helles Licht. Funkensehen, Trübsehen. Lider morgens verklebt.

Ohren

Katarrhalische Taubheit durch feuchtkaltes Wetter bei trockenem Hals mit Heiserkeit; Jucken in den Ohren; lautes Rumpeln in der Nacht; Knistern beim Schnäuzen. Taubheit bei Gallenanamnesen. Tinnitus, Ohrenbrausen und Läuten.
Schmerzen strahlen von schmerzhaften Zähnen oder von der Stirn oder vom Rachen in das Ohr aus < Sprechen und Gehen.
Knotiges Aussehen des Hammergriffs, purpurfarben glänzend. Chronische Periostitis des Meatus, Otorrhö.

Nase

Fließschnupfen und Stockschnupfen, Nase verstopft, rot, wund, entzündet. Geruchsverlust, dicker Schleim. Heftiges Reißen und Quetschen zwischen Augenbrauen und Nasenwurzel.

Gesicht

Trigeminusneuralgie < nasskaltes Wetter, beim Lachen. Maskenartige Starre. Neigung zum Stirnrunzeln.

Mund

Brennende Bläschen und Knötchen auf der Zunge. Flacher Tumor in der Mitte des harten Gaumens. Bitterer Speichelfluss, salziger Geschmack > Essen.

Hals

Rachen- und Kehlkopfkatarrh, > Rauchen; Wundheit und Räuspern < nach kalter Luft. Schwache Stimme, Kehlkopfparese.

Magen

Sodbrennen. Ziehender Schmerz im Epigastrium, Magen wie erweitert, mit Übelkeit.

Abdomen

Leberschwellung, Milzschwellung. Konstriktion am Nabel beim tiefen Einatmen.

Rektum

Rumpeln, breiige Stühle mit Kolik und einschneidenden Schmerzen > Händedruck auf den Leib, nach dem Stuhl. Obstipation mit schwierigem, trockenem, knotigem Stuhlgang.

Harnorgane

Häufiger Harndrang. Enuresis. Schneiden in der Blase. Lanzinierender Schmerz in der Harnröhre, wenn nicht uriniert wird, bei Windabgang.

Genitalien

Männlich: Brennendes Ziehen in den Samensträngen und in den Hoden bis zur Eichel.
Weiblich: Regel zu früh und zu häufig, spärlich. Blutiger Fluor zwischen den Menses. Klimakterische Hitzewallungen.

Atemwege

Quälender trockener Husten, < Vorlesen oder langes Sprechen, > Hinlegen. Morgens gelbgrüner Auswurf.

Extremitäten

Eiterung der Haut um die Gelenke.
Erhöhter Muskeltonus und Reflexe, Zittern; Arme und Beine sind schwach. Schreibt in ganz kleiner Schrift. Hände und Füße wie angeschwollen. Spastischer Gang mit Auftreten auf den Zehenballen. Bergabgehen führt zu zwanghaftem Laufen und Hinfallen. Propulsion und Retropulsion beim Gehen.

Parästhesien. Neuralgische Schmerzen des Nervus radialis, in den Unterschenkeln; Knochenschmerzen in der Tibia, in den Knöchelgelenken und in der Ferse beim Auftreten.

Haut

Jede Verletzung neigt zum Eitern. Wundheit und Risse in den Gelenkbeugen. Wollüstiges Jucken > Kratzen. Psoriasis.

Modalitäten

Verschlimmerung: nasskaltes Wetter; **kalte Speisen** und Getränke, Eis; Rückwärtsbeugen.
Besserung: Niederlegen, Heben des Kopfes, Vorwärtsbeugen; Zusammenkrümmen. Symptome, die in einem Raum aufgetreten sind, werden im Freien gebessert **und umgekehrt.**

Medorrhinum

Eitriges Urethralsekret einer akuten, unbehandelten Gonorrhö. Nosode.

Typisches

Konstitutionelle Schäden durch ungenügend und suppressiv behandelte Gonorrhö, wenn das bestgewählte Arzneimittel keine Erleichterung oder anhaltende Besserung bewirkt.
Für Personen mit Gicht, rheumatischen Beschwerden, Neuralgien und Erkrankungen des Rückenmarks und seiner Häute – selbst bei organischen Läsionen, die in Lähmung enden –, die auf einen sykotischen Ursprung zurückgeführt werden können.
Für Frauen mit chronischer Ovariitis, Salpingitis, chronischen Entzündungen im kleinen Becken, Fibromen, Zysten und anderen Tumoren von Uterus und Ovarien, besonders wenn die Symptome auf Malignität hindeuten, mit oder ohne einen sykotischen Ursprung.
Szirrhus, Karzinom oder krebsartige Erkrankungen; sowohl akute als auch in Entwicklung begriffene chronische, wenn die Symptome zutreffen und eine sykotische Anamnese aufzuspüren ist.
Hat die gleiche Beziehung zu tiefsitzenden sykotisch-chronischen Erkrankungen des spinalen und sympathischen Nervensystems wie *Psor.* zu tiefsitzenden Haut- und Schleimhauterkrankungen.
Kinder sind blass und rachitisch; zwergenhaft und kleinwüchsig *(Bar-c.);* geistig träge und schwach.
Schüchternheit und nächtliche Ängste. Einschlafstörungen > in Knie-Ellenbogen-Lage. [11]
Große Hitze und Schmerzhaftigkeit mit vergrößerten Lymphknoten am ganzen Körper.
Tuberkulöse Schwäche; Müdigkeit; starkes Sinken der Lebenskraft.
Schmerzen: arthritisch, rheumatisch, Folgezustand von unterdrückter Gonorrhö *(Daph., Clem.);* zusammenschnürend, als ob sie den ganzen Körper zusammenzögen *(Cact.);* überall wund, wie zerschlagen *(Arn., Eup-per.).*
Zittern überall (subjektiv), starke Nervosität und tiefe Erschöpfung.
Kollapszustand, verlangt, dauernd Luft zugefächelt zu bekommen *(Carb-v.);* Verlangen nach frischer Luft; Haut kalt, wirft trotzdem die Decken von sich *(Camph., Sec.);* kalt und von kaltem Schweiß überströmt *(Verat.).*

Gemüt

Gedächtnisschwäche; kann keine Namen, Worte oder Anfangsbuchstaben behalten; muss nach dem Namen engster Freunde fragen; vergisst sogar seinen eigenen Namen.
Kann nicht korrekt buchstabieren; fragt sich, wie wohl bekannte Namen geschrieben werden.
Verliert ständig den Gesprächsfaden. In seine Gedanken versunken und geistesabwesend [8].
Große Schwierigkeiten, ihre Symptome darzustellen, die Frage muss wiederholt werden, weil sie dabei den Faden verliert.
Kann nicht sprechen, ohne zu weinen.
Sieht den Tod voraus; ständige Vorahnungen, fühlt Umstände vor deren Eintreffen höchst sensitiv und meistens korrekt voraus.
Gereizt durch Kleinigkeiten; tagsüber schlecht gelaunt, heiter in der Nacht. Sehr ungeduldig; mürrisch.
Ängstlich, nervös, extrem empfindlich; erschrickt beim leisesten Geräusch.
Die Zeit vergeht zu langsam *(Alum., Arg-n., Cann-i.).*
Gestörtes Zeitgefühl; jüngst Geschehenes scheint schon lange vergangen [11].
Große Eile; tut alles in solcher Eile, dass sie müde wird. Fängt alles an, beendet nichts [11].

Viele Symptome < beim daran Denken (Schmerzen kehren sofort wieder, wenn er an sie denkt: *Ox-ac.*).

Kopf

Intensiv brennender Schmerz im Gehirn, < im Kleinhirn; erstreckt sich entlang der Wirbelsäule.
Kopf fühlt sich schwer an und wird nach hinten gezogen.
Empfindung von Enge und Zusammenziehung; erstreckt sich entlang der ganzen Wirbelsäule.
Kopfschmerzen und Durchfall von der Erschütterung beim Fahren.

Augen

Gefühl von Sand, Reizung der Lidränder, sykotischer Katarrh. Chronische Konjunktivitis, Augenlider verklebt; besonders bei einseitigem Befall. Astigmatismus. [11]

Mund

Karies zwischen den oberen Schneidezähnen (11 / 21). [36]

Hals

Gefühl, als hätte sie sich eine schwere Erkältung zugezogen, mit quälenden Schmerzen in den Knochen; Hals entzündet und geschwollen, Schlucken von Flüssigem oder Festem unmöglich *(Merc.)*. Wundheit im Kehlkopf, wie geschwürig.
Hals ständig mit dickem, grauem oder blutigem Schleim vom Nasen-Rachenraum gefüllt *(Hydr.)*. Chronische Pharyngitis, wunder Hals und Kälte im Kopf, ständig fließt Schleim aus dem Nasenrachenraum hinab [11].

Magen

Heißhunger sofort nach dem Essen *(Cina, Lyc., Psor.)*; ständiger Durst, träumt sogar vom Trinken.
Unstillbares Verlangen nach alkoholischen Getränken, die sie zuvor verabscheute *(Asar.)*; großes Verlangen nach Salz *(Calc., Nat-m.)*; nach Süßigkeiten *(Sulf.)*; nach Bier, Eis, Saurem, Orangen, grünen Früchten, (nach Kartoffeln [11]).

Rektum

Stuhl: zäh, lehmartig, schwer gehend. Kann nicht pressen wegen des Gefühls von Rektumprolaps *(Alum.)*. Konstriktion und Trägheit des Darms mit bällchenartigen Stühlen *(Lach.)*.
Kann nur Stuhl absetzen durch weites Zurücklehnen; sehr schmerzhaft, als ob ein Klumpen auf der Rückseite des Sphinkters wäre; so schmerzhaft, dass es Tränen hervorruft.
Scharfe, nadelartige Schmerzen im Rektum. Aussickern von Feuchtigkeit aus dem Anus, fauliger Geruch nach Fischlake *(Caust., Hep.)*.

Harnorgane

Starke Schmerzen (Rückenschmerzen) in der Nierenregion, > reichliches Harnlassen *(Lyc.)*.
Nierenkolik; starker Schmerz in den Uretern mit der Empfindung von Steinabgang *(Berb., Lyc., Oci.)*; Verlangen nach Eis.
Bettnässen: jede Nacht enorme Mengen ammoniakalischen, kräftig gefärbten Urins im Bett; < Überarbeitung oder übertriebenes Spielen, extreme Hitze oder Kälte, wenn das bestgewählte Mittel nicht durchzieht; bei sykotischer Anamnese.
Beim Harnlassen schmerzhafte Blasen- und Darmtenesmen.
Urethralschmerz nach dem Wasserlassen. Gefühl, ein Tropfen bleibe nach der Miktion in der Harnröhre zurück. Pollakisurie nach 18 Uhr. [11]

Genitalien

Männlich: Nächtliche Erektionen bei Impotenz. Gonorrhoische Absonderung färbt die Wäsche gelb. Häufige Erektionen, tagsüber und nachts. Prostatahypertrophie mit eiligem, schmerzhaftem Harndrang. [11]
Weiblich: Menses: stark, sehr dunkel, klumpig; Flecken schwer auszuwaschen *(Mag-c.)*. Starke, kolikartige Menstruationsschmerzen mit Anziehen der Knie und schrecklichen, abwärtsdrängenden, wehenartigen Schmerzen; muss die Füße gegen eine Stütze pressen wie bei Wehen.
Intensiver Labial- und Vaginalpruritus < wenn sie daran denkt. Sexuelles Bedürfnis nach den Menses bei jungen Mädchen; Leukorrhö wund machend mit Fischgeruch [11].
Brüste und Brustwarzen wund und berührungsempfindlich. Brüste fühlen sich bei Berührung eiskalt an, besonders die Warzen, restlicher Körper warm (während der Regel).

Metrorrhagie: im Klimakterium; wochenlang stark fließend, dunkel, klumpig, übelriechend; gussweise bei Bewegung; bei malignen Uteruserkrankungen. Ulcera cervicis [11].

Atemwege

Asthma (< feuchtes, nebliges Wetter [11]): Erstickungsanfall aufgrund von Schwäche oder Spasmus der Epiglottis; Kehlkopf so blockiert, dass keine Luft durchgeht, nur > beim Liegen auf dem Gesicht und mit herausgestreckter Zunge.
Dyspnoe und Empfindung von Zusammenschnürung; kann leicht einatmen, aber keine Kraft zum Ausatmen *(Samb.)*.
Husten: trocken, unaufhörlich, hart; schmerzhaft, als ob Schleimhaut vom Kehlkopf abgerissen würde; tief, hohl, wie wenn in ein Fass gehustet wird; < nachts, nach Süßigkeiten, beim Hinlegen; > Liegen auf dem Bauch. Husten > in Knie-Ellenbogen-Lage [11].
Sputum eiweißreich, schaumig; kleine, grüne, bitter schmeckende Kugeln; zäh, schwierig herauszubringen.
Beginnende Schwindsucht. Starke Schmerzen im mittleren Lungenlappen.

Brust

Herz: erregbar; Pectangina. Schmerz zieht in den li. Arm. [11]

Rücken

Stark brennende Hitze, im Genick beginnend, erstreckt sich entlang der Wirbelsäule mit Verkürzungsgefühl und Steifheit < Strecken.
Rückenschmerzen zwischen den Schulterblättern; ganze Länge der Wirbelsäule berührungsempfindlich *(Chin-s.)*.
Rheumatische Schmerzen in der Schulterhöhe und im Arm; Schmerzen erstrecken sich bis in die Finger > Bewegung (re.: *Sang.*; li.: *Ferr.*).
Lendenwirbel schmerzhaft und berührungsempfindlich.
Schmerzen im Kreuzbein, im Steißbein und an der Rückseite der Hüften, laufen um die Glieder herum und an ihnen herunter.

Extremitäten

Schmerzen in den Beinen, von den Hüften zu den Knien; nur beim Gehen. Schwere in den Beinen, wie aus Blei; Gehen sehr schwierig, die Beine sind so schwer; sie geben nach. Untere Gliedmaßen schmerzen die ganze Nacht, sodass er nicht mehr schlafen kann.
Intensiv ruhelose und zappelige Beine und Füße *(Zinc.)*. Schmerzen in den Beinen mit Unfähigkeit, sie im Bett stillzuhalten, < wenn die Selbstkontrolle nachlässt, beim Entspannen oder beim Versuch einzuschlafen. Schreckliches Brennen in Beinen und Armen bei Gewitter.
Brennen der Hände und Füße, wünscht, sie zu entblößen und Luft zugefächelt zu bekommen *(Lach., Sulf.)*. Kälte von Beinen und Füßen; von Händen und Unterarmen.
Ziehendes Verkürzungsgefühl in Kniekehlensehnen und Knöcheln; Krämpfe in Waden und Sohlen *(Cupr.)*.
Knöchel knicken leicht um beim Gehen *(Carb-an., Led.)*.
Nervöse Schwäche der Arme und Beine; erschöpft von der geringsten Anstrengung.
Schmerzhafte Steifheit in jedem Gelenk des Körpers. Deformierte Fingergelenke; **vergrößerte, geschwollene Fingerknöchel;** Schwellung und schmerzhafte Steifheit der Fußknöchel; große Empfindlichkeit der Fersen und Fußballen; Schwellungen an allen Gelenken, wie bei Galle* bei Pferden.

Haut

Kalt, zieht sich trotzdem aus. Viele kleine Mollusca pendula, besonders am Hals und Warzen an den Knien. [11]

Verwandtschaft

Vgl.: *Ip.* bei trockenem Husten; *Camph., Sec., Tab., Verat.* bei Kollaps; *Pic-ac., Gels.* bei Unfähigkeit zu gehen; *Aloe, Sulf.* bei Morgendiarrhö.
Die brennenden Füße von *Sulf.* und die unruhigen, zappeligen Beine und Füße von *Zinc.* finden sich gleichzeitig bei *Med.*

Modalitäten

Verschlimmerung: daran Denken *(Helon., Ox-ac.)*; Hitze, Bedeckung; Strecken; Gewitter; leiseste Bewegung; Süßigkeiten; von Morgengrauen bis Sonnenuntergang (umgekehrt: *Syph.*).
Berührung. Rheumatische Entzündung mit Ödemen < durch Bewegung; ohne Ödembildung < (trockene) Kälte und > Bewegung [11].

Besserung: an der Meeresküste (umgekehrt: *Nat-m.*); Liegen auf dem Bauch; feuchtes Wetter *(Caust., Nux-v.)*.

ERGÄNZUNGEN

Quellen-Nachtrag

Sykotisches Terrain, **Stehenbleiben** in der analen Phase (Freud). Familien mit Krebs, Gicht und Rheuma in der Vorgeschichte. [36]

Nachträge

Psychopathognostische Trias: Mangel an Selbstvertrauen durch paranoide Ängste und schwaches Abstraktgedächtnis.
Es scheint ihr, als mache sie falsche Äußerungen, als habe sie ihre Symptome nicht richtig dargestellt; sie schreibt alles auf und bezweifelt dann sogar ihre Notizen.
Tagsüber schlecht gelaunt, nachts aufgedreht, schiebt er seine Entscheidungen vor sich her. In großer Sorge, dass seine Schwäche entdeckt wird; aus Angst vor Dekuvrierung überkompensiert er mit einem egoistischen, kritischen, groben, unsensiblen Verhalten, fängt abrupt zu sprechen an und gibt dabei nichts preis.
Furcht im Dunkeln und vor Gespenstern. Aggressive Zwänge und Ängste, als hätte er ein unverzeihliches Verbrechen begangen. Religiöse Manie. Angst vor Krebs als Strafe Gottes. Suizid durch Erschießen erscheint als die einzige Lösung. Tagelang deprimiert nach einem harten Wort. Weinen erleichtert.
Erwartungsspannung und Eile blockieren ihn im Denken, **wenn ihm Fristen gesetzt werden.** Unfähig, lange zu denken oder zuzuhören. Hilflos unbewusster Panik ausgesetzt, Wellen von Angst, Unruhe und drängender Ungeduld, übermäßige Angespanntheit und Erschöpfung.
Unruhige, widerspenstige Kinder; müssen sich ständig bewegen; können sich nicht den Verhaltensregeln anpassen; genervt durch ständige Ermahnungen. Waschzwang.
Windeldermatitis. Genitalsoor. Feuerroter, perianaler Ausschlag.
Neurodermitis seit dem zweiten Lebensjahr bei einer 12-jährigen, sprunghaften und nervösen Schülerin mit großer **Angst, zu spät zu kommen,** die sich völlig verausgabt und ein schlechtes Gewissen hat, wenn sie schlechte Noten verheimlicht. Sie gilt als verschlossen, **kaut Nägel** und hat bis zum Schulalter genuckelt, hat viele Schmusetiere und fürchtet sich vor Geistern, Teufeln, Gewitter, Dunkelheit und Hunden. Sie liebt saures Obst, grüne Äpfel, saure Trauben und Süßes. Auf eine Dosis *Med.* C 1000 hat sie drei Tage später eine leichte Erstverschlimmerung, dann wird sie ruhiger, kann vor Klassenarbeiten besser einschlafen, die Ängste lassen nach. Das Ekzem ist nach vier Monaten zu 50 Prozent besser und nach sieben Monaten vollständig abgeheilt ohne jede weitere Arznei außer etwas Placebo.
* Engl. „windgall": synoviale Schwellung an den Fesseln der Pferde.

Drucksensibler Punkt

de la Fuye: Bl 58.

Medusa [11]

Aurelia aurita. Qualle. Acalephae.

Typisches

Erytheme, Urtikaria, Arzneimittelexantheme, Ödeme; Juckreiz überall. Galaktorrhö. Nebenhöhlenschmerzen.

Gemüt

Extreme Angst mit erschwertem Sprechen. Depression bis hin zur Suizidneigung.

Hals

Kitzeln und Kratzen im Hals; Brennen der Schleimhäute < **durch Fischverzehr.**

Magen

Abneigung gegen Fleisch; Verlangen nach Salz, Bier, trockenem Brot.
Stechende Schmerzen, Kälte und Frösteln mit eiskalten Händen und Füßen.

Haut

Brennen in Gesicht, Armen, Schultern und Brüsten sehr bald nach Hautkontakt mit der Qualle bzw. Kontakt mit dem Allergen. Rötung und linsenförmige Erhebungen. Bläschenausschlag. Abschuppung.

M

Melilotus alba

Steinklee. Honigklee. Leguminosae.

Typisches

Kongestionen, **gebessert durch Blutungen.**
Anschwellen der Blutgefäße in allen Körperteilen und Organen.
Konvulsionen: bei nervösen Kindern während des Zahnens *(Bell.);* kindliche Spasmen, Eklampsie, Epilepsie.

Gemüt

Religiöse Melancholie mit stark gerötetem Gesicht; Wahnsinn, in frühen Stadien, um das Gehirn von Druck und Reizung zu befreien.
Delirium mit Angst, reizbar, gedrückt, Euphorie. **Monomanie** mit Raserei, will weglaufen, **Zerstörungswut.** [11]

Kopf

Heftige kongestive oder nervöse Kopfschmerzen; **Nasenbluten verschafft Erleichterung** *(Bufo, Ferr-p., Mag-s.).*

Nase

Nasenbluten mit vorangehender intensiver Röte, Glühen des Gesichts und Klopfen der Halsschlagadern *(Bell.);* mit allgemeiner Besserung.

Gesicht

Sehr rotes Gesicht vor Eintritt von Blutungen aus jedem Organ.

Rektum

Verstopfung: schwierig, schmerzhaft. „Zusammenschnüren im Rektum" [10]; Klopfen, Völle; kein Drang, bis eine große Kotansammlung vorhanden ist *(Alum.).* Vermehrter Stuhl bis hin zu Durchfall [11].

Brust

Herzstechen und Herzklopfen, Beklemmungen. Morbus Werlhof, Thrombozytopenie. [11]

Extremitäten

Parästhesien in Armen und Beinen, Neuritis. [11]

Haut

Akne und Ekzem mit Jucken. [11]

Verwandtschaft

Vgl.: *Aml-ns., Ant-c.* bei Nasenbluten nach Kopfschmerzen, aber ohne Erleichterung; *Bell., Glon., Sang.* bei kongestivem Kopfschmerz, rotem Gesicht, heißem Kopf etc.

Modalitäten

Verschlimmerung: Herannahen eines Sturmes; regnerisches, wechselhaftes Wetter. Abends; **Klimakterium;** Gehen, körperliche Ruhe; Stuben- und Küchenwärme. [11]

ERGÄNZUNGEN

Modalitäten

Besserung: Blutungen; reichliche Harnausscheidung; im Freien; körperliche Betätigung; Essig; Nasenbluten (Erstickungsgefühl in der Brust mit Husten).

Menyanthes trifoliata

Fieberklee. Bitterklee. Gentianaceae.

Typisches

Beschwerden nach Missbrauch von Chinarinde und Chinin.
Spannung in der Nasenwurzel; in den Armen, Händen, Fingern; in der Haut, als ob sie einige Nummern zu klein wäre und alles mit Gewalt hineingestopft wäre.

Kopf

Kopfschmerzen: **Drücken im Scheitel** von oben nach unten > **während festen Druckes mit der Hand** *(Verat.);* als ob ein **schweres Gewicht** bei jedem Schritt auf den Kopf drückte *(Cact., Glon., Lach.);* < beim Steigen *(Calc.);* oft mit eisiger Kälte der Hände und Füße *(Calc., Sep.).*

Brust

Angst ums Herz, als ob etwas Schlimmes bevorstünde.

Fieber

Fieber, bei dem das Froststadium überwiegt; Kälte wird am intensivsten im Abdomen und in den Beinen empfunden.

Verwandtschaft

Vgl.: *Cact., Calc., Gels., Mag-m., Paris, Sep.*
Es folgen gut: *Caps., Lach., Lyc., Puls., Rhus-t., Verat.*

Modalitäten

Verschlimmerung: in Ruhe; beim Hinlegen.
Besserung: Druck auf die betroffene Stelle.

Mephitis putorius [11]

Skunks. Stinktierexkret. Mustelidae.
Die penetrante Stinkwolke des Stinktiers ist über einen Quadratkilometer wahrnehmbar. *Schindler* [70] brachte die Ergebnisse ihrer Arzneimittelprüfung 1977 auf den Generalnenner, dass die aufgenommenen Reize über die sensiblen Fasern der drei Trigeminusäste von Augen-, Nasen- und Mundschleimhaut zu den verschiedenen Hirnzentren vermittelt werden:

- **Medulla oblongata:** Atem- und Kreislaufzentrum; Reflexzentrum für Schlucken, Niesen, Erbrechen.
- **Mesencephalon:** Schmerz- sowie Temperaturausfall bei intakter Berührungs- und Bewegungsempfindung.
- **Vierhügelplatte:** Blickparese, Konvergenzschwäche und Schlafsucht.
- **Thalamus:** Koordination der Eingeweide, der Lust- und Unlustgefühle, von Geschmack und Gleichgewicht, in Verbindung mit dem extrapyramidalmotorischen System (EPS).

Typisches

Wärmeandrang in verschiedenen Körperteilen, Waschen in Eiswasser wird als angenehm empfunden.

Gemüt

Schlecht gelaunt über Kleinigkeiten und eingebildete Ärgernisse. Depressive Verstimmung wechselt mit Euphorie. Gesteigerter Antrieb, gute Konzentrationsfähigkeit im Wechsel mit Konzentrationsschwäche und morgendlicher Müdigkeit trotz neun Stunden Schlafs.
Untauglich für intellektuelle Arbeit aufgrund einer zu lebhaften Phantasie.
Kichern und alberne, laute Geschwätzigkeit. Fröhlich, rührselig, traurig, Angstgefühle mit Unruhe < morgens. Gereizt, erzürnt, **streitsüchtig,** rechthaberisch, am nächsten Tag böse auf die ganze Welt. Möchte alleingelassen werden.
Weniger diensteifrig, gleichgültig. Der Ordnungssinn wird vergessen. Vorübergehende Abneigung gegen Alkohol und Zigarettenrauchen.

Kopf

Schwindel: beim Lesen. Unsicher beim Gehen, wie auf Wolken oder wie auf Wattepolster.
Kopfschmerz in Hinterkopf, Schläfen und Stirn mit Augenschmerzen. Kopfschmerz über dem li. Auge. **Wie benommen** > im Freien. **Völle wie durch ein Gewicht.** Angenehmes Wärmegefühl in Stirn und Wangen.
Haare werden fettig und lassen sich schlecht frisieren. Starker Haarausfall. Haare voller Schuppen.

Augen

Augenschmerzen als sei Feuer in die Augen gekommen. Gerötete Bindehaut, als ob Sand darin wäre. Augenhöhlenschmerz > im Freien.
Lichtempfindlich. Unfähig, kleine Druckschrift zu lesen. Die Buchstaben fließen zusammen. Doppelbilder. **Akkommodationsstörung,** beim Wechsel von Nah- und Fernsicht dauert es einige Sekunden, bis das Bild klar ist. Myopie. Nachtblindheit. Glaukom.
Augenbrauen fallen aus.

Ohren

Ohrensausen. Juckende Hitze, Röte, Bläschen, Erysipel des äußeren Ohres.

Nase

Abends verstopft, als wenn sie keine Luft mehr bekommt. Schnupfen nachts. Schleimig-fadenziehende Absonderung. Nase juckt. Niesen mehrmals nacheinander, anschließend Schnupfen. Chronisch rezidierende Sinusitiden über Jahre.

Mund

Trockenheit.

Hals

Absteigender Katarrh, Wundheitsschmerz in der Brust. Kratzen und Halsschmerzen > offenes Fenster nachts. Li. Tonsille geschwollen und gerötet. Empfindung einer Luftblase im Kehlkopf, die herausmuss. Flüssigkeiten geraten in den Kehlkopf.

Magen

Verschlucken beim Essen, kann deshalb bei Tisch nicht sprechen. Würgen beim Essen und Trinken. Empfindung wie Luft in Ösophagus und Magen.
Sodbrennen, Übelkeit und Brechreiz, < beim Denken an ein Fischgericht, abends, nachts. Ungewöhnliches Völlegefühl ab 16 Uhr bis 17:30 Uhr.
Verlangen nach salzigen Speisen, nach Alkohol, nach Süßigkeiten, überall liegt Schokolade und Schokoladenpapier herum. **Hypoglykämie,** tut reichlich Zucker in den Tee. Starker Durst auf Mineralwasser. Müdigkeit nach dem Essen, muss schlafen.
Übelkeit nach kalt Trinken. Azetonämisches Erbrechen mit Abdominal- und Hirnkrämpfen. Unstillbares Erbrechen über zwei Tagen < bei der geringsten Bewegung.

Abdomen

Bauchschmerzen, Kolik wie bei Diarrhö, aber ohne Stuhlentleerung, wie von Erkältung, mit Kälteempfindung, Zittern und Harndrang; < im Stehen, kann sich nicht aufrichten. Leistenschmerz abends. Leberschaden durch Alkohol. [70]

Rektum

In kurzen Abständen nacheinander breiige Stühle, schussartig ohne Leibschmerzen. Obstipation, drei Tage kein Stuhldrang.

Harnorgane

Pollakisurie, dreimal kurz hintereinander, auffallend viel morgens; viel tagsüber. Nierenschmerz ziehend, im Ureterverlauf. Ständiger Druck in der Gegend des Trigonum vesicae. Enuresis nocturna. **Nierenkolik mit Nierengrieß nach Kälte** (*Meph.* C 30 wirkt innerhalb von Minuten), anschließend **reichlich Diurese** und Oxalaturie.

Genitalien

Männlich: Hodenatrophie. Juckreiz an der Glans penis.
Weiblich: Mens schmerzhaft; fünf Tage zu früh. Adnex- und Eileiterspasmen < Kälte.

Atemwege

Husten beim lauten Lesen, beim Sprechen, nach Trinken, hervorgerufen durch Würgen. Die unteren Rippen sind schmerzhaft bei Berührung oder Druck < Husten und Niesen. Spastischer, krächzender, hohler Husten die ganze Nacht.
Keuchhusten mit geringem Katarrh, nachts und nach dem Hinlegen, mit Konvulsionen; mit völligem Erstickungsgefühl; Kind atmet ein, aber kann nicht ausatmen. Erbricht einige Stunden nach dem Essen alles Gegessene.
Asthma, wie durch Einatmen von Schwefeldämpfen; bei Trinkern; bei Tuberkulösen; im Schlaf. Asthma nach Keuchhusten, seit zwölf Jahren mit Kortison behandelt, allergisch auf Kälte und Pollen mit eingefallenem Thorax und verkrampfter, gebückter Haltung bei einem 16-Jährigen. Asthma mit Lungenemphysem < nachts. **Bronchiektasien** mit dickschleimigem Sekret < kaltes Wetter, nachts.

Brust

Herzklopfen auffallend wechselnd, einmal schnell, einmal langsam. Extrasystolie. Pulsieren in der Brust und im Bauchraum. Hypertension, RR-Abfall von 180 / 100 auf 155 / 80.

Rücken

Nackenschmerz, Steifigkeit. Schmerzen: re. Halsseite und re. Processus styloideus ulnae [70]. Lanzinieren im Rückgrat < Bewegung.

Extremitäten

Ziehen und rheumatische Schmerzen in den Armen und Hüften mit Lahmheit < im Sitzen; in den Oberschenkeln und Füßen. Unruhige Füße, wie wenn sie einschlafen wollen. Fersenschmerz wie bei Gicht. Prickeln und Zwicken in re. Großzehe. Hände feucht und kalt.

Schlaf

Unruhig und traumreich, Albträume. Einschlaf- und Durchschlafstörungen. Schlaflos durch Ruhelosigkeit in der li. Körperseite, in Armen und Unterschenkeln.

Konvulsionen im ersten Schlaf mit ständigem Schwindel und Benommenheit bei Hypertension.

Schweiß

An Stirn und Händen gegen Abend; am ganzen Körper; an der Brust nachts.

Haut

Akne, Pusteln an der Stirn, im ganzen Gesicht, Gesichtshaut und Haare trocken.

Verwandtschaft

Folgt gut auf: *Dros.*
Antidotiert von *Camph., Crot-h.*

Modalitäten

Verschlimmerung: nachts, bei Tagesanbruch; nach Kälte; Ruhe und Liegen.
Besserung: Aufsetzen, Bewegung.

Mercurius

Quecksilber. Element.

Typisches

Passt am besten für hellhaarige Menschen; Haut und Muskeln schlaff.
Bei Knochenerkrankungen, Schmerzen schlimmer nachts; Drüsenschwellungen mit oder ohne Eiterung, aber besonders bei zu starker Eiterung *(Hep., Sil.)*.
Kalte Schwellungen; Abszesse, die nur langsam in Eiterung übergehen.
Reichliches Schwitzen begleitet beinahe alle Beschwerden, **aber es verschafft keine Erleichterung;** es kann die Beschwerden sogar verstärken (reichliches Schwitzen erleichtert: *Nat-m., Psor., Verat.*). Schwäche nach Schweißen, Kopfschweiß nachts [11].
Große Schwäche und Zittern durch die geringste Anstrengung.
Atem und Körper riechen faulig *(Psor.)*.
Gehetztes und schnelles Sprechen *(Hep.)*.
Beschwerden durch Zucker, Insektenstiche, Einatmen von Arsen- oder Kupferdämpfen. Im Winter auftretende Krankheiten.

Nase

Katarrh; mit viel Niesen; flüssig, scharf, ätzend; Nasenlöcher wund, geschwürig; gelbgrün, stinkend, eiterartig; Nasenknochen geschwollen; < nachts und durch **feuchtes Wetter.**

Mund

Zahnschmerzen; pulsierend, reißend, schneidend, in Gesicht oder Ohren schießend; < bei feuchtem Wetter oder in der Abendluft, Bettwärme, kalte oder warme Dinge; > Reiben der Wange. (< Kalte Luft; > äußere Wärmeanwendung [11].)
Zahnkronen verfallen, die Wurzeln bleiben erhalten (Kronen intakt, Wurzeln verfallen: *Mez.*).
Reichlicher Speichelfluss, Kopfkissen wird nass im Schlaf *(Lac-ac.)*. **Speichelfluss** zäh, seifig, fadenziehend, reichlich, **stinkend, kupfrig, Speichel schmeckt metallisch.**
Zunge: groß, schlaff, zeigt Zahneindrücke *(Chel., Podo., Rhus-t.)*; schmerzhaft, mit Geschwüren; rot oder weiß.
Landkartenzunge rissig, mit Geschwüren auf den Zungenrändern ohne Schmerz, speckige Mundgeschwüre, Zunge geschwürig. [11]

Hals

Mumps, Diphtherie, Tonsillitis mit **reichlich übelriechendem Speichel;** Zunge groß, schlaff, mit Zahneindrücken; Landkartenzunge *(Lach., Nat-m., Tarax.)*.
Diphtherie: Mandeln entzündet, Zäpfchen geschwollen, verlängert, **ständiger Drang zu schlucken;** dicke, graue Membranen, zerfetzte Ränder, anhaftend oder lose.

Magen

Morgendliche Übelkeit.
Heftiger Durst, trotz feucht aussehender Zunge und reichlichem Speichel (trockener Mund, aber kein Durst: *Puls.*).
Verlangen nach Brot und Butter, isst sie mit dem Löffel. [11]

Rektum

Dysenterie: Stuhl schleimig, blutig **mit Kolik und Ohnmacht;** währenddessen und danach starker Tenesmus, nicht > durch Stuhlgang, gefolgt von Kälte und einem Gefühl des „Nicht-Aufhören-Könnens". **Je mehr Blut,** desto besser indiziert.

Harnorgane

Die Menge des ausgeschiedenen Urins ist größer als die getrunkene Wassermenge; häufiger Harndrang.

Genitalien

Männlich: Nächtliche Pollutionen mit Blut durchsetzt *(Led., Sars.).*
Weiblich: Leukorrhö: scharf, brennend, **juckend mit Wundheit; immer schlimmer nachts;** Pruritus < Kontakt mit Urin, der abgewaschen werden muss (z. B. Windeldermatitis [11],) *(Sulf.).*
Brüste schmerzhaft, als ob sich **bei jeder Regel Geschwüre bildeten** *(Con., Lac-c.);* Milch in den Brüsten anstelle der Menses.

Atemwege

Husten: trocken, ermüdend, quälend; in zwei Anfällen, **schlimmer nachts** und durch **Bettwärme;** kann unmöglich auf der re. Seite liegen.
Wirkt auf den re. Unterlappen; Stiche zum Rücken hindurch *(Chel., Kali-c.).*
Eiterung der Lungen, nach Blutungen bei Lungenentzündung *(Kali-c.).*
Asthma bei unterdrücktem Hautausschlag, < nachts, mit metallischem Geschmack und Erkältungsneigung. [11]

Extremitäten

Zittern, besonders der Hände; Paralysis agitans.

Haut

Geschwüre: an Zahnfleisch, Zunge, Hals, Innenseite der Wange; mit reichlichem Speichelfluss; unregelmäßige Form, nicht scharf abgegrenzt; mit schmutzigem, ungesundem Aussehen; speckiger Grund mit einem dunklen Hof; Neigung zusammenzulaufen (syphilitische Geschwüre sind kreisförmig, greifen die hinteren Teile des Mundes, des Halses an und haben deutlich ausgeprägte Ränder, sind von einer kupfrigen Verfärbung umgeben und neigen nicht zur Ausbreitung von ihrem zentralen Sitz).

Verwandtschaft

Folgt gut auf: *Bell., Hep., Lach., Sulf.,* sollte aber nicht vor oder nach *Sil.* gegeben werden.
In niedrigen (schwachen) Potenzen gegeben, beschleunigt es Eiterungen eher, als dass es sie beseitigt.
Die negativen Auswirkungen von Quecksilber werden antidotiert von *Aur., Hep., Lach., Mez., Nit-ac., Sulf.* und von einer starken (hohen) Potenz von *Merc.,* wenn die Symptome passen.
Vgl.: *Mez.,* das pflanzliche Analogon von *Merc.,* für negative Auswirkungen großer Dosen oder von zu häufiger Wiederholung.

Modalitäten

Verschlimmerung: nachts; nasses, feuchtes Wetter *(Rhus-t.);* im Herbst, warme Tage und kalte, feuchte Nächte; Liegen auf der re. Seite; Schwitzen.
Merc. wird < Bettwärme, aber > Bettruhe. *Ars.* wird > Bettwärme, aber < Bettruhe.

ERGÄNZUNGEN

Modalitäten

Besserung: Reiben.

Quellen-Nachträge

Bei Peritonsillarabszess genügt meist eine intravenöse Injektion *Mercurius vivus naturalis* D 30. [42]
Stomatitis, Glossitis, Mundgeschmack metallisch, Zunge **nach unterdrücktem Schnupfen** wie dick und lahm, gefühllos, gelb. [7]
Frühreife Kinder, die Klassen überspringen, voller Unruhe, Faxenmacher. Fassen im Sprechzimmer alles an. Chefs von Jugendbanden, diktatorisch, wagemutig, der Familie gegenüber gefühllos. Nutzt Wissen zum eigenen Vorteil, zu Insidergeschäften, Lust auf den großen Clou. [36]

Nachträge

Merc.-Patienten liegen im Kampf gegen die inneren Impulse. Eine tiefe Beziehung wünschend, können sie über ihre Gefühle nicht sprechen; wenn die Gefühle unkontrollierbar werden, treten zwanghafte Stadien auf: Impulsivität, wenn sie ein Messer sieht. Verliert die Orientierung. Zwanghafte kleinere Tätigkeiten. Weint viel, um sich zu erleichtern.
Merc-sol. provoziert das Krabbeln der Säuglinge, selbst bei Kleinkindern, die schon gehen können, aber noch nie krabbelten. Das Krabbeln ist nach ärztlichen Beobachtungen als Erfahrung der Umwelt die beste Legastheniephylaxe. [33]

Häufig angezeigt bei früheren Erkrankungen wie rezidierende Sinusitiden, Tonsillitiden, Zustand nach Tonsillektomie oder Appendektomie und Gallenleiden.
Fokusbedingter Interkostalschmerz mit Schmerzen im Arm bei Bewegung und Husten, Lymphadenose.

Drucksensibler Punkt

Weihepunkt: Ren 15.

Mercurius corrosivus

Quecksilberchlorid. $HgCl_2$.

Typisches

Krankheiten von Männern, syphilitisch; Geschwüre mit ätzendem, scharfem Eiter. Stomatitis herpetica [11]. Nephritis.

Rektum

Dysenterie und sommerliche Darmgrippen, von Mai bis November auftretend.
Tenesmus des Rektums, **nicht > durch Stuhlgang** (< durch Stuhlgang: *Nux-v.*); unaufhörlich, hartnäckig; Stuhl heiß, **spärlich, blutig, schleimig, stinkend;** Schleimhautfetzen und furchtbare schneidende, kolikartige Schmerzen.

Harnorgane

Tenesmus der Blase, mit starkem Brennen in der Urethra; Urin heiß, brennend, spärlich oder unterdrückt; tropfenweise mit großem Schmerz; blutig, braun, Ziegelmehl-Sediment; eiweißhaltig.

Genitalien

Gonorrhö: zweites Stadium, **grünliche Absonderung,** < nachts; starkes Brennen und Tenesmus.

ERGÄNZUNGEN

Modalitäten

Verschlimmerung: nach Stuhlgang; nach Urinieren; Schlucken; nachts; Kälte; Herbst; heiße Tage, kalte Nächte; saure Speisen.

Drucksensibler Punkt

Weihepunkt: Bl 2 re.

Mercurius cyanatus

Quecksilberzyanid. $Hg(CN)_2$.

Typisches

Große Schwäche; extreme Erschöpfung; kann vor Schwäche nicht aufstehen. Herzschwäche mit Schweiß [11].

Hals

Bösartige Diphtherie mit **intensiver Röte des Rachens** und großen Schwierigkeiten beim Schlucken. Pseudomembranen dehnen sich über den ganzen Rachen und den Hals hinunter aus. Septische, gangränöse Diphtherie, mit phagedänischer Ulzeration; Diphtherie.

Tipp

Wenn es dem Genius epidemicus entspricht, ist es, wie jedes andere Mittel, als Prophylaktikum wirksam.

ERGÄNZUNGEN

Modalitäten

Verschlimmerung: Schlucken; Sprechen.

Mercurius dulcis

Kalomel. Hg_2Cl_2.

Typisches

Katarrhalische Schleimhauterkrankungen, insbesondere von Auge und Ohr.
Taubheit und katarrhalische Nasen-, Hals- und Kehlkopferkrankungen durch quecksilberhaltige Amalgamfüllungen.

Ohren

Katarrhalische Mittelohrentzündung *(Kali-m.).*
Tuba Eustachii zugefallen; katarrhalische Taubheit und Otorrhö bei psorisch belasteten Kindern; Taubheit im Alter *(Kali-m.).*

Mund
Starke Zahnabdrücke auf der Zunge. [11]

Rektum
Diarrhö bei Kindern; Stühle grasgrün; wie zerhackte Eier; reichlich, verursacht Wundheit am After. Tenesmen [11].

Harnorgane
Akute Erkrankung der Prostata nach falsch behandelter Striktur.

ERGÄNZUNGEN

Modalitäten

Verschlimmerung: saure Speisen.
Besserung: kalte Getränke.

Nachträge

Bei Gallenblasenaffektionen, besonders bei drohendem Gallenblasenempyem zu bedenken. Gallig-grünes Erbrechen.
Icterus catarrhalis. Colon transversum und Zökumgegend sehr schmerzhaft < durch die geringste Berührung.

Drucksensibler Punkt

Weihepunkt: Ni 17 re.

Mercurius jodatus flavus

Quecksilber-II-Jodid. HgJ_2.
Hals: Diphtherische und Drüsenerkrankungen **der li. Seite;** Rachen dunkelrot; feste Nahrung oder Flüssiges schmerzt beim Schlucken; geringe Exsudation, leicht zu entfernen; Fälle im Gefolge eines epidemischen Scharlachfiebers, Geschwüre im Rachen oder an den Mandeln; Drüsen vergrößert; grünliche zähe Klumpen aus Rachen oder hinteren Nasenausgängen. Tuberkulöse Pharyngitis.

ERGÄNZUNGEN

Modalitäten

Verschlimmerung: Gerüche; Aufrichten; warme Getränke; Liegen auf der li. Seite.
Besserung: im Freien.

Drucksensibler Punkt

Weihepunkt: Ren 19.

Mercurius jodatus ruber

Quecksilber-I-Jodid. Hg_2J_2.

Typisches
Diphtherische und Halserkrankungen, bei denen die Halslymphdrüsen und Ohrspeicheldrüsen enorm angeschwollen sind; die Membranbildung beginnt oder ist < auf der re. Seite; < warme Getränke und Leerschlucken *(Lach.)*.

Mund
Zunge: dicker, gelber Belag am Zungengrund (*Kali-bi.;* **goldgelber** Belag am Zungengrund: *Nat-p.;* schmutziger oder grünlich-grauer Belag am Zungengrund: *Nat-s.*); Spitze und Ränder rot; re. Seite von Hals und Nacken am stärksten angegriffen.

Genitalien
Bei hartem Schanker folgen selten Sekundärsymptome, wenn es in der angebrachten Dosierung gegeben wird; starke Schwellung der Leistendrüsen, keine Neigung zur Eiterung.

ERGÄNZUNGEN

Modalitäten

Verschlimmerung: Leerschlucken.
Besserung: nach Schlaf.

Mercurius solubilis

Mercurius solubilis Hahnemanni. Quecksilber(II)-amidonitrat.

Typisches
Nervenaffektionen nach unterdrückten Absonderungen, insbesondere bei psorisch belasteten Patienten *(Asaf.)*.

Drüsenerkrankungen und skrofulöse Krankheiten bei Kindern.
Schwäche und Müdigkeit der Glieder; wund, zerschlagen.
Hahnemanns Heilmittel für Syphilis und Erkrankungen des Urogenitalbereichs. Es ist selten indiziert, wenn die Zunge trocken ist.

Ohren

Otorrhö; blutige, stinkende Absonderung, mit stechendem, reißendem Schmerz, < auf der re. Seite, nachts und beim Liegen auf der erkrankten Seite.
Furunkel und Eiterbeulen im äußeren Gehörgang *(Pic-ac.)*.
Polypen und blumenkohlartige Gewächse im äußeren Gehörgang *(Teucr., Thuj.)*.

Nase

Scharfe nasale Absonderung, riecht nach altem Käse; Nasenlöcher rot, wund, geschwürig.
Nasenbluten; beim Husten; **nachts im Schlaf;** (Blut [11]) hängt in **einem dunklen, klumpigen Faden** wie ein Eiszapfen von der Nase.

Harnorgane

Heftiger Harndrang; unerträgliches Brennen im vorderen Teil der Urethra beim Durchlaufen der letzten paar Tropfen.

Genitalien

Gonorrhö: mit Vorhautverengung oder weichem Schanker; **grüne Absonderung < nachts.** Vorhaut heiß, geschwollen, ödematös und berührungsempfindlich; träger Verlauf mit drohender oder eiternder Bubo.
Schanker: primär; regulärer harter Schanker mit speckiger Basis; käsiger Grund und umgestülpte rote Ränder; mit Phimose oder Paraphimose; tief, rund, penetrierend, frisst sich durch Vorhautbändchen und Vorhaut durch; blutend, schmerzhaft; gelbliche, stinkende Absonderung.

Haut

Erkrankungen der Haut; unerträgliches Beißen, Jucken, über den ganzen Körper, wie von Insektenstichen, < abends und durch Bettwärme; wird durch Kratzen erträglich.

ERGÄNZUNGEN

Quellen-Nachtrag

Tonsillitis re., nervöse Erschöpfung, Schweiß durch Schmerz, kalte Schweiße, feuchtkalter Händedruck, Zähne schwarz. Sprechen im Schlaf, Haarausfall; Kopfschmerz nach geistiger Anstrengung. [7]

Drucksensibler Punkt

de la Fuye: Ni 7 re.

Mercurius sulfuratus ruber [11]

Cinnabaris. Zinnober.
Typisches: Schwindel bei Sinusitis, Nasenwurzelschmerz. Entzündungen und Warzen an Präputium und Glans penis.

Mercurius sulfuricus

Quecksilbersulfat. $HgSO_4$.

Rektum

Stuhl locker, wässrig, verursacht heftiges Brennen und Wundheit.
„Wenn es gut anspricht, ruft es eine reichliche, wässrige Diarrhö hervor mit großer Erleichterung für den Patienten; bei Hydrothorax ist es ebenso wichtig wie *Arsenicum*." [59]

Brust

Hydrothorax, infolge von Herz- oder Lebererkrankungen; Atemnot, muss sitzen, kann sich nicht hinlegen. Brennen in der Brust.

Extremitäten

Geschwollen.

Verwandtschaft

Vgl.: *Ars., Cinnb., Dig., Sulf.*

ERGÄNZUNGEN

Nachtrag

Auslassen der Krabbelphase bei Kindern. Gestörte Feinmotorik, Rechtschreibschwäche, Linkshändigkeit. Mangelnde Verknüpfung der beiden Hirnhälften. Astrozytom bei einem Vierjährigen.

Tipp

Zur Ausleitung von Amalgamintoxikation, wenn die Füllungen grau und rau sind.

Mezereum

Seidelbast. Thymelaeaceae.

Typisches

Für hellhaarige, unentschlossene Menschen mit phlegmatischem Temperament.
Ekzeme und juckende Ausschläge **nach Impfung.** Hautausschläge, die **durch Salben unterdrückt** wurden [36].

Gemüt

Hypochondrisch und verzagt; gleichgültig gegenüber allem und jedem; wütend über Kleinigkeiten und absolut harmlose Dinge, was ihm aber bald leidtut.
Bangigkeit wird im Magen gefühlt. [11]

Kopf

Kopfschmerzen, heftig nach geringem Ärger; schmerzhaft bei der geringsten Berührung; rechtsseitig.
Der Kopf ist bedeckt mit einer dicken, lederartigen Kruste, worunter sich hier und da dicker und weißer Eiter ansammelt; das Haar ist verklebt und verfilzt; der Eiter ist nach einiger Zeit jauchig, stinkt und lässt Ungeziefer entstehen.

Gesicht

Kind kratzt sich ständig das blutverschmierte Gesicht. Entzündliche Röte des Gesichts.

Mund

Zahnschmerzen: in kariösen Zähnen *(Kreos.);* Empfindung wie verlängert, dumpfer Schmerz beim darauf Beißen und bei Berührung mit der Zunge, < nachts; > bei geöffnetem Mund und beim Einziehen von Luft; Wurzeln verfallen (umgekehrt: *Merc.*). Wunde Mundwinkel. Zunge nur einseitig belegt. [11]

Magen

Appetit vermehrt auf **Speck,** fetten Schinken, Senf, Kaffee, Wein; Abneigung gegen Fleisch; Empfindung des Herunterhängens, der Leere; wie ein Stein im Magen. [11]
Übelkeit, Erbrechen nach Bier. Ulcus ventriculi. Magenkrebs. [11]

Extremitäten

Knochen, besonders lange Röhrenknochen, entzündet, geschwollen; nächtliche Schmerzen gehen von oben nach unten; nach Quecksilbermissbrauch, nach venerischen Erkrankungen; Karies, Exostosen, Tumoren erweichen von innen nach außen.
Schmerz im Periost der langen Röhrenknochen < nachts im Bett, bei geringster Berührung, bei feuchtem Wetter *(Merc., Phyt.).*

Haut

Ulzera mit dickem, gelblichweißem Schorf, unter welchem sich dicker, gelber Eiter ansammelt. Bläschen erscheinen rund um die Geschwüre, jucken heftig, brennen wie Feuer *(Hep.);* glänzender, feuerroter Hof darum herum. Der Verband klebt an den Geschwüren fest, sie bluten, wenn er abgerissen wird.
Ekzem: unerträglich juckend, < im Bett und durch Berührung; reichliches, seröses Exsudat. Ausschläge feucht; Jucken < nachts.
Neuralgische, brennende Schmerzen nach Herpes zoster.
Zosterneuralgie < nach Suppression eines Ulcus cruris. **Hautjucken tritt nach Kratzen an anderer Stelle auf** *(Staph.).* [11]

Verwandtschaft

Vgl.: *Caust., Guaj., Phyt., Rhus-t.*

Modalitäten

Verschlimmerung: kalte Luft; kaltes Waschen; nachts; Berührung oder Bewegung; schlimme Folgen von Quecksilber oder Alkohol. Wärme (Juckreiz) [11].

Epidemien, die im Januar und Februar auftreten, verlangen häufig *Mez.*

ERGÄNZUNGEN

Modalitäten

Besserung: Essen; frische Luft.

Quellen-Nachtrag

Bilaterale Sinusitis maxillaris mit chronischem Husten, Fieberanstieg gegen Ende des Nachmittags und Druckschmerz über den Sinus, Bauchschmerzen. Zwei Gaben der C 15 binnen 48 Stunden (nur re.: *Lyc., Sulf., Aur.;* nur li.: *Lach.;* Sinusitis frontalis: *Ars., Kali-bi., Sil.* bei frostigen Patienten und *Sang., Thuj.* bei nicht frostigen Patienten). [36]

Nachträge

Bewährt bei kindlichem **Analprolaps** (*Syph.*) und bei Analspasmen mit Prolaps nach starken Aufregungen. Eingeklemmter Leistenbruch bei Säuglingen (D 3).
Keuchhusten: krampfartig, gewaltsam durch Kehlkopfreiz, abends bis Mitternacht. Angst, weinerliche Traurigkeit. Weiße Zunge, appetitlos bei reichlichem Durst. Harn weit geringer als gewöhnlich, auch nach vielem Trinken.

Drucksensibler Punkt

de la Fuye: Ren 11.

Millefolium

Schafgarbe. Compositae.

Typisches

Beschwerden: durch Überheben, Überanstrengung oder einen Sturz.
Blutungen: schmerzlos, ohne Fieber; hellrotes, flüssiges Blut *(Acon., Ip., Sabin.);* aus Lunge, Bronchien, Kehlkopf, Mund, Nase, Magen, Blase, Rektum, Uterus; mechanischen Ursprungs *(Arn.);* aus Wunden *(Ham.).* Gutes Mittel bei Nasenbluten und schmerzhaften Varizen in der Schwangerschaft. [36]
Stark blutende Wunden, **besonders nach einem Sturz** *(Arn., Ham.).* Hämoptoe: nach Verletzung; bei beginnender Phthisis; bei Hämorrhoiden-Patienten; **von einem gerissenen Blutgefäß. Schmerzloser Abgang,** aus Nase, Lunge, Uterus; nach Wehen oder Abort; nach großer Anstrengung; nach einer Fehlgeburt. Vorbeugend gegen postpartale Blutung.

Kopf

Schwindel bei langsamer Bewegung, aber nicht bei körperlicher Anstrengung.

Genitalien

Menses: früh, **reichlich, verlängert;** unterdrückt, mit Kolikschmerzen im Abdomen. Leukorrhö bei Kindern durch Atonie *(Calc.).*

Atemwege

Husten: mit Auswurf von hellem Blut; bei unterdrückten Menses oder Hämorrhoiden; mit Beklemmung und Herzklopfen; nach einem Sturz aus der Höhe *(Arn.);* nach einer heftigen Anstrengung; mit Blut, täglich um 16 Uhr *(Lyc.).*

Verwandtschaft

Vgl.: *Erech.* bei Nasenbluten und Hämoptoe, Blut hellrot.
Folgt gut nach *Acon.* und *Arn.* bei Blutungen.

ERGÄNZUNGEN

Modalitäten

Verschlimmerung: Folgen von Stürzen und Verletzungen; heftige Überanstrengung.
Besserung: Blutung; Absonderungen.

Quellen-Nachtrag

Ovarialzyste bei vergrößertem Uterus, Völlegefühl, **Zwischenblutungen, Regel stark, hell, schmerzhaft, früh,** alle drei Wochen. Blutandrang zum Kopf, Blutandrang im Uterus; Kreuzschmerz vor der Regel. Sterilität. [7]

Drucksensibler Punkt

Weihepunkt: Bl 12.

Moschus [11]

Drüsensekret der männlichen Bisamratte.

Typisches

Nervöse spastische Beschwerden mit Frösteln. Hysterische Krämpfe in Magen, Abdomen und Thorax. Kälteempfindung in einzelnen Teilen.
Psychogene Magersucht: Übelkeit beim Denken an Essen, Erbrechen sofort nach dem Essen, krampfar-

tiges Zusammenziehen im inneren Hals. **Schwindel, ohnmachtartig,** Schweiß bei Angst < vor der Regel. Schlechte elterlich-häusliche Atmosphäre. Frühprägung: übertragen, trotzdem klein und bei Geburt nur 2,5 Kilogramm schwer, konnte nicht gestillt werden. [7]
Ohnmachtartiger Schwindel: plötzlich, mit Schwebegefühl. Drehschwindel < beim Augenschließen, < während der Regel; Regel stark; Hitze wechselt mit Frost (D 200). [7]

Gemüt
Patient spricht mit sich selbst und gestikuliert. Schimpft und tobt bis zur Ohnmacht. Globus hystericus endet mit Bewusstlosigkeit. Beklagt sich und jammert, unfähig, auf den leidenden Körperteil zu zeigen. [20]

Brust
Drückende Schmerzen in der Brust bis zur Atembeklemmung, als ob sich der Larynx verschließt.

Murex purpurea

Drüsensekret der Purpurschnecke. Muricideae.
Murexin ist ein Cholinabkömmling. [11]

Typisches
Personen mit melancholischem Temperament.
Für klimakterische Beschwerden *(Lach., Sep., Sulf.)*.

Gemüt
Sehr große Niedergeschlagenheit.

Magen
Flaues und leeres Gefühl *(Sep.)*.

Genitalien
Die leiseste Berührung von Körperteilen verursacht heftige sexuelle Erregung (exzessive Erregung treibt zur Selbstbefriedigung: *Orig., Zinc.*). Heftige Erregung der Sexualorgane und exzessives Verlangen nach Koitus (ohne Verlangen: *Sep.*). Wundheitsschmerz im Uterus; kann ihre Gebärmutter deutlich spüren *(Helon., Lyss.)*. Empfindung des Abwärtsdrängens, als würden die inneren Organe herausgestoßen, muss sich hinsetzen und die Beine kreuzen, um den Druck zu erleichtern (aber ohne sexuelles Verlangen: *Sep.*).
Menses unregelmäßig, früh, stark, verlängert, große Klumpen. Leukorrhö bei Schwermut; es geht ihr besser, wenn die Leukorrhö stärker ist.

Verwandtschaft
Vgl.: *Lil-t., Plat.* bei Nymphomanie; *Sep.* bei Empfindung des Abwärtsdrängens, aber ohne sexuelle Erregung.

ERGÄNZUNGEN

Modalitäten

Verschlimmerung: Berührung; Sonne; Sitzen; Folgen von Abort.
Besserung: vor den Menses; Essen.

Mygale lasiodora [11]

Vogelspinne. Arachnoideae.

Typisches
Koordinationsstörungen: Spricht mit Zuckungen, Zungenbewegung schwierig, Herausstrecken der Zunge ist schwierig; Trübsehen und Übelkeit.
Dyskinesien der willkürlichen Muskulatur: Kopf zuckt zur Seite, v. a. nach re.; Tics, Augenzwinkern; beißt sich im Schlaf auf die Zunge, Zähneknirschen im Schlaf.
Ruhelosigkeit: Hände dauernd in Bewegung, Vorliebe für Maschineschreiben und Stricken. Ganzer Körper dauernd in Bewegung, aktiv, arbeitet gern.

Gemüt
Die **Zeit vergeht zu schnell,** Schlaf ist vergeudete Zeit, arbeitet ständig. Todesangst. Überempfindlichkeit aller Sinne gegen Lärm, Geräusche, Vibrationen.
Kinder, die bei der Großmutter gelassen werden, weil die Mutter lieber im elterlichen Geschäft arbeitet. Kinder, die früh in den Kindergarten müssen und hochfieberhafte Mandelentzündungen mit Krämpfen produzieren. Eifersucht auf von der

Großmutter vorgezogene gegengeschlechtliche Geschwister oder Cousinen bzw. Vettern.
Eifrige Schüler; spielen am liebsten allein, klettern gern an Seilen, spielen gern Tarzan. Arbeitsame Mütter, die wenig Sinn für das Muttersein haben.

Gesicht

Konvulsionen: Schnelles Schließen und Öffnen der Augen. Chorea, Zuckungen, Grimassen. Augenlider krampfartig geöffnet. Zuckungen der Gesichtsmuskulatur.

Magen

Abneigung gegen alles Fremde und Feste im Leib; wenig Interesse an Nahrung, eher Verlangen nach Flüssigem, Leichtem, Milch, Obst, aber auch nach Schokolade. Isst nur das Nötigste. Essen im Bauch und Schwangerschaft werden als zu schwer, als unangenehm empfunden

Genitalien

Hypersexualität. Gonorrhö. Schwierige Erektionen, Penisverkrümmung *(Sep.)*, starke Erektionen. Sechsjähriger träumt von seiner nackten Lehrerin; dass sie ihn in ihrer Tasche herumträgt. Malt sie gern nackt.

Schlaf

Ruheloser Schlaf, wirft sich im Bett andauernd herum.

Frost

Sehr kälteempfindlich, will trotzdem nicht zugedeckt werden.
Periodizität: Frösteln, Fieber, Delirien, Malaria.

KAPITEL

N Naja tripudians – Nux vomica

Naja tripudians

Gift der Kobra. Brillenschlange. Elapidae.

Typisches

Stellt ein durch akute Entzündungen geschädigtes Herz wieder her oder dient zur Erleichterung der Leiden bei chronischer Hypertrophie und Klappenfehlern.
Unfähig zu sprechen, mit Erstickungsgefühl, nervösem, chronischem Herzklopfen, besonders nach öffentlichem Sprechen; Schmerzen < beim Fahren im Wagen oder beim Liegen auf der Seite.
Beschwerden gehen von li. nach re. [11]

Gemüt

Wahnsinn mit Suizidneigung, brütet andauernd über imaginären Schwierigkeiten *(Aur.)*.
Melancholie morgens, Erregung und Todesangst; will nicht berührt werden; schreit und läuft weg, wenn man sich ihr nähert. Unentschlossen, traurig, klagt ständig über ihr Missgeschick. [11]

Kopf

Kopfschmerz über dem li. Auge. [11]

Hals

Zusammenschnüren des Kehlkopfs im Schlaf. [11]

Genitalien

Männlich: Hypersexualität. [11]
Weiblich: **Ovarialneuralgie** li. [11]

Atemwege

Reizender, trockener Reflexhusten im akuten Stadium der rheumatischen Karditis oder bei chronischen Organläsionen *(Spong.)*.
Atemnot in Linkslage < Überanstrengung. [11]
Asthma bei Sommerhitze mit rotem Gesicht, Luftschnappen, Last auf der Brust, hält sich den Kehlkopf [11].

Brust

Einfache Herzhypertrophie. Drohende postdiphtherische Herzlähmung.
Heftiger, stechender Schmerz in der Herzgegend (unter dem Schlüsselbein [11]).
Puls unregelmäßig stark, aber regelmäßig im Rhythmus. Pulsus irregularis, intermittens, filiformis, parvus, acceleratus [11].
Endokarditis, koronare Herzkrankheit, Hypertension, ventrikuläre Extrasystolen. **Brustschmerz, rheumatisch,** zieht in die **li. Hand** und in **Nacken, Halsseite und Schultern.** Angstgefühl in der Herzgegend, Herzbeklemmung, Flattern und Herzschwäche; legt beim Spazierengehen öfters Pausen ein, **möchte gestützt werden. Atemnot mit blauen Ohren,** Herzversagen. [11]

Rücken

Rückenschmerzen zwischen den Schulterblättern.
Wirbelsäulenerkrankungen bei Herzschwäche (D 10–D 12). [11]

Extremitäten

Li. Fuß blau, kalte Füße im Bett, liebt eine Wärmflasche an den Füßen. [11]

Verwandtschaft

Vgl.: *Ars., Cact., Crot-h., Lach., Mygal., Spig.*

ERGÄNZUNGEN

Modalitäten

Verschlimmerung: li. Seite, Linkslage; beim Erwachen; Alkohol; Schnäuzen; Rauchen; enge Kleidung (BH); schwüles Wetter.
Besserung: Gehen im Freien.

Drucksensible Punkte

de la Fuye: Bl 17 li., Pe 7.

Natriumsalze

Die Natriumsalze gehen nach *Jan Scholten* impulsiv Beziehungen ein – charakteristisch sind: wechselnde Kontakte, einfältige Liebe, Hass, Mangel an Durchsetzungskraft. Beeinflussbar, undurchdacht in Beziehungen. Verletzliches Zurückziehen (Patiencespielen, Computerspiele). Törichte Familie. Allein im Haus. Wird von anderen nicht ernst genommen. Beziehungen bleiben im Anfang stecken. Verschlossen.

Natrium arsenicosum [11]

Natriumarsenat. Na_2HAsO_4.

Gemüt

Nervöse Ruhelosigkeit. Niedergeschlagen, als drohe etwas. Konzentrationsschwäche; stumpf, teilnahmslos; vergesslich. Alkoholismus.

Kopf

Schwankendes, schwebendes Empfinden beim Drehen des Kopfes.

Dumpfer Schmerz in Nasenwurzel und Stirn < morgens beim Erwachen und tagsüber. Völle in der Stirn mit Pulsieren im höchsten Punkt des Kopfes. Jede Bewegung erschüttert den Kopf.

Augen

Augenschmerzen beim Sehen auf einen Punkt oder beim Lesen < grelles Licht und Waschen des Auges. Die Augäpfel fühlen sich starr an, wie zu groß, um die Lider zu schließen.

Kratzen unter den Lidern beim Rollen der Augäpfel. Granulöse Entzündung der (Unter-)Lider, Lidränder chronisch entzündet, morgens verklebt. Injizierte Gefäße. Ödeme der Orbitalregion.

Hals

Gefühl, als würde die Schilddrüse mit Daumen und Fingern zusammengedrückt. Wie ein Klumpen im Hals.

Dunkler, schieferfarbener, spärlicher, nur schwer löslicher Schleim im Larynx.

Diphtherie: Große Erschöpfung und wenig Schmerzen, mit dunkelpurpurrotem Hals. Schlund und Rachen rot und glänzend, Tonsillen rötlich und ödematös; gefleckt mit gelblich-grauem Schleim. Uvula, Tonsillen und Rachen verdickt, unregelmäßig geschwollen. Empfindung, als stecke eine Nadel im Hals.

Magen

Trinkt häufig, aber nur wenig auf einmal. Übelkeit < Trinken von kaltem Wasser. Erbrechen großer Mengen sauren Magenwassers < nach dem Essen. Gefühl, als sei der Magen wund. Warme Speisen verursachen ein Brennen, sobald sie in den Magen eintreten. Hämatemesis.

Rektum

Obstipation und Diarrhö wechseln ab. Durchfall gelblich, wässrig, reichlich, schmerzlos; treibt morgens aus dem Bett, mit vorausgehender Kolik.

Genitalien

Schmerzen wie ein Schlag auf den Hoden, Übelkeit erregender Schmerz entlang des Ligamentum inguinale.

Atemwege

Beklemmung und Verstopfungsempfindung vom Larynx bis zum Sternum, als ob Rauch in die Lungen eingeatmet worden wäre. Trockener Husten mit Beklemmung und Enge oben und mitten in der Brust.

Brust und Rücken

Schmerz zwischen den Schulterblättern, > Vorwärtsbeugen. Wundschmerz in der Supraklavikularregion. Scharfer schneller Schmerz unter der siebten Rippe.

Fieber

Frostig, will sich einhüllen oder nah an den Ofen.

Modalitäten

Verschlimmerung: Druck; Bewegung; Jucken; Erhitzung durch Anstrengung; nachts (Frösteln).
Besserung: Abgang von Winden.

Natrium bromatum [11]

Natriumbromid. NaBr.
Das vorläufige Arzneimittelbild wurde von *Scholten* mithilfe der Gruppenanalyse erschlossen und durch Fallbeispiele erhärtet. [82]

Typisches
Reaktionstypus wird als blond, blauäugig und mager beschrieben.
Chorea, Epilepsie. **Anämie.** Wässrige, beißende Sekrete.

Gemüt
Fühlt sich schuldig, wenn sie kritisiert wird. Zieht sich beschämt zurück, fühlt sich alleingelassen. Depressive Aggression und Zurückhaltung. Schluckt ihren Zorn hinunter und kann erst sehr viel später darüber reden. Kann nicht in größeren Gruppen sprechen. Kritisiert sich selbst wegen Fehlern, hat dadurch die Vorstellung, immer mehr Fehler zu machen. Kann mit niemandem darüber reden. Kann nicht Nein sagen. Fürchtet, den Freund zu verlieren. Empfindlich für Musik.
Nach Verlusterlebnissen: Verwandte (Inzest), Freunde, im Beruf (Entlassung) – das durchgängige Gefühl, die Situation selbst durch sein Verhalten herausgefordert zu haben. Kann seine Trauer nicht äußern. Neigung, sich selbst zu vernichten.
Schreckhaft bei allen unerwarteten Dingen. Träumt von vergeblichen Anstrengungen.

Kopf
Kopfschmerzen in der Sonne.

Nase
Erkältungen mit beißendem Nasenfluss, Heiserkeit bei Schnupfen. Die Atemluft fühlt sich kalt an.

Gesicht
Ekzem mit Einbeziehung der Lider, kratzt sich wund. Trockene Haut. Spinnwebenempfindung.

Hals
Ekzem; Drüsenschwellungen hart und schmerzhaft oder schmerzlos. Mumps. Struma.

Magen
Verlangen nach **Schokolade,** nach Süßem, Tabak, Milch, Mehlspeisen, Kartoffeln, Gemüse, **Eiern,** Fleisch, Fisch, Salz; < bittere Speisen und Getränke; > Essen, kalte Speisen.
Magenbeschwerden, Diabetes.

Harnorgane
Nierenerkrankungen, Ödeme.

Genitalien
Männlich: Orchitis, Schwellung und Entzündung der Hoden.
Weiblich: Entzündung der Eierstöcke. Erotisch verführende Verhaltensweise > in der Schwangerschaft.

Atemwege
Allergisches Asthma mit Nasenflügelatmung, Kehle wie zusammengeschnürt; Keuchhusten.

Brust
Herzklopfen.

Schlaf
Somnambulismus. Zähneknirschen.

Haut
Trocken. **Jucken** (seit Menarche) < **nachts,** muss kratzen, bis die Stellen wund sind. Schmutzige Wunden mit grünem, stinkendem Sekret. Altes Ekzem kehrt nach der ersten Geburt wieder.

Modalitäten
Verschlimmerung: Wärme, Sonne; Zugluft; Berührung; Liegen auf der li. Seite; Staub.
Besserung: Bewegung; frische Luft; **am Meer.**

Natrium carbonicum

Kohlensaures Natron. $Na_2CO_3.10H_2O$.

Typisches
Konstitutionen mit Abneigung gegen frische Luft und Widerwillen gegen geistige und körperliche Anstrengungen; Imbezillität.

N

Große Schwäche: verursacht durch Sommerhitze *(Ant-c.);* Erschöpfung **durch die geringste** geistige oder körperliche **Anstrengung;** nach einem Spaziergang zum Umfallen erschöpft; chronische Folgen von Sonnenstich.
Chronische Folgen von Hitzschlag; wenn das heiße Wetter dann wiederkommt, leidet er an Kopfschmerzen.
Abmagerung mit blassem Gesicht und blauen Ringen um die Augen, erweiterte Pupillen; dunkler Urin; anämisch; milchige, blasse Haut und große Schwäche.

Gemüt

Unfähigkeit zu denken oder irgendeine geistige Arbeit zu verrichten, was Kopfschmerzen verursacht; fühlt sich wie betäubt, wenn er versucht, sich anzustrengen; Auffassung langsam, schwierig.
Unerträgliche Melancholie und Besorgnis; ist vollkommen eingenommen von traurigen Gedanken (< Musik, besonders Klaviermusik [11]), weint bei Musik; sentimentales Weinen im Kino, Mitgefühl. Furcht, dem Ehepartner könne etwas passieren [11].
„Grosse Schwermuth und Bangigkeit; bloss mit traurigen Gedanken beschäftigt.“ [2]
Anfälle von Angst und Ruhelosigkeit während eines Gewitters *(Phos.);* < durch Musik *(Sabin.).*
Ängstliche, schreckhafte Träume von Wasser, Gefahr, Schlägerei, Räubern, Teufeln, Krankheit [11].

Kopf

„Schwindel, sehr oft am Tage, wie ein Drehen im Kopfe; auch im Liegen.“ [2]
Kopfschmerzen: durch die geringste geistige Anstrengung; durch **Sonne oder Arbeiten bei künstlichem Licht** *(Glon., Lach.);* mit Spannung im Genick oder Hinterkopf vor den Menses; Kopf fühlt sich zu groß an, als ob er bersten würde.

Ohren

Jucken im li. Ohrläppchen, verschwindet durch Druck und Reiben, vormittags. [15]

Nase

Katarrh: breitet sich zu Nasen-Rachen-Raum und Kehle hin aus; räuspert viel dicken Schleim aus dem Hals herauf; reichliche Absonderung tagsüber, verstopfte Nase nachts *(Nux-v.).*
Katarrh; Schleim in Hals und Nasen-Rachen-Raum; ständiges Räuspern, um den Hals freizubekommen; Tropfen in den Hals aus dem Nasen-Rachen-Raum. Trockenheit in der Nase. [2]
Dicke, gelbe, grüne, stinkende, modrige, harte Absonderung aus der Nase; hört oft nach einer Mahlzeit auf.

Gesicht

Blass, mit blauen Ringen um die Augen; Augenlider geschwollen.
Weiße Flecken auf der Gesichtshaut und Schwellung der Oberlider. [36]

Mund

Empfindung in hohlen Zähnen, als dränge kalte Luft heraus (nach dem Mittagessen). Saurer Mundgeschmack < morgens, beim Erwachen; > nach dem Frühstück. [11]
Nach Genuss von Süßigkeiten Zahnschmerzen oder Schmerzen im re. Knie. [64]

Hals

Druckgefühl an der Schilddrüse bei Panik.

Magen

Abneigung gegen Milch, gegen Fisch.

Magen

Abneigung gegen Milch.

Rektum

Diarrhö durch Milch.

Genitalien

Männlich: Entzündung von Glans penis und Praeputium; Reißen in den Hoden. Nächtliche Pollutionen, Ejaculatio praecox. Prostatasekret bei Stuhlgang. [11]
Weiblich: Abwärtsdrängen, als ob alles herauskäme *(Agar., Lil-t., Murx., Sep.);* Schwere, < im Sitzen, > Bewegung. Absonderung von Schleim aus der Vagina nach Koitus, Sterilität verursachend.

Atemwege

Asthma mit Verlangen nach Sex. Lockerer Husten und Auswurf mit Kälte zwischen den Scapulae. [11]

Brust

Brennendes Wundgefühl in der re. mittleren Brust, [11]

Extremitäten

Leichtes Verrenken und Verstauchen des Knöchels *(Led.)*; so schwach, dass er nachgibt; Fuß knickt um *(Carb-an., Nat-m.)*.

Verwandtschaft

Vgl.: *Calc., Sep.; Nat-s.* bei hefeartigem Erbrechen. Folgt gut nach *Sep.* bei Abwärtsdrängen.

Modalitäten

Verschlimmerung: Musik; **in der Sonne;** extreme Sommerhitze; **geistige Anstrengung;** Gewitter. Masturbation; Milch; Licht; Geräusche, Papierknistern; **Periodizität:** Winter, 5 Uhr morgens. [11]

ERGÄNZUNGEN

Modalitäten

Besserung: Bewegung; Reiben; Essen; Schwitzen. Ablenkung, Kreuzworträtsel.

Quellen-Nachtrag

Lispelnde Kinder. Babys mit Windeldermatitis, Unruhe und frühzeitig belegter Zunge. Kinder hören gern Klaviermusik (Chopinplatten). Musik kann Trübsinn bis zum religiösen Wahnsinn auslösen, besonders nach unglücklicher Liebe. [36]

Nachträge

Nat-c. ist in der Phase des Verfalls der Durchhaltekraft in die Reaktionsschwäche besonders angezeigt. Ehemals eifrige, mutige und zuverlässige Menschen werden zu psychophysischen Asthenikern. Misanthropie.
Wehleidig, beklagt sein Los. Grollendes Verlassenheitsgefühl. Unerklärliche Abneigung gegen Familienmitglieder oder bestimmte Menschen. Frauen lassen Sex über sich ergehen aus Angst, der Mann könnte frustriert sein, wenn sie ihm nicht zu Willen sind. Erlittene Kränkungen werden nicht vergessen. Gefühl, als Kind nicht genug Liebe empfangen zu haben. Kann Bedürfnisse nicht äußern und ist verbittert, wenn sie nicht erfüllt werden. Erwartungsspannung und Eile. Fühlt sich konkret von Feinden verfolgt. Sogar **der kleinste Happen,** den er isst, bereitet ihm Beschwerden und **vertieft seine Depression.**
Verschwundene Väter. Zieht sich in Würde zurück, die soziale Umgebung sieht einen nicht, fühlt sich unbeachtet. Menschenscheu und furchtsam. Zukunftsfantasien und Sorgen.

Drucksensibler Punkt

Weihepunkt: Ren 13.

Natrium causticum [11]

Soda. $Na_2O + H_2O \rightarrow$ *Natronlauge.* $2NaOH$.
Verwendung ursprünglich für die Reinigung von Abwasserleitungen, zur Wunddesinfizierung, Glasreinigung. Arzneimittelbild durch *Scholten* erschlossen. [82]

Typisches

Eher magere Typen.

Gemüt

Gruppenanalyse (nach *Scholten*): Menschen, die sich missbraucht fühlen, wenn ihre Kontaktfreudigkeit und die entgegengebrachte Wertschätzung ausgenutzt wurde. Entrüstung über Zurückweisung, empört über erlittenes Unrecht, fühlen sich unterbewertet. Verletzt durch Korruption, starkes Gerechtigkeitsgefühl. Verlangen nach Wertschätzung aufgrund der eigenen Unsicherheit. Übertriebene Erwartungen, Quengelei und Beanspruchung saugen andere aus, wovon diese schnell genug haben. Weshalb sie sich ausgeschlossen fühlen, wie Sperrmüll, niemand erwartet mehr ihre Unterstützung. Verwahrlosung, nachdem die Eltern oder der Ehepartner verstorben sind, bis hin zur Suizidneigung, will sich die Pulsadern durchschneiden. Verwöhnte Kinder alter Eltern. Arbeitslose, die bei der Umschulung wegen Konzentrationsmangel Schwierigkeiten haben.
Furcht vor **Alleinsein,** vor Beziehungsverlust, vor hoch gelegenen Orten, vor der Zukunft, Tod, Menschen, Insekten, großen Hunden. Traurig, niedergeschlagen, pessimistisch, denkt an die Vergangenheit. Überreizt, müde, Konzentrationsprobleme. Liebt Musik, v. a. klassische Klaviermusik.

Kopf

Schwindel mit Schwarzwerden vor den Augen.
Kopfschmerz < Aufenthalt in der Sonne; drückend; über dem re. Auge, Augenbraue nach unten gedrückt; < Arbeiten und Reden, > Ruhe.

Augen
Retrolentale Fibroplasie, Blindheit. Strabismus convergens li.; re. kurzsichtig, li. weitsichtig.

Nase
Verstopft, Nasenbluten.

Hals
Trockene Kehle, Kribbeln, < Reden; Aphonie. Schilddrüsenunterfunktion.

Magen
Verlangen nach **Salz,** Mehlspeisen, Brot, Fisch, **Alkohol, Schleckereien, Süßem** (Schokolade), Eiern, Milch, Hühnchen, Tabak. Abneigung gegen Salz, **Fisch,** Gewürztes, Ingwer, Pfeffriges, Saures, Zitrone.

Abdomen
Leberbeschwerden, Leberinsuffizienz, hepatogene Toxämie.

Harnorgane
Nierenerkrankungen.

Genitalien
Fühlt sich asexuell, lesbisch.

Atemwege
Husten, hustet weiße Bällchen aus.

Extremitäten
Brennende Füße.

Schlaf
Wacht um 4 Uhr auf und kann dann nicht mehr weiterschlafen.

Schweiß
Verschlechterung durch schwüles Wetter, synthetische Kleidung

Haut
Vitiligo.

Modalitäten
Verschlimmerung: Hitze, warmes Wetter, Sonne; Meer; im Gebirge; Anstrengung; Liegen auf der li. Seite; Rauch; 11 Uhr; im Winter. Fett, Schweinefleisch, Käse, Butter, Milch, Mehl.
Besserung: frische Luft, Schatten; Berge und Wälder; Meer; Ruhe; Gewitter und Sturm. Alkohol.

Natrium fluoratum [11]

Natriumfluorid. $NaFl_2$.

Typisches
Anämie, Leukämie. Lymphdrüsen schmerzhaft, hart und geschwollen. Abszesse und Fisteln. Adernverkalkung.

Gemüt
Personen mit impulsiven, wechselhaften Kontakten in der Glamourwelt. Der *Nat-f.*-Typ möchte „dazugehören"; er geht gern in Cafés und nimmt am Nachtleben teil; flirtet gern, hat starke sexuelle Phantasien, ist im Verlauf von impulsiven sexuellen Beziehungen schnell verletzt. Gefühl, Sex nicht verweigern zu können. Sexualerziehung war tabu. Verborgener Sex, über den nicht gesprochen werden darf, Inzest. Fühlt sich benutzt und erniedrigt. Fühlt sich einsam beim Sex und weint danach.
Beschützt und mit strikten Normen aufgewachsen, hat sie seit dem neunten Lebensjahr das Gefühl, von ihren Eltern nicht verstanden zu werden, dass sie deshalb alles allein tun muss; ihre Mutter flößte ihr ständig Schuldgefühle ein. Enttäuschung durch lieblos-materielle Einstellung der Mutter. Löst Verlobung und fängt Verhältnisse mit Freunden an.
Furcht vor Armut und Geldmangel; kontrolliert seine Ausgaben; Sorge, nichts mehr spendieren zu können und dann alleingelassen zu werden. Furcht vor Fremden, Mord, Zukunft, Fliegen, vor großen Plätzen, Krankheit und Tod.
Bricht bei Enttäuschung abrupt, eigensinnig und mit Härte die Beziehungen ab. Abneigung gegen Zärtlichkeiten. Schreit herum wie eine Marktfrau; schreit die Kinder an. Obsessiv; Suizidgedanken. Träumt von Sex, entblößten Brüsten, Hermaphroditen, Transsexuellen, Inzest, nackt auf dem WC zu sitzen, von olivgrünen Kreisen, Schlangen, Feuer.

Kopf
Sehr dünnes Haar.

Mund
Zahnerkrankungen, Karies.

Magen
Verlangen nach Süßem, Schokolade, Herzhaftem, Käse, Sauerkraut, Möhren. Abneigung gegen Saures, Fisch, Milch, Rosenkohl, Obst.

Genitalien
Reizbar vor der Regel. Fluor vor der Regel; Menses spät, nach 35 Tagen. Gelbgrüner, schleimiger, brennender Fluor. Rezidivierende vaginale Infekte (Chlamydien, Trichomonaden, Gardnerellen) seit der Pubertät. Sexuelle Beschwerden, Vaginismus *(Plat.)*; Carcinoma in situ. Placenta adhaerens.

Extremitäten
Arthritis deformans, an den Händen; hypermobile Gelenke, Überstreckung. Knochenabweichungen, Exostosen. Varikosis.

Schweiß
Kalter Achselschweiß.

Modalitäten
Verschlimmerung: sehr heißes Wetter, trübes Wetter (macht niedergeschlagen); Feuchtigkeit; Wind; 20 Uhr abends.
Besserung: Gewitter; Aufenthalt im Gebirge.

Natrium jodatum [11]

Natriumiodid. NaI.

Typisches
Syphilitisches Terrain. Patienten, die öfters Jod-Kuren gemacht haben.

Gemüt
Demenz bei alten Menschen, Intelligenzminderung. Psychose alter Menschen bei Lähmung. Eile und Unruhe. Hat immer etwas zu tun. Verläuft sich, Fehler in der Orientierung. Stiehlt Essen im Supermarkt. Was er sich in den Kopf gesetzt hat, setzt er durch. Möchte von seiner Familie in Ruhe gelassen werden, fühlt sich von ihr bevormundet; zeigt dabei eine nette Fassade. Fühlt sich als Außenseiter. Erzählt erst auf Nachfragen die eigentlich wichtigen Dinge. Möchte nicht über seine Krankheit sprechen. Liebt Feuer, steht vor dem Kamin und träumt davon, das Krankenhaus anzuzünden, in dem er so viel Ungerechtes erleiden musste.

Nase
Heuschnupfen alljährlich.

Hals
Entzündung; chronische Pharyngitis, Laryngitis. Dicke Lymphdrüsenschwellungen.

Magen
Starker Appetit, isst gern, unheimlich viel und schnell.

Harnorgane
Chronische interstitielle Nephritis.

Atemwege
Chronische Bronchitis, mit allergischem Asthma < im Frühling.

Brust
Aortenaneurysma; chronische Aortitis; Angina pectoris, Stenokardie < nach Wutausbrüchen. Herzbeschwerden, organische Herzerkrankung. Rheumatische Endokarditis.

Extremitäten
Rheumatismus und Gicht.

Haut
Ulzera; skrofulöse Ulzera.

Modalitäten
Verschlimmerung: warmes Zimmer, Hitze.
Besserung: frische Luft.

Natrium lacticum [11]

Milchsaures Natrium.

Typisches

Erkältungsneigung mit laufender Nase und geschwollenen Halsdrüsen.
Ungewöhnlich leichte Ermüdbarkeit. Schwindel und Zittrigkeit.
Gicht, rheumatische Schmerzen.

Gemüt

Kindliche, unselbstständige Frauen mit Neigung zu impulsiven Beziehungen, besonders zur Mutter (auch Mutter zur Tochter) und zu Frauen, von denen sie sich angezogen fühlen. Mädchen können es nicht ertragen, von der Mutter getrennt zu sein. Ziehen sich zurück bei Zurückweisung und Verletzungen. Mutter fühlte sich in der Schwangerschaft allein.
Kinder schlagen gegen die Türen, wenn die Mutter weggeht. Kinder, die schreien, wenn sie in den Kindergarten gebracht werden, oder sich die Haare raufen und still in der Ecke sitzen. Kinder von Eltern, die aus beruflichen Gründen wenig Zeit für sie haben.
Furcht vor Alleinsein, Verlust der Beziehung, Tod naher Angehöriger. Schreckhaft, Ängste vor der Zukunft, vor Menschen, vor unerwarteten Dingen.
Traurig und niedergeschlagen. Still, redet kaum. Denkt ununterbrochen an die Vergangenheit. Vorliebe für sanfte Klaviermusik. Säuglinge, die das Fläschchen nicht vertragen.

Kopf

Kopfschmerz < in der Sonne, nach Trinken von Milch.

Magen

Verlangen nach **Schleckereien, Süßigkeiten** (Schokolade), Eiern, Milch, Hühnchen, Salzigem, Mehlspeisen, Fisch. Aversion gegen Milch, Buttermilch, Zitrone, süße, salzige und stark gewürzte Speisen. **Milchallergie,** mit Erbrechen. Ungewöhnlich starker Hunger und Durst. Verträgt Fasten nicht, muss unbedingt essen. **Übelkeit > durch Essen.**

Abdomen

Bauchschmerzen und stinkender Durchfall nach Milchtrinken, krümmt sich vor Schmerzen.

Harnorgane

Nierenerkrankungen.

Genitalien

Späte Menarche. Brüste unempfindlich und mädchenhaft klein. Brustentzündungen, Brüste und Brustwarzen schmerzhaft und geschwollen, < vor den Menses. **Stillprobleme,** zu wenig oder zu viel Milch.

Extremitäten

Große Schwäche der unteren Extremitäten nach körperlicher Überanstrengung. Gichtknoten in den Fingern.

Schlaf

Gähnen und Schläfrigkeit; langer, tiefer Schlaf. Schlaf leicht, erwacht beim geringsten Geräusch.

Modalitäten

Verschlimmerung: Wärme, Sonne; 11 Uhr und 17 Uhr; Meer; Liegen auf der li. Seite.
Besserung: im Freien, frische Luft; am Meer; Essen.

Natrium muriaticum

Kochsalz. NaCl.

Typisches

Starke Abmagerung; nimmt ab trotz guten Essens *(Abrot., Jod.)*; rapide Abmagerung an Hals und Nacken bei Kindern während sommerlicher Durchfälle *(Sanic.)*.
Anämie und Kachexie; entweder **durch Säfteverluste** (überstarke Menses, Samenergüsse) oder infolge Gemütsleiden.
Schlimme Folgen von: Ärger (durch Beleidigung); sauren Speisen, Brot, Chinin, **exzessivem Salzgenuss;** Kauterisation aller Art mit Silbernitrat; von Kummer, Schrecken, Furcht, Kränkung und unterdrücktem Ärger *(Staph.)*.
Große Erkältungsneigung *(Calc., Kali-c.)*.

Gemüt

Reizbarkeit: das Kind wird ärgerlich, wenn es angesprochen wird; schreit beim geringsten Anlass; gerät in Zorn wegen Kleinigkeiten, besonders wenn es damit getröstet wird, dass es doch nur eine Kleinigkeit sei.
Ungeschickt, hastig, lässt aus nervöser Schwäche Dinge fallen *(Apis, Bov.)*.
Ausgeprägte Neigung zum Weinen; traurig-weinerliche Stimmung, grundlos *(Puls.)*, aber Trost anderer verschlimmert den Kummer. Weint nachts im Bett, damit es niemand merkt [11].

Kopf

Kopfschmerzen: anämisch, bei Schulmädchen *(Calc-p.)*; **von Sonnenaufgang bis Sonnenuntergang;** wie von einem Nagel, li.; als ob der Kopf bersten würde; mit rotem Gesicht, Übelkeit und Erbrechen vor, bei und nach den Menses; wie wenn tausend kleine Hämmerchen im Gehirn pochten bei Fieber > durch Schwitzen; **mit Blindheit beginnend** *(Iris, Kali-bi.)*; mit Zickzacklinien, wie Blitze vor den Augen, einen hämmernden Kopfschmerz ankündigend; nach Überanstrengung der Augen.
Schneidende Kopfschmerzen, wie von einem scharfen Messer von der re. oder li. Stirnhälfte, die zum Hinterkopf ziehen, auch mit Seitenwechsel; vom Hinterkopf oder vom Nacken aufwärts. [11]

Augen

Tränenfluss; die Tränen strömen über das Gesicht bei jedem Husten *(Euphr.)*.

Nase

Heuschnupfen: Empfindung im Nasenloch, als ob sich ein kleiner Wurm umherwinden würde, (Jucken innen [11]); hervorgerufen durch Exposition in Sonnen- oder Sommerhitze.

Gesicht

Gesicht ölig, glänzend, wie eingefettet *(Plb., Thuj.)*.

Mund

Empfindung eines Haares auf der Zunge *(Sil.)*. Landkartenzunge **mit roten Inseln;** wie Ringelflechte* an den Seiten *(Ars., Lach., Merc., Nit-ac., Tarax.)*; schwerfälliges Sprechen; **Kinder lernen spät sprechen.**
Fieberblasen (Herpes [11]) **wie Perlen** rings um die Lippen; Lippen trocken, wund und rissig, geschwürig *(Nit-ac.)*.

Magen

Verlangen nach Salz *(Calc., Caust.)*; große Abneigung gegen Brot.

Rektum

Obstipation: Empfindung, als ob sich der After zusammenzöge; After wie zerrissen, blutend, Schmerzen nach Stuhl. Stuhl trocken, hart, schwierig, krümelnd *(Am-c., Mag-m.)*; Stechen im Rektum *(Nit-ac.)*; unfreiwillig, weiß nicht, ob Flatus oder Fäzes herauskommen *(Aloe, Jod., Mur-ac., Olnd., Podo.)*.

Harnorgane

Urin: unfreiwillig beim Gehen, Husten, Lachen *(Caust., Puls., Scilla)*; muss **in Gegenwart anderer** eine Zeit lang warten, bis der Urin anfängt zu laufen *(Hep., Mur-ac.)*; Schneiden in der Harnröhre **nach** dem Wasserlassen *(Sars.)*.

Genitalien

Männlich: Samenergüsse: kurz nach Koitus, mit vermehrtem Verlangen; Schwäche der Geschlechtsorgane mit verzögertem Samenabgang während des Koitus; Impotenz, Spinalirritation, Lähmung nach sexuellen Ausschweifungen.
Weiblich: Drücken und Stoßen in Richtung auf die Genitalien, jeden Morgen; muss sich hinsetzen, um Prolaps zu verhindern *(Lil-t., Murx., Sep.)*. Haare fallen bei Berührung aus, bei stillenden Frauen *(Sep.)*. Ausfall der Schamhaare [11].

Brust

Herzflattern mit einem ohnmachtartigen Schwächegefühl, schlimmer beim Liegen *(Lach.)*. Der Herzschlag erschüttert den Körper *(Spig.)*.

Rücken

Rückenschmerzen; wie zerschlagen; nach Motorradfahren; < Sitzen; > Druck, Rückenlage, stopft sich ein Kissen ins Kreuz; > hart Liegen. [11]

Extremitäten

Schmerzhafte Kontraktionen der Knieflexoren *(Am-m., Caust., Guaj.)*.

Niednägel: Nagelbetten trocken und rissig *(Graph., Petr.)*.

Schlaf

Träume **von Einbrechern** im Hause, beim Aufwachen glaubt er nicht, dass niemand da ist, bis alles durchsucht ist *(Psor.)*; von brennendem Durst.

Fieber

Wechselfieber: **Anfall um 10 Uhr oder 11 Uhr;** alte, chronische, ungenügend behandelte Fälle, besonders nach Unterdrückung mit Chinin; Kopfschmerzen mit Bewusstlosigkeit während Fieberfrost und -hitze; Schweißausbruch bessert die Schmerzen.

Haut

Hautausschlag um den After und an den Haargrenzen, im Genick (in der Kniekehle: *Hep., Graph.)*.
Ekzem; rau, rot, entzündet, besonders an den Haarrändern; schlimmer durch Essen von zu viel Salz, an der Meeresküste oder von einer Seereise.
Urtikaria akut oder chronisch; über den ganzen Körper, besonders nach heftiger körperlicher Betätigung *(Apis, Calc., Hep., Sanic., Urt-u.)*.
Warzen auf den Handflächen (berührungsempfindlich: *Nat-c.*).

Verwandtschaft

Ergänzt durch: *Apis;* wirkt gut vorher und nachher. *Nat-m.* ist das chronische *Ign.,* welches sein pflanzliches Analogon ist. Es wird gefolgt von *Sep.* und *Thuj.*
Darf in chronischen Fällen nicht oft wiederholt werden, ohne ein durch die Symptome angezeigtes Zwischenmittel. Sollte niemals während eines Fieberanfalls gegeben werden. Wenn nach der Gabe von *Nat-m.* Schwindel und Kopfschmerzen anhalten oder die Kraftlosigkeit bleibt, wird *Nux-v.* erleichtern.

Modalitäten

Verschlimmerung: um 10 Uhr oder 11 Uhr; an der Küste oder durch Seeluft; Sonnen- oder Ofenhitze; geistige Anstrengung, Sprechen, Schreiben, Lesen; Hinlegen.
Besserung: frische Luft *(Apis, Puls.)*; kalt Baden; **ohne regelmäßige Mahlzeiten;** Liegen auf der re. Seite (auf der schmerzhaften Seite: *Bry., Ign., Puls.*).

ERGÄNZUNGEN

Nachträge

Psychopathognostische Trias: Depression, Aggression und Frustration. Sitzt schweigend für sich allein mit zunehmender Gleichgültigkeit gegenüber seiner Familie.
Nat-m. ist eines der wichtigsten Mittel für die Behandlung der Hypertension, des Heuschnupfens und anderer Allergien, der Dermatomykose, von Ekzemen bis hin zur Neurodermitis und zur rheumatischen Polyarthritis, insbesondere mit Kortikoiden vorbehandelte Fälle – u. a. bei Menschen, die frühzeitige **Isolationserlebnisse** hinter sich haben. Zu den Indikationsgebieten gehören z. B. Entwicklungsstörungen und Krankheitszustände bei Frühwaisen und Inkubator-Kindern (Legasthenie!). **Kinder, die spät den aufrechten Gang erlernen** *(Calc., Caust.)*.
Der *Nat-m.*-Patient gibt seine Ängste nicht zu. Die Angst ist hypochondrisch, der Patient fragt den Arzt, ob ihm etwas Ernsteres fehlen könne. Der Patient erzählt nur auf Nachfrage von seinen persönlichen Problemen oder erst beim Hinausgehen.
Entgegen der in der Literatur beschriebenen Schweigsamkeit ist häufig eine sehr eloquente Logorrhö mit ausgesprochen witzigen Bemerkungen zu beobachten, die den Zweck haben, vom Blick hinter die fröhliche Maske abzulenken: neben zurückhaltenden, blassen Typen (bei den Männern auch solche, die sich in einen spärlichen Vollbart zurückzogen), auch kernige, resolute, wettergegerbte Landwirte und Landfrauen mit roten Wangen.
In Versammlungen spricht er als letzter. Sein Selbstvertrauen steigt bei Zeichen der Zustimmung; neigt sehr zur Selbstkritik.
Aggression als Folge einer Kränkung durch enttäuschte Liebe oder schwerwiegende Verlusterlebnisse (Tod eines Kindes), ungerechte Beschuldigungen, auch durch Anzweiflung seiner Gutwilligkeit. Diese Gutwilligkeit bedingt nach dem Zorn wiederum **Schuldgefühle,** die sich in Ängsten äußern, über die er nur krampfhaft lachend sprechen kann. Albernes Lachen; Lachen bei ernsten Angelegenheiten. Wenn er über unterdrückten Ärger oder unterdrückte Scham spricht, lacht er, als wäre es ein Witz. Erzählt gern Witze, um von seinem Kummer abzulenken.
Flüchtlinge, Vertriebene, enteignete Emigranten, ehemalige Häftlinge oder Kriegsgefangene, Soldaten, die in und nach dem Kriege Schlimmes durchgemacht haben. Menschen, die unangenehme vergangene Dinge auch Jahrzehnte danach noch nicht verkraften können und darauf herumkauen. Patienten, die sich noch immer belastet fühlen durch Ereignisse, die ihre Großeltern erlitten hatten.
Sogenannte Ökos, die sich Sorgen um die Umwelt machen, und alles erhalten wollen, kleiden sich „in Sack und Asche", nehmen Entbehrungen auf sich. Patient zieht sich in den – meist spärlichen – Bart zurück. Zopftragende Männer, die sich nach mehreren Hochpotenzgaben die Haare schneiden lassen.

Tipp

Sehr gutes Mittel bei Fettsucht (Hypothyreose), wenn typische Charakteristika für das Mittel sprechen. Es wurden Gewichtsabnahmen bis zu 35 Pfund ohne Diätveränderung beobachtet, z. B. bei einer Verordnung wegen Migräne oder wegen Polyarthritis.

* Engl. „ringworm"; nach moderner Nomenklatur „Tinea", „Trichophytie" [83]; nach alter Lesart „Herpes circinatus" [85].

Fallbeispiele

Bei der 27-jährigen Ärztin, die seit zwei Jahren verheiratet ist, besteht ein Kinderwunsch, beim Ehemann liegt eine Oligospermie vor. Die Mens ist seit der Menarche unregelmäßig. Polyzystische Ovarien. Meatus urethrae brennt bei Miktion, < nachts. Widerlicher Foetor ex ore. Übelriechender Schweiß, färbt die Wäsche gelb. Seit drei Jahren Kopfschuppen, weiße Flocken. Schreckt aus dem Schlaf, als ob sie falle. Trockenheit der Vagina, v. a. bei Koitus. Zweieinhalb Monate nach der Gabe von *Nat-m.* M ist die Patientin schwanger. [95]

Heilung einer 40-jährigen MS-Patientin, die zwar Kinderschwester, aber als Altenpflegerin tätig ist. Der Mutter von drei Kindern drohen die vielen Pflichten über den Kopf zu wachsen. Nachbeobachtungszeit: 21 Jahre. Das jüngste Kind war ein Jahr zuvor gegen Polio geimpft worden. Etwa eine Woche später traten bei der Mutter erste Symptome auf, seit sieben Monaten weiß sie, dass sie MS hat. Zwei akute Schübe wurden durch Kortisontherapie kompensiert. Sie weint, hat viel Stress, auch durch den Hausbau, außerdem sei eine Freundin plötzlich gestorben und habe drei Kinder hinterlassen. 20 Jahre hatte sie Migräne. Depressiv, allein < beim Denken an ihre Beschwerden. *Nat-m.* wurde in Potenzen von C 200 bis C 50.000 verabreicht – mit langen Placebophasen. Nach der C 200 waren die Gangstörungen dauerhaft geheilt. Nach der XM war sie sechs Jahre ohne jegliche Beschwerde. [11]

Natrium nitricum [11]

Natriumnitrat. $NaNO_3$.

Typisches

Wirksam bei Patienten mit ungewöhnlicher Schwäche und Ermüdbarkeit bei Anämie, Flatulenz, Verstopfung und Otitiden. Alkoholismus.

Purpura. Hämorrhagien. Das Blut ist kirschsaftrot. Akuter Rheumatismus.

Gemüt

Besonders schlechte Laune, faul, Abneigung gegen geistige Anstrengung. Wahnidee, der Kopf sei von zu viel Studieren benommen. Traurigkeit.

Kopf

Schwindel: Glaubt, das Bewusstsein zu verlieren. Nach innen drückende Schmerzen in der Schläfe und Stirn und in den Wangenknochen.

Ohren

Hitze im li., Kälte im re. Ohr. Ohrenschmerzen < re., wie im Trommelfell sitzend, wie verstopft, < abends.

Hals

Laryngotracheitis.

Magen

Saures Aufstoßen, saurer Geschmack, schmerzhafter Blähungsdruck in der Magengrube und unter dem Sternum. Kein Appetit, Abneigung gegen Kaffee.

Abdomen

Schmerzhafte Einziehung der Muskulatur in Richtung Wirbelsäule *(Plb.)*, > Windabgang.

Rektum

Verstopfung, große Fäzes, schwierig abzusetzen; Empfindung, als wäre noch Stuhl zurückgeblieben.

Harnorgane

Unangenehme Pollakisurie, reichliche Ausscheidung hellfarbenen Urins von hoher Dichte.

Atemwege

Krupphusten, akute Pneumonie. Drückender Schmerz unter dem äußeren Teil des re. M. pectoralis, wie dazwischen und auf den Rippen, < beim tiefen Atmen, beim vornüber gebeugten Sitzen.

Brust

Herzbeschwerden, langsamer, weicher Puls.

Extremitäten

Anhaltender Prellungsschmerz in den Gelenken; Oberschenkeladduktoren schmerzen; auseinander drückender Schmerz im Endgelenk des re. Zeige- und Mittelfingers.

N

Fieber
Hitze, die sich von li. nach re. ausdehnt. Kälte strömt durch den Oberkörper, Kälte des li. Fußes.

Modalitäten
Verschlimmerung: Anstrengung, Treppensteigen; Sitzen in vornübergebeugter Haltung; tiefes Einatmen.

Natrium nitrosum [11]

Natriumnitrit. $NaNO_2$.

Typisches
Kollaps mit Diarrhö. Alarmierende apoplektische Symptome, plötzliches Zittern, keine Kraft, fällt zu Boden, schweißüberströmt; Zyanose von Gesicht und Lippen; tödliche Blässe. Starre Augen. So aufgeregt, dass sie dachte, sie würde es nie überstehen.

Kopf
Pochen in Gesicht und Kopf, denkt, sie würden zerplatzen.

Magen
Bitteres Aufstoßen, Übelkeit, Magenkontraktionen.

Rektum
Diarrhö mit Ohnmacht.

Harnorgane
Blasenkontraktionen, Urin dunkelgelb, Albuminurie.

Brust
Herzklopfen, sehr schnell. Pulsieren von oben nach unten, li. Ventrikel kontrahiert, re. dilatiert.

Haut
Hautausschlag wie Roseolen auf dem Thorax, masernartig, sich über den ganzen Körper ausbreitend.

Natrium phosphoricum [11]

Natriumphosphat. Na_2HPO_4.

Typisches
Mittel für Erkrankungen, die durch einen Überschuss an Milchsäure verursacht werden.
Übergewichtige Kinder. Crusta lactea. Leukämie.
Passend für Folgen von Säfteverlust. Podagra.

Gemüt
Furchtsam; niedergeschlagen, Gedächtnisschwäche, kann nicht studieren; fürchtet schlechte Nachrichten; Zukunftsangst, Angst um die Gesundheit; Hysterie.
Ständig in Eile. Hört Schritte im nächsten Raum, bildet sich ein, Möbelstücke seien Personen. Sieht Tote.

Kopf
Kopfschmerz mit Übelkeit und Sehstörungen.

Augen
Anisokorie.

Ohren
Geräusch im Ohr, als würden Tropfen fallen.

Mund
Gelber, cremiger Belag im hinteren Zungenbereich, am weichen Gaumen und an den Tonsillen.

Magen
Sodbrennen. Mundvolles Erbrechen, sauer, käsige Mengen, $<$ morgens. Verdorbener Magen nach fetten Speisen. Unverträglichkeit von Zucker, Milch, bitteren Speisen.

Abdomen
Gelbsucht mit Oxalurie. Wurmerkrankungen.

Rektum
Gelblich grüne, gehackte Durchfälle. Diarrhö während der Menses. **Unwillkürlicher Stuhlabgang bei Flatus.** Jucken am Anus.

Genitalien
Männlich: **Folgen sexueller Ausschweifungen.** Sexuelles Verlangen ohne Erektionen. Jucken am Skrotum, Praeputium. Beinahe jede Nacht Erektionen mit vorausgehendem leichten Schmerz in den Hoden. Nächtliche Pollutionen mit lebhaften Träumen; nach dem Koitus; gefolgt von Schwäche im Rücken und Zittern der Knie. Sperma riecht nach abgestandenem Urin.
Weiblich: Menses zu spät. Während der Periode eiskalte Füße tagsüber, brennen nachts im Bett. Nach den Menses Kopfschmerzen, Herzzittern, paralytische Schmerzen in den Handgelenken, Knie fühlen sich an, als wären die Sehnen verkürzt. Leukorrhö sauer riechend; sahnig, honigfarben oder wund machend, wässrig.

Brust
Herzschmerzen wechseln mit Gelenkschmerzen ab.

Extremitäten
Schreibkrämpfe in den Händen. Die Knie fühlen sich an, als wären die Sehnen verkürzt. Synoviale Krepitation. Schmerz im Fußballen, in re. Großzehe.

Haut
Jucken, > nach dem Zubettgehen; Urtikaria; juckende Pusteln auf dem re. Ohr; über den Gelenken.
Jucken an den Sprunggelenken mit ekzematösem Ausschlag.

Modalitäten
Verschlimmerung: Gehen (Treppaufgehen); Bettwärme; Jucken; Gewitter; Koitus; Geräusche, Musik.

Natrium salicylicum [11]

Natriumsalicylat. $C_7H_5NaO_3$.

Typisches
Morbus Menière; Erbrechen, Bewusstlosigkeit und Schwindel. Ohrgeräusche.
Schwäche und Abgeschlagenheit nach Influenza.

Gemüt
Wildes Delirium mit lautem Schreien, nervöse Befürchtungen. Lustlos und depressiv. Demenz.

Kopf
Schwindel, < Anheben des Kopfes, > Hinlegen. Alle Gegenstände scheinen sich nach re. zu bewegen. Kopfschmerz zum Bersten.

Augen
Amblyopie; Pupillen erweitert; kann entfernte Gegenstände nicht sehen.

Ohren
Ohrgeräusche; Taubheit; Verlust der Knochenleitung.

Haut
Ödeme; Urtikaria; intensives Jucken. Abszesse in der Axilla, Leistendrüsenschwellung.

Natrium silicicum [11]

Natriumsilikat. Na_2SiO_3

Typisches
Stechende Schmerzen, wie von Nadeln oder Splittern, Haarempfindung. Chronisch hartnäckige Entzündungen, Abszesse; dick-gelbe Sekrete, nach altem Käse stinkend. Epilepsie, Absenzen. Erkältungsneigung: Otitiden, Sinusitiden, Pusteln in der Nase, Drüsenschwellungen, Pfeiffer-Drüsenfieber. Gefäßerkrankungen. Impffolgen.

Gemüt
Personen, die viel und verlegen über Details sprechen, um nicht über sich sprechen zu müssen. Verschlossen, möchten ihr Image nicht verlieren, lehnen Hilfe ab. Unbeholfen darin, Kontakte zu knüpfen. In unbekannter Umgebung sitzen sie nur stumm da. Kontrollzwänge.
Verwirrung durch geistige Anstrengung. Zorn durch Widerspruch. Vergesslich. Angst, im Examen zu scheitern; weint dann. Liebt klassische, sanfte Klaviermusik. Nach Verlusterlebnissen naher Angehöriger oder Freunde.

Furcht vor Nadeln, Injektionen, Dunkelheit, engen Räumen.

Kopf

Kopfschmerz von hinten aufwärts zur Stirn, < Sonne, Laufen.
Haare dünn, spröde, brüchig, grau.

Mund

Schiefstellung der großen Schneidezähne. Pulpitis; Karies.

Magen

Verlangen nach Eiern, Salz, kaltem Essen, Obst, Milch, Mehlspeisen, Fisch. Abneigung gegen Milch, **Muttermilch,** Salz, Fleisch, Brokkoli. Unverträglichkeit von Fett, **Milch,** Alkohol; kann nicht fasten.

Rektum

Obstipation; Stuhl hart, schlüpft zurück.

Rücken

Skoliose, Rückenbeschwerden.

Extremitäten

Arthritis, Arthrosen; Knochen zerbrechlich; Rachitis; Exostosen. Kalte Hände und Füße.

Harnorgane

Enuresis; Nierenerkrankungen.

Genitalien

Traurig während der Periode. Reizbar nach Koitus.

Schlaf

Unruhe im Bett, leichter Schlaf. Erwacht frühmorgens um 4 Uhr oder 5 Uhr mit Furcht, im Studium zu versagen.

Schweiß

Stinkender Fußschweiß, Nachtschweiß.

Haut

Dünn, rissig, empfindliche Fissuren; Wunden heilen schlecht; Keloide. Trocken-schuppige, rote, juckende Ekzeme, besonders am Hinterkopf.

Modalitäten

Verschlimmerung: feuchtes Wetter, Kälte, Winter, Zugluft, kalter Wind; Entblößen; Lärm; 11 Uhr; Vollmond.
Besserung: Wärme; Massage.

ERGÄNZUNGEN

Quellen Nachträge: Fallbeispiele

Heilung einer chronischen Bartholini-Zyste bei einer kleinen untersetzten 35-jährigen Frau, mit schwärmerischer Zuneigung zu ihrem Chef, die durch die eifersüchtige Ehefrau durchkreuzt wurde. Zwischengaben von *Thuj.* [90]
Chronisches Asthma bei 11-jährigem Jungen mit fassförmigem Thorax, großem Kopf und stämmigem Körperbau. Atmung schwierig nach Laufen. Kriecht nachts zu den Eltern ins Bett. [90]

Natrium sulfuricum

Natriumsulfat. Na_2SO_4.

Typisches

Beschwerden, die sich verschlimmern durch oder abhängig sind **von feuchtem Wetter, feuchten Häusern oder Kellern** *(Aran.).*
Patient fühlt jeden Wechsel von trockenem zu feuchtem Wetter; kann Seeluft nicht vertragen und keine Pflanzen essen, die in Wassernähe wachsen; eine Konstitution, in der das Trippergift besonders virulent ist; erholt sich nur langsam von jeder Erkrankung.
Hauterkrankungen, die jedes Frühjahr wieder auftreten *(Psor.).*

Gemüt

Unfähigkeit zu denken *(Nat-c.).* Traurig, schwermütig, reizbar; < morgens; mag nicht sprechen oder angesprochen werden *(Jod., Sil.).*
Melancholie mit periodisch auftretenden manischen Anfällen. Ängstlichkeit, Lebensüberdruss. Mangel an Selbstvertrauen, wenig Lebensmut. [11]
Bedrückt; **flotte Musik macht sie traurig;** hat das Leben satt; muss große Willenskraft aufbringen, um sich nicht zu erschießen. Fürchtet, sich ein Leid anzutun, wenn er allein gelassen wird [11].

Psychische Traumen; geistige Folgen von Kopfverletzungen; chronische Hirnschäden von Stößen oder Stürzen.

Kopf
Spinale Meningitis: **heftige, quetschende, nagende Schmerzen an der Schädelbasis;** Kopf zurückgezogen; Spasmen mit Reizbarkeit und Delirium; heftige Kongestion zum Kopf; Delirium; Opisthotonus.

Augen
Granulierte Lider: **wie kleine Bläschen** *(Thuj.);* grüner Eiter und furchtbare Fotophobie; gonorrhoisch oder sykotisch.

Nase
Nasenbluten während der Regel (anstelle der Menses: *Bry., Puls.*).

Mund
Zahnschmerzen > kaltes Wasser, kalte Luft *(Coff., Puls.).* Schmutziger, grüngrauer oder brauner Zungenbelag.

Rektum
Diarrhö: plötzlich, dringlich, schießend, mit reichlichen Blähungen; beim morgendlichen Aufstehen, sobald man auf den Füßen steht; nach einer kurzen Feuchtwetterperiode; Leben oder Arbeiten in Kellerwohnungen.

Genitalien
Gonorrhö: **grünlich gelbe, schmerzlose** dicke Absonderungen *(Puls.);* chronisch oder unterdrückt (dick, grün: *Kali-j.*).

Atemwege
Dyspnoe: Verlangen, tief durchzuatmen bei feuchtem, wolkigem Wetter.
Feuchtes Asthma bei Kindern; **bei jedem Wetterwechsel von trocken zu feucht;** bei jeder neuen Erkältung; immer < bei feuchtem, regnerischem Wetter; Sputum grün oder grünlich, reichlich (grünlich grau: *Cop.*).
Sykotische Pneumonie: **li. Unterlappen;** starkes Wundheitsgefühl der Brust während des Hustens, muss aufsitzen im Bett und die Brust mit beiden Händen halten (*Nicc.;* re. Lunge: *Bry.*).

Extremitäten
Ischias: linksseitig, krampfartig, < Umdrehen im Bett. [11]

Verwandtschaft
Vgl.: *Nat-m.* und *Sulf.,* die sehr ähnlich sind; *Thuj.* und *Merc.* passen bei Syphilis und Sykosis bei hydrogenoiden Konstitutionen.

Modalitäten
Verschlimmerung: feuchte Keller oder Gebäude; feuchtes Wetter *(Aran., Ars-j., Dulc.);* Ruhe; Liegen.
Besserung: trockenes Wetter (aber > bei nassem Wetter: *Caust.);* Druck, Aufsitzen (Husten); Lagewechsel; frische Luft.
Muss die Lage häufig wechseln, was aber schmerzhaft ist und wenig Erleichterung bringt *(Caust.).*

ERGÄNZUNGEN

Quellen-Nachträge

„Fröhlich nach Durchfall." [10]
Wahnidee, er habe seine Pflicht versäumt *(Aur.);* enorme Selbstbeherrschung, entwickelt ein Rektalulkus, um sich vor der Selbstzerstörung zu schützen. [13]

Drucksensible Punkte

Weihepunkt: Ni 18 re.
de la Fuye: 3E 13.

Nepenthes distillatoria [11]

Nepenthes destillatoria. Nepenthaceae.
Die fleischfressende Pflanze besitzt urnenhafte, wie ein Magen aussehende Blattkelche, in denen sich Insekten fangen und von dem süßen Saft vollständig resorbiert werden.

Typisches
Nep. ist ein pankreotropes Mittel und hilfreich bei atonischer Dyspepsie. Emmenagogum. Frösteln, Ermattung.

Gemüt
Schlechte Laune und Erschöpfung am Abend. Veränderliche Stimmung, Erregung wechselt mit eu-

phorischer Hyperaktivität. Traurig und apathisch nach 15 Uhr, schnell ermüdbar. Gereiztheit mit Ungeduld, Aufregung und Angstgefühl. Raucher, die keine Lust haben zu rauchen.

Kopf

Kopfschmerz mit Schwindel; Migräne.

Nase

Trockene Nasenschleimhäute. Schnupfen.

Gesicht

Trockenes Ekzem, juckende Knötchen auf trockener Haut.

Mund

Metallischer Mundgeschmack, wie nach Pfeffer, am Morgen. Trockenheit der Zunge und des Rachens mit pergamentartiger Empfindung an Zungenspitze und Gaumenwölbung. Gingivitis, Glossitis.

Hals

Chronische Laryngitis, empfindlich gegen Berührung, pergamentartige Empfindung von Trockenheit.

Magen

Heißhunger um 6 Uhr und 11 Uhr, nach dem Essen schläfrig mit Gefühl von Schwere, wie eine Kugel im Magen; aufgetriebenes Epigastrium und Abdomen; Gähnen. Trocken-pappiger Mund. Inappetenz, Durst, Sodbrennen, Übelkeit.

Rektum

Leichte, aber schmerzhafte Stuhlentleerung. Blutende Hämorrhoiden.

Genitalien

Fehlende Libido. Frigide Frauen mit Hypermenorrhö. Regel fünf Tage zu früh, stark. Regel kommt nach Pause von sechs Monaten wieder. Körper zehn Tage vor den Menses, zur Zeit der Ovulation, wie angeschwollen.

Brust

Beklemmung hinter dem Brustbein nach den Mahlzeiten. Heftiges Schmerzgefühl in der Herzgegend ohne Ausstrahlung in die Arme, vergeht langsam nach einer halben Stunde. Ungewöhnliche Hitzewellen.

Schlaf

Erwachen zwischen 3 Uhr und 4 Uhr.

Modalitäten

Verschlimmerung: nach 15 Uhr.
Besserung: Gehen an frischer Luft; nach einer Ruhepause.

Niccolum metallicum [11]

Nickel. Ni.

Gemüt

Fühlt sich anderen überlegen; **meint, anderen zu Hilfe kommen, sie wie ein Polizist vor Unrecht bewahren zu müssen.** Fürchtet, dass etwas Böses geschehen wird. Boshaft, streitsüchtig, wütend durch geringsten Widerspruch, schwatzhaft. Träumt von Kämpfen und Streit; von einem Taxifahrer, der den Gebührenzähler manipuliert; Fallträume, Zähne fallen aus. [13]
Zittern und Furcht, mit Verlangen nach Einsamkeit, will sich nicht unterhalten. Ängstlichkeit bei Bewegung, als würde Schweiß ausbrechen.

Kopf

Schwere und schmerzhafte Völle, muss die Stirn reiben, morgens, nach dem Erwachen, als hätte sie nicht genügend geschlafen, > nach Aufstehen.
Kopfschmerzen scharf, **neuralgisch, von einer Stelle ausstrahlend,** ausgelöst durch Berührung; < 10–11 Uhr, im warmen Raum, > an frischer Luft. Muss aufschreien. Schmerzen springen von li. nach re. Kopfschmerz mit Asthenopie, Verdauungsschwäche und Stuhlverstopfung bei erschöpften Geistesarbeitern; als würde das Gehirn in Stücke geschnitten.

Augen

Schwellung und Verklebung der Lider, heftiges Zucken im Auge mit Tränenfluss, sieht Gegenstände zu groß, Regenbogenfarben, Wolken.

Ohren
Plötzliche Taubheit mit Dröhnen und Sausen. Einschießende Schmerzen.

Nase
Trocken, niest häufig, Nase (re.) nachts verstopft. Tagsüber Fließschnupfen.

Mund
Zahnschmerz mit Reißen im Ohr. Zahnfleischschwellung, Zähne locker und verlängert.

Hals
Rechtsseitige Mandelentzündung mit großer, schmerzhafter Empfindlichkeit des Halses gegen äußere Berührung unter und hinter dem Kieferwinkel, nur geringe Rötung der Schleimhaut.

Magen
Nervöse Dyspepsie, spastischer Singultus; Schwäche und Leere im Magen ohne Verlangen zu essen, jedoch > durch Essen. Milch verursacht Durchfall.

Abdomen
Bauchschmerz von li. nach re. gehend mit Unruhe und Schlaflosigkeit. Flatulenz. **Erwacht nach Mitternacht mit Kolik.** Muss ständig die Position ändern.

Rektum
Obstipationsneigung, auch weicher Stuhl wird schwer entleert. **Krisenhafte Morgendurchfälle.**

Harnorgane
Harnmenge vermehrt, Nykturie, erwacht mehrmals nachts mit Harndrang.

Genitalien
Regel verspätet, zu schwach oder verstärkt oder unterbrochen; wässriger Fluor, Schmerzen in den Ovarien, als ob die Periode eintreten wolle.

Atemwege
Husten, **muss sich aufsetzen und den Kopf halten. Kind** muss beim Husten **hochgehalten werden, sonst bekommt es Konvulsionen.** Schlaflos von 0–4 Uhr mit trockenem, kratzendem Husten durch Kitzel in der Trachea.

Haut
Jucken am ganzen Körper; hauptsächlich am Hals. Juckende Ekzeme ohne Linderung durch Kratzen, gefolgt von Bläschen.

Fieber
Frost mit Gähnen und Schlaflosigkeit, Zähneklappern und Schütteln, gefolgt von reichlich Schweiß. Hitze und brennender Durst, < abends und nachts. Trockene Hitze mit Durst jeden Nachmittag um 15 Uhr.

Modalitäten
Verschlimmerung: abends, 3 Uhr nachts, 15 Uhr.
Besserung: frische Luft; Bewegung der Extremitäten.

Nux moschata

Muskatnuss. Myristicaceae.

Typisches
Passt besonders für Frauen und Kinder mit nervösem, hysterischem Temperament *(Ign.);* für Menschen **mit trockener Haut, die kaum schwitzen;** für Schwangerschaftsbeschwerden. Ermüdung, muss sich nach der geringsten Anstrengung hinlegen. Altersschwäche; Dyspepsie alter Menschen.
Sämtliche Beschwerden werden begleitet von Trägheit und Schläfrigkeit *(Ant-t., Op.)* **oder einer Neigung, in Ohnmacht zu fallen,** selbst bei leichten Schmerzen *(Hep.);* die Beschwerden verursachen Schläfrigkeit.
Große Schmerzhaftigkeit aller Körperteile, auf denen man liegt *(Bapt., Pyrog.);* Neigung zu Dekubitus. Stupor und Empfindungslosigkeit; unwiderstehliche Schlafsucht.

Gemüt
Überempfindlich: gegen Licht; Geräusche; Gerüche; Berührung.
Geistesabwesenheit; kann nicht denken; große Gleichgültigkeit gegen alles. Schwäche oder Verlust des Gedächtnisses *(Anac., Lac-c., Lyc.).* Die Gedanken schwinden beim Lesen, Reden oder Schreiben;

gebraucht falsche Worte; erkennt wohlbekannte Straßen nicht wieder *(Cann-i., Lach.).*
Die eigenen Hände erscheinen groß, Gegenstände klein. [11]
Wechselhafte Stimmung: in einem Moment Lachen, im nächsten Weinen *(Croc., Ign.);* plötzlicher Wechsel von Lebhaftigkeit zu ruhiger Gelassenheit, von Ernst zu Heiterkeit *(Plat.).*

Augen

Trockenheit der Augen; zu trocken, um die Lider zu schließen.

Mund

Große Mundtrockenheit *(Apis, Lach.);* **die Zunge ist so trocken, dass sie am Gaumen kleben bleibt;** der Speichel fühlt sich an wie Baumwolle; die Kehle ist trocken und wie versteift, aber kein Durst *(Puls.).*
Empfindung großer Trockenheit ohne echten Durst und ohne tatsächliche Trockenheit der Zunge.

Magen

Ein bisschen zu viel Essen verursacht Kopfschmerzen; Schmerzen und Pein im Magen **beim Essen** oder sofort danach *(Kali-bi.).*

Abdomen

Bauch nach jeder Mahlzeit enorm gebläht.

Rektum

Diarrhö: im Sommer **nach kalten Getränken;** ausgelöst durch gekochte Milch; während der Zahnung; in der Schwangerschaft; mit Schläfrigkeit und Ohnmachtsneigung; epidemisch im Herbst; weiß und stinkend *(Colch.).*

Genitalien

Bei jeder Menstruation werden Mund, Zunge und Kehle unerträglich trocken, besonders im Schlaf. Fluor anstelle der Menses *(Cocc.);* Patientin erwacht mit trockener Zunge *(Lach.);* Physometra *(Lac-c., Lyc.).* Schmerzen, Übelkeit und Erbrechen in der Schwangerschaft; vom Pessartragen.

Atemwege

Plötzliche Heiserkeit < vom Gehen gegen den Wind *(Euphr., Hep.).*
Husten, verursacht durch Warmwerden im Bett; Überhitzung; in der Schwangerschaft *(Con.);* durch Baden; Stehen im Wasser; Wohnen an kalten, feuchten Orten *(Nat-s.).* Husten locker nach Essen, trocken nach Trinken.

Rücken

Rückenschmerzen beim Fahren.

Extremitäten

Rheumatische Affektionen: durch nasse Füße; von Zugluft, während man erhitzt ist *(Acon., Bry.);* < bei kaltem, nassem Wetter oder durch feuchtkalte Kleidung *(Rhus-t.);* li. Schulter betroffen *(Ferr.).*

Schlaf

Unwiderstehlich schläfrig; schlaftrunken, verwirrt, wie betrunken; Koma, liegt still, unbeweglich; Augen ständig geschlossen (mit röchelnder Atmung: *Op.*).

Verwandtschaft

Nux-m. antidotiert eingeatmete Quecksilberdämpfe, Bleikolik, Terpentinöl, Spirituosen und speziell Folgen von verdorbenem Bier.

Modalitäten

Verschlimmerung: kaltes, nasses, windiges Wetter *(Rhod.);* Wetterwechsel; kalte Speisen, kaltes Wasser, kalt Waschen; Fahren im Wagen *(Cocc.);* Liegen auf der schmerzhaften Seite (auf der schmerzlosen Seite: *Puls.*). Kalte und nasse Füße [11].
Besserung: trockenes, warmes Wetter; im warmen Zimmer; warmes Einhüllen. Kaffee [11].

ERGÄNZUNGEN

Quellen-Nachträge

Gefühl, zu schweben. Denkt, sie hat zwei Köpfe. Psychogene Ohnmacht < in der Schwangerschaft. Zittern aus Angst, Furcht vor Anfall. Schwindel mit Übelkeit abends im Bett < nach Ärger. [7]
Große Neigung zu klagen, fühlt sich von der Welt verlassen. Verzweifelt; möchte, dass ihr sofort geholfen wird. Nach *Sankaran* ist der Wunsch nach Hilfe von anderen und nach unmittelbarer Erleichterung typisch für das typhöse Miasma. [9]

Drucksensible Punkte

Weihepunkt: Ma 18 re.
de la Fuye: Le 14.

Nux vomica

Brechnuss. Loganiaceae.

Typisches

Passt für dünne, reizbare, sorgfältige, eifrige Personen mit dunklem Haar und biliösem oder sanguinischem Temperament.

Schwelger mit **schwächlicher, reizbarer, nervöser Veranlagung,** die zu Verdauungsstörungen und Hämorrhoiden neigen (hellhaarige, blauäugige Personen: *Lob.*).

Schlimme Folgen von: Kaffee, Tabak, alkoholischen Stimulanzien; scharf gewürzten und sehr aromatischen Speisen; Überessen *(Ant-c.);* von langanhaltender geistiger Überarbeitung; sitzender Lebensweise; Schlafmangel *(Cocc., Colch., Nit-ac.);* aromatischen Arzneien oder Arkana; Sitzen auf kalten Steinen, besonders bei warmem Wetter.

Eines der besten Mittel, die Behandlung von Fällen zu beginnen, die mit Mixturen, Bittermitteln, Kräuterpillen, Geheimmitteln oder Quacksalbereien, besonders Aromatika oder Modemitteln, therapiert worden sind, **aber nur wenn die Symptome passen.**

Konvulsionen **bei Bewusstsein** *(Stry.);* schlimmer durch Ärger, **Gemütsbewegungen, Berührung, Bewegung** (helles Licht, Erschütterung, Geräusche).

Neigung zu Ohnmacht *(Nux-m., Sulf.);* von Gerüchen; morgens; nach dem Essen; nach jeder Geburtswehe.

Die Schmerzen sind kribbelnd, stechend, heftig, anhaltend < Bewegung und Berührung.

Gemüt

Neigung zu **Streitsucht, Boshaftigkeit, Gehässigkeit;** nervös und schwermütig.

„Hieher gehört, dass diejenigen Personen sie öfter bedürfen, welche sehr sorgfältigen, eifrigen, feurigen, hitzigen Temperamentes sind, oder tückischen, boshaften, zornigen Gemüths." [1]

Überempfindlich **gegen äußere Eindrücke; gegen Geräusche, Gerüche, Licht oder Musik** *(Nux-m.);* **Bagatellbeschwerden sind unerträglich** *(Cham.);* jedes harmlose Wort verletzt *(Ign.).*

Angst mit Reizbarkeit und Neigung zu Selbstmord, aber fürchtet sich zu sterben. Personen, die sehr eigen und umsichtig sind, aber dazu neigen, leicht aufgeregt und ärgerlich zu werden; jähzornig und hartnäckig.

Hypochondrie: Kopfarbeiter, lernbeflissene Personen, die zu viel zu Hause sind, unter Mangel an Bewegung leiden, mit Magen- und Darmbeschwerden und Verstopfung; besonders bei Trinkern.

Nase

Katarrh: Schnupfen bei Kindern *(Am-c., Samb.);* Schnupfen, trocken nachts, fließend tagsüber; < im warmen Zimmer, > in kalter Luft; vom Sitzen an kalten Plätzen, auf Steinstufen.

Magen

Aufstoßen: sauer, bitter; Übelkeit und Erbrechen jeden Morgen mit Niedergeschlagenheit; nach dem Essen.

Nausea: ständig; nach dem Essen; morgens; vom Rauchen; dabei Gefühl: Wenn ich nur erbrechen könnte, würde ich mich so viel besser fühlen.

Magendruck, eine oder zwei Stunden nach dem Essen, wie von einem Stein (sofort danach: *Kali-bi., Nux-m.);* Sodbrennen, Enge, muss die Kleider lockern; kann nach einer Mahlzeit zwei oder drei Stunden lang den Verstand nicht benutzen; schläfrig nach dem Essen; Beschwerden durch Angst, Sorgen, Weinbrand, Kaffee, Arzneimitteln, Nachtwachen, ausschweifendes Leben etc.

Abdomen

Eingeklemmte Hernie, speziell Nabelbruch.

Rektum

Obstipation; mit häufigem, vergeblichem Drang (im Oberbauch: *Ign., Verat.*), Abgang kleiner Mengen Stuhl; Gefühl, nicht fertig zu sein. Verstopfung reizbarer Säuglinge [11].

Häufiger Stuhldrang; dringend, erfolglos, besser eine Zeit lang nach dem Stuhl; morgens nach dem Aufstehen; nach geistiger Anstrengung (inaktiv, ohne Drang: *Bry., Op., Sulf.*).

Wechsel zwischen Obstipation und Diarrhö *(Sulf., Verat.),* bei Menschen, die ihr Leben lang Abführmittel genommen haben.

Harnorgane

Nierenkolik: mit Erbrechen > durch Wärme; frostig; häufiger Harndrang. [11]

N

Genitalien

Menses: zu früh, reichlich, dauern zu lange; oder halten mehrere Tage länger an, mit Beschwerden zu Beginn und auch hinterher; alle zwei Wochen; unregelmäßig, nie zur rechten Zeit; hören auf und beginnen wieder *(Sulf.)*; während und nach der Regel verschlimmern sich alte Symptome.

Geburtswehen: **heftig,** krampfartig; **verursachen Stuhl- und Harndrang;** schlimmer im Rücken; bevorzugt einen warmen Raum.

Rücken

Rückenschmerzen: muss aufsitzen, um sich im Bett umzudrehen; Lumbago aufgrund sexueller Schwäche oder Masturbation.

Schlaf

Kann sich des Einschlafens Stunden vor der Schlafenszeit beim Sitzen oder Lesen, (beim Fernsehen! [11],) nicht erwehren und erwacht um 3 Uhr oder 4 Uhr; fällt bei Tagesanbruch in einen traumreichen Schlaf, aus dem er kaum geweckt werden kann, und fühlt sich dann müde und schwach (Gegenteil: *Puls.*).

Fieber

Widerwille gegen Kälte oder kalte Luft; fröstelt bei der geringsten Bewegung, durch Aufdecken; muss in jedem Fieberstadium zugedeckt sein – bei Frost, Hitze oder Schweiß.

Große Hitze, der ganze Körper ist brennend heiß *(Acon.)*, Gesicht rot und heiß *(Bell.)*, dennoch **kann sich der Patient nicht bewegen oder aufdecken, ohne zu frösteln.**

Verwandtschaft

Ergänzend: *Sulf.* bei nahezu allen Beschwerden.

Feindlich: *Zinc.*, sollte weder davor noch danach gegeben werden.

Folgt gut nach: *Ars., Ip., Phos., Sep., Sulf.* Nach *Nux-v.* folgen gut: *Bry., Puls., Sulf.*

Nux-v. sollte gegeben werden, wenn sich der Patient zur Ruhe begibt, oder noch besser einige Stunden vor dem Schlafengehen; es wirkt am besten, wenn Geist und Körper ausruhen.

Modalitäten

Verschlimmerung: morgens; nach Erwachen um 4 Uhr; geistige Anstrengung; nach Essen oder Überessen; Berührung, Geräusch, Ärger, Gewürze, Schlafmittel, trockenes Wetter; kalte Luft.

Besserung: abends, in Ruhe; Hinlegen, feuchtes Wetter *(Caust.)*.

ERGÄNZUNGEN

Nachträge

Der *Nux-v.*-Patient durchläuft die Stadien vom unerschöpflichen Arbeiter, der nichts aufschiebt, bis zur Erschöpfung mit Gedächtnisschwäche als Folge seines intensiven Lebenswandels mit toxischen Belastungen. Im Erschöpfungszustand kann er sich schwer ausdrücken aufgrund von Wortfindungsstörungen. Sein Selbstvertrauen sinkt, er wird deshalb peinlich genau.

Ungeduld. Kann keinen Schmerz ertragen. Todesahnung und -wunsch; könnte sich aus dem Fenster stürzen.

Aphasie nach Apoplexie.

Bestes Mittel bei Narkosefolgen.

Drucksensible Punkte

Weihepunkt: Le 13 re.

de la Fuye: Ma 45, Mi 9, Bl 65, Mi 15.

KAPITEL

O Okoubaka – Oscillococcinum

Okoubaka [11]

Rinde des westafrikanischen Okoubakabaums. Santalaceae.

Typisches

Alimentäre Intoxikation: verdorbene Fleischspeisen, Durchfälle unklarer Ursache. Allergien nach Genuss von chemisch behandelten Zitrusfrüchten, Gemüse, Kopfsalat. Blutzuckerentgleisung bei Diabetikern nach chemisch behandelten Nahrungsmitteln.
Intoxikation durch Infekte: wirkt auf die Pankreas, die als das toxinaffinste Organ gilt. Appetitlosigkeit bei Infekten, Husten, Sinusitis, Pharyngitis, Konjunktivitis, eitrige Zahnherde, Angina tonsillaris, unklares Fieber.
Mangelnde Erholung nach Grippe: Kopfschmerzen, Herzstechen, Konzentrationsschwäche, Ermüdbarkeit, Appetitlosigkeit; nach Toxoplasmoseinfektion, auch weit zurückliegend. Lange Erholungszeit nach Kinderkrankheiten oder wenn ein Exanthem nicht richtig herausgekommen ist. Patienten, die früher eine Tropenkrankheit (Malaria) gehabt haben und noch immer wiederkehrende Beschwerden, egal welcher Art, haben. [33]

Kopf

Lang anhaltende Kopfschmerzen, chronische Müdigkeit mit Kopfschmerzen und Appetitlosigkeit nach zurückliegenden Infektionskrankheiten.

Abdomen

Patienten mit Restbeschwerden im Leber-, Galle- oder Magen-Darm-Bereich wie Roemheld-Syndrom oder Dyspepsie nach lange zurückliegenden Infekten, z. B. nach Ruhr oder nach Salmonelleninfekt. Leber- und Pankreasschwäche nach infektiöser Hepatitis.
Nikotinintoxikation mit gastrointestinaler Auswirkung.

Rektum

Durchfälle nach Polio-Schluckimpfungen, v. a. epidemieartig bei den Nicht-Geimpften in der Nachbarschaft Geimpfter.
Atemwege
Heuschnupfen, Heuasthma.

Haut

Allergien, Ekzeme, Neurodermitis,

Tipp

Prophylaktische Anwendung gegen Diarrhö bei Tropenreisen oder Urlaubsreisen, wenn eine Diät nicht eingehalten werden kann. *Willmar Schwabe* pflegte zu erzählen, dass die Häuptlinge das Pulver aus der Rinde mit zum Gastmahl nähmen, wenn sie nicht genau wüssten, ob der Einladende ihnen freundlich oder feindlich gesinnt sei.

Oleander [11]

Nerium Oleander. Apocynaceae.

Typisches

Apoplexie, Hemiplegie. Parese, nach Polio zurückbleibend. Sopor, kann nur unter Schwierigkeiten sprechen.
„Er wird sich in einigen Arten von Geisteszerrüttungen z. B. der Zerstreutheit, und in gewissen Arten schmerzloser Lähmungen, bei Kopfausschlägen und einigen äußern Kopfleiden, wo nicht als vollkommenes Heilmittel, doch als unentbehrliches Zwischenmittel erweisen […].“ [1]

Gemüt

Dementia paralytica. Langsamkeit, Imbezillität. Abneigung gegen Arbeit, große Trägheit. Mangel an

Selbstvertrauen und Kraft. Jähzorn, Verdrießlichkeit und schlechte Laune wechselt ab mit Reue.
Verwirrung beim Lesen, kann Zusammenhang langer Sätze nicht erfassen.

Kopf

Schwindel: Drehschwindel, beim Umdrehen im Bett. Sobald er morgens einen Fuß auf den Boden gesetzt hatte, mit Schwanken, mit Doppeltsehen.
Schwerer Kopf morgens beim Erwachen mit allgemeiner Mattigkeit. Kann sein Bett nur unter großer Anstrengung verlassen. Abschuppung der Epidermis der Kopfhaut, hinten beginnend; heftiges, nagendes Jucken, wie von Läusen < nach Kratzen. Milchschorf.

Magen

Heißhunger, verschlingt hastig und gierig viel Essen. Speichelansammlung im Mund gefolgt von heftigem Hunger. Heißhunger bei Diarrhö. Durst auf kaltes Wasser; Ekel vor Käse. Fauliges Aufstoßen.
Übelkeit mit Brechneigung. Klopfen und Pulsieren in der Magengrube. Leeregefühl im Magen, selbst nach dem Essen, < nach Stillen, > Branntwein.

Abdomen

Starker Meteorismus, Völle und Flatulenz, spastische Darmkoliken.

Rektum

Spastische Obstipation wechselt mit explosiver Diarrhö ab. **Stuhl** geht **unwillkürlich bei Flatus** ab; saurer Geruch. Die am vorigen Abend gegessene Speise geht ziemlich unverdaut ab [52].

Brust

Herzklopfen, heftig und ängstlich. Ziehen am Herzen, Präkordialangst, Stiche, Oppressionsgefühl – auffallend als Begleitsymptome bei Stirnkopfschmerzen, Wallungen, Unruhe, Schlaflosigkeit, Blasen- und Aftertenesmen.
Reizleitungsverlangsamung, wiederholte Frequenzabfälle bis 30–40 / Min. Extrasystolie, Abflachung der Finalschwankung, Blockerscheinungen, Absinken des RR. Akute Myokarditis, Angina pectoris, Myokardinfarkt. Bei feuchter Herzinsuffizienz Urtinktur bis D 3.

Extremitäten

Krampfhafte Kontraktion der oberen Extremitäten, bei Lähmung. Taubheit der Gliedmaßen. Zuckungen in der Muskulatur des li. Armes. Hände zittern beim Schreiben. Knie zittern beim Stehen.

Schlaf

Erotische Träume mit Pollutionen. Sopor, Gähnen mit Zittern aller Muskeln.

Haut

Jucken abends beim Auskleiden, < Kratzen und Reiben. Nässende, stinkende Ekzeme.

Modalitäten

Verschlimmerung: Reiben, Reibung der Kleider; Ausziehen, nach dem Stillen; Seitwärtssehen.
Besserung: Seitwärtssehen; Branntwein.

Oleum animale [11]

Hirschhornöl. Oleum animale aethereum Dippeli. Oleum cornu cervi.

Typisches

Wirkungsvolle Arznei bei Adipositas mit rotem Gesicht ohne Fieber; Patient kann das Verlangen nach Fett nicht zügeln. Kinder entwickeln eine seltsame Abneigung gegen Fett, das sie vorher gierig verschlangen und zeigen eine Gewichtsreduktion von mehreren Kilogramm. [36]
Brennende Schmerzen in nahezu allen Körperteilen. Stiche, wie mit glühend heißen Nadeln.

Gemüt

Traurig, in sich selbst versunken, schweigsam und gedankenvoll. Geistesabwesend und unaufmerksam, die Gedanken schwinden.

Kopf

Schwindel, > Zurückbeugen des Kopfes.
Migräne mit Polyurie nach Tragen eines schweren Diadems bei Gesellschaftsparty. Gefühl, als würde Blut zum Kopf stürmen, zum Hinterkopf, beim Betreten eines warmen Zimmers.

Augen
Zucken des li. Oberlides.

Gesicht
Empfindung, als würden beide Backenknochen mit Gewalt **nach oben gezogen.**

Mund
Zahnschmerz bei extrem reizbaren Patienten, stechend in den re. oberen Molaren, > Zusammendrücken der Zähne, verschwindend durch Druck, nach dem Essen. Beißt sich beim Essen in die erschlaffte Wangenschleimhaut. Wundheit der Zunge, wie verbrüht. Fettige Empfindung im Mund und Ansammlung von Speichelmengen, weiß wie Schnee.

Hals
Empfindung, als dränge kalte Luft durch den Hals, obwohl sie warm ist, < Leerschlucken, > Essen und Trinken.

Magen
Verlangen nach Brot und weich gekochten Eiern. Abneigung gegen Fleisch. Empfindung wie Wasser im Magen, als wäre dort ein Eisklumpen. Aufstoßen schmeckt wie Urin und brennt.

Harnorgane
Urin riecht nach Fischlake.

Genitalien
Männlich: Samenstrangneuralgie; beide Hoden sind **nach oben gezogen** und sehr schmerzhaft. Seitenwechselnde Hodenschwellung. Pollutionen beim Stuhlpressen.
Weiblich: Menses schwarz.

Atemwege
Nervöses Asthma nach unterdrücktem Fußschweiß.

Brust
Stiche von hinten nach vorne in den Brüsten; Druck von beiden Seiten des Rückens erstreckt sich nach vorne; erleichternd bei Mammakarzinom.

Extremitäten
Fersenschweiß, riecht wie Fischlake.

Modalitäten
Verschlimmerung: Frost; Essen; warmes Zimmer.
Besserung: frische Luft; Reiben.

Oleum jecoris aselli [11]

Kabeljau-Lebertran. Öl aus der Leber von Gadus morrhua. Gadidae.

Typisches
Wundschmerzhaftigkeit der Leber. Hals, Thorax, Abdomen, Nieren, Ovarien, Gelenke, Rücken, Wirbelsäule und Iliosakralgelenke sind **wundschmerzhaft.** Morbus Bechterew.
Wachstumsrückstand (Zwergwuchs) und zunehmende Agitiertheit nach Vitamin-D-Dosen. Babys hören abrupt auf zu wachsen nach Vitamin-D-Gaben. Durchfall und Pneumonie im Säuglingsalter. [36]
Kinder, die keine Milch trinken können.

Gemüt
Angst und Erregung, fürchtet, den Verstand zu verlieren. Wie außer sich. Von oben bis unten elend, mit großer nervöser Reizung.

Kopf
Kopfschmerz in der Stirn, über dem re. Auge; berstend beim Husten.

Gesicht
Damenbart, abnormer Haarwuchs an Oberlippe und Kinn.

Magen
Milchallergie. Emmenagogum.

Genitalien
Die fehlende Regel erscheint wieder, so stark, dass die Öleinreibung eingestellt werden muss. Dysmenorrhö.

Atemwege
Husten und Niesen < Kälteexposition, bei feuchtem Wetter, beim Lachen. Husten und beengtes Gefühl

beim Hinlegen, verhindert den Schlaf. Wundschmerzhaftigkeit des Thorax beim Husten.

Extremitäten

Fistelnde Abszesse um die Gelenke. Abszess nahe des Anus auf dem li. M. gluteus maximus mit dreimaliger Entleerung. Hüftgelenkserkrankung. Ischias mit Muskelatrophie. Weiße Schwellung des Knies.

Haut

Skrofulöse Ulzera, stark eiternd; kalter Abszess; Furunkulose. Lupus. Ichthyosis.

Modalitäten

Verschlimmerung: Berührung; Reiten; Bücken, Bewegung, Gehen; Heben des Armes; Zugluft, Kälteexposition, Leben an kalten, feuchten Orten.

Tipp

Abendliche Öleinreiben bei Tinea und der schmerzhaften Stellen bei abgemagerten, kleinwüchsigen, frösteligen Babys.

Olibanum sacrum [11]

Heiliger Weihrauch. Boswellia sacra Flueck. Burseraceae.

Das Arzneibild wurde nach der ausführlichen Studie – zugrunde liegen über vier Jahre Selbsterfahrung an 102 Testpersonen mit 1500 Symptomen – von *Carmen* und *Jörg Wachsmuth* [98] erstellt.

Typisches

Geeignet für Drogenabhängige und Suchtgefährdete; Alkoholismus; Autismus („Ich bin in mir selbst gefangen."); Menschen mit dem Gefühl des Ausgeschlossenseins, denen es um die Form des erlösenden Miteinanders geht. Bei den C 4-Verreibungen wurde neben einer Bewusstseinserweiterung mit Phantasien und Visionen das **Bedürfnis nach Wahrheit** und nach Verstehen und Verstandenwerden deutlich. Muss sein Schicksal selbst in die Hand nehmen. Muss nicht jede Phantasieliebe leben, wenn der begegnende Mensch aus völlig anderem Kulturkreis stammt, oder einer völlig anderen gesellschaftlichen Schicht oder Altersgruppe.

Depression und Erkrankungen wie Asthma oder Gelenkrheuma nach Desinfektion von Räumen, durch Umweltgifte (Klebstoffe von Teppichböden), Industrieabgase, Narkosen.

Unerwünschte Kinder. Kinder, deren Mütter bei der Geburt sediert wurden. Aphrodisiakum bei Impotenz nach der Einnahme von Betablockern oder anderen, suppressiv wirkenden Medikamenten.

Große Müdigkeit, < Alkohol. Fühlt sich steif.

Rheumatischer Formenkreis inkl. psoriatische Arthropathie. Allergische Diathese.

Gemüt

Sehnsucht nach Liebe, Zärtlichkeit und Seelenbegegnung. Überwältigende Gefühle. Geborgenheitsgefühl. Reiselust. Verlangen nach Aktivität. Lacht anhaltend, herzlich, unmäßig. Albernes Benehmen, fast obszön. Leichtes Begreifen von Zusammenhängen. Kontaktfreudig. Gefühl der Geborgenheit. **Weinen,** ausgelöst durch Musik, bei Gedichten zärtlichen Inhalts, grundlos. Umarmt sich selbst. Gedankenandrang, **religiöse und sexuelle Phantasien.** Gedanken an die Geburt, an Tod und Geburt; Gefühl, als würde der Hals zugezogen, wie beim Geborenwerden.

Angst, nachts, um das Seelenheil; vor Bestrafung, mit Unruhe wegen Kälte um 3 Uhr nachts und mit Schaudern. Betäubt, wie nach Ausschweifungen. Geistige Erschöpfung. Möchte im Bett bleiben. Erkennt bekannte Straßen nicht. Macht Fehler beim Schreiben, Sprechen, in der Berechnung der Zeit. Furcht beim Fahren im Wagen.

Zorn über Unordnung; Reinlichkeitswahn. Wahnideen: wähnt sich in Verbindung mit Gott; großartige Erhabenheit; in der Luft zu schweben; lieblichste Musik zu hören; eine Nonne zu sein, eine Königin; Jesus am Kreuz zu sehen; beobachtet zu werden; hält den Brauseschlauch für eine Schlange.

Hellsichtige, erotische, beschämende Träume; ist eine Kurtisane; fliegt mit einem Drachen; versucht, ihre Blöße zu verdecken.

Kopf

Schwindel, begleitet von Trübsichtigkeit, mit Übelkeit; beim Busfahren; beim Anblick von Schmutz und Abfall.

Aufsteigende Hitze zum Kopf. Jucken der Kopfhaut, empfindlich gegen Haare Bürsten und Kämmen. Kopfschmerz erstreckt sich vom li. Hinterkopf mit Ausstrahlung über den Schädel zur Stirn und zum inneren Augenwinkel (Schmerz den ganzen Blasenmeridian entlang), über den ganzen Rücken und die Rückseite des Beins hinunter bis zur Außenseite des Kleinzehs, dabei Gedanken an die häufigen Blasenentzündungen des Vaters.
Kopfschmerz nachts; hinter den Augen; in der Stirn; in den Schläfen; feine Stiche, drückend, plötzlich kommend und gehend, wiederkehrend, wie von einer Spange; im warmen Zimmer. Kopfschmerz > durch Koitus.

Augen

„Meine Augen wurden klarer, wie wenn ein Schleier weggezogen wäre." Farbensehen, Nebelsehen, Buchstaben verschwimmen vor den Augen, Blitze. Akkommodationsstörung. Tränenfluss beim Lesen, durch Schmerz in der Nase. Trockenes Auge. Augen verklebt, verkrustet, gelbe Absonderungen in den Canthi. Ausschläge der Lider. Jucken. Brennend-beißender Schmerz. Hyposphagma.

Ohren

Rot und heiß, Jucken im Gehörgang. Ohrenschmerzen drückend und stechend. Geräuschempfindlich.

Nase

Niesen, Nase läuft wässrig, gelb, dick, zäh; Krusten in der Nase, blutige Absonderung. Alte Sinusitiden flammen wieder auf. Trockenheit und Stockschnupfen wechselt mit Absonderung. Nase juckt, kribbelt. Geruchssinn geschärft.

Gesicht

Hautausschläge rot, Pickel, Herpes. Jucken und Brennen. Lippen trocken.

Mund

Zahnfleischbluten. Foetor. Fauliger Geschmack, Aphthen. Zunge brennt. Speichelfluss, mit Trockenheitsempfindung. Sprache undeutlich, stotternd. Zähneknirschen. Ziehende Zahnschmerzen in beiden Unterkiefern.

Hals

Trockener Rachen, Kratzen im Hals mit Schwellung und Schmerz der Tonsillen, li.; Gefühl wie von einem Klumpen, li. Konstriktionsgefühl. Verschleimung, muss räuspern und husten. Hautausschlag mit roten Flecken am Hals.

Magen

Fress-Sucht. Essen ohne Hunger. Empfindung wie Schmetterlinge im Bauch. Verlangen nach Alkohol und Zigaretten; nach Herzhaftem, Wurst und Fleisch, kann es aber nicht essen; nach Käse („Aber den Stinkekäse lasse ich liegen."); Verlangen nach Kaffee, der aber nicht schmeckt, nach Tee; nach kaltem Wasser; Aversion gegen Süßes.

Abdomen

Bangigkeitsgefühl, Flatulenz, < abends. Rumoren und Kollern; Schmerz in der Lebergegend, ziehend, stechend; Drücken im Hypogastrium, an den Seiten.

Rektum

Diarrhö, breiig, weich, hell; Stuhldrang abends und nachts, geruchlose Winde. Obstipation mit Stuhl wie Schafskot.

Harnorgane

Schmerzen in der re. Niere.
Harnverhaltung und krankhafter Harndrang, Brennen beim Urinieren; Tröpfeln, Harn geht unwillkürlich beim Husten und Niesen ab. Urin riecht aromatisch.

Genitalien

Sexuelles Verlangen unersättlich; lesbisch, Cunnilingus; kommt leicht zum Orgasmus. Schwäche nach Koitus. Mens kurz und zu häufig. Brennen in der Vagina. Fluor albus.

Atemwege

Erschwertes Atmen, bekommt kaum Luft. Seufzen, Stöhnen, Verlangen, tief zu atmen. Husten, steter Reiz < im Liegen, muss sich aufsetzen; > im Freien. Kitzelhusten mit Räusperzwang. Hustenreiz trocken.

Brust

Gefühl wie von einem Gewicht auf der Brust *(Kali-c., Phos.)*. Herzstiche, mit Gedanken an die verstorbene Mutter. Herzschmerz ziehend. Beklemmung, wie ein eiserner Ring < in der Ruhe. Drücken hinter dem Brustbein beim Atmen. Unruhe, Unbehagen, Herzklopfen, Flattern. Jucken in den Mamillen, li.

Rücken

Rechtsseitiger Torticollis; Nackenverspannungen infolge Mobbing („Im Urlaub fühlte ich mich pudelwohl, kaum zurück bei meiner Arbeit fingen die Nacken- und Kopfschmerzen wieder an.“), < beim Drehen des Kopfes.
Knacken und Schmerzen in der Lumbalregion, beim Umdrehen im Bett, erstreckt sich bis in die Füße.
Hexenschuss, li., nach Kälte, bei Liebesgeschichte mit jüngerer Frau.

Extremitäten

Schrunden an den Fingerspitzen, Handflächen gerötet, Hände pelzig. Hautausschläge mit rotem Hof; Knötchen; Jucken > Kratzen, < an Ober- und Unterarmen, Daumen und Unterschenkel. Muskel- und Sehnenkontraktionen; Schwäche und Schmerzen in allen Gelenken bei Bewegung, beim Gehen; Hände und Beine zittern.
Gelenktraumata, Myositis < Sport.

Schlaf

Unerquicklich, ruhelos, gestört durch Gedanken; erwacht häufig, schläft wegen Herzbeschwerden schlecht ein. Gähnt viel. Kopfwackeln vor dem Einschlafen, Hospitalismus.

Frost

Schüttelfrost abends, nachts; eisige Kälte, braucht zwei Wollpullover, Wärmflaschen und drei Decken. Frösteln nach Zugluft.

Fieber

Plötzliches Fieber von 38,5 °C; Hitze wechselt mit Frost.

Schweiß

Schweißfilm über den ganzen Körper, < nachts. Schwitzt nachts im Hals- und Sternumbereich.

Haut

Flüchtiges Exanthem, Hautausschläge rot, gefleckt; Pusteln, wie Flohbisse, jucken und brennen < Waschen.

Modalitäten

Verschlimmerung: li. Seite; abends, nachts; warmes Zimmer; Liegen.
Besserung: im Freien.

Opium

Mohnsaft. Papaveraceae.

Typisches

Besonders für Kinder und alte Menschen geeignet; Krankheiten im ersten und zweiten Kindesalter *(Bar-c., Mill.)*, Personen mit hellem Haar, schlaffen Muskeln und Mangel an körperlicher Reaktionsfähigkeit. Marasmus: Kind mit runzeliger Haut, sieht aus wie ein kleiner, ausgetrockneter alter Mann *(Abrot.)*.
Krankheiten mit Empfindungslosigkeit und teilweiser oder kompletter Lähmung; herrührend **von Schreck,** schlimme Folgen davon, die Furcht besteht noch weiter *(Acon., Hyos.)*; von Kohlenmonoxid-Gas; Gasinhalationen; bei Trinkern.
Alle Beschwerden mit großer Schlafsucht; Schmerzlosigkeit, beklagt sich nicht; verlangt nichts.
Mangelnde Empfindlichkeit gegenüber Arzneien; Reaktionsmangel, das gut gewählte Mittel zieht nicht durch *(Carb-v., Laur., Valer.)*.
Plötzliches Nach-innen-Schlagen akuter Exantheme verursacht Lähmungszustände des Gehirns oder Konvulsionen *(Zinc.)*.
Aufschreien vor oder bei einem Krampf *(Apis, Hell.)*.
Tiefe röchelnde Atmung sowohl beim Ein- als auch beim Ausatmen.

Gemüt

Große Überspanntheit, Furcht (Furcht vor Extravaganz), dass die Krankheit immer schlimmer und die Schmerzen noch heftiger werden könnten. [11]
Delirium: ständiges Reden; Augen weit offen, rotes Gesicht, geschwollen; oder bewusstlos, glasige, halb geschlossene Augen, blasses Gesicht, tiefes Koma; mit vorausgehendem Stupor.
Delirium tremens: bei alten, abgemagerten Personen; aufgedunsenes Gesicht, Stupor, Augen brennend, heiß, trocken; mit lautem Schnarchen.

Akuter Schizophrenieschub. Glaubt, er sei fort von zu Hause; sieht Bilder, Gesichter, Tiere, alles ist vergrößert. [11]
Denkt, sie sei nicht zu Hause *(Bry.);* das hat sie ständig im Sinn.
Spasmen bei Kindern, nach Annäherung Fremder; vom Stillen nach einem Schreck der Mutter (*Hyos.*; nach Ärger der Mutter: *Cham., Nux-v.*); vom Schreien; Augen halb offen und nach oben gedreht.

Abdomen

Verdauungsorgane untätig; umgekehrte Peristaltik oder Lähmung.

Rektum

Obstipation: bei Kindern; bei korpulenten, gutmütigen Frauen *(Graph.);* durch Untätigkeit oder Parese, kein Drang; nach Bleivergiftung; Stuhl hart, runde, schwarze Knollen *(Chel., Plb., Thuj.);* Stuhl tritt hervor und schlüpft wieder zurück *(Sil., Thuj.).*
„Empfindung, als sei der Anus verschlossen." [10]
Stuhl: unfreiwillig, besonders nach Schreck *(Gels.);* **schwarz und stinkend; durch Sphinkterlähmung.**
Opium (in stofflichen Dosen [11]) macht den Darm so träge, dass die stärksten Laxanzien ihre Wirkung verlieren. [10]
Anhaltende Diarrhö durch große Dosen Opium. [59]

Harnorgane

Urinverhaltung bei voller Blase; Verhaltung nach Entbindung oder exzessivem Tabakgenuss; bei Kindern, die gestillt werden, nach einem Wutanfall der Amme; bei Fieber oder akuter Erkrankung; Lähmung von Blase oder Sphinkter.
(Bei *Stram.* handelt es sich um aufgehobene Urinsekretion; bei *Op.* ist die Sekretion nicht gestört, die Blase ist voll, aber es wird nicht bemerkt.)

Schlaf

Schlaf schwer, wie betäubt; mit röchelnder Atmung, **rotem Gesicht, Augen halb geschlossen, blutunterlaufen; Haut mit heißem Schweiß bedeckt;** nach Konvulsionen. Aussetzen der Atmung beim Einschlafen *(Grin., Lach.).*
Schläfrig, kann aber nicht schlafen *(Bell., Cham.);* Schlaflosigkeit mit geschärftem Gehör, Uhrenschlagen oder Hahnenschreie in großer Entfernung halten sie wach. **Das Bett ist so heiß, dass sie nicht darauf liegen kann** (Bett ist zu hart: *Arn., Bry., Pyrog.*); häufiges Bewegen auf der Suche nach einer kühlen Stelle; muss aufgedeckt sein. Zupfen an der Bettdecke während des Schlafens (im wachen Zustand: *Bell., Hyos.*).

Verwandtschaft

Vgl.: *Apis, Bell., Hyos., Stram.* und *Zinc.*
Antidote bei Vergiftungen: starker Kaffee, *Nux-v., Kali-perm.* und ständige Bewegung.
Wenn die Symptome stimmen, können die Potenzen schlimme Folgen von Opiumgebrauch antidotieren.

Modalitäten

Verschlimmerung: während und nach Schlaf *(Apis, Lach.);* Schwitzen; Wärme; Stimulanzien.
Besserung: Kälte; ständiges Umhergehen.

ERGÄNZUNGEN

Quellen-Nachtrag

Somnolente Säuglinge von Müttern, die in der Schwangerschaft einen gewaltigen Schreck erlitten. Sie schlafen viel und trinken nicht oder schlafen beim Trinken ein, sind verstopft und nehmen nicht zu. Wenn die Mutter eine Dosis *Op.* C 30 bekommt, erinnert sie sich wieder an das vergessene Ereignis. [36]

Nachträge

Schizophrenie-Schub nach Schock, nach Analeptika-Behandlung bei Suizidversuch durch Schlafmittel.
Lähmung nach Schreck. Paralysiert von Furcht: DDR-Flüchtling, dem die Volkspolizei beim illegalen Grenzübertritt hinterher geschossen hatte.

Tipps

Wichtiges und bewährtes Mittel bei apoplektischem Insult.
Hilfreich bei Narkosefolgen.

Fallbeispiel

Die Geburt war erfolglose Qual, die Mutter hörte inter partum auf zu atmen, weswegen eine Sectio erfolgte. Der Sohn hatte ständig Unfälle extremster Art ohne jegliche Schmerzempfindung. Nach *Op.* LM 6 war er fähig, wegen der Schmerzen zu weinen.

Drucksensibler Punkt

de la Fuye: Di 4.

Ornithogalum umbellatum [11]

Ornithogalum umbellatum. Doldenmilchstern. Liliaceae.

Gemüt

Depression und Selbstmordneigung. Magerkeit und Depression mit Angst und Unruhe. Rastlosigkeit, kann nicht still sein. Kann nicht lesen ohne umherzugehen. Muss sich völlig unter Kontrolle haben und sich beschäftigt halten; glaubt, er werde sonst ausgeschlossen.

Magen

Ulcus oder Karzinom in Pylorus oder Duodenum, Magenschmerzen im Augenblick der Pyloruspassage, Empfindung, als gingen die Speisen nicht hindurch > warme Getränke. Schmerzen < kalte Getränke oder kalte Speisen, kehren nachts wieder.
Empfindung extremen Drucks, Ausdehnung im Epigastrium, schrecklich, als sei der gesamte Oberbauch und der untere Teil des Brustkorbs angefüllt.
Auftreibung des Magens mit häufigem, übelriechendem Aufstoßen, > nach saurem, kaffeesatzartigem Erbrechen. Empfindung von einer Blockade des Magens bald nach dem Essen.

Haut

Stinkender Körpergeruch. Schwellung der Beine mit großen roten Flecken nach der Einnahme als Zeichen der Toxinelimination.

Verwandtschaft

Vgl.: *Ars.* bei nächtlichen Magenschmerzen, ohne nächtliche Schmerzen: *Cadm-s.*, *Cadm.-ars.*, *Cond.*, *Arg-n.*

Modalitäten

Verschlimmerung: kalte Getränke und Speisen; nachts.
Besserung: warme Speisen und Getränke; Lockern der Kleidung.

Oscillococcinum [36]

Nosode aus Entenlebern und -Herzen.
Typisches: Virostatikum, nützlich zum Kupieren einer beginnenden Grippe; im Winter, nach Unterkühlung oder nach Kontakt mit Grippekranken.

KAPITEL

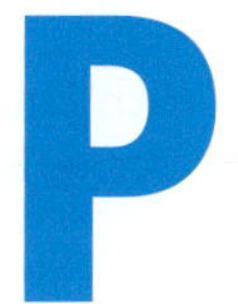

Palladium metallicum – Pyrogenium

Palladium metallicum [11]

Palladium. Element.

Gemüt

Personen, die durch Neigung zum Angeben und Umherstolzieren aufzufallen suchen und dadurch die Anerkennung suchen. Brillant in der Gesellschaft, sind sie allein, so sind sie erschöpft und weinerlich, leiden an Kopf- und Bauchschmerzen. Kinder, die ihren Körper vernachlässigen und durch intellektuelle Brillanz ihren Vater und nachher die ganze Welt verführen wollen.
Junge, übergewichtige Frau mit überschäumendem Intellekt, Abknickung des Uterus und Schmerzen im re. Ovar nimmt innerhalb eines Monats nach *Pall.* C 15 fünf Kilogramm ab bei gleichzeitigem Verschwinden der Beschwerden. [36]

Genitalien

Patientinnen mit Ovarialtumoren und Myomen – auch Zustand nach Operation.
Übelkeit in der Schwangerschaft, kann fast nichts essen. Rückenschmerzen in und nach der Schwangerschaft.

Extremitäten

Taubheit im re. Unterarm, ausstrahlend in die Finger, < um 15 Uhr; Empfindung im li. Arm, als schliefe er ein. Die Taubheit im Arm hörte abends auf.
Kurze, heftig stechende Schmerzen in den Metakarpalen und im Daumen der li. Hand. Re. Arm und Hand öfters nachts pelzig, ziehende Schmerzen im li. Unterarm, wie lahm, < Radialseite. [10]

Passiflora incarnata [11]

Passionsblume. Violales.

Typisches

Hat einen beruhigenden Effekt auf das Nervensystem, wirkungsvolles antispasmodisches Mittel. Tetanus, Opisthotonus, Trismus, Krampfanfälle. Erleichtert bei Reizbarkeit der Nervenzentren und verbessert die Funktion des Sympathikus. Abneigung gegen Störungen.

Tipp

Schlaftrunk in der Klinik von *M. O. Bruker:* Avena sativa Ø, Passiflora Ø, Crataegus Ø aa, abends 5–10 Tropfen.

Paris quadrifolia [11]

Einbeere. Trilliaceae. (Wird auch für eine Untergruppe der Liliaceae gehalten).
Die Pflanze, die im schattigen, nährstoffreichen Milieu gedeiht, zeichnet sich durch eine hohe Aufrichtekraft, einen langen Stängel, einen hohen waagrechten Blattstand und durch die krönende blaue Beere aus.

Typisches

Neuralgien: akute Schmerzen, Empfindung von Taubheit auf der schmerzhaften Seite. Gesichts- und **Nackenschmerzen** wie von einem Gewicht. Interkostalneuralgie mit Ausstrahlung in die Arme.

Gemüt

Abneigung gegen geistige Arbeit, geschwätzig. Hat Gefallen am eigenen Reden. Selbstgefällig. Albernes, tölpelhaftes Benehmen. Beschwerden ausgelöst durch

Spott. Verspottet andere, voll Verachtung für die Leistung anderer. Manie, andere lächerlich zu machen. Wechselt schnell von einem Thema zum andern. Tadelt andere. Wahnidee, sich an einem fremden und einsamen Ort zu befinden, nachts beim Erwachen.

Kopf

Blutandrang, wogendes Gefühl, wie geschwollen, wie vergrößert. Kopfhaut wie zusammengezogen.
Kopfschmerzen < geistige Anstrengung; Anstrengung der Augen; Berührung; Tabakrauchen; > Druck. Hinterkopfschmerzen mit Schmerzen in den Augen.
Dümmlich im Kopf > gehen im Freien.

Schwindel

Paroxysmaler diffuser Schwindel, vom Haupte ausgehend. Lagerungsschwindel, mit Hörsturz, Morbus Meniére. Schwindel, wenn sich der Blick nicht an der Waagrechten des Raumes orientieren kann. [90]

Augen

Empfindung von **Vergrößerung** und Spannung. **Augenschmerzen stechend, wie von einem Faden zum Hinterkopf oder in das Gehirn nach hinten** ziehend.

Zähne

Zahnschmerz: Ziehen und Klopfen in einem hohlen Zahn, als wären alle Zähne durchlöchert, < Gehen.

Nase

Chronische Sinusitis: Schnupfen mit **zäher, grünlicher Absonderung,** wie verstopft an der Nasenwurzel. Hyperosmie gegen schlechte Gerüche: Gerüche übelriechend, fötide. Geruchsstörungen: Brot, Speisen und Milch riechen faulig. Nasenbluten.

Gesicht

Gesichtsschmerz stechend in den Wangenknochen.

Hals

Im Kehlkopf und Trachea Empfindung von Schwefeldämpfen. Trockenheit im Hals, muss ständig räuspern.

Atemwege

Husten: < starke Gerüche. Husten nach Einatmen von Chemiedämpfen. Auswurf morgens; **grünlich,** klebrig, zäh.

Rücken

Kokkzygodynie mit Schmerzen im Sitzen.

Extremitäten

Armschmerzen mit Störung der Tastempfindung, glatte Flächen erscheinen rau.

Modalitäten

Verschlimmerung: Berührung; Tabakrauchen; geistige Anstrengung.
Besserung: Druck.

Pertussinum [11]

Keuchhustennosode.
Hergestellt aus dem eiweißartigen, fadenziehenden Keuchhusten-Schleim. [72]

Typisches

Chronisch krampfhafter Husten nach Keuchhusten oder Keuchhustenimpfung und nach Virusinfekten. [36]
Würgender Husten, < nachts, < beim Hinlegen; anfallsweise. Gesicht rot beim Husten, wird ganz blau, muss von den Eltern geschüttelt werden.
Trockener hackender Husten, mit Schnupfen, steigert sich in den Husten hinein. Husten < bei Anstrengung.

Mund

Jucken am Gaumen beim abendlichen Niederlegen.

Atemwege

Dyspnoe beim Husten. Husten endet mit Jauchzen oder Seufzen. Strangulationsempfindung mit Husten beim Erwachen.
Husten wird provoziert durch Jucken in der Kehle, in den Fauces oder in der Trachea.
Tief klingender Krupphusten. Spastisch keuchender Husten mit intensiver Verfärbung des Gesichts.

Husten in häufigen heftigen Paroxysmen. Bronchialasthma mit erstickenden Hustenanfällen.

Brust

Stechender Schmerz in oder am Brustkorb mit Husten. Pseudokrupp. Hustenanfälle bei Tbc., Bronchitis, Epilepsie und Enzephalopathien. [23]

Petroleum

Petroleum. Steinöl.

Typisches

Passt für Menschen mit hellem Haar und heller Haut; reizbar, streitsüchtige Veranlagung *(Nux-v.);* fühlt sich leicht beleidigt durch Kleinigkeiten *(Ign., Med.);* ärgert sich über alles.
Personen, die häufig in Tankstellen oder auf der Straße die Petroleumdüfte einatmen. Paraffinarbeiter. [11]
Beschwerden: durch Fahren in Kutsche (Auto), Eisenbahn oder mit dem Schiff *(Cocc., Sanic.),* (wenn das Boot dümpelt [11]).
Rasches Auftreten und Verschwinden von Symptomen (*Bell., Mag-p.*; umgekehrt: *Plat., Stann.*).
Beschwerden, die vor und während einem Gewitter schlimmer sind *(Nat-c., Phos., Psor.).*

Gemüt

Im Schlaf oder Delirium: bildet sich ein, dass ein Bein doppelt sei; **dass jemand anders neben ihm im gleichen Bett liege; dass zwei Babys im Bett seien** *(Valer.).*

Kopf

Schwindel beim Aufstehen *(Bry.);* **im Hinterkopf;** wie betrunken; **wie seekrank** *(Cocc.).*
Kopfschmerzen **im Hinterkopf, der schwer wie Blei ist;** drückender, pulsierender Schmerz; als ob alles im Kopf lebendig wäre; taub, zerschlagen; wie aus Holz. Kopfschuppen [11].

Magen

Magenschmerzen: in der Schwangerschaft; drückend-ziehende Schmerzen; **immer, wenn der Magen leer ist; > ständiges Essen** *(Anac., Chel., Hep.).* **Seekrankheit** [53].

Rektum

Diarrhö: gelb, wässrig, **herausschießend;** nach Kohl, Sauerkraut; während der Schwangerschaft; bei stürmischem Wetter; **immer tagsüber.**

Genitalien

Schweiß und Feuchtigkeit der äußeren Genitalien bei beiden Geschlechtern.
Männlich: Ausschläge auf dem Skrotum und zwischen den Oberschenkeln. Prostatitis, blutiges Sperma.
Weiblich: Menarche spät; Mens früh oder spät, spärlich oder reichlich. [11]

Atemwege

Husten < Hinlegen; im Schlaf, weckt aus dem Schlaf auf. [53]

Brust

Gefühl von Kälte um das Herz *(Carb-an., Kali-m., Nat-m.).*

Extremitäten

Haut der Hände rau, rissig; **Fingerspitzen** rau, geplatzt, rissig, (blutend [11],) **jeden Winter;** Empfindlichkeit der Füße, die in faulig riechendem Schweiß gebadet sind *(Graph., Sanic., Sil.).* Hitze und Brennen der Fußsohlen und Handflächen *(Sang., Sulf.).*
Knacken der Gelenke. [11]

Schweiß

Stinkender Achselschweiß. [11]

Haut

Schmerzhafte Empfindlichkeit der Haut am ganzen Körper; jede Bekleidung ist schmerzhaft; leichte Verletzungen eitern *(Hep.).*
Hautausschläge im Genitalbereich, sich zu Perineum und Schenkeln hin ausdehnend; Jucken, Röte; Haut rissig, rau, blutig; trocken oder feucht.
Schmerzhafte, juckende Frostbeulen und rissige Hände, < bei kaltem Wetter; Dekubitus.

Verwandtschaft

Eines unserer besten Antidote gegen Bleivergiftung.

Die Hautsymptome werden schlimmer im Winter, besser im Sommer *(Alum.)*; bei Unterdrückung verursachen sie Diarrhö.

Modalitäten

Verschlimmerung: Fahren im Wagen *(Cocc., Sanic.)*; während eines Gewitters; **im Winter** *(Alum.)*. **Essen; Kränkung;** Warmwerden im Bett (Jucken). [11]

ERGÄNZUNGEN

Modalitäten

Besserung: warme Luft, trockenes Wetter; Liegen mit erhöhtem Kopf.

Quellen-Nachträge

„Langanhaltende Beschwerden von Emotionen wie Schreck, Aufregung usw. Fühlt den Tod nahen, so dass er sich beeilen muss, seine Angelegenheiten zu ordnen. Niedergeschlagenheit mit Trübsichtigkeit." [72]

Die Auswertung von 25 Krankengeschichten geheilter *Petr.*-Patienten von *Jutta Gnaiger-Rathmanner* ergab Heilungen von: Allergien, Hautausschlägen, papulös, fleckig; Pyodermien, Mykosen, Lichen; Plantarwarzen; Krampfadern; Adenoiden; Eiterung der Tonsillen, purulenten Ohren- und Mittelohrentzündungen, Tubenkatarrh; Enuresis; Hyperemesis gravidarum.

Portioerosionen bei Personen mit gedunsenem Gesicht und schwierigem Charakter, mit geistesabwesender, verträumter Verfassung, Mangel an Willenskraft, Ungeschicklichkeit; mit Furcht vor Menschen, Verzweiflung an der Genesung; leicht weinend, milde; Heimweh, verharrend in Kummerfolgen; mit Abmagerung; Enttäuschung (zweimal geschieden), Wutausbrüche, Ungeduld, diktatorisch, mürrisch, streitsüchtig. [71]

Drucksensibler Punkt

Weihepunkt: Ma 10 re.

Petroselinum sativum

Petersilie. Umbelliferae.

Typisches

Intermittierendes Fieber: als Komplikation traumatischer oder chronischer Urethritis oder Striktur; mit Abdominalerkrankungen und fehlerhafter Innervation oder Assimilation.

Magen

Durstig und hungrig, aber sobald sie zu essen oder zu trinken beginnen, verlieren sie jedes Verlangen (umgekehrt: *Calc.*).

Harnorgane

Plötzlicher Harndrang *(Canth.)*. Das Kind hat plötzlich starken Drang zu urinieren; wenn dieser nicht sofort befriedigt werden kann, **springt es vor Schmerzen auf und ab.** Brennen, Stechen **vom Perineum aus durch die ganze Urethra.** Häufiges wollüstiges Kitzeln in der Fossa navicularis.

Genitalien

Gonorrhö: plötzlicher unwiderstehlicher Harndrang; **heftiges Beißen, Jucken,** tief in der Urethra, muss mit einem rauen Gegenstand an der Urethra reiben, um Erleichterung zu haben; Schmerz an Peniswurzel oder Blasenhals. Nachtripper.

Verwandtschaft

Vgl.: *Cann-s., Canth., Merc.* bei plötzlichem Harndrang.

Phellandrium aquaticum [11]

Wasserfenchel, Umbelliferae.

Typisches

Bewährt bei anhaltender Verschleimung und nächtlichem Husten nach Pneumonien oder (wiederholtem Husten) Grippen und bei Phtise. Übelriechender Auswurf, riecht nach Wanzen. Atemnot beim muss aufsitzen.

Stänkriches Aufstoßen wie von Wanzen.

Schmerz in den Brustwarzen beim Anlegen des Kindes. Unerträglicher Schmerz in den Milchgängen zwischen den Stillmahlzeiten.

Gemüt

Charakter traurig, ängstlich tief nachdenklich, mitunter von ausgelassener Heiterkeit. Mürrische Arroganz, ärgerlich, trotzig.

Kopf

Verwirrung, wie betrunken. Völlekopfschmerz > Hinlegen; mitunter <, mal > durch frische Luft. > beim Mittagessen.

Augen

Ziliarneuralgie < beim Versuch zu nähen oder zu lesen. Lichtscheu.

Gesicht

Livide Rötung von 19–20 h. Am Abend wird er purpurrot mit starren Augen und extremer Atemnot.

Magen

Geräusch, als ob jemand auf frei schwingendes Metall schlägt, wodurch er erwacht und das Geräusch allmählich abebbt.

Genitalien

Männlich: Juckendes Präputium, > durch Kratzen.

Weiblich: Menses zu früh, nur 1½ Tage dauernd. Sehr spärlich. Menses fließen nur morgens und abends, eher reichlicher als gewöhnlich. Immer nach dem Stillen unerträglicher Schmerz in den Milchgängen, hysterisches Weinen einige Zeit nach der Miktion.

Schlaf

Ausgeprägte Schläfrigkeit nach der Entbindung, schlief sogar ein, als sie vor der Waschschüssel stand. Träume von Blitz, mit Schreck; von einem Überfall, bei dem er viel Schläge abbekommt.

Modalitäten

Verschlimmerung: frische Luft, kalte Jahreszeit (Asthma); beim Erscheinen der Menses; nach alkoholischen Getränken; nach Trinken von Wasser.

Besserung: Während des Mittagessens; Essen von Brot; Bewegung an der frischen Luft, in der warmen Jahreszeit (Asthma).

Phosphorus

Gelbe Modifikation des elementaren Phosphors.

Typisches

Passt besonders für **hoch gewachsene, schlanke Menschen** mit sanguinischem Temperament, heller Haut, **zarten Wimpern, feinem, blondem oder rotem Haar,** rascher Auffassung und sehr empfindsamer Natur.

Junge Menschen, die zu rasch wachsen, mit Neigung zu gebeugter Haltung (geht gebeugt: *Sulf.);* chlorotisch oder anämisch; alte Menschen mit morgendlicher Diarrhö.

Ruhelos, kribbelig; bewegt sich fortwährend, kann nicht einen Moment stillsitzen oder stehen (nervöse, unruhige Füße: *Zinc.*).

Brennen: stellenweise, das Rückgrat entlang; **zwischen den Schulterblättern** (wie von einem Stück Eis: *Lachn.);* oder starke Hitze, den Rücken hinauflaufend; in den Handflächen *(Lach.);* in Brust und Lungen; in jedem Organ oder Körpergewebe *(Ars., Sulf.);* allgemein bei Krankheiten des Nervensystems.

Schmerzen: stechend, besonders in der Brust < Druck, selbst geringfügigen, **in den Interkostalräumen und beim Liegen auf der li. Seite;** hervorgerufen durch die geringste Kälte; verträgt keine frische Luft.

Hämorrhagische Diathese; kleine Wunden bluten stark *(Kreos., Lach.);* aus jeder Körperöffnung.

Hämorrhagie, häufig und reichlich, frei ausströmend und dann für eine Weile aufhörend; Metrorrhagie bei Karzinomen; Hämoptoe, vikariierende Blutungen aus Nase, Magen, Darm, Harnröhre, bei Amenorrhö.

Große Schwäche und Entkräftung; mit nervöser Erschöpfung und Zittern; des ganzen Körpers; Schwäche und Müdigkeit durch Säfteverlust *(China, Ph-ac.).* Gefühl von Schwäche, Leere und Hinfälligkeit in Kopf, Brust, Magen und im **gesamtem Abdomen.** „Leerheits- und Schwäche-Gefühl im Bauche. Großes Leerheits-Gefühl im Bauche, nach vielem Winde-Abgange.“ [2]

Gemüt

Überempfindlichkeit aller Sinne gegen äußere Eindrücke, Licht, Lärm, Gerüche, Berührung.

Nervös, schwach; möchte magnetisiert (bzw. massiert [11]) werden *(Sil.).*

Apathisch; wenig gesprächig; antwortet langsam; träge Bewegungen *(Ph-ac.).* Lebensmüde, voll düsterer Vorahnungen.

Kopf
Schuppen, lösen sich in Wolken *(Lyc.)*; büschelweiser Haarausfall, Kahlheit einzelner Stellen. Alopecia areata [11].

Augen
Eingefallen, umgeben **von blauen Ringen;** gedunsene, geschwollene, ödematöse Lider (Oberlider: *Kali-c.*; Unterlider: *Apis*).

Gesicht
Nekrose im (li.) Unterkiefer.

Hals
Kann nicht reden, so sehr schmerzt der Kehlkopf; ist trocken, entzündet, rau und wund.

Magen
Verlangen nach kaltem Essen und Trinken; saftigen, erfrischenden Dingen.
Verlangen nach salzigen und scharfen Speisen, nach Fisch. Aversion gegen Zwiebeln. [11]
Eiscreme bessert die Magenschmerzen. Lutscht die Eiswürfel von Eisgetränken *(Med.)* [11].
Sobald das Wasser im Magen warm wird, wird es erbrochen. Während der Schwangerschaft unfähig, Wasser zu trinken; schon der Anblick verursacht Erbrechen; muss die Augen beim Baden schließen *(Lyss.)*.
Mundvolles Erbrechen der aufgenommenen Nahrung *(Alum.)*. Aufstoßen, wenn er sich bückt [11].
Übelkeit beim Halten der Hände in warmes Wasser; Niesen und Schnupfen, wenn die Hände in Wasser gehalten werden *(Lac-d.)*.

Abdomen
Akute Pankreatitis [36]. Akute Hepatitis (z. B. nach Muschelessen) [11].

Rektum
Obstipation: Stühle schmal, lang, trocken, zäh und hart *(Staph.)*; mit großer Anstrengung und Schwierigkeit entleert *(Caust.)*.
Diarrhö, sobald nur etwas Stuhl **im Rektum ankommt;** reichlich, wie aus einem Hydranten schießend; wässrig, mit sagoartigen Körnchen; **Gefühl,** als bliebe der Anus offen *(Apis)*; unfreiwillig; in Cholerazeiten (davor: *Ph-ac.*); morgens, bei alten Menschen.

Atemwege
Husten beim Gehen vom Warmen ins Kalte (umgekehrt: *Bry.*); < Lachen, Reden, Vorlesen, Trinken, Essen und **Liegen auf der li. Seite** *(Dros., Stann.)*.

Brust
„Schwere der Brust, als wenn eine Last drauf läge." [2]

Schweiß
Schweiß riecht schweflig.

Verwandtschaft
Ergänzend: *Ars.*, mit dem es isomorph ist; *All-c.*, das pflanzliche Analogon.
Folgt gut auf: *Calc.* oder *Chin.*
Phos. beseitigt die Folgen von Jodmissbrauch und **exzessivem Gebrauch von Kochsalz.**
Unverträglich mit *Caust.*, das weder direkt davor noch direkt danach verordnet werden darf. „Bei langwierig weichem oder dünnem Stuhlgange ist diese Arznei am passendsten." [2]

Modalitäten
Verschlimmerung: abends, vor Mitternacht *(Puls., Rhus-t.)*; **beim Liegen auf der li. bzw. auf der schmerzhaften Seite; während eines Gewitters;** Wetterwechsel zu kaltem oder warmem Wetter. Dämmerung [2].
Kalte Luft erleichtert die Kopf- und Gesichtssymptome, verschlimmert aber die von Brust, Hals und Nacken.
Besserung: im Dunkeln; Liegen auf der re. Seite; Massage oder Magnetisieren; kalte Speisen, kaltes Wasser, bis es im Magen warm wird.

ERGÄNZUNGEN

Quellen-Nachträge
Seine Krankheitsängste weichen sofort, wenn der Arzt mit ihm spricht. Sobald er beruhigt ist, spricht er über seine Freunde oder über kranke Nachbarn. Neugierig, erkundigt sich nach dem Befinden des Arztes und nach seiner Ausbildung. Erotomanie. [2]
Enuresis: Kann Urin nicht halten, sobald die Hände in kaltes Wasser gehalten werden. Gewitterangst; spricht im Schlaf; sehr mitleidiges Wesen. [7]
Wutanfall, wenn sich ihm jemand widersetzt. [10]
Abstraktionsfähigkeit, meditative Veranlagung, verliert nie die Hoffnung. Seine Fähigkeit des Hellfühlens oder Hellsehens macht ihn zum geeigneten Kandidaten für Sekten oder mystische Verbindungen. [36]

Nachträge

Weniger bekannt ist der korpulente *Phos.*-Typ, der eine gewisse Ähnlichkeit mit dem plethorischen *Sulf.*-Typ aufweist, meist jedoch eine relativ blasse und durchscheinende Haut hat. Oft geht von ihm eine interessierte, strahlende Liebenswürdigkeit aus, besonders, wenn er agitiert ist, wobei er dann zum Dissimulieren neigt. **Er ist auf Ansprache sehr zugänglich,** einer ideenreichen ersten Begeisterung fehlt jedoch oft die Kraft zur Durchführung. Das unterscheidet den **müden** *Phos.*-Patienten vom wiederum oft ähnlich erscheinenden **müden** *Nat-m.*-Patienten. Der **alt gewordene** *Phos.*-Typ hat oft eine Gesichtsfarbe **wie verwitterter Marmor.**
Aus Bereitwilligkeit und Harmoniestreben schiebt er keine Aufgaben auf und verzettelt sich dadurch. Ästhet. Hasserfüllt und mitleidig. Weint im Kino oder bei sentimentalen Anlässen. Antizipationsängste (mit Durchfallneigung); überempfindlich gegen äußere Einflüsse. Bei Müdigkeit versteht er Fragen erst dann, wenn sie wiederholt werden; unaufmerksam und zerstreut. Antwortet deshalb langsam.
Kinder, die sich bei der Konsultation ganz nahe beim Arzt mit den Ellenbogen auf den Schreibtisch aufstützen, sobald sie ihre Schüchternheit überwunden haben.
Hypertension mit Stauung im kleinen Kreislauf, mit Kurzatmigkeit und Herzhusten, < beim Hinlegen. Myomherz. Reizblase bei Aufregung.
Bei MS- und Parkinson-Patienten unbedingt in Erwägung ziehen, Beobachtungen mit mindestens fünf Jahren Wohlbefinden bei Symptomfreiheit konnten gemacht werden.

Drucksensible Punkte

Weihepunkte: Ren 16, Le 3, 3E 16, Gb 21.
de la Fuye: Lu 7, He 5, Ni 3, 3E 5, Ren 5, 3E 10.

Physostigma venenosum

Kalabarbohne. Leguminosae.

Typisches

Ungewöhnliche geistige Aktivität; **kann nicht aufhören zu denken.**
Horror vor kaltem Wasser, Aversion gegen Baden. [11]

Augen

Sicht getrübt; wie durch einen Schleier oder Film; Gegenstände durcheinander.
Schmerzen nach Gebrauch der Augen; schwimmende schwarze Punkte, Lichtblitze; Zucken der Lider und der Augenmuskeln *(Agar.);* Nystagmus.

Extremitäten

Große Erschöpfung der Muskulatur; Beeinträchtigung der Bewegungsfähigkeit *(Gels.).*
Tremor oder Zittern bei jungen Menschen durch geistige oder körperliche Störungen.
Idiopathischer oder traumatischer Tetanus; hervorgebracht oder < **durch den geringsten Luftzug von einer vorbeigehenden Person** *(Hyper., Lyss., Nux-v., Stry.).*

Verwandtschaft

Vgl.: *Bell., Con., Cur., Gels., Hyper., Stry.,* (*Agar., Nux-v.* [11]).

ERGÄNZUNGEN

Modalitäten

Verschlimmerung: Augenüberanstrengung; Bewegung, Hinabsteigen; Hitze und **Kälte,** Temperaturwechsel; Baden.
Besserung: Kopftieflage *(Verat-v.);* Willensanstrengung.

Phytolacca decandra

Kermesbeere. Phytolaccaceae.

Typisches

Patienten mit rheumatischer Diathese; Rheumatismus des Bindegewebes und der Knochenhaut; nach Quecksilbermissbrauch oder syphilitisch.
Abmagerung, Chlorose; Verlust von Fettgewebe.
Große Erschöpfung und tiefgreifende Entkräftung.
Bei Rheumatismus und Neuralgie nach Diphtherie, Gonorrhö, Quecksilbermissbrauch oder Syphilis.
Streuherdinfektion nach rezidierenden Anginen [11].
Fliegender, Schmerz wie elektrische Schläge; schießend, durchbohrend; schnell wandernd *(Lac-c., Puls.);* schlimmer durch Bewegung und nachts.
Beschleunigt Eiterung *(Hep., Lach., Merc., Sil.).*

P

Nimmt eine Position zwischen *Bry.* und *Rhus-t.* ein; heilt, wenn diese versagen, obwohl sie offensichtlich gut indiziert sind.

Gemüt

Vollkommene Gleichgültigkeit gegenüber dem Leben; ist sicher, dass sie sterben wird.

Kopf

Schwindel: Fühlt sich schwach beim Aufstehen aus dem Bett *(Bry.)*.
Heftige Kopf- und Rückenschmerzen; lahmes, wundes, zerschlagenes Gefühl überall; ständiges Verlangen, sich zu bewegen, aber Bewegung verschlechtert die Schmerzen (*Lac-c., Merc.;* Bewegung bessert: *Rhus-t.*).

Mund

Bruxismus: Unwiderstehliches Verlangen, die Zähne oder das Zahnfleisch zusammenzupressen *(Podo.);* während des Zahnens.

Hals

Halsschmerzen; dunkelrote Farbe; Zäpfchen groß, ödematös, fast durchscheinend *(Kali-bi., Rhus-t.)*.
Pfeiffer-Drüsenfieber: graue Membranen im Hals, Lymphknotenschwellung, tastbare Milz, große Müdigkeit. [36]
Diphtherie: Schmerzen schießen vom Hals in die Ohren beim Schlucken; starker Schmerz an der Zungenwurzel beim Schlucken; **Brennen wie von glühender Kohle oder rot glühendem Eisen; Trockenheit;** Schluckbeschwerden mit Zittern der Hände; Gefühl eines Klumpens im Hals mit ständigem Verlangen, zu schlucken; Mandeln, Zäpfchen und hinterer Teil des Halses bedeckt von einer aschfarbenen Membran; **kann keine heißen Flüssigkeiten trinken** *(Lach.)*.
Hals- und Unterkieferdrüsen verhärtet nach Diphtherie, Scharlach.

Brust

Brust zeigt eine frühe Tendenz, **sich zu verklumpen;** ist voll, steinig, hart und schmerzhaft, besonders wenn es zur Eiterung kommt; Mastitis: beim Stillen geht der Schmerz **von der Brustwarze über den ganzen Körper** (geht zum Rücken: *Crot-t.*; zum Uterus: *Puls., Sil.*).
Mammae voller harter, schmerzhafter Knoten. **Mammazysten** [11].
Brustdrüsenabszess: **Fisteln, klaffende, entzündete Ulzera;** jauchigen, stinkenden Eiter sezernierend; mit schlechter Heilungstendenz.
Geschwollene Brust heilt weder, noch eitert sie, ist von purpurner Farbe und hart wie alter Käse *(Bry., Lac-c., Phell.)*.
Brustwarzen **empfindlich, wund, rissig** *(Graph.);* stark verschlechtert durch Stillen, Schmerz strahlt über den ganzen Körper aus.

Verwandtschaft

Vgl.: *Kali-j.,* das Analogon. Vgl.: *Arum-t., Bry., Kali-bi., Kali-j., Merc., Rhus-t., Sang.* Feindlich: *Merc.* Antidote: Milch und Salz, *Bell., Mez.* [11]

Modalitäten

Verschlimmerung: bei Regen, feuchtes, kaltes Wetter.
Aufrichten; Bewegung; Schlucken; heiße Getränke; Hitze, Nachtkälte, feuchte Kälte [11].

ERGÄNZUNGEN

Modalitäten

Besserung: Bauchlage; kalte Getränke.

Nachtrag

Schmierblutung nach Entfernung des Intrauterinpessars (IUP).

Drucksensibler Punkt

Weihepunkt: Bl 16.

Piper methysticum [11]

Kava-Kava. Kawapfeffer. Piperaceae.
Typisches: Passt für Menschen, die tagsüber fleißig arbeiten und abends das Vergnügen suchen, um sich von den schmerzverursachenden Problemen abzulenken, sei es spirituelle, emotionale oder materielle Armut. Fleißig, Beschäftigung bessert alle Beschwerden. Furcht vor Leiden, < Denken an seine Beschwerden.

Platinum metallicum

Platin. Edelmetall.

Typisches

Passt auf Frauen mit dunklem Haar und straffem Gewebe; dünn, mit sanguinischem Temperament; die unter einer zu frühen und zu starken Regel leiden.
Für hysterische Patienten, „himmelhoch jauchzend – zu Tode betrübt", die leicht weinen *(Croc., Ign., Puls.)*; blass, leicht ermüdet.
Geistes- und Gemütssymptome treten auf, sobald die körperlichen verschwinden **und umgekehrt.**
Die Schmerzen nehmen allmählich zu und ebenso allmählich wieder ab *(Stann.)*; sind von Taubheit der betreffenden Körperteile begleitet *(Cham.)*.

Gemüt

„Weinerliche trübe Stimmung, besonders abends." [2]
„Traurig und verdriesslich, den ersten Morgen, den folgenden unbeschreiblich selig, besonders im Freien, dass sie hätte Alles umarmen und über das Traurigste lachen mögen" [2].
„Große Heiterkeit, dass sie hätte tanzen mögen, eine halbe Stunde nach dem Weinen." [2]
Arrogant, stolz, hochmütig, geringschätzig; verächtliches, bedauerndes Herabblicken auf sonst geachtete Menschen; gleichsam ein unwilliges Verstoßen.
„Verächtliches, bedauerndes Herabblicken auf sonst ehrwürdige Menschen mit einer gewissen Wegwerfung, in Anfällen, ohne ihren Willen." [2]
„Verstimmt auf lange Zeit von geringem Aerger; er spricht nur, wenn er muss, höchst unfreundlich, abgebrochen, zankend." [2]
Wahnideen, als wäre alles in ihrer Umgebung klein; alle Personen physisch und geistig unterlegen, aber sie körperlich groß und erhaben. Empfindung des Größerwerdens in jeder Richtung.
Lappalien verursachen tiefgreifende Verstimmung *(Ign., Staph.)*; schmollt lange Zeit.
Lebensüberdruss mit Schweigsamkeit und Furcht vor dem Tode *(Acon., Ars.)*.
Geistes- und Gemütsstörung durch Schreck, Kummer, Ärger; Masturbation, Stolz. [11]

Kopf

Kopfschmerzen: Dumpfer, schwerer Schmerz im Gehirn oder am Scheitel; nach Ärger und Sorgen; hysterisch, durch Gebärmutterbeschwerden ausgelöst; Schmerzen nehmen allmählich zu und ebenso allmählich wieder ab.
Angst in der Herzregion vor Kopfschmerzen, wie berauscht vor Kopfschmerzen. [11]

Rektum

Obstipation: auf Reisen (auf See: *Bry.*); nach Bleivergiftung; durch Darmträgheit; häufiger, erfolgloser Drang; **Stühle haften an Rektum und After** wie weicher Lehm *(Alum.)*; bei Emigranten; in der Schwangerschaft; wenn bei hartnäckigen Fällen *Nux-v.* nicht wirkt.

P

Genitalien

Nymphomanie: bei Wöchnerinnen; übermäßige oder verfrühte **sexuelle Entwicklung,** besonders bei Jungfrauen *(Kali-p.)*; Vaginismus, Spasmen und Konstriktionen. Exhibitionismus [11].
Sexualorgane **äußerst empfindlich; kann Binde oder Tampon nicht ertragen;** bekommt Krämpfe bei der gynäkologischen Untersuchung; Vulva schmerzhaft empfindlich beim Koitus; droht beim Koitus ohnmächtig zu werden oder kann ihn nicht aushalten (vgl. *Murx., Orig.*). Vaginismus [11].
Menses zu früh, zu stark, zu lang; **dunkel-klumpig,** stinkend, mit nach unten ziehenden Krämpfen, zwickenden Uterusschmerzen; empfindliche Genitalien.
Metrorrhagie: Blutfluss schwarz und in Klumpen; dick, wie Teer, oder in einer geronnenen Masse *(Croc.)*.
Übermäßiges Jucken im Uterus; Pruritus vulvae.

Verwandtschaft

Vgl.: *Aur., Croc., Ign., Kali-p., Puls., Sep., Stann.; Valer.* ist das pflanzliche Analogon.
„Sedum acre" – sexuelle Erregung, erleichtert Reizung der Nervenzentren und beruhigt. Antidot: *Puls.; Plat.* wirkt den schlimmen Folgen von Blei entgegen [11].

ERGÄNZUNGEN

Modalitäten

Verschlimmerung: sexuelle Erregung, Koitus; Berührung; Sorgen; nervöse Überanstrengung; Sitzen und Stehen; abends.

Besserung: Gehen in kalter Luft; Sonnenschein.

Quellen-Nachträge

Verherrlicht sich selbst – setzt seine Umgebung herab. Oder: Setzt sich zu hohe Ziele und setzt sich selbst herab; unterdrückt sein Gefühls- und Triebleben aus Machttrieb, pervertiertes Trieb- und Sexualleben. [49]
Sein durch Schein, verfällt dem eigenen Bild von sich selbst; Menschen im Licht der Öffentlichkeit. Pubertierende, die sich im Bad einschließen und stundenlang an ihrem Look feilen; Spieglein-an-der-Wand-Syndrom. Packen Sachen an, die für sie zu schwer sind. [36]
„Gefühl in der Herzgrube, als habe sie zuviel Luft verschluckt, mit Aufsteigen zum Halsgrübchen und vergeblicher Neigung zum Aufstossen, durch jedes Leerschlucken sehr erhöht." [2]
„Tabak will bei Verlangen danach, nicht schmecken, es stellt sich bald Widerwille dagegen ein." [2]
„Der Harn wird trübe und färbt das Gefäß an den Wänden rot." [2]

Nachträge

Will niemanden hinter sich stehen haben aus Sorge, von hinten erwürgt zu werden.
Patienten, die sich über das Personal beschweren, sobald sie den Arzt begrüßt haben, oder die sich als erstes beim Personal aufregen, wenn ihnen etwas Wartezeit zugemutet wird, sind höchst verdächtig, *Plat.* zu benötigen.
Rudolf Schirmer bekam jahrelang zu Weihnachten eine Kiste Wein von dem Ehemann einer Patientin, bei der er wegen dieser Eigenheit an *Plat.* gedacht und es ihr dann auch verordnet hatte – so spürbar konnte das Mittel eine dauerhafte Harmonisierung bewirken.
Patientin spricht geringschätzig über die Arbeit des Ehemanns (Wissenschaftler von internationaler Bedeutung!), während sie dafür sorgen muss, dass der Dreipersonenhaushalt funktioniert.
Romantisierende Sehnsucht und eiskalte Berechnung.
Beim Anblick eines Messers verspürt sie den Impuls, ihren zwölfjährigen Sohn damit zu verletzen.

Drucksensibler Punkt

Weihepunkt: Ni 14 re.

Plumbum metallicum

Blei. Pb.

Typisches

Geeignet für Erkrankungen, die ihren Ursprung im Rückenmark haben *(Phos., Pic-ac., Zinc.).*

Übermäßige und schnelle Abmagerung; generelle oder partielle Paralyse; Extremfälle mit Anämie und großer Schwäche.
Muskelatrophie durch Sklerose des Spinalsystems.
Spasmen: klonisch; tonisch, durch Zerebralsklerose oder Tumor; Epilepsie oder epileptiforme Konvulsionen.
Mattigkeit; Ohnmacht beim Betreten eines Zimmers voller Menschen.
Delirium alterniert mit Kolik.

Gemüt

Langsam in der Auffassung; geistige Trägheit, allmählich zunehmende Apathie (bei Fieber: *Ph-ac.*).
Schwäche oder Verlust des Gedächtnisses; unfähig, das richtige Wort zu finden *(Anac., Lac-c.).*
Melancholie und Trauer. Halluzinationen, dass er vergiftet, ermordet werden soll. [11]

Gesicht

Hautfarbe: **bleich, aschgrau, gelb, leichenähnlich eingefallene Wangen;** Ausdruck sehr ängstlich und leidend.
Gesichtshaut fettig und glänzend *(Nat-m., Sanic.).*

Mund

Ausgeprägte blaue Linie am Zahnfleischrand; Zahnleisten geschwollen, blass, zeigen einen bleifarbenen Saum.

Abdomen

Außerordentlich starker Schmerz im Abdomen, **zu allen Körperteilen hin ausstrahlend.**
Nächtliche Empfindung im Bauch, die den Patienten veranlasst, sich stundenlang heftig zu strecken; muss sich in jede Richtung strecken *(Aml-ns.).*
Krampfhafte Schmerzen [11].
Heftige Kolik, Empfindung, als würde die Bauchdecke wie von einer Schnur zum Rückgrat gezogen.
Invagination mit Kolik und Koterbrechen; strangulierte Hernie, Schenkelhernie, Leisten- oder Nabelbruch.

Rektum

Obstipation: **Stühle hart, klumpig, schwarz, wie Schafskot** *(Chel., Op.);* mit Drängen und fürchterlichen Schmerzen durch **Anal-Tenesmen;** blockierte Entleerung durch verhärtete Fäzes, Trockenheit der

Exkremente, Lähmung oder muskuläre Atonie; in der Schwangerschaft; durch impaktierte Fäzes; wenn *Plat.* nicht durchzieht.

Harnorgane
Nephritis (Bright-Krankheit): Kolikschmerzen; Kahnbauch; rasche Abmagerung; übermäßiger Schwächezustand; Schrumpfniere.

Genitalien
Spürt im Uterus einen Mangel an Platz für den Foetus; der Uterus kann sich nicht ausdehnen; drohender Abort.

Schlaf
Nimmt die merkwürdigsten Stellungen und Lagen im Bett ein.

Haut
Gelbe Haut; dunkelbraune Leberflecken im Klimakterium; Gelbsucht, Augen, Haut und Urin gelb.

Verwandtschaft
Vgl.: *Alum., Plat., Op.* bei Kolik; *Podo.* bei eingezogenem Nabel; *Nux-v.* bei eingeklemmtem Bruch.
Podo. ist das pflanzliche Analogon.
Schlimme Folgen von *Plb.* werden antidotiert durch *Alum., Petr., Plat., Sulf-ac., Zinc.*

Modalitäten
Verschlimmerung: nachts (Gliederschmerzen).
Besserung: Reiben; harter Druck.

ERGÄNZUNGEN

Modalitäten

Quellen-Nachtrag
Intelligente Kinder und Jugendliche, die schulische Zwänge nicht ertragen und als schwierig gelten, mehrfache Sitzenbleiber, schweigsam, düster, depressiv; infantiles Verhalten, Kommentar „Ist mir doch egal", wenn sie von der Schule geflogen sind. Dabei sind sie Experten für ihre eigenen Interessengebiete, wie z. B. Biologie oder altes Ägypten. [36]

Nachträge
Stinkender Fußschweiß.
Vasokonstriktion; chronische Fälle ohne Heilungstendenz. Zittern, bläuliche, kalte Glieder.
Nach einem Nadelstich dauert es lange, bis er etwas merkt.
Fallhand (Pianisten) kann nicht gehoben werden.
Morbus Parkinson: eiskalte Extremitäten, werden leichenblass bei Anstrengung; geistige Anstrengung möglich.
Seitenbeziehung: li. unten – re. oben.

Drucksensible Punkte
Weihepunkte: Ni 17 li., Ni 15.
de la Fuye: Ma 28, Dü 3, Gb 34.

Podophyllum peltatum

Podophyllum peltatum. Maiapfel. Berberidaceae.

Typisches
Passt für Menschen von galligem Temperament, die an gastrointestinalen Störungen leiden, besonders nach Quecksilbermissbrauch, Gallenattacken.
Befällt die re. Halsseite, das re. Ovar, das re. Hypochondrium *(Lyc.).*
Schmerzen: Plötzliche Anfälle ruckartiger Schmerzen.

Gemüt
Niedergeschlagenheit, bildet sich ein, er würde sterben oder sehr krank werden *(Ars.);* Ekel vor dem Leben.

Kopf
Kopfschmerzen wechseln ab mit Diarrhö *(Aloe)*; Kopfschmerzen im Winter, Diarrhö im Sommer.
Kopf heiß und von einer Seite zur anderen rollend *(Bell., Hell.).*

Mund
Schwierige Zahnung: Stöhnen, Zähneknirschen nachts; heftiges Bedürfnis, das Zahnfleisch zusammenzupressen *(Phyt.).*
Zunge gelblich, Zahneindrücke. [11]

Magen
Durst auf große Mengen kaltes Wasser *(Bry.).*

Abdomen

Der Patient **reibt und schüttelt ständig die Lebergegend mit der Hand.**

Rektum

Schmerzloser Brechdurchfall; Cholera infantum *(Phyt.)*. Wässrige, schmerzlose Stühle.
Diarrhö: langanhaltend; **früh am Morgen,** geht während des Vormittags weiter, gefolgt von natürlichem Stuhlgang abends *(Aloe)* und begleitet von einem Gefühl der Schwäche oder des Sinkens im Abdomen oder Rektum.
Durchfall treibt morgens aus dem Bett, schießend, wie aus einem Spundloch. [11]
Stuhl: grün, **wässrig, stinkend, reichlich** *(Calc.);* herausschießend *(Gamb., Jatr., Phos.);* kreideartig, gallertartig *(Aloe),* unverdaut *(Chin., Ferr.);* gelber, mehlartiger Satz; Rektumprolaps vor oder mit dem Stuhl.
Diarrhö bei Kindern: während des Zahnens; nach dem Essen; **während des Badens oder Waschens; schmutziges Wasser durchtränkt die Windel** *(Benz-ac.);* mit Würgen. Totenblass mit bitterem Gesichtsausdruck vor dem Stuhl [11].
Elendsgefühl post defaecationem und Schwäche, als ob der Magen heruntersinke. [11]

Genitalien

Uterusprolaps: **durch Überheben oder Anstrengung;** durch Obstipation; nach der Geburt; mit mangelhafter Rückbildung nach Entbindung. In den ersten Monaten der Schwangerschaft kann sie nur auf dem Bauch bequem liegen *(Acet-ac.)*. Unterdrückte Menses bei jungen Mädchen *(Puls., Tub.)*. Schmerz und Taubheit im re. Ovar, erstreckt sich auf dieser Seite den Schenkel hinunter *(Lil-t.)*.

Atemwege

Bedürfnis, tief Atem zu schöpfen. [11]

Extremitäten

Heftige Krämpfe in Füßen, Waden, Schenkeln (während des Stuhlgangs [11]).

Fieber

Fieberanfall: um 7 Uhr morgens mit **großer Geschwätzigkeit während Schüttelfrost und Hitze;** Schlaf während des Schweißausbruchs.

Verwandtschaft

Vgl.: *Aloe, Chel., Coll., Lil-t., Merc., Nux-v., Sulf.*
Nach *Ip., Nux-v.* bei gastrischen Beschwerden; nach *Calc.* und *Sulf.* bei Lebererkrankungen.
Antidotiert die schlimmen Folgen von Quecksilber.

Modalitäten

Verschlimmerung: früh am Morgen *(Aloe, Nux-v., Sulf.);* bei heißem Wetter; in der Zahnungsphase. Trinken; Bewegung [11].

ERGÄNZUNGEN

Modalitäten

Besserung: Reiben der Lebergegend. Bauchlage.

Drucksensible Punkte

Weihepunkt: Ren 6.
de la Fuye: Mi 4 re.

Psorinum

Serös-eitrige Flüssigkeit aus Krätzebläschen. Nosode.

Typisches

Speziell für die psorische Konstitution geeignet. Extrem psorische Patienten; ruhelos, nervös, schreckhaft.
In chronischen Fällen, **wenn bestgewählte Mittel nicht durchziehen oder dauerhaft bessern** (bei akuten Erkrankungen: *Sulf.*); wenn *Sulf.* indiziert scheint, aber versagt.
Beschwerden nach Unterdrückung von Krätze oder anderen Hautkrankheiten; wenn *Sulf.* ohne Wirkung bleibt; heftig, nach leichtester Erregung.
Reaktionsmangel nach schweren akuten Krankheiten. Der Appetit will nicht wiederkehren.
Große Schwäche und Erschöpfung durch Säfteverlust; **als Folge von akuten Krankheiten,** unabhängig von einem organischen Schaden bzw. ohne einen solchen oder eine erkennbare Ursache.
Kinder sind blass, schwächlich, kränkelnd. Kranke Babys wollen Tag und Nacht nicht schlafen, stören, quälen sich und die Umgebung, schreien *(Jal.);* das Kind ist lieb, spielt den ganzen Tag, ist aber die ganze Nacht über ruhelos, lästig, schreiend (umgekehrt: *Lyc.*).

Der Körper riecht schmutzig, sogar nach dem Baden. Alle Ausscheidungen – Diarrhö, Leukorrhö, Menses, Schweiß – haben einen aasartigen Geruch.
Stürmisches Wetter wird heftig empfunden; tagelang ruhelos vor oder während einem Gewitter *(Phos.)*.
Der ganze Körper schmerzt, **Neigung zu Verstauchungen und Verletzungen.**

Gemüt

Fühlt sich außergewöhnlich wohl am Tag vor Ausbruch einer Erkrankung *(Nux-v.)*.
Ängstlich, voller Furcht; üble Vorahnungen.
Religiöse Melancholie; sehr deprimiert, traurige Selbstmordgedanken; verzweifelt an seinem Seelenheil *(Med.)*, an seiner Genesung.
Verzagt: fürchtet zu sterben; bankrott zu machen; während des Klimakteriums; macht sich und seiner Umgebung das Leben unerträglich.

Kopf

Kopfschmerzen: mit vorausgehendem Flimmersehen, Trübsehen oder Blindheit *(Lac-d., Kali-bi.)*; Sehen von Flecken oder Ringen; **immer hungrig dabei; > während des Essens** *(Anac., Kali-p.)*; nach unterdrückten Ausschlägen oder Mensesunterdrückung; > Nasenbluten *(Meli.)*. Mit Aufstoßen *(Arg-n., Calc., Carb-v., Nux-v.)* [11].
Haar trocken, glanzlos, verfilzt leicht, klebt zusammen *(Lyc.)*. Plica polonica *(Bar-c., Sars., Tub.)*. Kopfhaut trocken, schuppig oder nässend; stinkende, eiternde Ausschläge; sondert ein klebriges, stinkendes Sekret ab *(Graph., Mez.)*.

Augen

Starke Fotophobie mit entzündeten Lidern; kann die Augen nicht öffnen; liegt mit dem Gesicht im Kissen vergraben.

Ohren

Feuchte Schorfe und Entzündungen an und hinter den Ohren; aussickerndes, stinkendes, zähes Sekret *(Graph.)*.
Otorrhö: dünne, jauchige, scheußlich stinkende Absonderung, riecht wie verfaultes Fleisch; chronisch, nach Masern oder Scharlach.

Hals

Angina: stark geschwollene Tonsillen, schwieriges, schmerzhaftes Schlucken; Brennen, wie verbrüht; schneidender, ziehender, starker Schmerz zu den Ohren ausstrahlend beim Schlucken (schmerzlos: *Bar-c.*); reichlich übelriechender Speichel; zäher Schleim in der Kehle, muss sich ständig räuspern, nicht nur um den akuten Anfall zu erleichtern, sondern auch **um die Neigung dazu zu beseitigen.**
Beim Räuspern kommen käsige, erbsengroße Bällchen herauf, ekelhaft schmeckend und aashaft stinkend *(Kali-m.)*.

Magen

Hungrig mitten in der Nacht; muss etwas zu essen haben *(Cina, Sulf.)*. Aufstoßen schmeckt nach faulen Eiern *(Arn., Ant-t., Graph.)*.

Rektum

Diarrhö: plötzlich, imperativ *(Aloe, Sulf.)*; Stühle wässrig, dunkelbraun, übelriechend; **aashaft stinkend;** unfreiwillig, < nachts zwischen 1 Uhr und 4 Uhr; nach schweren akuten Erkrankungen; beim Zahnen; bei Kindern; bei Wetterwechsel.
Obstipation: hartnäckig, mit Rückenschmerzen; durch Inaktivität des Rektums; wenn *Sulf.* versagt.

Harnorgane

Enuresis: durch Blasenlähmung; bei Vollmond; hartnäckige Fälle mit Ekzem in der Familienanamnese.

Genitalien

Chronische Gonorrhö von jahrelanger Dauer, die weder unterdrückt noch geheilt werden kann; das bestgewählte Mittel versagt.
Leukorrhö: große, klumpige Massen von unerträglichem Gestank; heftige Kreuzschmerzen; Schwäche; im Klimakterium.
Schwangerschaft: äußerst hartnäckiges Erbrechen; zu heftige Bewegungen des Foetus; wenn das bestgewählte Mittel versagt; um die psorische Diathese des Ungeborenen zu bessern.

Atemwege

Asthma, Dyspnoe, < an der frischen Luft, Aufsitzen *(Laur.)*; > **Hinlegen** *(Calc-p., Hell., Kali-j-, Laur.* [11]) und weit abgespreizte Armen (umgekehrt: *Ars.*); verzagt, denkt, dass er sterben wird.

Heuschnupfen tritt regelmäßig jedes Jahr zum selben Datum auf; mit einer asthmatischen, psorischen oder ekzematösen Anamnese. Patient sollte im vorausgehenden Winter behandelt werden, um die Diathese zu beseitigen und der Sommerattacke vorzubeugen.

Husten: nach unterdrückter Krätze oder Ekzem; chronisch, jahrelang dauernd; < morgens beim Erwachen und abends beim Hinlegen *(Phos., Tub.)*; Sputum grün, gelb oder salziger Schleim; eitrig; hustet lange, bevor er expektoriert. Husten kehrt jeden Winter wieder.

Schlaf

Schlaflos durch unerträgliches Jucken oder schreckliche Träume von Räubern, Gefahr etc. *(Nat-m.)*.

Frost

Große Empfindlichkeit gegen kalte Luft oder Wetterwechsel; trägt selbst im heißesten Sommer eine Pelzmütze, einen Mantel oder Schal.

Schweiß

Starke Schweiße nach akuten Krankheitsphasen **mit Besserung aller Beschwerden** *(Calad., Nat-m.)*.

Haut

Abnorme Neigung zu Hauterkrankungen *(Sulf.)*; Ausschläge eitern leicht *(Hep.)*; Haut **trocken, inaktiv, selten schwitzend; schmutziges Aussehen,** als ob er sich nie gewaschen hätte; rau, fettig, wie in Öl gebadet; schlimme Folgen suppressiver Behandlung mit Schwefel- oder Zinksalben.

Akne – alle Formen, Acne simplex oder Acne rosaceae; < während der Regel, nach Kaffee, Fett, Zucker, Fleisch; wenn das bestgewählte Mittel keinen Erfolg oder nur einen Palliativerfolg bringt.

Zur Verzweiflung getrieben durch Juckreiz.

Trockene, schuppige Ausschläge verschwinden im Sommer und kehren im Winter zurück.

Verwandtschaft

Ergänzend: *Sulf.* und *Tub.*

Danach folgen gut: *Alum., Bor., Hep., Sulf., Tub.*; *Sulf.* folgt *Psor.* gut bei Mammakarzinom.

Folgt gut nach *Arn.* bei traumatischen Affektionen der Ovarien; nach *Lac-ac.* bei Hyperemesis gravidarum. „Ob sich seine Herkunft von reinstem Gold oder von bloßem Dreck herleitet, unsere Dankbarkeit für seine hervorragenden Dienste schließt aus, dass wir danach fragen oder uns deswegen Sorgen machen." *(P. B. Bell)*. *Psor.* sollte nicht gegen die Psora oder die psorische Diathese gegeben werden, sondern, wie jedes andere Medikament, aufgrund strenger Individualisierung, d. h. aufgrund der Totalität der Symptome, und dann erkennen wir seine wundervolle Wirkung.

ERGÄNZUNGEN

Modalitäten

Verschlimmerung: Waschen, kalt duschen; Feuchtigkeit, schon leichtes Feuchtwerden eines Körperteils; frische Luft, leichter Luftzug; Wetterwechsel, Sturm, Winter; Wärme (Bettwärme, Wollsachen); geringste Entblößung; Anstrengung; Unterdrückung; jährlich; Berührungskontakt mit den eigenen Gliedmaßen.

Besserung: Liegen in Kopftieflage; Ruhe; Essen; Waschen; Nasenbluten; starker Druck; reichlicher Schweiß; ein bis zwei Tage vor einer akuten Erkrankung.

Quellen-Nachträge

Immer bei Stirnhöhlenentzündung, Rheumatismus im Kreuz < kalt duschen, obwohl sonst gern kalt geduscht. Verlangen, sich warm anzuziehen und warm zuzudecken bei warmer Wohnung. Schwitzt unheimlich nachts, aber erkältet sich beim Abdecken. [65]

Verzweiflung an der Genesung in der Rekonvaleszenz. Völlige Hoffnungslosigkeit und Pessimismus. Verlassenheitsgefühl und Entfremdung, Ängste führen zu Vorahnungen, Risiken werden falsch eingeschätzt, Gefühl völliger Unfähigkeit gegenüber äußerer Gefahr. Bergangst, Angst beim Abwärtsfahren oder beim Reiten. Auf dem Weg zum Gipfel stecken geblieben. Ruhelosigkeit < Sturm. [13]

Nachtrag

„Das Mittel der Armut" *(Gotthard Behnisch)*: geistig, emotionell und körperlich. Mangel an Entschlusskraft und Gefühlen, körperlicher Wärme und Entwicklung.

Drucksensibler Punkt

de la Fuye: 3E 4.

Pulsatilla pratensis

Küchenschelle. Ranunculaceae.

Typisches

Geeignet für Menschen mit unentschlossenem, langsamem, phlegmatischem Temperament; blon-

des Haar, blaue Augen, blasses Gesicht; leicht zum Lachen oder zu Tränen bewegt; liebevoll, mild, freundlich, schüchtern, nachgiebig – **das** Frauenmittel.
Besonders bei Erkrankungen von Frauen und Kindern. Frauen mit Neigung, übergewichtig zu werden; **mit spärlicher und verzögerter Regel** *(Graph.).*
Die erste ernstere, gesundheitliche Beeinträchtigung wird dem Pubertätsalter zugeschrieben: „seitdem ging es mir nie wieder gut"; Anämie, Chlorose, Bronchitis, Phthisis.
Sekretionen aller Schleimhäute sind **dick, mild und gelblichgrün** *(Kali-s., Nat-s.).*
Ständiger Wechsel der Symptome: keine zwei Fieberschauer, keine zwei Stühle, keine zwei Anfälle gleichen einander; eine Stunde Wohlbefinden, in der nächsten äußerst elend; scheinbar widersprüchlich *(Ign.).*
Schmerzen: ziehend, reißend, unstet, schnell wechselnd, **von einem Körperteil zum anderen** *(Kali-bi., Lac-c., Mang-ac.);* begleitet von ständigem Frösteln; je heftiger der Schmerz, desto heftiger das Frösteln; erscheinen plötzlich, vergehen allmählich; oder die Spannung (in den Extremitäten [11]) nimmt dauernd zu, bis sie sehr heftig ist und hört dann schlagartig auf; bei der ersten Bewegung *(Rhus-t.).*

Gemüt

Weint leicht: es ist beinahe unmöglich, dass sie ihre Leiden vorbringen kann, ohne zu weinen (weint, wenn ihr gedankt wird: *Lyc.*).
Möchte getragen werden.
Nervosität, besonders um die Knöchel herum empfunden.

Augen

Gerstenkörner: speziell am Oberlid; nach **fettem, öligem, reichhaltigem Essen oder Schweinefleisch** (vgl.: *Lyc., Sulf.*).

Ohren

Otitis media: Wenn das Kind weint (wenn das Kind schreit: *Cham.);* Tubenkatarrh bei Schnupfen. [11]

Mund

Starke morgendliche Trockenheit im Mund ohne Durst *(Nux-m.;* Mund feucht bei starkem Durst: *Merc.).*
Zahnschmerzen, erleichtert durch kaltes Wasser im Mund *(Bry., Coff.);* schlimmer durch Warmes und Zimmerhitze.
Bläschen auf der Zungenspitze, Zunge weiß belegt. [11]

Hals

Mumps; metastasierend in Mamma oder Hoden.

Magen

Durstlosigkeit **bei nahezu allen Beschwerden.** Leeregefühl im Magen, besonders bei Teetrinkern.
Magenbeschwerden: nach schwerem Essen, Kuchen, Gebäck, besonders nach Schweinefleisch oder Wurst; der Anblick von oder selbst das Denken an Schweinefleisch verursacht Ekel; schlechter Mundgeschmack am Morgen.
Kinder hassen fettes Essen und mögen keine warmen Speisen, lieben es jedoch sehr, Butter mit dem Löffel zu essen *(Merc.).* [36]
Saures, schluckartiges Erbrechen, muss den Finger in den Hals stecken, es frisst den Hals auf vor Säure. Heftiges, angestrengtes Erbrechen, grün, schleimig, wässrig, sauer riechend, wie Feuer im Rachen brennend. Nächtliches Erwachen, mit leichter Übelkeit, muss aufstehen, wonach bitteres Aufstoßen erfolgt. [11]

Abdomen

Gallenkolik: Patient liegt gekrümmt, in Knie-Ellenbogen-Lage. [11]

Rektum

Diarrhö: nur oder gewöhnlich **nachts;** wässrig, grüngelb, **stark wechselnd;** sobald gegessen wird, (beim kleinsten Diätfehler [11]); nach Obst, kaltem Essen oder Trinken, Eiscreme (*Ars., Bry.;* nach Birnen: *Verat., Chin.;* nach Zwiebeln: *Thuj.;* nach Austern: *Brom., Lyc.;* nach Milch: *Calc., Nat-c., Nicc., Sulf.;* Trinken von unreinem Wasser: *Camph., Zing.*).
Colitis ulcerosa: Stuhl weiß, grün, mit Galle, mit Eiter, blutig, hart, weich, wässrig, schleimig, wechselnd. [11]

Harnorgane

Nierenkolik: Weinen, krümmt sich zusammen vor Schmerzen, Durstlosigkeit. Pyelitis: kein Schweiß bei Fieber, möchte bei Fieber allein sein. Verlangen nach frischen Sachen, Saft, Durst, trinkt jedoch kaum. [11]

Genitalien

Pubertätsstörungen. Mensesunterdrückung nach nassen Füßen; **Menses zu spät,** spärlich, schleimig, schmerzhaft, unregelmäßig, **unterbrochener Fluss,** mit abendlichem Frösteln; mit starken Schmerzen, großer Unruhe und Hin- und Herwerfen *(Mag-p.);* **fließen stärker am Tage** (beim Hinlegen: *Kreos.*). Verzögerte Menarche.
Drohender Abort; Blutung hört auf und kommt mit verstärkter Kraft wieder; Schmerzen krampfartig, rufen Erstickungsgefühl und Ohnmacht hervor; braucht frische Luft.

Brust

Myokardinfarkt: Hinterwandinfarkt, Patient liegt gekrümmt in Knie-Ellenbogen-Lage; Angina-pectoris-Schmerz erstreckt sich zum li. Schulterblatt. Nach Abklingen der Attacke stilles Weinen und großes Verlangen nach frischer Luft. [11]

Extremitäten

Ischias ambulatoria, < im Sitzen und nachts, steht auf und geht umher; < Wärme. Drei Tage reißend-stechende Schmerzen im li. Ellenbogen bei Rechtshänderin, < Strecken, beim Bewegen; wie zerschlagen, berührungsempfindlich. [11]
Epikondylitis mit nächtlichen Schmerzen bei 45-jährigem begeisterten Tennisspieler mit Krampfadern am Arm, der seine Mutter nie kennen lernte, weil sie seinen Vater früh verließ, und er deshalb in einem Internat aufwuchs. [36]

Atemwege

Atembeklemmung oder Frösteln im warmen Raum. Asthma nach kaltem Bad im Meer, begünstigt durch nicht ernst genommene, leichte Erkältung, besonders Kinder. [11]

Schlaf

Abends hellwach, möchte nicht ins Bett gehen; erster Schlaf unruhig, tiefer Schlaf, wenn es Zeit zum Aufstehen ist. Erwacht matt, unerfrischt (umgekehrt: *Nux-v.*).

Haut

Multiple Warzen, nur auf der li. Körperseite (nur re.: *Lyc.*). [11]

Verwandtschaft

Ergänzend: *Kali-m., Lyc., Sil., Sulf-ac., Kali-s.* ist (bei hitzigen Patienten [11]) das chemische Analogon. *Sil.* ist das chronische *Puls.* bei beinahe allen Beschwerden (bei frostigen Patienten [11]).
Folgt *Kali-m.* und wird davon gefolgt. (Folgt gut nach *Kali-bi., Lyc., Sep., Sil., Sulf.* [11].) Eines der besten Mittel für den Beginn der Behandlung chronischer Fälle *(Calc., Sulf.).*
Patienten mit Anämie und Chlorose, die viel Eisen, Chinin und Tonika genommen haben – auch wenn es Jahre zurückliegt. Beschwerden nach Abusus von Kamille, Chinin, Quecksilber, Teetrinken, Schwefel.

Modalitäten

Verschlimmerung: in einem warmen, geschlossenen Raum; abends, **in der Dämmerung;** zu Anfang einer Bewegung; Liegen auf der li. oder **auf der schmerzlosen Seite;** sehr reichhaltiges, fettes, schwer verdauliches Essen; Druck auf der gesunden Seite, wenn er in Richtung der kranken Seite zielt; warme Anwendungen; **Hitze** *(Kali-m.).*
Besserung: an der frischen Luft; Liegen auf der schmerzhaften Seite *(Bry.);* kalte Luft oder kühles Zimmer; kaltes Essen oder Trinken; kalte Anwendungen *(Kali-m.).*

ERGÄNZUNGEN

Quellen-Nachtrag

Nach *Paschero* handelt es sich um schüchterne, selbstlose, uneigennützige und gefügige Patienten, die sich verlassen fühlen und nach Anerkennung suchen – durch ihre Güte, Liebe und Bescheidenheit. **Hang zum Perfektionismus.** [84]

Nachträge

Folgen von Unterdrückung: Hämorrhoiden, Schnupfen, Hautausschläge. Nabelkoliken, nach Durchtrennung der Nabelschnur.
Puls. ist das beste Mittel bei Masern: Der harte Masernhusten weicht sofort; Kinder sehen aus „wie verheult". Sobald die Kinder durstig werden, muss *Phos.* folgen. Bei

Hunderten von Masernfällen konnte der Herausgeber in seiner Praxis die beste Wirkung und einen leichten Verlauf durch diese beiden Mittel beobachten.
Einige wenige benötigten *Ant-t.,* wenn der Husten nach einigen Tagen noch nicht nachließ und das Kind unaufhörlich quälte. Ein Einjähriger brauchte *Cham. C* 200, woraufhin sein Geschrei und der Opisthotonus in zehn Minuten verschwanden und schnelle Heilung der Masern eintrat.
Kinder, die am Rockzipfel der Mutter (oder der Großmutter) hängen, sich nicht von ihr trennen können und ihre Hand halten, wenn sie ins Sprechzimmer kommen. Mütter halten ihre Kinder fest. Kinder, die nur im Bett der Mutter schlafen wollen und den Vater aus dem Ehebett vertreiben. Kleinkinder, die nicht sauber werden wollen und sich hartnäckig weigern, auf den Topf zu gehen und weiterhin an der Flasche nuckeln. Jugendliche, die sich vor der Trennung von Zuhause fürchten, wenn sie zum Studium aus dem Haus sollen.
Wichtiges Mittel **für den roten Hochdruck;** wirkt in jedem Lebensalter, wenn es angezeigt ist, und durchaus auch bei Männern. Es wirkt auch bei Frauen mit dunklem Teint (z. B. Italienerinnen).
Willkür und Wechselhaftigkeit bei infantilem Verhalten. Glaubt, alles falsch zu machen, bis er lebensmüde wird und an seinem Seelenheil zweifelt. Religion ist die letzte Zuflucht. Selbstmord durch Ertränken (Sehnsucht nach dem Mutterleib).
Angst, die geliebten Menschen könnten ihm oder ihr verlorengehen – deshalb empfindlich gegen schlechte Nachrichten und Angst, den Verstand zu verlieren. Aus diesen egoistischen Verlassenheitsängsten entwickelt sich das Schuldgefühl; will andere nicht belästigen.
Wichtiges Mittel für den Anfang einer chronischen Kur, wenn viele Mittel vorhergegangen sind.
Homosexualität: Männer, die weibliche Eigenschaften entwickelt haben, Sympathie für Männer fühlen und sich davor zu fürchten beginnen.
Frauen, die männliche Eigenschaften entwickeln mussten, bekommen starke mütterliche Gefühle und fühlen sich zu Frauen hingezogen.
Wider Erwarten begegnetem dem Herausgeber in seiner Praxis entgegen der allgemein in der Literatur vertretenen Auffassung unter den vielen Männern, die jahrelang *Puls.* benötigten, eine ganze Reihe hoch dekorierter Offiziere oder ehemalige Soldaten, die den Zweiten Weltkrieg an der Front mitgemacht und persönliche Tapferkeit bewiesen hatten, oder körperlich hart arbeitende Menschen wie Gärtner oder Hafenarbeiter.
Tipp: Wichtiges Mittel bei Asthma und Heuasthma. Hier sollte besonders auf „inneres Weinen" und auf häusliche Konflikte geachtet werden.

Fallbeispiel

Der Mittsechziger war wegen Lungenfibrose nach mehreren „unterdrückten" Pneumonien in homöopathischer Behandlung, er quengelt über seinen Tubenkatarrh, der nach der zweiten Sitzung noch nicht besser ist und äußert zum zweiten Mal, er wolle sich ein Paukenröhrchen einsetzen lassen, was ich denn davon hielte. Das heißt – mit anderen Worten –, es geht ihm nicht schnell genug, er will getragen werden. Nach einer Gabe *Puls.* C 30 und der täglichen Placeboeinnahme kommt der Patient nach 10 Tagen und sagt: „**Mir** geht es besser!" Er habe wieder Spannkraft, die Verschleimung sei besser und er könne inzwischen besser gehen. Die Frage nach dem Tubenkatarrh beantwortet er mit einer wegwerfenden Handbewegung, das sei ja nicht so wichtig, da es ihm insgesamt viel besser ginge, würde das wohl auch verschwinden. *Puls.* heilte eine drei Wochen anhaltende hochfiebernde offene Tbc. Folgemittel war später *Lyc.*

Drucksensible Punkte

Weihepunkt: Ni 13 li.
de la Fuye: Ma 36.

Pyrogenium

Fäulnisprodukt aus Rindfleisch. Nosode.

Typisches

Bei Sepsis und Vergiftung durch Leichengift oder Kloakengas; bei Diphtherie, Typhoid oder Fleckfieber; **wenn das bestgewählte Mittel nicht bessert oder dauerhaft heilt.**
Das Bett ist zu hart *(Arn.);* **aufliegende Körperteile fühlen sich wund und zerschlagen an** *(Bapt.);* schneller Dekubitus *(Carb-ac.).*
Große Unruhe; muss sich fortwährend bewegen, um an den schmerzenden Stellen Erleichterung zu haben *(Arn., Eup-per.).*
Latent Fieber erzeugende Prozesse, bei denen der Patient nach Einnahme des scheinbaren Simillimums ständig Rückfälle erleidet.

Mund

Zunge: **groß, schlaff;** sauber, glatt wie lackiert, feuerrot; trocken, rissig. Artikulation ist schwierig *(Crot-h., Ter.).*

Geschmack: **süßlich, äußerst übel,** eitrig, wie von einem Abszess.

Magen

Erbrechen: anhaltend, bräunlich, kaffeesatzartig, stinkend, kotartig; bei Ileus *(Op., Plb.)*.

Rektum

Diarrhö: schrecklich übelriechend *(Psor.)*; braun oder schwarz *(Lept.)*; schmerzlos, unfreiwillig. Unsicherheit beim Abgang von Flatus *(Aloe, Olnd.)*.
Obstipation: mit völliger Untätigkeit *(Op., Sanic.)*; **hartnäckig bei Ileus, bei Fieber;** Stuhl massig, schwarz, aashaft; **kleine schwarze Bällchen,** wie Oliven *(Op., Plb.)*.

Genitalien

Foetus oder Nachgeburt retiniert, zersetzt; seit Tagen tot, schwarz; schrecklich stinkende Absonderung; „niemals wieder erholt" seit septischem Fieber, nach Abort oder Entbindung. Lochien: dünn, scharf, braun, sehr übelriechend *(Nit-ac.)*; unterdrückt, gefolgt von Fieberschüben, Schüttelfrösten und reichlich stinkendem Schweiß.
Regt die Vitalenergie des Uterus an.

Brust

Der Kranke spürt deutlich sein Herz; es fühlt sich müde an; wie vergrößert; ständiges Pochen, Schlagen, Pulsieren im Ohr, verhindert den Schlaf.
Herzschwäche nach septischen Zuständen.
Puls abnorm schnell, steht in keinem Verhältnis zur Temperatur *(Lil-t.)*.

Fieber

Frost beginnt im Rücken zwischen den Schulterblättern; heftig, **allgemein, in Knochen und Extremitäten;** signalisiert den Ausbruch von septischem Fieber; Temperatur etwa 40 °C; plötzliche Hitze, Haut trocken, brennend; Puls schnell, klein, drahtig, 140–170; kalter, klammer Schweiß folgt.
Bei septischen Fiebern, speziell beim Puerperalfieber, hat *Pyrog.* seinen großen Wert als mächtiges homöopathisches Antiseptikum bewiesen.

Haut

Blass, kalt, aschfarben *(Sec.)*. Hartnäckige, variköse, übelriechende Ulzera alter Menschen *(Psor.)*.

Verwandtschaft

Vgl.: *Ars., Carb-ac., Carb-v., Op., Psor., Rhus-t., Sec., Verat.*

ERGÄNZUNGEN

Modalitäten

Verschlimmerung: feuchte Kälte.
Besserung: Bewegung, ständiger Lagewechsel, Schaukelbewegungen; Hitze, heißes Bad; Druck.

Quellen-Nachtrag

Erysipel bei postoperativer Chemotherapie wegen fazialem Sarkom ohne jegliche Wirkung von drei Antibiotika, Verfall der Abwehrkräfte, wie Verwesungsprozess. Nach *Pyrog.* C 7, stündlich gegeben, fällt das Fieber, Schwellung und Schmerz verschwinden, Heilung innerhalb von zwei Tagen. [36]

Nachtrag

Fokusprovokation. Chronische Eiterungsprozesse; Ständig rezidierende Furunkulose. Lymphangitis mit rotem Streifen (sog. Blutvergiftung) nach Schnittwunde mit infiziertem Messer, z. B. beim Fleischschneiden für die Hunde.

KAPITEL

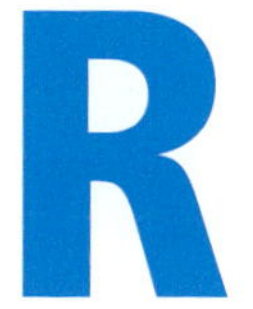

Ranunculus bulbosus – Ruta graveolens

Ranunculus bulbosus

Knolliger Hahnenfuß. Ranunculaceae.

Typisches

Eines unserer wirksamsten Heilmittel für **die schlimmen Auswirkungen alkoholischer Getränke;** krampfhafter Schluckauf; Delirium tremens.
Muskelschmerzen um die Ränder der Schulterblätter bei Frauen mit sitzender Tätigkeit; oft Brennen an kleinen Stellen *(Agar., Phos.);* durch Handarbeiten, Schreibmaschineschreiben, Klavierspielen *(Cimic.).*
Schmerzen: **Stiche, scharf, schießend, neuralgisch, myalgisch oder rheumatisch in den Wänden des Brustkorbs,** anfallsweise auftretend; erregt oder hervorgebracht durch Witterungswechsel; entzündlich; von spinaler Reizung abhängig *(Agar.).*

Gemüt

Folgen geistiger Anstrengung, weiß nicht wo er ist, verläuft sich in bekannten Straßen. Blick ist im Delirium auf einen Punkt fixiert. Redselig. Leicht beleidigt, tadelsüchtig, schmäht und beschimpft andere. Reizbarkeit abwechselnd mit Sorgen und Feigheit. Furcht vor Gespenstern, vor der Arbeit, vor der Einsamkeit. Gleichgültige Apathie. Traurigkeit, < abends, wünscht sich den Tod, möchte sterben, Suizidneigung; Weinen mit Kopfschmerz. [11]

Augen

Tagblindheit; Nebel vor den Augen; Druck und Schmerzen in den Augäpfeln *(Phos.).*
Herpetische Keratitis, phlyktänolöse Keratokunjunktivitis. [11]

Hals

Innen krampfartiges Zusammenziehen, vom Magen aufsteigendes Gefühl. [7]

Brust

Pleuritis oder Pneumonie durch plötzliche Kälteexposition bei Überhitzung oder **umgekehrt** *(Acon., Arn.).* Stechen hinter dem Brustbein beim Husten [7].
Interkostalrheumatismus; Brustkasten wund, wie zerschlagen, < durch Berührung, Bewegung oder Umdrehen des Körpers *(Bry.);* bei nassem, stürmischem Wetter *(Rhus-t.).*

Extremitäten

Hühneraugen empfindlich gegen Berührung, schmerzen, brennen *(Sal-ac.).*
Gicht in Fingern und Zehen. **Plötzliches, brennendes Stechen in der re. großen Zehe.** Bohrende Schmerzen, < bei herabhängenden Füßen. [11]

Haut

Gürtelrose: Interkostalneuralgie geht voraus oder folgt *(Mez.);* Bläschen können ein bläuliches Aussehen haben. **Postzosterneuralgie,** stechend, > Reiben [7].
Hartnäckiger, schuppender, abschilfernder Ausschlag auf beiden Handtellern infolge einer vermehrten beruflichen Belastung [7]. Hartes horniges Ekzem mit starkem Juckreiz auf der Innenhand [11].

Verwandtschaft

Vgl.: *Acon., Arn., Bry., Clem., Euphorb., Mez.,* (*Canth.* [11]). Unverträglich: *Sulf.* und *Staph.,* (Wein, Essig [11]).

Modalitäten

Verschlimmerung: Berührung, Bewegung (besonders der Arme [11]); Witterungswechsel, besonders nasses und stürmisches Wetter *(Rhus-t.),* feuchte Kälte [11]. Atemholen; Zugluft; Lagewechsel, Seitenlage; **Alkohol;** abends [11].

ERGÄNZUNGEN

Modalitäten

Besserung: Wärme.

Drucksensibler Punkt

Weihepunkt: Ma 26 li.

Ratanhia

Ratanhie. Polygalaceae.

Mund

Zähne fühlen sich wie verlängert an; < **im Liegen,** zwingt zum Aufstehen und Umhergehen.

Rektum

Obstipation: Stuhl hart **mit großer Anstrengung;** Hervortreten von Hämorrhoiden, gefolgt von langanhaltenden Schmerzen und **Brennen im After** *(Sulf.)*; Darm träge; Schmerz nach Stuhlgang, wie von **Glassplittern** in After und Rektum *(Thuj.)*.
Quälende Schmerzen nach Stuhlgang; Brennen nach weichem Stuhl *(Nit-ac.)*.
Analfissuren; große Empfindlichkeit des Rektums.

Genitalien

Fürchterliche Zahnschmerzen während der ersten Schwangerschaftsmonate.

Brust

Fissuren der Brustwarzen bei stillenden Frauen *(Graph., Sep.)*.

Verwandtschaft

Vgl.: *Canth., Carb-ac., Iris, Sulf., Thuj.*

ERGÄNZUNGEN

Modalitäten

Verschlimmerung: nachts; Ängstlichkeit; **Hitze;** Anstrengung; Berührung.
Besserung: kalt Baden; Gehen an der frischen Luft.

Drucksensibler Punkt

Weihepunkt: Lu 1 li.

Rheum officinale

Chinesischer Rhabarber. Polygonaceae.

Typisches

Passt für Kinder, insbesondere während des Zahnens.
Saurer Geruch des ganzen Körpers; das Kind riecht sauer, sogar nach dem Waschen oder Baden *(Hep., Mag-c.)*.
Schreiende Kinder mit Stuhldrang und sauren Stühlen. Kinder schreien und werfen sich die ganze Nacht hin und her *(Psor.)*. Geringes Schlafbedürfnis [11].

Gemüt

Kind ist ungeduldig, verlangt nach vielen Dingen und weint; mag selbst seine Lieblingsspielsachen nicht *(Cina, Staph.)*.

Kopf

Kopfschweiß, ständig, reichlich; ob schlafend oder wach, ruhig oder in Bewegung, das Haar ist immer nass; kann sauer sein oder auch nicht *(Calc., Sanic.)*.
Schweiß hinterlässt gelbe Flecken [11].

Mund

Schwierige Zahnung; Kind ruhelos, reizbar, mürrisch, mit blassem Gesicht und saurem Geruch *(Kreos., Cham.)*.

Magen

Verlangt verschiedene Speisen, kann sie aber nicht essen; wird abweisend. Verlangt wenig zu essen [11].

Abdomen

Kolik: Aufdecken eines Armes oder Beines verschlechtert sofort; **mit sehr saurem Stuhl;** < im Stehen, Stuhlgang bessert nicht.

Verwandtschaft

Komplementär: Nach *Mag-c.*, wenn Milch nicht bekommt, und das Kind sauer riecht.
Vgl.: *Cham., Coloc., Hep., Ip., Mag-c., Podo., Staph., Sulf.*
Kann nach dem Missbrauch von Rezepturen mit Magnesiumsalzen mit oder ohne Rhabarber gegeben werden, wenn die Stühle sauer sind.

ERGÄNZUNGEN

Modalitäten

Verschlimmerung: während der Stillperiode, **Zahnungsphase;** Essen; Sommer.
Besserung: Wärme, Einhüllen.

Quellen-Nachtrag

Kinder, deren Eltern beide arbeiten, wodurch sie sich manchmal verwaist fühlen, müssen dann deren Aufmerksamkeit fordern, wenn diese zu Hause sind. [9]

Rhododendron chrysantemum

Alpenrose. Ericaceae.

Gemüt

Nervöse Menschen, **die Unwetter fürchten** und besonders vor Donner Angst haben; < vor einem Unwetter, besonders vor einem Gewittersturm *(Nat-c., Phos., Psor., Sil.).*

Mund

Zahnschmerzen, in jedem Frühjahr und Herbst während scharfen Westwindes*; < **Wetterwechsel, Gewitter,** windiges Wetter.

Genitalien

Verhärtung und Schwellung des Hodens nach Gonorrhö oder rheumatischer Belastung *(Clem.);* Orchitis, Gefühl in der Drüse**, als ob sie zerquetscht würde *(Aur., Cham.).*

Extremitäten

Akute entzündliche Schwellung der Gelenke, von einem Gelenk zum anderen wandernd; heftig nachts; < in Ruhe und während rauen, stürmischen Wetters *(Kalm.).*
Rheumatische ziehende, reißende Schmerzen in allen Gliedern, < in Ruhe und bei nassem, kaltem, windigem Wetter *(Rhus-t.).*
Gicht mit fibröser Ablagerung im Großzehengelenk, rheumatisch, oft fälschlich für Fußballenentzündung gehalten *(Colch., Led.).*

Schlaf

Kann nicht einschlafen oder weiterschlafen, wenn er die Beine nicht übereinanderschlägt.

Verwandtschaft

Vgl.: *Bry., Con., Calc., Led., Lyc., Sep., Rhus-t.*

Modalitäten

Verschlimmerung: stürmisches, windiges Wetter, Änderung der atmosphärischen Spannung; beim Nahen eines Gewitters; Symptome treten bei rauem Wetter erneut auf.
Besserung: warmes Einwickeln des Kopfes; trockene Hitze und körperliche Bewegung. Sonnenwärme [11].

ERGÄNZUNGEN

* Engl. Original: „sharp east wind" (➤ Anmerkung zu *Acon.*).
** Engl. Original: „gland" – dies stimmt mit *Hering* [10] überein.

Drucksensibler Punkt

Weihepunkt: Ni 13 re.

Rhus toxicodendron

Giftsumach. Anacardiaceae.

Typisches

Passt für Patienten mit rheumatischer Diathese; schlimme Folgen von Durchnässung, besonders nach vorhergehender Überhitzung.
Beschwerden: von Zerren und Verstauchen **eines einzelnen Körperteils,** eines Muskels oder einer Sehne *(Calc., Nux-v.);* Überheben, besonders auch vom Überstrecken, um hochgelegene Dinge zu erreichen; Liegen auf feuchtem Boden; zu langes sommerliches Baden im See oder Fluss.
Betroffen ist besonders das fibröse Gewebe (*Rhod.;* serös: *Bry.*); die re. Seite mehr als die li. *(Lyc.).*
Schmerzen: wie verrenkt; als ob ein Muskel oder eine Sehne vom Ansatz abgerissen würden; als ob die Knochen mit einem Messer geschabt würden; < nach Mitternacht und bei nassem, regnerischem Wetter; betroffene Körperteile empfindlich gegen Berührung.

Große Ruhelosigkeit, Angst, Besorgnis *(Acon., Ars.)*; kann nicht im Bett bleiben, muss häufig die Lage wechseln, um Erleichterung von den Schmerzen zu finden (von der Angst: *Ars.*).
Ruhelos, kann nicht lange in einer Stellung bleiben.
Wenn akute Krankheiten eine typhöse Form annehmen.

Gemüt

Starke Furcht nachts; fürchtet, sterben zu müssen, weil er vergiftet wird; kann nicht im Bett bleiben.
Träumt von großer Anstrengung: Rudern, Schwimmen, harter Arbeit im täglichen Beruf *(Bry.)*.

Kopf

Schwindel: beim Stehen oder Gehen; <beim Hinlegen (> beim Hinlegen: *Apis*); < beim Aufstehen vom Liegen oder beim Bücken *(Bry.)*.
Kopfschmerzen: Gehirn fühlt sich lose an beim Auftreten oder Kopfschütteln; Empfindung von Schwappen im Gehirn; betäubend; wie zerrissen; **von Bier;** kehrt beim geringsten Verdruss zurück; < im Sitzen, Liegen, in der Kälte, > in der Wärme und durch Bewegung.
„Zuweilen ein Schwappern im ganzen Gehirne." [1]
„Der Kopf ist voll und schwer, mit Empfindung beim Bücken, als fiele das Gehirn vor." [1]
„Beim Schütteln des Kopfs Empfindung, als wenn das Gehirn los wäre und an den Schädel anfiele." [1]

Mund

Mundwinkel geschwürig, Fieberblasen um den Mund und am Kinn *(Nat-m.)*.
Zunge: trocken, wund, rot, rissig; dreieckige, rote Spitze; Zahneindrücke *(Chel., Podo.)*.
Großer Durst mit trockener Zunge, trockenem Mund und trockener Kehle.

Abdomen

Nierenkolik: Nierenschmerzen > durch hartes Liegen, wirft sich von einer Seite auf die andere, frostig. [11]

Rektum

Diarrhö, **die beginnt, typhös zu werden;** unwillkürlich, **mit großer Erschöpfung;** abwärts ziehender Schmerz an der Hinterseite der Beine während des Stuhlgangs.

Genitalien

Äußere Genitalien entzündet, erysipelartig, ödematös.

Atemwege

Große Empfindlichkeit **gegen frische Luft;** Hustenreiz schon beim Herausstrecken der Hand unter der Bettdecke hervor *(Bar-c., Hep.)*.
Trockener, quälender Husten vor und bei Schüttelfrost bei intermittierendem Fieber; Husten mit Blutgeschmack.

Brust

Schmerz im li. Arm bei Herzkrankheit.

Rücken

Schmerzen zwischen den Schultern beim Schlucken; Schmerzen und Steifheit im Kreuz, < im Sitzen oder Liegen, > Bewegung oder Liegen auf etwas Hartem.

Extremitäten

Lahmheit, Steifheit und Schmerzen bei der ersten Bewegung nach der Ruhe oder beim Aufstehen am Morgen, > Gehen oder fortgesetzte Bewegung.
Muskelrheumatismus, Ischias, li. Seite *(Coloc.)*.
Lähmung: mit Taubheit der betroffenen Körperteile; nach Durchnässung oder Liegen auf feuchtem Boden; nach Anstrengung, Entbindung, sexuellen Exzessen, Wechselfieber oder typhösen Zuständen; Parese der Glieder; Ptosis.

Haut

Erysipel von li. nach re.; **bläschenartig,** gelbliche Blasen; starke Schwellung, Entzündung; Brennen, Jucken, Stechen.

Verwandtschaft

Ergänzend zu *Bry.*
Feindlich: *Apis* sollte weder vorher noch nachher verordnet werden.
Vgl.: *Arn., Bry., Nat-s., Rhod., Sulf.*
Sep. bessert oft schnell das Jucken und Brennen von *Rhus-t.* (der durch *Rhus-t.* verursachten Hautausschläge [11]), die Blasen trocknen in wenigen Tagen ab. *Rhus* (gemeint ist hier die Verbrennung durch frische Blätter [11]) wird am besten durch das Simillimum antidotiert, durch das oral gegebene potenzierte Mittel. Die *Rhus-t.*-Dermatitis sollte niemals

durch äußerliche Applikationen behandelt werden, die niemals heilen, sondern lediglich unterdrücken.

Modalitäten

Das große Charakteristikum von *Rhus-t.* ist – von wenigen Ausnahmen abgesehen – das Auftreten und die **Verschlimmerung der Schmerzen in der Ruhe und ihre Besserung durch Bewegung.**

Verschlimmerung: vor einem Unwetter; **kaltes, feuchtes, regnerisches Wetter;** nachts, besonders nach Mitternacht; Nasswerden durch Schwitzen; **Ruhe.**

Besserung: warmes, trockenes Wetter; Einhüllen; Warmes oder Heißes; **Bewegung; Lagewechsel; Bewegen der betroffenen Körperteile.**

ERGÄNZUNGEN

Quellen-Nachträge

Ischialgie, < kalt Baden, < Nasswerden, wenn erhitzt, < Anstrengung; > Wärme, fortgesetzte Bewegung. Frieren abends 20 Uhr, Zunge grau belegt mit roter Spitze. [7]
Häufig angezeigt bei Angehörigen von Alkoholikern, die sich von deren Gewalttätigkeit bedroht fühlen und in ständiger Unruhe leben. [9]

Nachträge

Rhus-t. ist eines der wichtigsten **Herzmittel,** besonders nach Überanstrengung. Pektangina und Herzrhythmusstörungen, mit Schmerzen am li. Schulterblatt (Hinterwandinfarkt!), gehören zu den Indikatoren. Typische Modalitäten (s. o.) zeigen das Mittel an. Die Unruhe treibt aus dem Bett. Bei **Distorsionen** ist es mitunter schwer, zwischen der Indikation für *Rhus-t.* oder *Arn.* zu differenzieren. Die Besserung durch feuchte Umschläge spricht für *Arn.*
Grippaler Infekt nach feuchter Kälte oder Überanstrengung und Zugluft bei verschwitztem Zustand mit Nackensteife und starken Rückenschmerzen, die den Patienten nicht zur Ruhe kommen lassen; Opisthotonus, Hin- und Herwerfen, Unruhe treibt aus dem Bett.
Perityphlitischer Abszess: Unter *Merc-c.* entwickelt der fastende Patient große Unruhe und kratzende Beschwerden im Hals und feine weiße Bläschen im Rachen, auf der Zunge zeigt sich an der Spitze das rote Dreieck. Auf *Rhus-t.* LM 6, täglich 5 Tropfen, innerhalb weniger Tage Resorption des faustgroßen Abszesses im re. Unterbauch und Genesung.
Herpes zoster: Das Mittel ist in der regenreichen Gegend des Teutoburger Waldes häufig angezeigt. Ein Dermatologe berichtete, er habe im Laufe eines Jahres über 100 Fälle von Zoster zu behandeln gehabt und allen *Rhus-t.* C 30 gegeben. Kein Fall habe länger als eine Woche gedauert (Heilung ad integrum, keine Zosterneuralgie). Die Erfahrungen des Herausgebers dieses Buches sind etwas variantenreicher, trotzdem ist diese Kernaussage mitteilenswert, weil *Rhus-t.* im Laufe von 40 Jahren in der Praxis des Herausgebers das am häufigsten verordnete Zoster-Mittel war *(Ars., Caust., Lach., Mez., Nat-m., Ran-b.).* Entscheidend für die Verordnung ist oft der zugrundeliegende Gemütsaspekt: Der *Rhus-t.*-Patient kann sich von unangenehmen Ereignissen der Vergangenheit schlecht lösen.

Drucksensible Punkte

Weihepunkte: Ren 3, Gb 30.

Rumex crispus

Krauser Ampfer. Polygonaceae.

Typisches

Bei tuberkulinischer Diathese, extrem empfindlicher Haut und Schleimhaut. Atemnot bei Kopftieflage *(Kent).*

Atemwege

Extrem empfindlich gegen frische Luft; Heiserkeit; < abends; nach Kälteexposition; Stimme unsicher.
Kitzeln in der Halsgrube verursacht trockenen, quälenden Husten.
Trockener, unaufhörlicher, ermüdender Husten; < Luft- oder Zimmerwechsel *(Phos., Spong.),* abends nach dem Hinlegen, Berührung oder Drücken der Halsgrube, Liegen auf der li. Seite *(Phos.),* **durch** geringstes Einatmen kalter Luft; bedeckt den Kopf mit der Bettdecke, **um die Luft anzuwärmen;** wenig oder kein Auswurf.
Husten < in kühler Luft oder durch alles, was die Menge oder Geschwindigkeit der eingeatmeten Luft erhöht.
Wundes Gefühl in Kehlkopf und Luftröhre beim Husten *(Caust.).*

Hals

Gefühl eines Klumpens; wandert beim Schlucken nach unten, kehrt aber sofort wieder zurück.

R

Harnorgane
Urin geht unwillkürlich ab beim Husten *(Caust., Puls., Sil.)*.

Rektum
Diarrhö frühmorgens, zwischen 5 Uhr und 10 Uhr morgens *(Aloe, Nat-s., Podo., Sulf.)*; Stühle schmerzlos, reichlich, stinkend; plötzlicher Drang, treibt morgens aus dem Bett.

Haut
Jucken verschiedener Stellen; < Kälte, > Wärme; **beim Ausziehen, Aufdecken oder bei Exposition in kalter Luft** *(Hep., Nat-s., Olnd.)*.

Verwandtschaft
Vgl.: *Bell., Caust., Dros., Hyos., Phos., Sang., Sulf.*

Modalitäten
Verschlimmerung: kühle oder kalte Luft; Hinlegen *(Hyos.)*.
Besserung: Wärme; **den Mund bedeckt halten,** um kalte Luft nicht eindringen zu lassen.

ERGÄNZUNGEN
Drucksensible Punkte

Weihepunkte: Ren 21, Ren 22.

Ruta graveolens

Weinraute. Rutaceae.

Typisches
Skrofulöse Exostose; Quetschungen und andere mechanische Verletzungen von Knochen und Periost; Verstauchungen; Periostitis; Erysipel; Frakturen und besonders Dislokationen *(Symph.)*.
Zerschlagenheit und Lahmheit überall, wie nach einem Fall oder Stoß; schlimmer in Gliedern und Gelenken *(Arn.)*.
Ruhelos, dreht sich und ändert oft die Lage im Liegen *(Rhus-t.)*.
Phthise nach mechanischen Verletzungen des Brustkastens *(Mill.)*.

Gemüt
Ängstlichkeit mit mutlosen Gedanken und Befürchtungen. Gewissensängste. Den ganzen Tag sehr ängstlich, als ob er etwas Böses verübt hätte. Wenn nur jemand die Tür aufmachte, so befürchtete er schon, man komme, um ihn in das Gefängnis zu führen. Geneigt, zu widersprechen. Den ganzen Tag über sehr ärgerlich und misstrauisch. Er traute seinen besten Freunden nicht mehr und glaubte, immer hintergangen zu werden. Mürrisch, ärgerlich, wenn etwas nicht nach seinem Willen ging. Widerspenstig, unbesonnen. [11]
Unzufriedene, wankelmütige Stimmung. Zornmütig und zu Zank und Ärgernis geneigt. Jähzorn. [11]

Augen
Schmerzen in und über den Augen mit verschwommenem Sehen, wie durch Überanstrengung.
Nach intensivem Gebrauch der Augen bei Feinarbeit: Uhrmacher, Graveure *(Nat-m.)*; nach angestrengtem Sehen *(Seneg.)*; (Fernsehen, Computer [11]).
Amblyopie oder Asthenopie von Überanstrengung der Augen oder Refraktionsanomalien; von Überbeanspruchung bei schlechtem Licht; feinen Näharbeiten, übertriebenem nächtlichem Lesen; Nebelsehen, Trübsehen mit kompletter Verdunkelung ab einer bestimmten Entfernung.
Augen brennen, schmerzen, fühlen sich überanstrengt an; heiß wie Feuerbälle; Krampf in den Unterlidern.

Rektum
Obstipation: durch Inaktivität oder Kotstauung nach mechanischen Verletzungen *(Arn.)*.
Rektumprolaps: **sofort beim Entleerungsversuch;** beim geringsten Bücken; nach der Entbindung; häufiger erfolgloser Stuhldrang.

Harnorgane
Harndrang: Wie wenn die Blase dauernd gefüllt wäre; **bleibt nach dem Harnlassen bestehen;** kann den Urin wegen starken Harndrangs kaum halten, doch ist die Entleerung später schwierig, wenn dem Harndrang nicht nachgegeben wurde; spärlicher, grüner Urin; unfreiwilliger Abgang.

Rücken

Rückenschmerzen, erleichtert durch Liegen auf dem Rücken.
Kokzygodynie nach Sturz. [11]

Extremitäten

Alle aufliegenden Körperteile schmerzen, wie zerschlagen *(Bapt., Pyrog.)*.
Lahmheit nach Verstauchung, speziell der Handgelenke und Knöchel (chronische Verstauchung: *Bov., Stront.*).

Haut

Warzen: mit Wundheitsschmerz; flach, weich, auf den Handflächen (*Nat-c., Nat-m.;* auf dem Handrücken: *Dulc.*).

Verwandtschaft

Vgl.: *Arn., Arg-n., Con., Euphr., Phyt., Rhus-t., Symph.*
Nach *Arn.* beschleunigt *Ruta* den Heilungsprozess in den Gelenken; nach *Symph.* bei Knochenverletzungen.

ERGÄNZUNGEN

Modalitäten

Verschlimmerung: Überanstrengung der Augen; Verletzungen, Prellungen, Verstauchungen; **Kälte** (Luft, Wind, Feuchtigkeit); Liegen; Sitzen; Druck an einer Kante.
Besserung: Rückenlage; Wärme; Bewegung.

KAPITEL

S Sabadilla officinalis – Syphilinum

Sabadilla officinalis

Läusekraut. Schoenocaulon officinale. Liliaceae.

Typisches

Passt für Menschen mit hellem Haar, hellem Teint, mit schwacher, schlaffer Muskulatur.
Frostig, mit Neigung zum Aggravieren. [11]
Wurmbefall bei Kindern *(Cina, Sil., Spig.);* mit verstopfter Nase [11].
Nervöse Erkrankungen; Zucken, krampfhaftes Zittern, Katalepsie; durch Würmer *(Cina, Psor.).*
Zusammenschnürungsgefühl: Kehle, Körperöffnungen, Kopf, Bauch, Brustkorb. [9]
Schmerzen, **wie von heißen Nadeln durchbohrt,** < Kälte. [5]

Gemüt

Ängstliche Besorgnis treibt ihn von Ort zu Ort. [54]
Wahnideen: Dass er krank sei; dass Teile des Körpers geschrumpft seien; dass sie schwanger sei, wenn sie nur durch Gase aufgebläht ist; dass sie eine fürchterliche Halskrankheit habe, die tödlich sein werde. [54]
Wahnidee, dass sie falle, wenn sie sich nicht an etwas festhielte. [54]
„Er bildet sich allerlei seltsame Dinge von seinem Leibe ein, z. B. als sey sein Leib wie bei Todten eingefallen, der Magen angegriffen, der Hodensack geschwollen u. dgl. Er sieht und weiß, dass alles Einbildung ist und glaubt es doch immer wieder zu bemerken." [20]
Delirium während intermittierenden Fiebers *(Podo.).*
Wahnidee, er sei kleiner. Gliedmaßen seien verbogen. Religiöse Gefühle. [11]
Angstvolle Träume, die Patienten aufwecken. [11]

Kopf

Kopfschmerzen: im Stirnbereich, mit Schnupfen [11]; **nach zu viel Denken,** zu angespannter Aufmerksamkeit *(Arg-n.);* durch Würmer.
Kopfschmerzen zum Explodieren < kleinste Erschütterung. Hemikranie. [11]

Augen

Augenlider rot und brennend.

Nase

Krampfhafte Niesanfälle; gefolgt von Tränenfluss; reichlicher, wässriger Schnupfen (mit Konjunktivitis [11]).
Überempfindlich auf Gerüche. [11]

Gesicht

Heiß.

Hals

Diphtherie, Tonsillitis; **kann warme Speisen leichter schlucken;** Stechen und die meisten anderen Symptome, besonders des Halses, gehen von li. nach re. *(Lach., Lac-c.).*
Gefühl einer lose im Hals hängenden Haut, muss darüber hinwegschlucken.
Trockenheit von Rachen und Hals.
Magen: Gierig auf kaltes Wasser. Gierig auf rohe Zwiebel, auf Süß-Saures [9]. Rezidivierender Wurmbefall [36].

Haut

Pergamentartige Trockenheit der Haut.

Verwandtschaft

Vgl.: *Colch., Lyc.;* wo Verschlimmerung von 16–20 Uhr besteht; *Puls., Sabin.* Verschlechterung im Freien.

Folgt gut auf: *Bry.* und *Ran-b.* bei Pleuritis und hat nach dem Versagen von *Acon.* und *Bry.* zur Heilung verholfen.

ERGÄNZUNGEN

Modalitäten

Verschlimmerung: Kälte, kalte Luft, kalte Getränke; Ruhe; Periodizität: selbe Stunde, vormittags, Neu- und Vollmond; Gerüche; Exantheme, die nicht herauskommen; Denken an die Beschwerden.
Besserung: frische Luft; Hitze; Essen; Schlucken; Bewegung; heiße Getränke; Schlafen.

Quellen-Nachträge

Sankaran ordnet *Sabad.* dem sykotischen Miasma zu: Der Patient hat abwegige Vorstellungen von seinem Körper; fixe Idee, etwas in ihm sei verkehrt. Fühlt sich deshalb von seiner Gruppe ausgeschlossen, weshalb er seine beschämenden Umstände verdeckt. [9]
Patientin mit Ausschlägen, Urtikaria, Herpes und Vulvaschmerzen, wie ausgetrocknet. Sie fühlt sich wegen ihres Sexuallebens befleckt und muss ihre Bosheit verstecken. [9]
Intermittierende Erkrankungen, Malaria. Durstlos und Kältegefühl mit einzelnen Hitzewallungen. Kribbeln und Jucken. Brennen. [5]
Vasomotorische Rhinitis seit der Kriegsgefangenschaft vor 35 Jahren, < Kälte, häufiges Niesen; Nase kribbelt innen, seitenwechselnd verstopft, Sandgefühl in den Augen; überempfindlich gegen schlechte Gerüche. [7]

Nachträge

Patientin mit thrombozytopenischer Purpura und Menorrhagien in Ego-Kollision mit ihrem Vater; zornig, wenn ein Wunsch nicht erfüllt wird. Isst dann nicht. Kann nicht mit der Person reden, die sie zornig machte, setzt sich vor den Fernseher.
Patientin, die wegen angeborener Hüftluxation vom 18. Lebensmonat bis zum dritten Lebensjahr im Gipsverband eingeschlossen war (davon sechs Monate völlig unbeweglich), mit dem Gefühl, sie werde niemals schön und begehrenswert sein.
Tränenfluss bei geringsten Schmerzen in irgendeinem Teil des Leibes und Ameisenlaufen, das sich bis zu entfernten Körperteilen erstreckt. Bei Rosenallergie nur palliativ.

Drucksensibler Punkt

Weihepunkt: Gb 22 li.

Sabal serrulata [11]

Beeren und Samen der Sägepalme. Palmaceae.

Typisches

Passt für Beschwerden durch Prostataerkrankungen und Atrophie der Brüste. Myome.
Überarbeitete Frauen, die nicht zunehmen.
Kombinierte Beschwerden: Schmerzen von Kopf und Ovarien; Beschwerden von Ovarien und Brüsten; Schmerzen im Kreuz und an der re. Schläfe; Beschwerden von Prostata und Augen.
Entwickelt die Brust bei nervösen, cholerischen jungen Mädchen, die sich über eine zu kleine Brust beklagen (C 7, eine Woche lang). [36]
Niesen und Tränenfluss, Husten und Würgen.

Gemüt

Reizbarkeit und Depression, < Zuneigung, wird **zornig.**
Angst einzuschlafen, aus Furcht, es könne etwas geschehen; mit dieser Furcht schreckt er vom Dösen auf.
Verwirrung, das Denken ist schwierig; kann nicht verstehen, was er gelesen hat und sich auch nicht daran erinnern.
Gleichgültig gegen die Bedürfnisse anderer; der Geist ist auf die eigenen Leiden konzentriert. **Brütet über ihre eigenen Symptome.** Möchte fortgehen und alleine sterben.
Furchtsame Traurigkeit und Niedergeschlagenheit vor den Menses.

Kopf

Kopfschmerz mit Schwindel und trübem Sehen. Scharfe, **stechende** Schmerzen, **plötzlich kommend und gehend, springend,** einmal hier, einmal da, in den Seiten, im Scheitel, im Hinterkopf, durch die Augen in die Schläfen schießend; < 15 Uhr.
Schmerz von der Nase aufwärts in die Stirn. Wie Enge im Gehirn.

Augen

Ophthalmien, Iritis, besonders bei involvierter Prostata.

Ohren

Chronische Mittelohrentzündung, vermindertes Gehör, Stimmen werden wie von weit entfernt gehört.

Nase

Völle in den Nasenlöchern, muss dauernd zupfen, aber es kommen nur Krümel heraus.

Mund

Brennen und Beißen in Mund und Rachen, bis hinunter in den Hals, muss niesen, husten und würgen, danach weiche Empfindung, wie von Öl belegt.
Brennen auf der Zunge, wie verbrüht.

Magen

Akute Gastritis, Brennen wie von Schwefelsäure, < Fleisch, Gemüse oder Pudding, nur > Brot und Milch *(Rob.)*.

Abdomen

Plötzlicher krampfartiger Schmerz, durch das Abdomen ausstrahlend zu den Beinen, zum Magen, zu den Ovarien.

Harnorgane

Schmerzhafte Miktion, Tenesmen, häufiger Harndrang, Abgang von einigen Tropfen Blut.
Gefühl, als sei die Blase zu voll, als müsse der Harn durch einen engen Meatus gezwungen werden. Empfindung einer Striktur, etwa fünf Zentimeter hinunter in die Urethra.
Verdrehter Strahl, Nykturie.
Schmerz strahlt von der Blase nach oben über das Schambein ins Epigastrium und in die (li.) Niere. Schmerz und Reizung der Nierengegend mit Albuminurie und Epithelien im Harn.
Marternde Schmerzen und Ohnmacht, wenn man sie (bei Pelveoperitonitis im Wochenbett) zum Urinieren aufrichtet.
Harninkontinenz.

Genitalien

Männlich: Prostatahypertrophie. Beschwerden durch Dauerkatheter seit drei Jahren (Heilung in vier Monaten). Kälteempfindung in den äußeren Genitalien. Die Hoden werden stark, fast schmerzhaft nach oben gezogen. Ziehende Schmerzen in den Samensträngen. Jucken im Perineum. Die eingeschrumpften Hoden nehmen durch *Sabal.* an Größe zu. Impotenz.
Prostatitis seit einer Erkältung vor acht Jahren, Ausstrahlung zum Gesäß, zum Kreuz und zur Oberschenkelinnenseite mit extrem seltenem Verkehr, < sexuelle Enthaltung (D 12). [7]
Weiblich: Hühnereigroßes Myom an der Hinterseite des Uterus. Wildes sexuelles Verlangen. Scharfe stechende Schmerzen im li. und re. Ovar und im Uterus, ausstrahlend in die Beine. Quälendes Jucken der großen Labien. Atrophie der Brüste oder nur der einen Mamma; zurückgebliebenes Wachstum nur der einen Brust bei jungen Mädchen mit Vaterproblemen, weil er ständig außereheliche Verhältnisse mit verschiedenen Frauen hat. Stechende Schmerzen in beiden Brüsten bei stillenden Frauen, 15 Minuten lang, nachdem das Kind an der Brust war. Mangelhafte Laktation.

Atemwege

Chronische Bronchitis mit pfeifendem, hartem Husten < im Liegen, bis 6 Uhr morgens, < feuchtkalte Luft und wolkiges Wetter.
Heiserkeit. Neuralgien vor katarrhalischen Anfällen.

Haut

Quälendes Ekzem der Hände.

Modalitäten

Verschlimmerung: frühmorgens, tagsüber; Bewegung; nach Koitus; kaltes, feuchtes Wetter.
Besserung: nach Schlaf.

Sabina

Sadebaum. Cupressaceae.

Typisches

Chronische Frauenleiden; arthritische Schmerzen; Neigung zu Fehlgeburten, besonders im dritten Monat.

Gemüt

Musik ist unerträglich: verursacht Nervosität, geht durch Mark und Bein (verursacht Weinen: *Thuj.*).

Genitalien

Männlich: Induratio penis plastica. [11]
Weiblich: Beschwerden nach einem Abort oder nach vorzeitigen Wehen; Blutung aus dem Uterus; Fluss teilweise blassrot, teilweise verklumpt; < geringste Bewegung *(Sec.)*; oft gebessert durch Gehen; **Schmerz erstreckt sich vom Sakrum zur Schamgegend.**
Menses: zu früh, zu reichlich, sich zu lange hinziehend; teils flüssig, teils verklumpt *(Ferr.)*; bei Patientinnen, die ihre Menarche schon sehr früh hatten; Blutung stoßweise; mit Kolik und wehenartigen Schmerzen; **Schmerzen vom Sakrum zur Schamgegend.** Absonderung von Blut zwischen den Perioden, mit sexueller Erregung *(Ambr.)*. Placenta adhaerens infolge Uterusatonie; (Abort, Plazenta bleibt zurück [11]); heftige Nachwehen *(Caul., Sec.)*. Menorrhagie: während des Klimakteriums, bei Frauen, die früher eine Fehlgeburt hatten; bei früher Menarche. Metrorrhagie hellrot mit dunklen Klumpen; stärker bei jeder Bewegung. [11] Entzündung der Ovarien oder der Gebärmutter nach Fehlgeburt oder vorzeitigen Wehen. Fördert das Abstoßen von Molen oder Fremdkörpern aus dem Uterus *(Canth.)*.

Rücken

Ziehende Schmerzen im Kreuz, vom Sakrum zur Schamgegend, beinahe bei jeder Krankheit (vom Rücken um den Körper zur Schamgegend gehend: *Vib.*).
Kreuzschmerzen morgens im Bett. [11]

Extremitäten

Gelenkschmerzen gichtig und wandernd. [11]

Haut

Feigwarzen mit unerträglichem Jucken und Brennen; übermäßige Granulationen *(Thuja, Nit-ac.)*.

Verwandtschaft

Komplementär: *Thuj.* Vgl.: *Calc., Croc., Mill., Sec., Trill.*
Folgt *Thuj.* bei Kondylomen und sykotischen Erkrankungen.

Modalitäten

Verschlimmerung: geringste Bewegung *(Sec.)*; warme Luft oder warmes Zimmer *(Apis, Puls.)*.
Körperübungen; Nebel; nachts; Schwangerschaft; Klimakterium [11].
Besserung: kühle, freie, frische Luft.
Sehnenschmerzen verschwinden durch lebhaftes Tanzen [11].

ERGÄNZUNGEN

Drucksensibler Punkt

Weihepunkt: 3E 17 re.

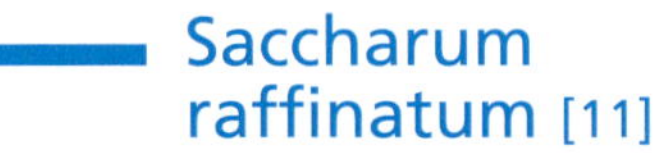

Saccharum raffinatum [11]

Raffinierter Rübenzucker.*

Typisches

Personen mit großem Verlangen nach Ersatzbefriedigungen, z. B. nach Zuckersachen und Süßigkeiten; Riesenhunger und -appetit, Übergewicht und Übergröße, ständiges Verlangen nach Futtern und Naschen; keine Zeit zum Essen, unregelmäßiges Essen, kleine Häppchen, keine Hauptmahlzeiten. Ernährt sich von Pommes frites, Junkfood, McDonald's, verlangt Gebratenes, Fettiges und hinterher Süßes, Eis, Limonaden. Schneller Umschlag von Hyperglykämie in Hypoglykämie, Prädiabetes [68].
Diabetische Neuropathie. Ödeme.
Infektanfälligkeit, Grippe, wie zerschlagen.

Gemüt

Euphorie – gute Konzentration; glaubt, alles erreichen zu können – wechselt mit depressiver Resignation und dem Gefühl, dem Leben nicht gewachsen zu sein.
Witzig, lustig, albern. Bald darauf fühlt er sich übergangen und ausgeschlossen.
Sie ist die einzig Normale unter lauter Bekifften.
Geschmacklos, brutale Scherze auf Kosten anderer, frech foppen, provozieren; aus Scherz wird Schmerz, Übermut, Unfall. Gerät bei Ärger in tätliche Wut; kann sich nicht wehren, läuft davon.
Kinder lernen schnell; **Lernschwierigkeiten,** Konzentrationsschwierigkeiten. Bringt nichts zu Ende. Verlangen nach sofortiger Bedürfnisbefriedigung. Fühlt sich abgespeist, unbeachtet, ungeliebt, wie Kinder, die nicht stören sollen.

Hypermotorik, hyperaktiv, kann nicht stillsitzen, muss sich dauernd bewegen. Kann sich selbst nicht Einhalt gebieten. Aktiv bis spät in die Nacht. Morgens müde, kaputt, fix und fertig, überfordert, kommt nicht aus dem Bett; Jugendliche, die erst mittags aufstehen.
Kleptomane, Betrüger; Luxus- und Überheblichkeitsmaterialismus, Karrierestreben durch raffinierte Täuschungsmethoden.
Überdruss, Ekel, Verschwendung.

Mund
Zahnfleischbluten, Parodontose, Zahnschmerzen, Karies.

Ohren
Stechende Schmerzen.

Hals
Stechende Schmerzen in den Tonsillen.

Magen
Sodbrennen; Durst auf warme Getränke.

Abdomen
Blähungen, Durchfall, Verstopfung.

Genitalien
Männlich: Ejaculatio praecox.
Weiblich: Periode verfrüht. Großer sexueller Appetit, Verlangen nach Küssen. Schwangerschaftsödeme.

Rücken
Diskusprolaps.

Extremitäten
Jucken und Kribbeln, Einschlafen der Glieder > Bewegung.

Modalitäten
Verschlimmerung: morgens.
Besserung: Bewegung; Essen.

ERGÄNZUNGEN
* Bezugsquelle: Hulsberg-Apotheke Bremen.

Sambucus nigra

Schwarzer Holunder. Caprifoliaceae.

Typisches
Passt für Erkrankungen skrofulöser Kinder, insbesondere der Atemwege.
Menschen, die früher robust und fleischig waren, magern plötzlich ab *(Jod., Tub.).*
Schlimme Folgen von heftigen Gemütsbewegungen; Angst, Kummer oder übermäßige sexuelle Betätigung *(Ph-ac., Kali-p.).*
Ödematöse Schwellung an verschiedenen Stellen des Körpers, besonders an Beinen, Spann und Füßen.
Nephritis. [11]

Nase
Trockener Schnupfen bei Kleinkindern (Schniefen); Nase trocken und vollkommen verstopft, was die Atmung und das Trinken an der Brust behindert *(Am-c., Nux-v.).*

Atemwege
Atemnot: Kind erwacht plötzlich fast erstickt, Gesicht fahl, blau, sitzt im Bett auf *(Acon., Hep., Spong.* [11]); wird blau, schnappt nach Luft, die es schließlich wieder bekommt; der Anfall geht vorüber, wiederholt sich aber; Kind atmet ein, kann aber nicht ausatmen *(Chlor., Meph.);* schläft in den Anfall hinein *(Lach.).* Vgl. *Arum-d.* bei Miller-Asthma.
Erstickungsanfälle wie im letzten Stadium von Krupp.
Husten: Erstickend, die Kinder weinen; < um Mitternacht herum; hohl, tief keuchend, mit Brustkrampf; mit normalem Einatmen, aber seufzendem Ausatmen.
Husten tief, trocken, geht dem Fieberanfall voraus.

Fieber
Trockene Hitze während des Schlafs; beim Einschlafen; nach dem Hinlegen; ohne Durst; **fürchtet sich vor dem Aufdecken** (muss in jedem Stadium zugedeckt sein: *Nux-v.).*
Reichlicher Schweiß am ganzen Körper während der wachen Stunden; beim Einschlafen kehrt die trockene Hitze zurück (schwitzt, sobald er die Augen schließt, um zu schlafen: *Chin., Con.).*

Schwitzt oder hat Atemnot. [11]

Verwandtschaft

Vgl.: *Chin., Chlor., Ip., Meph., Sulf.* Erleichtert Beschwerden nach Arsenmissbrauch. Folgt gut nach *Op.* bei schlimmen Folgen von Schreck. *Nat-m.* folgt gut bei Asthma < nachts; Schlafsucht bei Fieber; Fieber kommt im Schlaf, beim Aufwachen kalte Füße und Schweiß [11].

Modalitäten

Verschlimmerung: während der Ruhe; nach dem Essen von Obst. Trockenheit; kalte Luft; kalte Getränke; wenn erhitzt; Kopftieflage; schläft in die Verschlimmerung hinein [11].
Besserung: Aufsitzen im Bett; Bewegung; die meisten Schmerzen treten während der Ruhe auf und verschwinden bei Bewegung *(Rhus-t.).*

Sanguinaria canadensis

Kanadische Blutwurzel. Papaveraceae.

Gemüt

Alkoholismus, alte Trinker. Exzentrisch. Stupor; erkennt alles, kann sich aber nicht bewegen *(Cocc.).* Abscheuliche Gedanken mit Übelkeit. Macht unwillkürliche Bewegungen, Gesten, Gebärden mit den Händen. Verlangen gehalten zu werden. Laszive Phantasien. Wahn, alles bewege sich schnell und verworren um sie; alle um sie herum sprächen schnell; sie sei in einem rüttelnden Fahrzeug. Träume von Schifffahren, von Leichen, Geschäft, Fallträume. [11]

Kopf

Periodisch auftretende Migräne; beginnt morgens, verstärkt sich im Laufe des Tages, hält bis zum Abend an; Kopf fühlt sich an, als ob er bersten würde oder als ob die Augen herausgedrückt würden; **gelindert durch Schlaf.**
Überarbeitungsmigräne; > durch vollkommene Ruhe in einem dunklen Raum (Müdigkeitskopfschmerz durch geistige oder physische Überanstrengung: *Epigea;* Migräne < während der Ruhe, > > Reiben, Drücken, Bewegung: *Indg.).*
Kopfschmerz **beginnt im Hinterkopf,** dehnt sich nach oben aus und setzt sich über dem re. Auge fest (*Sil.*; über oder in der li. Augenhöhle: *Spig.*).
Kopfschmerzen **kehren mit dem Klimakterium wieder;** jeden siebten Tag (*Sabad., Sil., Sulf.*; jeden achten Tag: *Iris*). Spuckt Galle [61].

Gesicht

Gesichtsneuralgie > Niederknien und festes Drücken des Kopfes auf den Boden; Schmerz dehnt sich vom Oberkiefer in alle Richtungen aus.
Umschriebene Röte der Wangen nachmittags; Brennen in den Ohren, bei Bronchitis, Pneumonie, Phthisis.

Hals- und Rachenraum

Kehlkopf- oder Nasenpolypen *(Sang-n., Psor., Teucr.).*
Brennen in Rachen und Ösophagus.

Rektum

Durchfall mit scharfen wässrigen Stühlen bei Kindern mit wunden Gesäßbacken. [11]

Genitalien

Klimakterische Beschwerden: Hitzewallungen und Leukorrhö; (Leukorrhö scharf, wund machend, übelriechend [11]); Handflächen und Fußsohlen brennen; sie ist gezwungen, das Bettzeug abzuwerfen; schmerzhafte Vergrößerung der Brüste; wenn *Lach.* und *Sulf.* keine Besserung bringen.

Atemwege

Schnupfen, dick, wässrig, eitrig, grauweiß, übelriechend, wund machend, nur re. Niesen. [11]
Asthma nach allergischem Schnupfen*, < Gerüche.
Husten: trocken (scharrend [11]), weckt ihn nachts und hört nicht auf, bis er sich im Bett aufsetzt (und aufstößt [11]) und Flatus ablässt; **umschriebene Röte der Wangen;** Nachtschweiße; Diarrhö.
Heftiger Husten nach Keuchhusten; der Husten kehrt jedes Mal wieder, wenn der Patient sich erkältet.
Hustenreiz retrosternal, < re. [11]

Extremitäten

Rheumatischer Schmerz im **re. Arm und in der re. Schulter** (li.: *Ferr.*); kann den Arm nicht heben, < nachts.

Schmerzen an Stellen, wo die Knochen am wenigsten bedeckt sind wie Schienbein, Handrücken etc. *(Rhus-v.).*

Haut

Ausschlag auf dem Gesicht bei jungen Frauen, besonders während spärlicher Menses *(Bell-p., Calc., Eug., Psor.).*

Verwandtschaft

Vgl.: *Bell., Iris, Meli.* bei Migräne; (*Lach., Sulf.* bei klimakterischen Beschwerden [11]; *Chel., Phos.* [11],) *Lach., Sulf., Verat-v.* bei chronischer Bronchitis oder latenter Pneumonie. Wenn *Bell.* bei Scharlach nicht durchzieht. Als dynamisches Mittel nach Opium-Narkose. Meist muss ein antipsorisches Mittel folgen [11].

ERGÄNZUNGEN

Modalitäten

Verschlimmerung: Periodizität (mit der Sonne, wöchentlich, nachts); **Klimakterium; Gerüche;** Geräusche; Licht; Bewegung; Heben der Arme; Nach-oben-Sehen; Berührung; Liegen auf der re. Seite; nach Weintrinken (Kopfschmerzen).

Besserung: Dunkelheit; **Schlaf;** Rückenlage; Erbrechen; kalte Luft; Abgang von Winden.

* Engl. Original: „rose cold"; „Rosenschnupfen" im Juni [52].

Drucksensible Punkte

Weihepunkte: Ma 13 re., Lu 9.

Sanicula aqua

Mineralwasser einer kiesel- und salzhaltigen Heilquelle von Sanicula, Ottawa (Illinois).

Typisches

Vorwiegend für Kinder und alte Menschen passend. [11]

Kind wirft die Kleidung selbst bei kältestem Wetter ab *(Hep., Sulf.).*

Abmagerung, fortschreitend; **Kind sieht alt, schmutzig, schmierig und bräunlich aus;** die Haut um den Nacken ist **verschrumpelt, hängt in Falten** *(Abrot., Jod., Nat-m., Sars.).*

Symptome wechseln ständig *(Lac-c., Puls., Tub.).*

Gemüt

Furcht vor Abwärtsbewegung *(Bor.).*

Furcht: im Dunkeln, vor geistiger Arbeit, beim Fahren im Wagen, vor Unglück und Räubern. Furcht, hochgehoben oder getragen zu werden. [11]

Kind aufsässig, eigensinnig, schreit und tritt; übellaunig, (schimpft beim Gehen [11],) reizbar, in schnellem Wechsel mit Lachen; will nicht berührt werden, (< wenn es angeblickt wird [11]).

Wechselt ständig seine Beschäftigung.

Verlangen zu reisen. Ruhelosigkeit, < nachts, treibt umher. [11]

Macht Gesten und unwillkürliche Bewegungen mit den Händen, als würde er Brot kneten. [11]

Kopf

Kopf und Hals des Kindes schwitzen im Schlaf reichlich; das Kopfkissen wird ganz nass *(Calc., Sil.).*

Reichliche, flockige Schuppen auf der Kopfhaut, den Augenbrauen und im Bart.

Augen

Wenn müde, Empfindung als ob der Augapfel von hinten umklammert und zusammengedrückt würde; als ob er nach hinten gezogen würde. [69]

Ohren

Wundheit hinter den Ohren mit Absonderung einer weißen, grauen, klebrigen Flüssigkeit *(Graph., Psor.).*

Mund

Zunge groß, schlaff; brennend, muss sie herausstrecken, um sie kühl zu halten; ringförmige Effloreszenz* auf der Zunge *(Nat-m.).*

Magen

Übelkeit und Erbrechen durch Auto- oder Kutschenfahrt.

Durst; trinkt wenig und oft; Flüssigkeit wird erbrochen, sobald sie sich im Magen befindet *(Ars., Phos.).*

Verlangen nach Süßigkeiten, Salzigem und nach fettem Fleisch. [11]

Blase und Rektum

Unwillkürlicher Harn- und Stuhlabgang; (schreit vor dem Urinieren [11]); Sphinkter unsicher *(Aloe);*

Drang von Flatus, muss die Beine übereinanderschlagen, um den Stuhlabgang zu verhindern.
Obstipation: kein Drang, bis eine große Kotansammlung vorhanden ist; nach großer Anstrengung wird der Stuhl teilweise ausgestoßen, schlüpft dann wieder zurück *(Sil., Thuj.)*; große Entleerung von kleinen, trockenen, grauen Kugeln, müssen mechanisch entfernt werden *(Sel.)*.
Stuhl: hart, unmöglich zu entleeren; gräulich-weiße Kugeln, wie gebrannter Kalk; krümelt vom Afterrand *(Mag-m.)*; mit dem Geruch von Limburger Käse.
Diarrhö: wechselhaft in Art und Farbe; wie Rührei; schaumig; grasgrün; wird grün, wenn stehen gelassen; wie Schaum auf einem Froschteich; nach dem Essen, muss eilig vom Tisch weglaufen.
Der Geruch des Stuhls bleibt trotz Badens *(Sulf.)*.
Exkoriation der Haut um den After *(Sulf.)*; bedeckt den Damm und erstreckt sich bis zu den Genitalien.

Genitalien

Leukorrhö mit starkem Geruch nach Fischlake (aus dem Rektum sickernd, wie Heringslake riechend: *Calc.*; Fischlakenabsonderung aus dem Ohr: *Tell.*).
Schwäche, Abwärtsdrängen, als ob der Beckeninhalt austreten würde; < Gehen, einen falschen Tritt oder Erschütterung; > Ruhe, Hinlegen; Drang, die Geschlechtsorgane zu stützen, indem sie die Hand gegen die Vulva legt *(Lil-t., Murx.)*; Wundheitsgefühl des Uterus.

Extremitäten

Fußschweiß: zwischen den Zehen, wund machend; stinkend *(Graph., Psor., Sil.)*; an den Sohlen, als ob er in kaltes Wasser getreten wäre.
Brennen der Fußsohlen; muss sie aufdecken oder an eine kühle Stelle halten *(Calc.* [11],) *Lach., Med.,* *(Phos., Puls.* [11],) *Sang., Sulf.*

Verwandtschaft

Verwandt mit: *Abrot., Alum., Bor., Calc., Graph., Nat-m., Sil.* und anderen unserer großen Antipsorika.

ERGÄNZUNGEN

Modalitäten

Verschlimmerung: Bewegung (abwärts), der Hände (nach hinten); kalter Wind am Nacken oder Okziput.

Nachtrag

Sanic.-Patienten neigen zur allgemeinen Entkräftung mit wenig Ausdauer, können nicht beim Thema bleiben. Geraten leicht aus der Fassung.
* Engl. „ringworm" (➤ Anmerkung zu *Nat.-m.*).

Sarsaparilla

Sarsaparilla. Liliaceae.

Typisches

Für dunkelhaarige Personen, die der lithämischen oder sykotischen Diathese zuzurechnen sind.
Starke Abmagerung: Die Haut wird schrumpelig oder liegt in Falten *(Abrot., Jod., Nat-m., Sanic.)*.
Kopf- und Periostschmerzen allgemein durch Quecksilber, Syphilis oder unterdrückte Gonorrhö.
Bei Kindern: Gesicht alt aussehend; vergrößertes Abdomen; trockene, schlaffe Haut *(Bar-c., Op.)*.
Herpetiformes Exanthem an allen Körperteilen; Ulzera, nach Quecksilbermissbrauch, bei Syphilis.

Gemüt

Wahnidee, sein Körper sei zerbrechlich. Wahnidee von Leere. Wahnidee, **er sei freundlos.** Gleichgültigkeit und Apathie. Fühlt sich im Stich gelassen. Patient **hält sich mit vergangenen unangenehmen Vorkommnissen auf,** verweilt bei früherem Zorn und erinnert sich an alten Kummer. [11]
Furcht, nicht wieder zu genesen. Traurig nach Masturbation oder Pollutionen. [11]
Träumt von toten Angehörigen, von den Leichen seiner Vorfahren; Fallträume; erwischt das Flugzeug nicht, verpasst den Zug. [11]
Singt gern religiöse Gesänge. Macht unwillkürliche Gesten mit den Händen. Arbeitswut, Fehler beim Schreiben. [11]

Magen

Gierig auf Früchte.

Harnwege

Heftiger, beinahe unerträglicher Schmerz am Ende des Urinierens *(Berb., Equis., Med., Thuja)*.

Abgang von **Grieß** oder **kleinen Steinchen; Nierenkolik; Blasensteine; blutiger Urin.**
Urin: hell und klar, aber brennend; **spärlich, schleimig, flockig, sandig, reichlich, ohne Empfindung abgehend** *(Caust.)*; lagert weißen Sand ab.
Schmerzhafte Auftreibung und Empfindlichkeit in der Blase; Urin **tröpfelt beim Sitzen;** geht im Stehen ungehindert ab; Luftabgang aus der Harnröhre.
Jedes Mal beim Wasserlassen tritt Luft mit gurgelndem Geräusch mit dem Urin aus der Urethra aus. [10]
Sand im Urin oder auf der Windel; Kind schreit vor und beim Wasserlassen *(Bor., Lyc.)*.
Neuralgie oder Nierenkolik; quälende Schmerzen von der re. Niere abwärts *(Lyc.)*.

Genitalien

Männlich: Gonorrhö, unterdrückt durch kaltes, nasses Wetter oder Quecksilber, gefolgt von Rheumatismus. Unerträglicher Gestank der Genitalien; häufige Pollutionen und blutige Samenergüsse *(Led., Merc.)*.
Weiblich: **Eingezogene Brustwarzen;** Brustwarzen sind klein, welk, unerregbar *(Sil.)*.

Extremitäten

Rheumatismus, Knochenschmerzen nach Quecksilber oder unterdrückter Gonorrhö; Schmerzen < nachts, bei feuchtem Wetter oder nach Erkältung im Wasser.

Haut

Hautausschlag, sobald er an die frische Luft kommt; trockene, krätzeartige Ausschläge, gewöhnlich im Frühling auftretend; werden krustig.
Nesselsucht, Hautausschlag mit Schwellung, Pickel juckend, Knötchen, jucken abends, > Reiben. Haut rotfleckig, rau, trocken, schuppend. [7]
Juckender Ausschlag auf der Stirn während der Regel *(Eug., Sang., Psor.)*.
Rhagaden: Haut aufgesprungen an Händen und Füßen; Schmerzen und Brennen, besonders an den Seiten von Fingern und Zehen; Haut induriert.
Blaue Flecken mit verhärteter Haut an den Beinen. [11]

Verwandtschaft

Komplementär: *Merc., Sep.,* die beide gut folgen. Vgl.: *Berb., Lyc., Nat-m., Phos.* Wird häufig nach Missbrauch von Quecksilber benötigt.

ERGÄNZUNGEN

Modalitäten

Verschlimmerung: kaltes Wetter; Frühling; nachts; unterdrückte Gonorrhö; Gähnen; starres, fixiertes Hinschauen; Anstrengung beim Sehen.
Besserung: Stehen; Lösen der Kleidung an Nacken und Brust.

Quellen-Nachträge

Sankaran ordnet *Sars.* dem Ringworm-Miasma zu, das dem Thema entspricht: „Ich habe es immer wieder versucht, und jetzt gebe ich auf". Es besteht die Hoffnung, das Ziel erreichen zu können, dann taucht das Grundproblem wieder auf und man muss es erneut *versuchen.* [9]
Menschen, die sehr mit ihren Vorfahren verwoben sind, am Familienerbe hängen und zusammenbrechen, wenn diese vererbten Dinge (alte Familienvilla, Rittergut etc.) verloren gehen. [36]

Fallbeispiele

47-jähriger Patient mit Übersäuerung, Psoriasis und Hypertonie, Geschwüre am Fußgelenk, Risse in den Händen. Vorgeschichte von Malaria. Frösteln und Schaudern nach dem Wasserlassen. Gefühl von Leere, als Verwandte starben. Heilung mit *Sars.* C 1000. [9]
24-jährige Frau mit chronisch rezidierenden Harnwegsinfekten. Kolitis, kleinen Fibroiden, Rückenschmerzen seit einer Entbindung, Menstruationsproblemen und Anämie, die sich von ihren älteren Geschwistern stets ausgeschlossen fühlte und von ihrem toten Vater träumte. Heilung nach *Sars.* C 1000. [9]
27-jährige Frau mit stark entstellender Akne, wegen Allergie auf Moskitostiche seit dem vierten Lebensjahr mit Steroiden behandelt und deswegen stark übergewichtig. Wütend, dass sie keine Freunde hat. Träumt von der toten Mutter, ihrer einzigen Freundin, und ihren Großeltern mütterlicherseits. Ihre ganze Welt ist leer geworden. Nach *Sars.* C 200 Heilung der Haut und Gewichtsabnahme von 15 Kilogramm innerhalb eines Jahres. [9]

Drucksensibler Punkt

Weihepunkt: Mi 17 li.

Scilla maritima [11]

Rote Meerzwiebel. Liliaceae.

Typisches
Wirkt auf die serösen Membranen und Schleimhäute des Atmungs- und Verdauungstraktes und auf Nieren, Herz und Milz.
Angezeigt nach Blutverlusten.

Gemüt
Große Ängstlichkeit, Furcht vor dem Tod. Zornig wegen Kleinigkeiten. Hochmütig, hartherzig, unerbittlich. Abneigung gegen körperliche und geistige Arbeit. Gleichgültig, Apathie. **Neigung zu sitzen,** zu stöhnen. Geistige Verwirrung nach Schlaf. Delirium nach Blutung.

Nase
Heuschnupfen: Gedunsen um die Augen, reibt ständig die Augen. Häufiges, konstantes Niesen und Fließschnupfen, wässrig, wund machend. Niest während des Hustens.

Mund
Zähne haben schwarze Flecken.

Hals
Stechen in der Tiefe des Rachens (Larynx), < morgens, kalt Trinken.

Atemwege
Husten durch kalte Luft, Kaltwerden, kalte Getränke, beim Betreten des Zimmers aus frischer Luft.
Husten **trocken, abends trocken, locker am Morgen, heftig,** kurz, anhaltend, erschöpfend. Husten gefolgt von dem Drang, sich zu schnäuzen.
Rasseln geht dem Husten voraus. Der lockere morgendliche Husten ist schlimmer als der abendliche trockene. Husten endet mit Niesen. Tränenfluss beim Husten.
Quälender paroxysmaler Husten, mit Schmerz, der sich von der Milzregion bis in den Hals ausbreitet.
Husten, < Husten; Anstrengung, Hinaufsteigen, kalte Luft; > aufrecht sitzen, kleine Mengen Auswurf.
Ständiges Asthma durch Milzerkrankung. [56]

Brust
Brustschmerz beim Einatmen, beim Husten, stechend, Seiten, an der Verbindung zwischen Skapula und Clavicula, am Sternum, nach unten ausstrahlend, in der Mitte des Schwertknorpels (Ren 15), drückend an beiden Rippenbögen, ausgedehnt, stumpf in der li. zwölften Rippe (Gb 25: Alarmpunkt der Niere).
Pleuritis mit 39,5 °C Fieber, 132 Puls, Atmung 30, muss aufrecht im Bett sitzen; stechende Schmerzen in der li. Brust, ständig hackender Husten, häufiger heißer, spärlicher Urin, große Schwäche und Anorexie. Heilung durch *Scilla* CM. [5]
Stimulation der **Herztätigkeit.** Herzinsuffizienz mit Anasarka (D 4).

Abdomen
Dumpfe Schmerzen im li. Hypochondrium und Epigastrium.
„Es kollert und poltert ruckweise im Unterleib über der Schamgegend, welches nach dem Essen schnell und dauerhaft verging.“ Aszites mit spärlichem Harn. Bauchschmerz stechend, Milz; > Liegen auf der li. Seite. [20]

Rektum
Diarrhö schmerzlos. **Stuhlentleerung unwillkürlich beim Husten oder Niesen.** Stuhl braun, schwarz, schleimig, schaumig, **übelriechend.**

Harnorgane
Blasenhalsschwäche. **Urin: Menge vermehrt, Aussehen wässrig, Blutbeimengung;** vermindert.

Rücken
Nackensteife, li., schmerzhaftes Zucken oberhalb und schmerzloses Ziehen in der li. Skapula, brodelnde Empfindung unter der li. Skapula.

Extremitäten
Spröde und splitternde Nägel. Rissige Hufe bei Pferden. Häufiges Einschlafen der Hände, wenn der Kopf auf ihnen ruht, oder der unteren Extremitäten beim Überkreuzen der Beine. [20]
Füße schmerzen vom Stehen, empfindliche Füße von Verkäuferinnen. Kalte Hände und Füße, während der übrige Körper warm ist. [52]

S

Schlaf

Unruhig. Erotische Träume. Träumte, dass sein Körper unmäßig geschwollen war; der Traum war so lebendig, dass er sich beim Aufwachen befühlte, ob es wirklich so sei.

Fieber

Innerliche Kälte nachts mit äußerlicher Hitze; wann immer er sich abdeckt während der Hitze, leidet er an Kälte und Schmerz.

Schweiß

Achselschweiß.

Verwandtschaft

Kopfschmerz, Thoraxsymptome: *Bry.* (Husten < warme Luft; *Scil.* < kalte Luft).
Folgemittel, wenn *Dig.* nicht in der Lage ist, hydropische Zustände zu lindern (Puls klein, langsam und hart).

Modalitäten

Verschlimmerung: morgens; Einatmen; Bewegung; Abdecken.
Besserung: Ruhe, Bettruhe; warm Einhüllen; Trinken von kaltem Wasser.

Secale cornutum

Mutterkorn. Fungi.

Typisches

Passt für Frauen mit **dünner, magerer, kraftloser, ausgezehrter Erscheinung;** reizbares, nervöses Temperament; blasses, eingefallenes Gesicht.
Sehr alte, gebrechliche, kraftlose Menschen.
Diabetes mellitus. [11]
Frauen mit sehr schwacher Muskelfaser; **alles scheint lose und offen; keine Aktivität; die Gefäße sind erschlafft;** passive Blutungen, reichlicher Fluss dünnen, schwarzen, wässrigen Blutes; die Blutkörperchen sind zerstört.
Hämorrhagische Diathese; die kleinste Wunde blutet wochenlang *(Lach., Phos.);* Absonderung von eitrigem, dünnflüssigem Blut mit starker Tendenz zur Fäulnis; Kribbeln in den Gliedern und große Entkräftung, besonders wenn die Schwäche nicht durch vorhergehenden Säfteverlusten ausgelöst wurde.
Brennen in allen Körperteilen, als ob feurige Funken auf den Patienten fielen *(Ars.).*

Gemüt

Puerperalmanie, mit Lachen, schlägt die Hände über dem Kopf zusammen, greift sich an die Genitalien, möchte nackt sein. Schamloses, mannstolles Delirium. Todesfurcht, Wildheit mit Angst. [11]

Augen

Eingesunken, blaue Ringe um die Augen.
Makuladegeneration. [11]

Gesicht

Bleich, abgehärmt, totenbleich, eingefallen, hippokratisch; verzerrt.

Magen

Unnatürliches, gieriges Essbedürfnis (trotzdem mager [11],) sogar bei erschöpfender Diarrhö; verlangt Saures, Zitronenlimonade.

Rektum

Diarrhö profus, wässrig, faulig, braun; spritzt mit großer Gewalt heraus *(Gamb., Crot-t.);* sehr erschöpfend; schmerzlos, unfreiwillig; Anus weit offen *(Apis, Phos.).*
Kollaps bei Choleraerkrankungen; Haut kalt, dennoch kann er Zugedecktsein nicht ertragen *(Camph.).*

Harnorgane

Enuresis: bei alten Menschen; Urin hell, wässrig oder blutig; Urinabsonderung unterdrückt.

Genitalien

Leukorrhö; grün, braun, stinkend.
Menses unregelmäßig; reichlich, dunkel; mit pressenden, wehenartigen Schmerzen im Abdomen; andauernde Absonderung von wässrigem Blut bis zu den nächsten Menses.
Drohender Abort, besonders im dritten Monat *(Sabin.);* anhaltende, abwärtsdrängende, quälende Schmerzen, (in der Schwangerschaft, besonders bei mageren, schlecht genährten Frauen; Wadenkrämpfe [3]).

Wehen: (anhaltendes Abwärtsdrängen und quälende Schmerzen im Uterus [3]); unregelmäßig; zu schwach; kraftlos oder aufhörend; **alles scheint schlaff und offen, aber keine Austreibungswehen;** Ohnmacht.
Nachwehen: zu lang; zu schmerzhaft; sanduhrartige Kontraktionen.
Nachwehen: Ohnmachtsanfälle, Verlangen nach frischer Luft; sie hält die Finger weit gespreizt, was sie mehr aus der Ruhe bringt, als die Blutung. Muskelzuckungen, Zungenkrämpfe. [11].
Unterdrückung der Milch, bei dünnen, mageren, erschöpften Frauen; die Brüste füllen sich nicht richtig.

Brust

Puls klein, schnell, zusammengezogen und oft intermittierend.

Extremitäten

Eisige Kälte.

Haut

Furunkel; **klein, schmerzhaft mit grünem Inhalt,** reifen und heilen sehr langsam; sehr schwächend.
Frostbeulen; variköse Ulzera. Kriebeln in der Haut, wie von Insekten [11]
Gangrän; trocken, senil, < äußere Wärme. Große Ekchymosen; Blutblasen, oft als Beginn einer Gangrän.
Die Haut fühlt sich beim Anfassen kalt an, trotzdem kann der Patient Zugedecktsein nicht ertragen.

Verwandtschaft

Vgl.: *Cinnm.* bei postpartaler Blutung; es verstärkt die Wehen, beherrscht profusen oder gefährlichen Fluss, ist immer sicher, während Extractum secalis cornuti immer gefährlich ist. Ähnlich: *Ars.,* aber umgekehrtes Verhalten zu Kälte und Hitze. Ähnelt *Colch.* bei Cholera.

Modalitäten

Verschlimmerung: Hitze (bei allen Krankheiten); **Wärme durch Zudecken** (aller befallenen Körperteile). Menses; Schwangerschaft; Säfteverlust [11].
Besserung: kalte Luft; Kaltwerden durch Aufdecken befallener Körperteile; Reiben. Baden; Schaukeln; gewaltsame Streckung [11].

ERGÄNZUNGEN

Quellen-Nachtrag

Von *Sankaran* dem leprösen Miasma zugeordnet wegen des Gefühls, von seinen Verwandten im Stich gelassen zu sein. Drückt aber seinen Zorn nicht aus, weil er fürchtet, die Verwandten könnten ihn daraufhin im Stich lassen. Durch die starke Unterdrückung ihrer Emotionen entwickelte eine Frau Lepra und wurde durch *Sec.* geheilt. Spöttisch im Verhalten gegenüber Verwandten und das gleichzeitige Gefühl, von seinen Verwandten verachtet und verspottet zu werden. [9]

Drucksensible Punkte

Weihepunkte: Gb 24, Le 5, Ni 8, Mi 6.

Selenium

Selen. Element.

Typisches

Passt für hellhäutige, blonde Patienten; starke Abmagerung an Gesicht, Händen, Beinen und Füßen oder einzelnen Körperpartien.
Müdigkeit und beschleunigter Abbau nach erschöpfenden Krankheiten. [36]
Schwach, leicht erschöpft, sowohl von geistiger als auch von körperlicher Arbeit; nach Typhus, Fleckfieber, Exzessen.
Unwiderstehliches Verlangen, sich hinzulegen und zu schlafen; Kräfte verlassen ihn plötzlich; besonders bei heißem Wetter.
Außerordentliche Abneigung gegen Luftzug – ob warm, kalt oder feucht.
Nach Typhus große Schwäche des Rückgrats, befürchtet Lähmung.
Abmagerung der betroffenen Körperteile.

Gemüt

Sehr vergesslich in seinen Geschäften, aber im Schlaf träumt er von dem, was er vergessen hat.

Kopf

Kopfschmerzen bei Alkoholikern; nach Ausschweifungen; nach Limonade, Tee, Wein; jeden Nachmittag.
Haarausfall an Kopf, Augenbrauen, Bart und Genitalien. Fettige Haare [11].

Nase

Schnupfen endet mit Diarrhö.

Magen

Hunger nachts *(Cina, Psor.);* **Verlangen nach Spirituosen,** ein beinahe unwiderstehliches süchtiges Verlangen.

Rektum

Obstipation; **großkalibrige** Stühle, hart, zusammengepresst, **sodass mechanische Hilfe nötig wird** *(Aloe, Calc., Sanic., Sep., Sil.);* nach schweren Krankheiten, speziell fieberhaften Enteritiden.
Urin: rot, dunkel, spärlich; grobkörniges, rotes, sandiges Sediment; tröpfelt unfreiwillig beim Gehen.

Genitalien

Impotenz mit Verlangen; lüsterne Gedanken, aber physisch impotent (plötzliche Impotenz: *Chlor.).*
Erektionen langsam, ungenügend; Ejaculatio praecox mit langanhaltender Erregung; schwach, verdrießlich nach Koitus; häufig unfreiwilliges Tröpfeln und Heraussickern von Samen und Prostatasekret im Sitzen, beim Stuhlgang, im Schlaf; Nachtripper *(Calad.).*
Priapismus, **Hoden hochgezogen** (*Berb.*; Hoden heruntergezogen: *Canth.*).

Atemwege

Aphonie; **nach langem Gebrauch der Stimme;** heiser, wenn er anfängt zu singen; muss die Kehle öfters freimachen von einem durchsichtigen, stärkeartigen Schleim *(Arg-m., Stann.);* tuberkulöse Laryngitis.

Schlaf

Schlecht, erwacht zu früh und stets zur gleichen Zeit. Pulsation in allen Gefäßen [36].

Haut

Dermatomykose bei Alkoholikern. [11]

Verwandtschaft

Vgl.: *Phos.* bei Urogenital- und Respirationssymptomen; *Arg-m.* und *Stann.* bei Laryngitis von Sängern oder Sprechern; *Alum.* bei hartem Stuhl und untätigem Rektum. Folgt gut nach *Calad., Nat-m., Staph., Ph-ac.* bei sexueller Schwäche. Durch Quecksilberverbindungen oder Schwefel unterdrückte Krätze erfordert häufig *Sel.*

Modalitäten

Verschlimmerung: Luftzug; in der Sonne; Limonade, **Tee oder Wein.**
Besserung: Wenn kaltes Wasser oder kalte Luft in den Mund kommt. Nach Sonnenuntergang [11].

ERGÄNZUNGEN

Drucksensibler Punkt

Weihepunkt: Du 4.

Senecio aureus [11]

Goldenes Kreuzkraut. Compositae.

Typisches

Weiblicher Regulator bei blassen, blutarmen Frauen und Mädchen, bei denen sich infolge von Regelstörungen (sogar auf Tuberkulose verdächtige) Bronchialkatarrhe und Lungenblutungen einstellen.
Wechselnde Symptome. Wandernde, lanzinierende Schmerzen.

Gemüt

Reizbar, nervös; muss sich umherbewegen, < durch Stillsitzen.
Niedergeschlagenheit, Weinerlichkeit wechselt mit fröhlicher Laune. Heimwehgefühle.
Unfähig, den Verstand längere Zeit auf einen Gegenstand auszurichten.
Wird vor der Entbindung von der Idee verfolgt, ihr Kind könne eine Totgeburt werden. Wochenbettpsychose, wild, heftig, gewalttätig; mit hoher Temperatur und unterdrückten Lochien.

Kopf

Schwindel, < Gehen an der frischen Luft, wie eine Welle vom Hinterhaupt zum Vorderhaupt, Er fühlt sich, als würde er sich nach vorne neigen.
Dumpfer Hinterkopfschmerz morgens. Stirnkopfschmerz erstreckt sich zum Hinterkopf. Scharfe, schießende Schmerzen von innen nach außen in der Stirn, über den Augen. Katarrhalischer Kopfschmerz, unterdrückte Sekretionen.

Augen
Tränenfluss an der frischen Luft. Katarrhalische Ophthalmie nach unterdrückten Sekretionen; gelber Streifen vom inneren Canthus zur Iris.

Nase
Nasenbluten oder Nasenkatarrh **anstelle der Menses** *(Bry.).*

Hals
Zunächst trocken, später Rachenschleim.
Im Hals wie beengt, Schluckbedürfnis. Struma.

Magen
Als ob ein Ball vom Magen in den Hals stiege.
Abneigung gegen alle Speisen, besonders gegen vorher gern Gemochtes wie Süßes und Kaffee. Schwäche vor den Mahlzeiten ohne Hunger, nach wenig Essen schon wie voll.
Übelkeit beim Aufstehen, morgendliche Übelkeit in der Schwangerschaft; bei Nierenstörungen.

S

Abdomen
Stark erweitert und gespannt; Stiche in den Hypochondrien; Schmerz in der Nabelgegend, weitet sich in alle Richtungen aus. Aszites.

Rektum
Durchfall, wässrig, dunkel, blutig.

Harnorgane
Urin spärlich (nur etwa 250 ml); rot, Ziegelmehlsediment; Hämaturie; Harngrieß.
Pyelonephritis mit Fieber, Frösteligkeit und großer Erschöpfung. Intensiver Schmerz in der Lendengegend, über der Niere, **schreit** bei Bewegung oder beim Wasserlassen **vor Schmerz auf.**
Renale Ödeme. Pollakisurie Tag und Nacht; Katarrhalische Dysurie bei Frauen und Kindern.

Genitalien
Männlich: Lüsterne Träume, Pollutionen. Prostata vergrößert und hart. Gonorrhö, postgonorrhoischer Katarrh. Dumpfer, schwerer Schmerz in den Samensträngen.
Weiblich: Erwacht früh, wegen großer sexueller Reizung, Vagina voller Schleim, Labien geschwollen; Jucken und Brennen treibt zur Verzweiflung. Orgasmus am Nachmittag, nach dem Schlaf. Dysmenorrhö, mit urologischen Symptomen.
Menses früh, spärlich, gefolgt von ausgeprägtem Durst und dünner Leukorrhö, blutstreifig und mit dumpfen Schmerzen im Becken. Menses alle drei Wochen, reichlich, dauern acht bis neun Tage mit schlimm schneidenden Schmerzen in der Sakralgegend, im Hyogastrium und den Leisten mit Blässe, Schwäche und Nervosität. **Amenorrhö;** durch Erkältung, nach Durchnässung der Füße; nervöse Reizbarkeit, Mattigkeit; Aszites, ödematöse Zustände; Unterdrückung der Menstruation durch Erkältung, nach Aderlass. Kongestionierte Cervix uteri. Ovarialschmerz mit Lendenschmerz. Schwere in der Uterusregion. Uterusprolaps.

Atemwege
Hackender Husten nachts; schleimiger Husten, chronisch katarrhalische Beschwerden, Phthise, Hämoptoe infolge eingeschränkter Menstruation.

Extremitäten
Ödematöse untere Extremitäten; unruhige Füße; brüchige Nägel.
Akuter Gelenkrheumatismus in Kreuz und Lendengegend, umherziehend in allen Körperteilen, mit Fieber und Schweißen.

Schlaf
Schlaflos nachts, tagsüber träge; bei Frauen mit Uterusreizung oder Prolapsus uteri, im Klimakterium
Lebhafte, unangenehme Träume, verworren, von längst vergangenen, vergessenen Ereignissen, von Kämpfen, Waggons, Pferden, Schiffen, erotisch.

Haut
Heiß und trocken.

Verwandtschaft
Vgl.: *Bry., Erig., Ham., Mill.* bei vikariierenden Blutungen; vikariierende Leukorrhö: *Chenop.;* mit weinerlicher Depression. Schwache Regel mit Ödemen: *Kali-c.;* starke Regel mit Ödemen: *Acet-ac.*

Modalitäten
Verschlimmerung: nachts (Husten, Schweiß; Schlaflosigkeit; häufiges Wasserlassen), nachmittags; an der frischen Luft, im Freien; im Sitzen, muss

sich ständig bewegen; Lochienunterdrückung; vor der Regel; Pubertät; Feuchtigkeit.
Besserung: Zusammenkrümmen; bei Stuhlgang; beginnende Mens.

Senega [11]

Polygala Senega. Schlangenwurzel. Polygalaceae.

Typisches
Passt für plethorische, übergewichtige Personen, dicke, pausbäckige Kinder oder auf hochgewachsene, schlanke und lebhaft heitere Frauen mit katarrhalischer Schleimhautentzündung von **Atemwegen,** Augen, Blase mit paretischer Tendenz.
Tuberkulose in der Familienanamnese.
Exsudative Pleuritis und Peritonitis. Wenn nach einem Katarrh in den Brustwänden schmerzhafte Stellen zurückbleiben.
Verstauchungen. Bisse von giftigen Tieren, Schlangen.

Gemüt
Beschwerden durch Demütigung, Kränkung. Heftig; beschimpfen, beleidigen, schmähen. Arbeitswut, Raserei und Tobsucht, Schreien; Furcht vor dem Ersticken.
Mürrisch, kindisches Benehmen. Veränderliche Laune; albern, lebhaft, munter. Verspielt, unentschlossen. Traurig am Abend. Zorn wechselt mit Frohsinn. Weinen bei Kindern.

Kopf
Pressender, berstender Stirnkopfschmerz, bis in die Augen, > frische Luft.

Augen
Kongestive Blepharitis oder Iritis; Augäpfel wie ausgedehnt oder wie Eisbälle, beim Bücken Blutandrang zum Kopf und zu den Augen.
Tränenfluss. Lider verkrustet.
Trübung von Hornhaut, Linse und Glaskörper. Beim scharfen Hinsehen zittert der betrachtete Gegenstand. Vertikale Diplopie > Aufrichten des Kopfes.
Lidptosis. Augenschmerzen beim Husten.
Begünstigt die Resorption von Linsenfragmenten nach Operationen.

Nase
Brennen wie von Pfeffer in den Nasenlöchern, heftiges Niesen, bis der Kopf ganz duselig wird. Niesanfälle seit zwei Jahren, seit sie Keuchhusten hatte.

Gesicht
Lähmung der li. Gesichtshälfte. Herpes.

Hals
Akute Laryngitis: Wundheit, Brennen und Trockenheit.
Subakute, chronische Laryngitis mit Parese der Stimmbänder, Heiserkeit beim Reden, vorzugsweise bei Greisen.

Magen
Nagender Hunger, Leereempfindung im Magen. Ekel, Übelkeit, Erbrechen.

Atemwege
Anhaltender trockener Husten zerreißt die Kehle. Erstickungsgefühl im Liegen.
Husten trocken, anhaltend, heftig erschütternd. Dyspnoe, Beklemmung, Brustkasten wie zu eng.
Pneumonie beider Lungenbasen mit heftigem, anfallartigem Husten und schwierigem, blutgestreiftem Auswurf.
Verschleimung der Bronchien: Atmung laut, beklommen, feuchtes Rasseln und Pfeifen. Bronchialparese; schwacher, mühsamer Auswurf, zäh und fadenziehend, ohne Erleichterung; viel Husten mit heftiger Erschütterung. **Emphysembronchitis.**
Husten endet mit Niesen.
Keuchhusten bei übergewichtigen, pummeligen Kindern; klarer Schleim, wie Eiweiß, schwer herauszubekommen *(Coc-c.)*.

Brust
Brustschmerzen, Wundheitsschmerz in der Brust, der Thoraxwände. Pleurodynie, **Pleuritis** mit Erguss, Hydrothorax.
Zermalmendes Gewicht auf der Brust. Brennen in der Brust vor oder nach dem Husten. Bewegung verursacht Schmerz hinter dem Sternum.

Sehr alte, krampfhafte Schmerzen im Thorax nach Prellung.
Herzklopfen nach den Menses, bei psychischen Erregungen, anfallartig; Herzrhythmus: nahezu unfühlbarer Tremor, die ganze Nacht.

Extremitäten
Handgelenke fühlen sich an wie verstaucht. Gelenke wie lahm.

Schlaf
Auffahren. Träume nicht erinnerlich; träumt viel, vom Urinieren.

Modalitäten
Verschlimmerung: eingeatmete frische, kalte Luft; Wind; Berührung; Druck; Treppensteigen; Bücken; Bewegung im Freien (Husten).
Besserung: Beugen des Kopfes nach hinten; Gehen im Freien (Schmerzen).

S

Sepia

Getrockenetes Sekret der Tintendrüse. Mollusca.

Typisches
Passt für dunkelhaarige Personen mit straffem Gewebe, aber sanfter, nachgiebiger Gemütsart *(Puls.)*.
Frauenkrankheiten: besonders solche, die während der Gravidität; im Wochenbett und während der Stillperiode auftreten; oder Leiden mit plötzlichem Schwäche- und Ohnmachtsgefühl *(Murx., Nux-m.)*; das „Waschfrauenmittel", Beschwerden, die durch Arbeiten in der Waschküche bzw. beim Bügeln (schweres Heben und feuchte Wärme [11]) hervorgerufen oder verschlimmert werden.
Schmerzen erstrecken sich von anderen Partien **zum Rücken** (umgekehrt: *Sabin.*); treten zusammen mit Schaudern auf (mit Frösteln: *Puls.)*.
Besonders empfindlich gegen kalte Luft, „fröstelt so leicht"; Mangel an Lebenswärme, besonders bei chronischen Krankheiten (bei akuten Krankheiten: *Led.*).
Empfindung eines Balls in inneren Körperteilen; während der Menses, Schwangerschaft, Milchbildungsphase; bei Obstipation, Diarrhö, Hämorrhoiden, Leukorrhö und allen Uterusaffektionen.
Fällt leicht in Ohnmacht: nach Durchnässung; bei extremer Hitze oder Kälte; vom Fahren im Wagen oder im Zug; beim Knien in der Kirche.
„Nach Nasswerden ungewöhnlicher Verkältungs-Zustand; heftiger Fieber-Frost, nach einigen Stunden Anfälle von Ohnmacht, Tages darauf Schnupfen." [2]
Erröten; Hitzewallungen durch die geringste Bewegung; mit Angst und Ohnmacht; gefolgt von einem Schweißausbruch über den ganzen Körper; **klimakterisch** *(Lach., Sang., Sulf., Tub.)*; von den Unterleibsorganen **aufsteigend.**
„Nach geringer Bewegung, fliegende Hitze" [2].

Gemüt
Angst: mit Furcht, Hitzewallungen über Gesicht und Kopf; vor wirklichem oder eingebildetem Unheil; (gegen Abend [11]).
Große Traurigkeit und Weinen. Furcht vor dem Alleinsein; vor Männern; Freunde zu treffen; mit Uterusbeschwerden.
Gleichgültigkeit: sogar gegenüber der eigenen Familie; gegenüber dem Beruf *(Fl-ac., Ph-ac.)*; **gegenüber den am meisten geliebten Menschen.**
Gierig, geizig *(Lyc.)*.
Indolent: Will nichts unternehmen, weder arbeiten noch spielen, selbst Denken ist anstrengend.
Leicht gekränkt, ärgert sich über jede Kleinigkeit. Hat an allem etwas auszusetzen. Verträgt keinen Widerspruch. Polemisieren. Neigung, recht zu behalten. [11]
Aufbegehren gegen Gängelei. Fühlt sich auf jeden Fall irgendwie benachteiligt. [11]
Freude an Rhythmus und Tanz. [11]

Kopf
Kälte am Scheitel mit Kopfschmerzen (*Verat.;* Hitze am Scheitel: *Calc., Graph., Sulf.*).
Kopfschweiß nachts im Schlaf. [11]
Kopfschmerzen: in schrecklichen Anfällen; **während der Regel, mit spärlicher Blutung;** bei zarten, empfindsamen, hysterischen Frauen; drückend, berstend; < bei Bewegung, beim Bücken, bei geistiger Arbeit; > äußerer Druck, ständige heftige Bewegung.
Starker Haarausfall nach chronischen Kopfschmerzen oder im Klimakterium.

Nase

Rezidivierende Sinusitiden. **Heuschnupfen,** Fließschnupfen mit häufigem Niesen, < morgens; **Heuasthma,** anfallsweise, abends, nachts, muss sich aufsetzen; jeder Schnupfen geht in die Choanen und verursacht einen absteigenden Infekt mit Bronchitis; Schnupfen wund machend, **schorfige Nasenlöcher.** Schnupfen mit Fieber; chronischer Nasennebenhöhlenkatarrh mit Stockschnupfen und einseitiger Verstopfung. **Nasenpolypen.** Nasenbluten durch Schnäuzen. [11]

Gesicht

Gelbliche Verfärbung: des Gesichts (gelbe Flecken an der Stirn, im Gesicht [11]); der Bindehaut; gelbe Flecken auf der Brust; **gelber Sattel über Nase und oberem Teil der Wangen;** das Gesicht „erzählt Geschichten" über Unterleibsbeschwerden.

Mund

Schmutzig belegte Zunge, wird sauber bei jeder Regel, nach der Regel wiederkommend. Zunge blass, schlaff, mit **Zahnabdrücken** [11].

Schwellung und Rissigkeit der Unterlippe. Riss in der Mitte der Unterlippe [11].

Hals

Alle Kleidungsstücke am Hals werden als zu eng empfunden und ständig gelockert *(Lach.).*

Rezidierende Anginen. Struma. Muss unwillkürlich immer wieder schlucken. [11]

Magen

Schmerzhaftes **Leeregefühl,** Schwächegefühl im Epigastrium, durch Essen gebessert *(Chel., Murex, Phos.).*

Morgendliche Übelkeit in der Schwangerschaft; der Anblick von Speisen oder der Gedanke daran verursacht Übelkeit *(Nux-v.);* Brechreiz durch den Geruch kochender Speisen *(Ars., Colch.).* Abneigung gegen Brot [11].

Abdomen

Dickbäuchigkeit von Müttern (von Kindern: *Sulf.).*

Rektum

Obstipation in der Schwangerschaft *(Alum.);* Stuhl hart, knotig, in kleinen Kugeln, unzureichend, schwierig; Schmerzen im Rektum beim und lange nach dem Stuhlgang *(Nit-ac., Sulf.);* Empfindung eines Gewichts oder Balls im After, nicht gebessert durch Stuhlgang.

Harnorgane

Urin setzt ein rötliches, lehmfarbenes Sediment ab, das am Gefäß haften bleibt, als wäre es eingebrannt; stinkt so widerlich, dass er aus dem Zimmer gebracht werden muss (schrecklich stinkend nach Stehenlassen: *Indium*).

Enuresis: Das Bett ist beinahe sofort nass, wenn das Kind einschläft *(Kreos.);* immer **im ersten Schlaf.**

Harnröhrenausfluss: schmerzlos, gelblich, die Wäsche gelblich färbend; Meatus morgens verklebt; hartnäckig, seit langer Zeit *(Kali-j.).*

Genitalien

Männlich: Prostatahypertrophie; Empfindung, als ob er auf einem Ball sitzt. [11]

Weiblich: Geschlechtsorgane schwach und erschöpft.

Heftige Stiche aufwärts in der Scheide; bohrende, lanzinierende Schmerzen vom Uterus zum Nabel.

Uterus- und Vaginalprolaps; Druck und Abwärtsdrängen, als ob alles aus dem Becken hervortreten wollte; muss die Schenkel fest kreuzen oder mit geschlossenen Beinen sitzen, um es zu verhindern; mit Atembeklemmung (vgl. *Agar., Bell., Lil-t., Murx., Sanic.*).

Unregelmäßige Menses nahezu jeglicher Art – früh, spät, spärlich, stark, Amenorrhö oder Menorrhagie –, wenn sie mit den oben beschriebenen Symptomen einhergehen.

„Bei der Regel wird ihr Abends schwarz und dunkel vor den Augen, bei großer Schwäche, die im Liegen vergeht." [2]

Reizbarkeit und Arbeitswut vor der Regel. Anorgasmie. [11]

Atemwege

Dyspnoe: < im Sitzen, nach Schlaf, im Zimmer; > Tanzen oder schnelles Gehen.

Trockener Krampfhusten abends, eine Stunde nach dem Schlafengehen, wird dabei nicht wach. [11]

Asthma > durch Fußballspielen und Sport, > körperliche Anstrengung, Joggen. Asthma, **anfallartig, abends, nachts, muss sich aufsetzen,** < bei Nebel, schwüler Luft, Gewitterluft, im Frühjahr, im Sommer, zur Sonnenwende, im Winter.

Extremitäten

Brachialgia paraesthetica nocturna, nachts Einschlafen der Unterarme. Alternieren von kalten Händen und heißen Füßen. [11]
Fingernägel blättern ab. Weiße Flecken auf den Fingernägeln *(Sil.)*. [11]

Haut

Herpes circinatus **einzelner Stellen** am Oberkörper (in sich überschneidenden Ringen über den ganzen Körper: *Tell.*).
Dermatomykosen [11]. Hautjucken; an verschiedenen Körperteilen; der äußeren Genitalien; wird nicht besser durch Kratzen und neigt zum Übergang in Brennen *(Sulf.)*.

Verwandtschaft

Komplementär: *Nat-m.* Feindlich: *Lach.* sollte nicht vorher oder nachher gebraucht werden; mit *Puls.* sollte es niemals wechselweise gegeben werden. Ähnlich: *Lach., Sang., Ust.* bei klimakterischen Kreislaufstörungen. Häufig indiziert nach: *Sil., Sulf.*

Modalitäten

Verschlimmerung: nachmittags oder abends; kalte Luft oder trockener Ostwind*; sexuelle Exzesse; Ruhe; schwüles, feuchtes Wetter; **vor einem Gewitter** *(Psor.)*. Trost verschlechtert Weinen und Gereiztheit [11].
Besserung: Bettwärme, heiße Anwendungen; heftige Anstrengung.
Viele Symptome – besonders die von Kopf, Herz und Becken – werden sowohl verschlimmert als auch gebessert durch Ruhe und körperliche Bewegung. Gegenmittel für psychische Auswirkungen von Tabakabusus, bei Patienten mit sitzender Lebensweise, die sich intellektuell überanstrengt haben.

ERGÄNZUNGEN

Quellen-Nachtrag

Hemikranie (li.) > Hinlegen, Flimmerskotom. Sieht die re. Seite des Gesichtsfeldes nicht; < Licht. [2]

Nachträge

Hemikranie, zwei- bis dreimal wöchentlich, mit starken rechtsseitigen berstenden Schmerzen im Temporal-Parietal- und Okzipitalbereich mit Nausea ohne Erbrechen. Chloasmata; jedes Mal bei Beginn der Kopfschmerzen wird das re. Auge kleiner mit Unfähigkeit, das Lid zu heben. **Fallen der Lider während Kopfschmerzen.**
Blonde Haare sind keine Gegenindikation für *Sep.*: Blonde mit braunen Augen, aber auch mit blauen Augen.
Kopfschmerzen vom verspannten Nacken und Hinterkopf aufwärts zu den Augen, Migräne, Hemikranie – selbstverständlich auch bei Männern wirksam.
Gute Erfahrungen bei mit ständiger Kortisonsuppression behandelten Asthmatikern.
Sep. ist eines der wichtigsten Mittel für die Behandlung von Dermato- und Onychomykosen, Heuschnupfen, Polyarthritis, Bandscheibenschäden, Spondylolisthesis, chronischen Harnwegsinfekten, Prostatahypertrophie, paroxysmalen Tachykardien, Schilddrüsenerkrankungen u. a. m. Menschen, die sich – oft aus Gutwilligkeit – zu viel haben aufladen lassen, bis ihnen buchstäblich der Kragen platzt (Struma!) und sie in der nervösen Erschöpfung niemanden mehr sehen mögen, weil ihnen alles zu viel ist. Hausbau-Syndrom! Legasthenie-Kinder, die wegen der dauernden Misserfolge die Lust am Lernen / Lesen und Schreiben verloren haben. Kinder autoritärer Eltern, an denen viel herumkritisiert wurde.
Vom Sprechen wird es gleich so heiß im Gesicht – Personen, die bei der Anamnese zunehmend rot im Gesicht werden. Rote Flecken am Hals.
Sehr geräuschempfindlich. Schwüle Luft vor Gewitter beengt ihn; heiter, wenn es blitzt und donnert.
Kinder fassen in der Praxis alles an und provozieren mit ihrem unruhigen Herumlaufen die mütterliche Aufmerksamkeit umso mehr, je mehr sie ständig von der Mutter zurechtgewiesen werden.
Erschöpfte Mütter, die sich nicht um die Provokationsversuche des Kindes kümmern, sondern in den Sessel sinken und erklären, der Arzt müsse sein Terrain in der Praxis selber verteidigen.
Frauen, die ihren Mann aus Opposition geheiratet haben, um sich am Vater zu rächen.
Frauen, die mit Asthma reagieren, weil ihre Kinder, die äußerst schwierig aufzuziehen waren und ihnen mit massiven Schulproblemen schon genügend Ärger machten, ihnen schließlich die unehelichen Enkel aufhalsen, für die zu sorgen sie nicht imstande sind.
Schwiegertöchter, die ihre Schwiegermutter nicht mehr ertragen können – und umgekehrt; auch Schwiegersöhne mit ständigen Auseinandersetzungen wegen Bevormundungsversuchen.
Werkstudenten, die das Ziel vor lauter guten Jobs aus dem Auge verlieren. Lehrer, die ihre ständige Beaufsichtigung satthaben. Beamte mit Frühpensionswunsch. Männer, die nach Feierabend regelmäßig erst in die Kneipe gehen, bevor sie nach Hause kommen.

Erfolgreiche werden Alkoholiker, weil sie der ständige Erfolg entweder zu sehr anstrengt oder aber langweilt.
Dampfablassen durch körperliche Anstrengung: Jogger, passionierte Marathonläufer *(Ign., Nat-m., Rhus-t.)*.
Häufiger Partnerwechsel bei jungen Menschen.
Sogenannte Ökos beiderlei Geschlechts, die aus Opposition ihr Äußeres vernachlässigen, kommen nach Behandlung mit *Sep.* plötzlich sehr gepflegt und schick gekleidet in die Praxis, während sie vorher nur im Trainingsanzug o. Ä. herumliefen.
Psychopathognostische Trias: Depression, Opposition und Resignation.
Auffallende Organbeziehung: Die **Tonsillen als Fokus.** Eine Patientin bekam wegen ihrer Polyarthritis aufgrund ihrer Gesamtverfassung (langjährige Eheprobleme etc.) mehrfach eine Dosis *Sep.* C 200. Auf die C-1000-Potenz reagierte sie mit einem Peritonsillarabszess (früher hatte sie mehrfach Anginen gehabt); nach Entleerung einer Tasse voll Eiter war ihre Struma um vier Zentimeter kleiner und ihre Polyarthritis bedeutend gebessert. Sie konnte sich in der Folge von ihrem Mann trennen und sich ihrem Freund zuwenden.
Induratio penis plastica bei älteren Männern; bei einem Mittvierziger mit Ehekonflikt, verheiratet mit einer Ausländerin, die sich nach Geburt von zwei Kindern im fremden (Sprach-)Milieu beruflich profilieren will und ihn lieblos behandelt.
* Engl. Original: „dry east wind"; zweifelhaft ist, ob diese Modalität tatsächlich amerikanischen Verhältnissen entspricht oder ob sie aus einer deutschen Arzneimittelprüfung unverändert übernommen wurde (➤ Anmerkung zu *Acon.*).

Tipp

Eine Einzeldosis wirkt häufig viele Wochen kurativ.

Drucksensible Punkte

Weihepunkt: Ma 25 li.
de la Fuye: Mi 4 li., Ni 7 li.

Silicea

Kieselsäure.

Typisches

Geeignet für das nervöse, reizbare, sanguinische Temperament; Personen, die der psorischen Diathese zuzurechnen sind.
Patienten mit hellem Teint; feine, trockene Haut; blasses Gesicht; schwächlich, mit schlaffen Muskeln. Patienten mit Mangelernährung, weniger wegen mangelnder Qualität oder Quantität der Nahrung, sondern wegen ungenügender Assimilation *(Bar-c., Calc.)*; psychisch und physisch überempfindlich.
Skrofulöse, rachitische Kinder **mit großen Köpfen;** offene Fontanellen und Nähte; starke Schweiße am Kopf (weniger als *Calc.*), der durch Einhüllen warmgehalten werden muss *(Sanic.)*; **aufgetriebener Bauch;** schwache Knöchel; lernen langsam laufen.
Große Müdigkeit und Schwäche; möchte sich hinlegen.
Nervöse Schwäche; Erschöpfung mit Erethismus; Kraftvergeudung, schwere Arbeit mit großer Hingabe verursachen hartnäckige Neuralgien, hysterische Anfälle oder Lähmung; kann durch Willensanstrengung überwunden werden. [10]
Beschwerden: durch unterdrückten Fußschweiß *(Cupr., Graph., Psor.)*; wenn der Kopf oder Rücken dem leisesten Luftzug ausgesetzt wird; schlimme Folgen von Impfungen, besonders Abszesse und Konvulsionen *(Thuj.)*; (Silikose [11]), Brustbeschwerden von Steinmetzen mit totalem Kräfteverlust.
Mangel an Lebenswärme, immer fröstelnd, sogar bei aktiven Körperübungen *(Led., Sep.)*.
Entzündung, Schwellung und Eiterung von Drüsen, zervikal, axillar, Parotis, Mamma, inguinal, Talgdrüsen; bösartig, gangränös.
Fistula lacrimalis; eingewachsene Zehennägel *(Mag-aust., Teucr.)*; Panaritium; Blutblasen; Karbunkel; Ulzera aller Arten; Fisteln, schmerzhaft, stinkend, hohe, schwammige Ränder, mit wildem Fleisch; Fissura ani; starke Schmerzen nach dem Stuhl.
Verlangen, magnetisiert zu werden (Massage), danach besser *(Phos.)*.
Fördert die Abstoßung von Fremdkörpern aus dem Gewebe – Fischgräten, Nadeln, Knochensplitter etc.
Sil. bewirkt wunderbare Beherrschung des Eiterungsprozesses – Weichteile, Periost oder Knochen –, bringt Abszesse zur Reifung, wenn es gewünscht wird, oder vermindert übermäßige Eiterung (affiziert besonders Weichteile: *Calend., Hep.*).

Gemüt

Ruhelos, zappelig, schreckt beim leisesten Geräusch auf.
Ängstlich, nachgiebig, verzagt.
Geistige Arbeiten strengen sehr an; Lesen und Schreiben ermüden; kann es nicht ertragen zu den-

ken. Kommt müde aus der Schule, sein größtes Vergnügen ist ein heißes Bad [36].
„Schweres Denken. Auch von geringer Unterhaltung bekommt er sogleich Eingenommenheit des Kopfes und allgemeine Abspannung, so dass er die Unterhaltung abbrechen muss. Die Geistes-Arbeit wird ihm schwer." [2]
Furcht vor Nadeln, vor Spritzen. Auffahren bei jedem Geräusch. [11]
Kinder widerwärtig, eigensinnig; weinen jedoch, wenn freundlich mit ihnen gesprochen wird *(Jod.)*.
„Die Kinder sind während der fieberfreien Zeit höchst eigensinnig und weinen, wenn man sie anfasst oder anredet." [2]

Kopf

Schwindel: spinal, vom Genick zum Kopf aufsteigend; als ob man vorwärtsfallen würde, vom Aufwärtsschauen (*Puls.;* vom Abwärtsschauen: *Kalm., Spig.*).
„Die Schwindel-Anfälle kommen wie vom Rücken heran schmerzhaft durchs Genick in den Kopf, dass sie nicht weiß, wo sie ist und immer vorwärtsfallen will." [2]
Chronische Migräne seit einer schweren Erkrankung in der Jugend *(Psor.);* **aufsteigend vom Genick zum Scheitel,** als käme sie vom Rückgrat und setzte sich in einem Auge fest, vornehmlich im rechten (li.: *Spig.*); < Luftzug oder unbedeckter Kopf; > Druck und warmes Einhüllen *(Mag-m., Stront.),* reichliche Miktion.
Glatze bei jungen Männern. [3]

Ohren

Chronischer Tubenkatarrh. Verschleppte Otitiden. [11]

Nase

Niesen durch Haarebürsten oder -kämmen. [11]

Magen

Übelkeit, sobald sie sich anstrengt. [11]

Rektum

Obstipation **stets vor und während der Regel** (Diarrhö vor und während der Regel: *Am-c., Bov.*); erschwert, **wie durch** Untätigkeit des Rektums; mit großer Anstrengung, als wäre das Rektum gelähmt; wenn der Stuhl teilweise ausgeschieden ist, schlüpft er wieder zurück *(Thuj.)*.
Fäzes bleiben lange Zeit im Rektum. [11]
Analfistel alterniert mit Brustsymptomen *(Berb., Calc-p.)*.

Genitalien

Stinkende Leukorrhö vor der Regel. [11]
Blutiger Ausfluss aus der Vagina jedes Mal **beim Stillen** *(Crot-t.)*.
Mamille wie ein Trichter eingezogen *(Sars.)*.

Atemwege

Asthma durch Zugluft. [11]

Extremitäten

Verkrüppelte (und gewellte [11]) Finger- und Zehennägel *(Ant-c.)*. Nägel weißfleckig [3].
Erkältet sich durch Entblößen der Füße *(Con., Cupr.)*.
Schweiße an Händen, Zehen, Füßen und Axillen; stinkend. Schweiß hinterlässt gelbe Flecken [11].
Unerträglicher, saurer, aashafter Geruch der Füße, ohne Schweiß, jeden Abend.

Schlaf

Schlafwandeln; steht im Schlaf auf, geht umher und legt sich wieder hin *(Kali-br.)*.

Haut

Ungesunde Haut; jede kleine Verletzung eitert *(Graph., Hep., Merc., Petr.)*.

Verwandtschaft

Ergänzend: *Thuj., Sanic.*
Vgl.: *Hep., Pic-ac., Kali-p., Hyper., Ruta, Sanic., Gettysburger Wasser.*
Folgt gut nach: *Calc., Graph., Hep., Nit-ac., Phos.*
Wird gut gefolgt von: *Hep., Fl-ac., Lyc., Sep.*

Modalitäten

Verschlimmerung: Kälte, (Luftzug [11]); während der Regel; **bei Neumond;** Entblößen, besonders des Kopfes; **Hinlegen.**
Besserung: Wärme, besonders durch Einhüllen des Kopfes; bessert alle Symptome außer den Magenbeschwerden, die durch kalte Speisen gebessert werden *(Lyc.)*. *Sil.* ist das chronische Mittel zu *Puls.* (*Puls.:* < Kälte; < Wärme: *Kali-s* [11.]).

ERGÄNZUNGEN

Quellen-Nachtrag

Candegabe beschreibt die paradoxe Verhaltensweise der *Sil.*-Patienten als Sehnsucht nach dem Mutterschoß (Träume von Wasser und längst vergangenen Ereignissen sowie Heimweh) und gleichzeitiges Zurückweisen von Muttermilch, d. h. von Trost. [40]

Nachträge

Wahnidee, zweigeteilt zu sein. Gewissensangst und Gewissenhaftigkeit bewirken die Lampenfiebersituation und die geistige Erschöpfung durch den Versuch der Selbstbehauptung mittels Perfektion. Angst vor dem Versagen durch die Vorahnung, dass etwas von ihm erwartet wird.
Fixiert auf die eigenen Vorstellungen, ruft Intoleranz bei ihr Widerspruch hervor; muss sich vor Gewaltausbrüchen zurückhalten. Widerwillig überzeugt, hält sie aus Prinzip trotzdem an ihrer Meinung fest. Nachgiebigkeit als Folge von Abhängigkeit.
Geistesarbeiter; überanstrengte, erschöpfte Anwälte, die sagen: „... seit diesem Prozess ... "
Chronische Zahnwurzeleiterung und -entzündung. Häufig Zahnschmerzen, dabei Hitzewallungen mit Schwitzen. Brennendes Stechen in mehreren Zähnen, die nach dem Essen zu schmerzen anfangen; < nachts, kalte Luft. Schwellung und Wundheit des Zahnfleischs eines hinteren Backenzahns.
Fokalherde: dentogene Sinusitis oder Migräne. Rezidivierende Anginen, oft nach Impfungen beginnend.

Fallbeispiel

Keloidnarben: rezidierende Harnwegsinfekte 30 Jahre lang aufgrund einer ausgedehnten Keloidnarbenplatte nach Kriegsverletzung durch Blasendurchschuss. Auf *Sil.* D 6 verschwinden das Keloid und die Harnwegsinfekte dauerhaft.

Drucksensible Punkte

Weihepunkt: Ren 9.
de la Fuye: 3E 3, 3E 6, 3E 37, Ren 6, Mi 5.

Sinapis alba [11]

Weißer Senf. Brassica alba. Cruciferae.

Typisches

Geeignet für Patienten mit Wurmbefall: Unter *Sin-a.* schied ein Prüfer, der seit seinem 13. Lebensjahr keinerlei Anzeichen von Fadenwürmern mehr gehabt hatte, eine Menge davon aus. [20]

Alternierende Symptome zwischen Anus und Rachen.

Gemüt

Geistige Zerstreutheit, muss sich beim Lesen sehr anstrengen, um die Gedanken nicht abschweifen zu lassen.
Fallträume; träumt davon, von der Höhe herunterzustürzen.

Kopf

Kopfschmerz; in der Stirn, im re. Stirnhöcker; < im warmen Zimmer; > beim Gehen an der frischen Luft. Gefühl, als wäre der Kopf hohl. Scheitel wie leer. Wie ein Pflock im Kopf.

Nase

Heuschnupfen; verstopfte Nase, abwechselnd auf beiden Seiten.

Mund

Ausgeprägte Ansammlung von wässrigem Speichel und Schleim. Stomatitis mit intensiv roter Schleimhaut, die mit winzigen weißen Geschwüren besprenkelt ist.

Magen

Empfindung wie von einer harten Substanz hoch oben im Ösophagus, Konstriktionsgefühl beim Schlucken von Speisen.
Würgen und Erbrechen von Wasser, Schleimflocken; Erbrochenes gelb, geleeartig, mit Blutstreifen.

Abdomen

Rumpeln und Gurgeln.

Rektum

Askaridenbefall löst Juckreiz aus.

Genitalien

Ausbleibende Erektionen nach Schreck während des Koitus. Pollutionen nachts, ohne Träume.

Modalitäten

Verschlimmerung: Berührung; Druck; Bewegung; Schlucken (Kribbeln im Anus); nach dem Essen; im warmen Zimmer.
Besserung: im Freien; Ruhe.

Sinapis nigra [11]

Schwarzer Senf. Brassica nigra. Cruciferae.

Typisches
Passt gut für Heuschnupfen mit scharfer, kalt erscheinender Absonderung; mit Seitenstrangangina.

Gemüt
Möchte nicht angesprochen werden; antwortet bissig, schnippisch; ist traurig wegen seiner Krankheit. Verlangen nach geistiger Aktivität, nachts. Wahnidee, das Bett würde sich drehen. Laszive Ideen. Träume von Räubern, Teufeln und Verstorbenen.

Augen
Jucken der Lider, Tränenfluss bei Schnupfen. Brennender Schmerz > beim Schließen der Augen.

Nase
Gerötete Nasenflügel, heiße Nasenspitze. **Heuschnupfen,** mit asthmatischer Atmung, < im Liegen, < August bis Herbst; > Aufsitzen; heftiges Niesen. Nase seitenwechselnd verstopft oder li. Nasenloch verstopft.
Absonderung dünn, weiß, wässrig, wund fressend; dick, gelb, bräunlich, blutig, geht in die Choanen; Rachenschleim.

Gesicht
Runzelig, faltig aussehend.

Mund
Brennende, wie verbrühte Empfindung. Mundgeruch wie nach Zwiebeln. Fissur in der Mittellinie der Zunge. Schweiß auf der Oberlippe.

Magen
Abneigung gegen Süßigkeiten. Appetit gut; Sodbrennen und Rülpsen. Empfindung wie von einer Last im Magen; Schmerz und Schwächegefühl zwingen ihn, sich zur Erleichterung vornüber zu beugen. Dumpfer epigastrischer Schmerz > aufrecht sitzen.

Abdomen
Kolik mit Übelkeit; > aufrecht sitzen.

Genitalien
Männlich: Heftige Erektionen tagsüber und nachts, wecken aus dem Schlaf, hartnäckig, schmerzhaft. Laszive Träume und nächtliche Pollutionen. Induratio penis plastica. Impotenz während des Koitus aus Furcht vor Herzerkrankung.
Weiblich: Menses lange vor der normalen Zeit; Amenorrhö.

Brust
Herzschmerzen dumpf, anhaltend, zur Spitze hin, < abends, täglich gegen 10 Uhr und von 16–18 Uhr.

Modalitäten
Verschlimmerung: 13–18 Uhr, abends; Sommer; nasses Wetter.

Spigelia

Wurmfarn. Loganiaceae.

Typisches
Passt für anämische, entkräftete Kranke, die der rheumatischen Diathese zuzurechnen sind; für skrofulöse Kinder mit Spulwurmbefall *(Cina, Stann.).*
Personen mit hellem Haar; blass, dünn, aufgedunsen und schwach; mit runzeliger, gelblicher, erdiger Haut. Der Körper ist schmerzhaft **empfindlich gegen Berührung; im berührten Körperteil wird ein Frösteln empfunden;** durch die Berührung geht ein Schauder über den ganzen Körper *(Kali-c.).*
Rheumatische Herzaffektionen *(Kali-c., Led., Naja);* Systolikum über der Herzspitze. Aneurysma.

Gemüt
Fürchtet sich vor scharfen, spitzen Gegenständen, Nägeln, Nadeln usw. *(Sil.)*

Kopf
Nervöser Kopfschmerz; periodisch, beginnt morgens an der Hirnbasis, dehnt sich über den Kopf aus und setzt sich im Auge, in der Augenhöhle und in der Schläfe auf der li. Seite fest (re.: *Sang., Sil.*); pulsierender, heftiger, klopfender Schmerz.

Kopfschmerzen; bei Sonnenaufgang, mittags auf dem Höhepunkt, geht zurück bis Sonnenuntergang *(Nat-m., Tab.)*.

Augen

Unerträglicher drückender Schmerz in den Augäpfeln; kann die Augen nicht drehen, ohne den ganzen Körper mitzudrehen; Verschlimmerung besonders durch einen falschen Schritt.

Empfindung: Als wären die Augen zu groß für die Orbita *(Cimic., Com.)*; **empfindlich gegen Berührung;** wie ein Band um den Kopf herum *(Cact., Carb-ac., Sulf.)*.

Scharfe, bohrende, stechende Schmerzen durch die Augäpfel nach hinten in den Kopf; **von kaltem, feuchtem, regnerischem Wetter.**

Iridozyklitis, Schmerz kommt und geht mit dem Sonnenlauf.

Nase

Reichlicher, stinkender Schleim aus den Choanen tropft in den Rachen, verursacht nächtliche Erstickungsanfälle *(Hydr.)*.

Gesicht

Gesichtsschmerz: periodisch, linksseitig, in Auge, Orbita, Backenknochen und Zähnen; **von morgens bis Sonnenuntergang;** ziehender, brennender Schmerz, dunkelrote Backe; **bei kaltem, regnerischem Wetter;** von Tee.

Mund

Zahnschmerzen vom Tabakrauchen; nur durch Hinlegen und **beim Essen** gebessert *(Plan.)*; < kalte Luft und kaltes Wasser; kommt wieder, wenn er daran denkt.

Sprache, stotternd, wiederholt die erste Silbe drei- bis viermal; mit Bauchbeschwerden; mit Helminthiase.

Rektum

Szirrhus im Sigmoid oder Rektum, grässliche, unerträgliche Schmerzen *(Alumn.)*.

Atemwege

Dyspnoe, muss auf der re. Seite liegen oder den Kopf hochlagern *(Cact., Spong.)*; die Schmerzen in der Brust sind stechend, nadelartig.

Brust

Brustaffektionen mit stechenden, pulssynchronen Schmerzen, < Bewegung, kaltes, nasses Wetter.

Palpitationen: **heftig, sichtbar und hörbar;** durch die geringste Bewegung; beim Vorwärtsbeugen.

Laut hörbar schwirrendes Systolikum über der Herzspitze.

Rücken

Nackenschmerz < beim Hochkommen vom Bücken. [11]

Extremitäten

Schmerzen nach Amputation. [58]

Verwandtschaft

Vgl.: *Acon., Ars., Cact., Dig., Kali-c., Naja, Kalm., Spong.* bei Herzaffektionen.

Modalitäten

Verschlimmerung: Bewegung, Geräusche, Berührung, Augendrehen; **jedes Schütteln, jede heftige Bewegung oder Erschütterung.** Koitus; Tabak; periodisch, mit der Sonne [11].

Besserung: Liegen auf der re. Seite mit hochgelagertem Kopf *(Ars., Cact., Spong.)*.

ERGÄNZUNGEN

Tipp

Wichtiges klinisches Zeichen: das „Nasentröpfle" alter Menschen (D 3). [81]

Drucksensible Punkte

Weihepunkte: He 7, Pe 7.

Spongia tosta

Gerösteter Meerschwamm. Spongidae.

Typisches

Tuberkulinische Diathese.

Besonders geeignet für Erkrankungen bei Kindern und Frauen; helles Haar, schlaffes Gewebe, heller Teint *(Brom.)*.

Schwellung und Verhärtung der Drüsen; Kropf *(Brom.)*.
Beschwerden < nach Schlaf oder schläft in die Verschlimmerung hinein *(Lach.)*.
Große Trockenheit der Schleimhäute der Luftwege – Kehle, Larynx, Trachea, Bronchien – „knochentrocken".

Hals

Halsschmerzen, < nach Essen von Süßigkeiten.
Thyreoideaschwellung, sogar bis zum Kinn; mit nächtlichen Erstickungsanfällen. Struma.

Genitalien

Schmerzhafte Schwellung des Funiculus spermaticus; Hoden geschwollen, Schmerz wie zerdrückt, zerquetscht; nach unterdrückter Gonorrhö oder falsch behandelter Orchitis. Mumpsmetastase.

Atemwege

Jede seelische Aufregung verschlechtert oder verstärkt den Husten.
Husten: trocken, bellend, kruppös; krächzend, klingend, keuchend, pfeifend; **alles ist völlig trocken, kein Schleimrasseln.** Resthusten nach einer Grippe [11].
Husten: **trocken, zischend,** wie eine Säge, **die durch ein Kiefernbrett sägt; < Süßigkeiten, kalte Getränke, Rauchen, Kopftieflage,** trockene, kalte Winde; < lautes Lesen, Singen, Reden, Schlucken; > warmes Essen oder Trinken.
Krupp: **ängstlich, keuchend, < beim Einatmen** (< beim Ausatmen: *Acon.);* < vor Mitternacht (vor Morgengrauen: *Hep.).* Atmen wie durch einen Schwamm; enorm geschwollene Uvula [11].

Brust

Herzklopfen: heftig mit Schmerz und keuchender Atmung; plötzliches Erwachen nach Mitternacht mit Erstickung und großer Angst; Herzklappeninsuffizienz; vor oder während der Regel.
Angina pectoris; zusammenziehender Schmerz, Hitze, Ohnmachtsgefühl, Erstickung, Angst und Schweiß; < nach Mitternacht.
Perikarditis: Brustschmerz erstreckt sich in den li. Arm, kann mit dem Kopf nicht niedrig liegen, muss sitzen, < nachts. [11]

Schlaf

Erwacht mit einem Schreck und dem Gefühl zu ersticken; als ob er durch einen Schwamm atmen müsste, (< vor 3 Uhr nachts, vor Mitternacht, Tiefatmen, < Sprechen [11]).

Verwandtschaft

Spong. folgt gut auf *Acon., Hep.* bei Husten und Krupp mit vorherrschender Trockenheit; nach *Spong.* folgt *Hep.,* wenn Schleimrasseln einsetzt. Vgl.: *Arn., Caust., Jod., Lach., Nux-m.,* Auswurf löst sich, muss aber wieder geschluckt werden.

ERGÄNZUNGEN

Modalitäten

Verschlimmerung: trocken-kalter Wind; vor Mitternacht; Erwachen aus dem Schlaf; Heben der Arme; Kopftieflage; Überanstrengung.
Besserung: Essen einer Kleinigkeit.

Drucksensibler Punkt

Weihepunkt: Mi 16 li.

Stannum metallicum

Zinn. Element.

Typisches

Extreme Erschöpfung von Geist und Körper.
Flaues, leeres, erledigtes Gefühl im Magen *(Chel., Phos., Sep.)*.
„Grosses Leerheits-Gefühl im Bauche (doch ohne Hunger), als wären alle in einem schmachtenden Zustande; das Essen schmeckte; er aß viel und fühlte sich wohler darauf; dabei Haltlosigkeit im Körper." [2]
„Leerheits-Gefühl im Bauche, nach dem Essen." [2]
Schwäche: muss sich morgens beim Ankleiden mehrere Male hinsetzen, um sich auszuruhen. [11].
Merkwürdiges Symptom: Beim Singen oder Gebrauch der Stimme Schmerzen und Schwäche in Deltamuskel und Armen (möglicherweise zu erklären durch den Meridianverlauf von Lunge und Dickdarm [11]).

Gemüt

Traurig, verzagt, ihr ist die ganze Zeit nach Weinen zumute, aber Weinen macht es nur noch schlimmer *(Nat-m., Puls., Sep.);* matt und schwach, besonders beim **Treppabgehen;** kann aber gut nach oben gehen (*Bor.*; umgekehrt: *Calc.*).

Kopf

Kopfschmerzen oder Neuralgie; Schmerzen beginnen leicht, **steigern sich schrittweise** bis zum Höhepunkt und **vermindern sich** dann **schrittweise** *(Plat.).*
Stechender Schmerz im li. Wangenknochen. [11]

Ohren

Ohrringe werden nicht ertragen, lösen Eiterungen aus. [36]

Magen

Übelkeit und Erbrechen: morgens; durch den Geruch von kochendem Essen *(Ars., Colch.).*

Abdomen

Kolik: > fester Druck, oder indem man das Kind mit dem Bauch über Knie oder Schulter legt *(Coloc.);* Spulwürmer, scheidet Würmer aus.

Genitalien

Menses zu früh, zu reichlich; Traurigkeit vorher; Schmerz in den Wangenknochen während der Regel.
Leukorrhö; große Erschöpfung; Schwäche scheint von der Brust auszugehen (vom Abdomen, Becken: *Phos., Sep.*).
Prolaps, < während des Stuhlgangs (mit Diarrhö: *Podo.*); **so schwach, dass sie sich in einen Stuhl fallen lässt,** anstatt sich hinzusetzen.

Atemwege

Husten: tief, hohl, erschütternd, erstickend, stoßweise; in Anfällen von drei Hustenstößen (von zwei: *Merc.*); trocken, im Bett, abends; **leeres Gefühl in der Brust.** Trockener Husten abends und nachts, morgens und tagsüber locker mit gelbgrünem Auswurf, < durch Wein [11].
Auswurf: reichlich, wie Eiweiß; **süßlich, salzig** *(Kali-j., Sep.);* sauer, eitrig, muffig; gelber, grüner Eiter (schwer, grün, salzig: *Kali-j.*); tagsüber.
Heiserkeit: tiefe, raue, hohle Stimme; vorübergehend gebessert durch Husten oder Schleimauswurf.

Brust

Große Schwäche; < Reden, Lachen, lautes Lesen, Singen; so schwach, dass er nicht sprechen kann.
Empfindung wie von einem faustgroßen Loch unter dem li. Schulterblatt. [11]

Schweiß

Modriger, muffiger Geruch; (exzessiv [11]) jeden Morgen nach 4 Uhr früh; an Nacken und Stirn; sehr schwächend.

Verwandtschaft

Komplementär: *Puls. Stann.* folgt gut nach: *Caust.;* wird gefolgt von: *Calc., Phos., Sil., Sulf., Tub.*

Modalitäten

Verschlimmerung: Lachen und Singen, Reden, **Gebrauch der Stimme;** Liegen auf der re. Seite; **jedes warme Getränk** (kalte Getränke: *Spong.).* Gähnen (Schmerzen unter dem li. Ohr) [11].
Besserung: Husten oder Auswurf (Heiserkeit); starker Druck *(Coloc.).*

ERGÄNZUNGEN

Quellen-Nachtrag

Der *Stann.*-Typ ist fanatisch auf die ordentliche Haushaltsführung bedacht *(Ars., Sep.),* häuft Geld auf der Sparkasse an. Ist sich seiner energetischen Schwäche und Müdigkeit bewusst und versucht vorzubeugen.
Heilung eines 18 Monate alten Mädchens mit generalisiertem Ausschlag und sich hinziehendem Husten, dessen Mutter nicht gerne unvorbereitet mit etwas konfrontiert wird und ständig damit beschäftigt ist, Ordnung zu schaffen, was sie wegen ihrer Müdigkeit kaum bewältigen kann. [36]

Drucksensibler Punkt

Weihepunkt: Gb 29.

Staphisagria

Stephanskörner. Ranunculaceae.

Typisches

Für die seelisch-geistigen Folgen von Masturbation und sexuellen Exzessen.

S

Mechanische Verletzungen durch scharf schneidende Instrumente; **nach chirurgischen Eingriffen;** heftige stechende Schmerzen, wie Messerschnitte.
Schlimme Folgen von: Masturbation, sexuellen Exzessen, Säfteverlust; Ärger, Demütigung; unverdienten Beleidigungen; Entrüstung mit Zorn oder unterdrücktem Ärger *(Aur.).*
Nervöse Schwäche; wie erschöpft nach schwerer Arbeit.

Gemüt

Sehr empfindlich für die leisesten seelisch-geistigen Eindrücke; geringste Handlung oder harmlose Worte verletzen *(Ign.).*
Große Entrüstung über Dinge, die er selbst oder andere getan haben; grämt sich wegen der Folgen. Kann sein sexuelles Verlangen nicht ausdrücken, aus Angst, in seinem Stolz durch den idealisierten Traumpartner verletzt zu werden [11].
Apathisch, indifferent, niedergeschlagen, schwaches Gedächtnis nach sexuellen Exzessen *(Anac., Aur., Nat-m., Ph-ac.).*
Bequem und genussüchtig. Angst vor finanziellen Verlusten. [11]
Leiden aufgrund von Stolz, Neid oder Kummer. Beschwerden, ausgelöst durch unterdrückten Zorn, Verlegenheit, Grobheiten anderer, verletzte Würde, Verachtung, herbe Kritik [11].
Missgelaunte Kinder schreien nach Sachen, die sie gereizt von sich stoßen oder wegwerfen, sobald sie sie bekommen haben *(Kreos.).*
Wurde beleidigt; war zu vornehm, um zu kämpfen, unterdrückte seinen Zorn und kam krank, zitternd und erschöpft nach Hause (umgekehrt: *Nux-v.*).

Kopf

Empfindung einer runden Kugel in der Stirn, festsitzend sogar beim Kopfschütteln.
Ausschläge am Hinterkopf. [11]

Augen

Hordeolum, Chalazion an den Augenlidern oder dem oberen Lid, eins nach dem anderen, welche harte Knoten hinterlassen *(Con., Thuj.).*

Mund

Zahnschmerzen: **während der Regel;** intakte ebenso wie kariöse Zähne; schmerzhaft bei **Berührung von Speisen oder Getränken,** aber nicht beim Beißen und Kauen; < Einziehen von kalter Luft in den Mund, kalte Getränken und nach dem Essen.
Feines Stechen in den oberen Backenzähnen nur beim Auftreten, bei schnellen Kopfbewegungen [11]
Zähne werden schwarz, zeigen dunkle Streifen bis ins Innere; können nicht sauber gehalten werden; bröckeln; **Verfall an den Kanten** (an den Wurzeln: *Mez., Thuj.*); skorbutische Kachexie. Vorzeitige Karies bei Kindern [11].

Magen

Verlangen nach Tabak.
Extremer Hunger, selbst bei vollem Magen. Verlangen nach Reizmitteln wie Tabak, Alkohol, kräftige gewürzte Kost [11].

Abdomen

Gefühl, als hingen Magen und Abdomen schlaff herab *(Agar., Ip., Tab.).*
Kolik: nach Lithotomie oder Ovariotomie; nach Bauchschnitt *(Bism., Hep.).*

Rektum

Durchfall nach Ärger. [11]

Harnorgane

Harndrang, muss stundenlang auf dem Klo sitzen; bei jung verheirateten Frauen; nach Koitus (Harnwegsinfekte junger Mädchen nach Cohabitarche [11]); nach schwieriger Geburt *(Op.);* Brennen in der Harnröhre, wenn **nicht uriniert** wird; Harndrang und Schmerzen **nach** dem Wasserlassen bei alten Prostatikern; Blasenprolaps.
Hämorrhagischer Harnwegsinfekt, von einer Zystitis aufsteigend, nach Koitus.

Genitalien

Männlich: Masturbation; beschäftigt sich ständig mit sexuellen Themen; denkt dauernd an sexuelle Freuden.
Spermatorrhö: mit eingefallenen Gesichtszügen; **schuldbewusstes, verlegenes Aussehen;** Erguss gefolgt von Kopfschmerzen, Schwäche; Erschöpfung und Erschlaffung oder Atrophie der Sexualorgane.
Weiblich: Schmerzhafte Empfindlichkeit der Sexualorgane, Vulva so empfindlich, dass kaum Monatsbinden vertragen werden *(Plat.).*

S

Atemwege

Husten: nur tagsüber oder nur nach dem Essen, < nach Fleischessen; nach Ärger und Entrüstung; durch Zähneputzen.
Keuchhustenanfall durch Zorn. [59]
Kruppöser Husten im Winter alternierend mit Ischialgie im Sommer; **Husten, durch Tabakrauch hervorgerufen** *(Spong.)*.

Rücken

Rückenschmerzen, < nachts im Bett und morgens vor dem Aufstehen.
Akute Lumbalgie vom Verheben, punktförmige Stiche, < Umdrehen im Bett, > Bewegung, beim Gehen. [11]

Extremitäten

Gichtknoten an den Gelenken, speziell an den Fingern *(Caul., Colch., Lyc.)*; Entzündung der Phalangen mit Schweiß und Eiterung.

Schlaf

Schläfrig den ganzen Tag, hellwach die ganze Nacht; überall tut es weh.

Fieber

Wolfshunger tagelang zuvor.
Wolfshunger, vor und nach dem Fieberanfall. [10]

Haut

Ekzem: gelbes, scharfes Sekret sickert unter den Krusten hervor; neue Blasen bilden sich durch Berührung mit dem Sekret; Juckreiz wechselt beim Kratzen die Stelle.
Feigwarzen: trocken, gestielt, blumenkohlartig; nach Quecksilbermissbrauch *(Nit-ac., Sabin., Thuj.)*.

Verwandtschaft

Ergänzend: *Caust., Coloc., Ign., Lyc., Puls.; Coloc.* und *Staph.* wirken gut nacheinander; *Caust., Coloc., Staph.* folgen in dieser Reihenfolge gut aufeinander.
Feindlich: *Ran-b.,* sowohl vorher als auch nachher.

Modalitäten

Verschlimmerung: seelisch-geistige Affektionen; Ärger, Entrüstung, Kummer, Sorgen, Demütigung; Säfteverluste; Tabak; Masturbation; sexuelle Exzesse; leichteste Berührung der betroffenen Körperteile.

ERGÄNZUNGEN

Quellen-Nachträge

Verliert der Staph.-Typ einmal die Beherrschung, zittert er vor Zorn, wird rot vor Zorn, verliert seine Stimme vor Zorn. Möchte zuschlagen, wirft mit Gegenständen, Schwäche nach Zorn, Hemiplegie nach Zorn. [9]
Entmutigung **abwechselnd** mit Hoffnung. Lachen und Weinen bei jeder Gelegenheit. Manie abwechselnd mit Depression. [53]
Sadomasochismus-Tendenz. Kinder, eifersüchtig auf kleinere Geschwister, fühlen sich als Opfer von Ungerechtigkeit, provozieren ihre Eltern so lange, bis diese handgreiflich werden.
Asthma bei einer Sechsjährigen mit Chalazion am li. Oberlid, die nur noch zur Schule gehen wollte, wenn die Mutter sie mit der Peitsche dorthin führte. Asthma bei einer Frau, die sich auf Wunsch des Ehemannes sterilisieren ließ und sich als Opfer von Ungerechtigkeit fühlte. [36]
Säuglinge, die die Nacht zum Tage machen, weil der Vater während der Schwangerschaft die Scheidung einreichte. [36]

Nachträge

Traum-Beobachtungen nach Staph.-Gabe wegen Zahnschmerzen: 50-jähriger Mann, chronische Otitis media; heilte aus nach einer Dosis *Staph.* C 200, die wegen Zahnschmerzen gegeben worden war. Der Patient träumte danach von Ungeziefer und Läusen. 55-jährige Frau mit Uterus-Karzinom träumt nach *Staph.* C 200 von einem Mann, der sich vor Wollust krümmte. Sehr disziplinierte, 65-jährige Dame in hoher Position träumte nach *Staph.* C 200, sie müsse aus einem Nonnenkloster entfliehen. Offensichtlich handelt es sich in allen drei Fällen um verdrängte Probleme, die nach der Gabe von *Staph.* C 200 nachträglich bearbeitet wurden.
Ähnlich wie bei *Ign.* sind widerspruchsvolle und abwechselnde Zustände zu beobachten. Beide Mittel zeigen das Symptom **Höhenangst** – im übertragenen Sinne **der verletzte Stolz** durch Sturz von der Höhe; beide Mittel haben **Durchfall nach Aufregungen,** *Ign.* jedoch bei Erwartungsängsten, *Staph.* hingegen nach Ärger. *Staph.* überschätzt seine eigene Bedeutung, Würde und Ehre bedeuten ihm alles; er ist darauf bedacht, seine Beherrschung nicht zu verlieren, sorgt sich um seinen Ruf. Aus diesen Gründen idealisiert er seinen Partner, unterdrückt seine Sexualität und lebt sie in Phantasien aus. Tritt reserviert, ruhig und bescheiden auf.
Jahrelang verschwiegenes peinliches Symptom: **Spontaner Stuhlabgang** bei 8-jährigem Neurodermitiker. Heilung innerhalb von einer Woche nach *Staph.* C 200, über 20 Jahre nachbeobachtet.
Unterdrückte Linkshänder.
Mammakarzinom.

Tipp

Nach *Rudolf Pleuger,* ehemaliger Chefchirurg in Plettenberg, hilft bei **postoperativem Ileus** zuverlässig die intravenöse Injektion von *Staph.* D 4, bei **Ileus nach Kaiserschnitt** die intravenöse Injektion in der Potenz D 8, während oral gegebene Dosen unzuverlässig waren.

Drucksensible Punkte

Weihepunkt: Ma 23 li.
de la Fuye: Dü 7, Dü 3, Pe 7.

Sticta pulmonaria [11]

Lungenflechte. Stictaceae.

Typisches

Absteigende Infekte.

Gemüt

Ruhelos. Verwirrung; Konzentration schwierig. Großes Verlangen, über alles und jeden zu sprechen; Geschwätzigkeit, kümmert sich nicht darum, ob irgendjemand zuhört, kann die Zunge nicht stillhalten. (Lungen-Fülle). Lebhaft, möchte um sich schlagen.
Wahnidee zu schweben, sie sei leicht, gehe auf Luft. Patientin lag im Wohnzimmer und begann, ihre Fersen nach oben zu stoßen. Als sie getadelt wurde, sagte sie, sie könne nichts dagegen tun, sie fühle sich, als wolle sie davonfliegen.
Hysterie nach Blutungen, muss sich hinlegen, < Licht und Geräusche. Hysterische Chorea nach Blutverlusten.

Kopf

Dumpfer schwerer Druckschmerz in Stirn und Nasenwurzel; katarrhalisch, bevor der Katarrh einsetzt.

Nase

Empfindlich gegen kalte Luft. **Bläst dauernd Luft durch die Nase.** Trockenheit, muss schnäuzen, aber es kommt nichts. Verlangen, in der Nase zu bohren, um etwas klebriges Sekret herauszuholen. Schniefen der Kleinkinder. Chronische Sinusitis. Heuschnupfen, unaufhörliches Niesen, jeden August.

Atemwege

Absteigender Infekt. Hartnäckiger trockener, bellender Husten nach grippalen Infekten; Kitzel in der Kehle < Einatmen.
Alle Schleimhäute der Luftwege sind sehr trocken. Keine Sputa.
Keuchhusten; der Husten beginnt kurz nach Sonnenuntergang und hält an, bis Erbrechen einsetzt. Zurückbleibender Husten nach Masern. Katarrhalisches Asthma; je mehr er hustet, desto mehr verlangt ihn danach. **Husten endet** oft **mit** konvulsivem **Niesen.**

Extremitäten

Akuter Rheumatismus, mit Herzklappenerkrankung, Entzündung und Rötung des Kniegelenks, des Knöchels, der Zehen, des Handgelenks und der Finger; Kniegelenkserguss **mit rotem Fleck auf dem Gelenk.**

Schlaf

Schlaflos durch Husten oder Nervosität.

Modalitäten

Verschlimmerung: nachmittags; Berührung; beim Drehen der Augen.
Besserung: frische Luft; Hinlegen (Kopfschmerz); Druck.

Stramonium

Stechapfel. Solanaceae.

Typisches

Geeignet für Beschwerden junger Plethoriker *(Acon., Bell.);* besonders Kinder mit Veitstanz; Manie und Fieberdelirium.
Konvulsionen: bei Bewusstsein (*Nux-v.*; ohne: *Bell., Cic., Hyos., Op.*); erneut beim Anblick von hellem Licht, von Wasser oder eines Spiegels *(Bell., Lyss.).*
Zucken einzelner Muskeln oder Muskelgruppen, besonders der oberen Körperhälfte; Chorea.
Keine Schmerzen bei den meisten Beschwerden; Schmerzlosigkeit ist charakteristisch *(Op.).*
Nach unterdrückten Sekretionen und Hautausschlägen. [20]

Gemüt

Delirium: geschwätzig, redet die ganze Zeit, singt, spricht in Versen, tobt; ähnelt *Bell.* und *Hyos.*, aber unterscheidet sich im Schweregrad. Das Delirium ist rasender, die Manie akuter, während die Kongestion zwar stärker als bei *Hyos.*-Stadien, aber viel schwächer als bei *Bell.*-Zuständen ist; es kommt niemals zu einer wirklichen Entzündung.

Geneigt, ständig zu reden *(Cic., Lach.)*; unaufhörliches und unzusammenhängendes Reden und Lachen; Beten, Anflehen, inständiges Bitten; bei unterdrückter Regel.

Verlangen nach Licht und Gesellschaft; **kann Alleinsein nicht ertragen** *(Bism.)*; < **in Dunkelheit und Einsamkeit;** kann kein dunkles Zimmer betreten.

Erwacht mit einem zurückschreckenden Blick, als fürchte er sich vor dem ersten Gegenstand, den er erblickt. Sieht schwarze Hunde, Ratten, Mäuse, sich bewegende Tiere [11].

Halluzinationen, die den Patienten erschrecken.

Verlangen zu fliehen, im Delirium *(Bell., Bry., Op., Rhus-t.)*.

Einbildungen aller Art; doppelt zu sein, quer zu liegen usw. *(Petr.)*.

Hydrophobie: Furcht vor Wasser, mit außerordentlicher Abneigung gegen Flüssigkeiten *(Bell., Hyos., Lyss.)*; spastisches Zusammenschnüren der Kehle. Furcht vor Wasser und allem Flüssigen [20].

Kopf

Fühlt sich an wie umhergestreut *(Bapt.)*.

Augen

Weit offen, vorstehend, glänzend; Pupillen stark geweitet, unempfindlich; Augen und Lider verdreht. Das Kind bekommt geweitete Pupillen, wenn es getadelt wird.

Gesicht

Heiß und rot mit kalten Händen und Füßen; umschriebene Rötung der Wangen, Blutwallungen zum Gesicht; Risus sardonicus.

Mund

Stammeln: Muss sich lange bemühen, bis er ein Wort herauskriegt; macht große Anstrengungen zu sprechen; verzerrt das Gesicht *(Bov., Ign., Spig.)*.

Magen

Erbrechen: **Sobald er den Kopf vom Kissen hebt;** durch helles Licht. Brennender Durst, auf saure Getränke, trinkt mit Begierde [20].

Genitalien

Männlich: Lüsternheit, unzüchtige Sprache, entblößt sich ständig, Priapismus. [20]

Weiblich: Nymphomanie. Vermehrte Menstruation mit Absonderung großer Mengen koagulierten schwarzen Blutes. Übler Körpergeruch während der Menses. Metrorrhagie bei Plazentaretention und Delirium. Seufzen und Stöhnen. Schwangerschaftsmanie. Zu reichliche Milchsekretion stillender Frauen. Aashafter Geruch der Lochien. [20]

Schlaf

Schläfrig, kann aber nicht einschlafen *(Bell., Cham., Op.)*.

Pavor nocturnus, erwacht schreiend mit völlig verschrecktem Gesichtsausdruck, erkennt niemand. Schläft nur bei Licht wieder ein. [11]

Haut

Unterdrückte Hautausschläge und üble Folgen davon. Intensiver, heißer scharlachroter Ausschlag am ganzen Körper. [11]

Verwandtschaft

Stram. folgt häufig *Bell., Cupr., Hyos., Lyss.* Bei Metrorrhagie und Plazentaretention mit charakteristischem Delirium wirkt *Sec.* oft prompt, wenn *Stram.* nicht durchzieht (mit Fieber und Tendenz zu Sepsis: *Pyrog.*). Nach zu starker Wirkung von wiederholten Dosen von *Bell.* bei Keuchhusten.

Modalitäten

Verschlimmerung: im Dunkeln; beim Alleinsein; beim Anblick heller oder glänzender Gegenstände; nach Schlaf *(Apis, Lach., Op., Spong.)*; beim Versuch zu schlucken.

Besserung: helles Licht; Gesellschaft; Wärme.

ERGÄNZUNGEN

Quellen-Nachträge

Nach *Candegabe* ist *Stram.* in Argentinien häufig als konstitutionelles Mittel angezeigt. Ein Leitsymptom ist

S

der Charakterzug, die Mitmenschen dahingehend manipulieren zu wollen, nett mit ihm umzugehen. Während *Lyc.*-Typen wegen zu kleiner Geschenke beleidigt sind, bittet der *Stram.*-Patient um ein kleines Geschenk. [40]
Fallbeispiel: 18 Monate altes, masernkrankes Kind mit hohem Fieber, kalten unteren Gliedmaßen, erschrecktem Gesicht, von einem „Wauwau" schwatzend; Verdacht auf Enzephalitis. Nach der Gabe von drei Globuli *Stram.* C 9 lytische Entfieberung. Auf Nachfrage erzählt die Mutter, dass sie am Ende der Schwangerschaft machtlos mit ansehen musste, wie der Schäferhund den Postboten angegriffen habe; sie habe noch kürzlich davon geträumt. [36]
Gerhardus Lang beschreibt einen kortisonbehandelten Fall von Gelenkrheuma bei Hypertension und Psoriasis, Vorhofflimmern und Schlafapnoe, den er mit *Stram.* heilte: Der Patient sitzt und starrt vor sich hin, spricht über Geschäfte, kritisiert teure Arztrechnungen der Vorgänger, muss sich beim Gehen am Geländer festhalten, hält sich trotz bislang erfolgloser Therapie am Arzt fest. Hofft auf neues Mittel (z. B. Weihrauch); Wahn, verletzt worden zu sein (Osteoporose durch Prednisolon), abergläubisch, religiöse Affektion. [86]

Nachträge

Hält sich für einen Abfallhaufen – deshalb manipulatives Verhalten, aus Verlassenheitsangst. Küsst und schlägt, weint und bittet um Verzeihung.
Wichtiges Symptom: Schlaflos bei typhösem Fieber, schläft mit offenen Augen. Singen im Fieber. Untere Glieder eiskalt bei hohem Fieber. Achtjähriges Kind mit hämorrhagischer Otitis und anschließender Lungenentzündung, dessen Vater die Gewohnheit hat, sich abends zu ihm zu legen. In den gerade vergangenen Familienurlaub kam der Vater nach. Nach der Rückkehr aus den Ferien erkrankt das Kind. Später stellt sich heraus, dass der Vater eine Woche mit seiner Freundin verreist war. Das Kind hatte offensichtlich die „Fremdschwingung" gespürt. Während des Fiebers sagte sie öfters: „Ich halte Wache!"; sie schlief mit offenen Augen, fing im Fieber an zu singen, hatte eiskalte Unterschenkel bei Fieber. Genesung nach *Stram.* C 30.
Fallbeispiel: Eine 83-jährige Frau bekommt innerhalb von fünf Jahren zum vierten Mal eine Gürtelrose am re. Oberschenkel. Die ersten beiden waren erfolgreich mit *Rhus-t.* behandelt worden, die dritte benötigte *Ars.* Jedes Mal waren Probleme mit säumigen Mietern im Hintergrund gewesen. Diese waren jedoch durch einen Prozess erfolgreich abgeschlossen worden. Auf die Frage: „Was ist Ihnen diesmal unter die Haut gegangen?", kam die Antwort: „Ich weiß nicht ..." (= Repertoriumsrubrik „Verlangen nach Licht"); sie fühlte sich verletzt, weil sie zuvor in einem Hotel höchst ungerechterweise beschuldigt worden war, ihre Rechnung nicht bezahlt zu haben: „Ich war so wütend, ich hätte alles zertrümmern können!" Auf eine Dosis *Stram.* C 200 hin verschwand der Zoster innerhalb von zwei Tagen.

Drucksensible Punkte

Weihepunkte: 3E 16 re., Du 11.

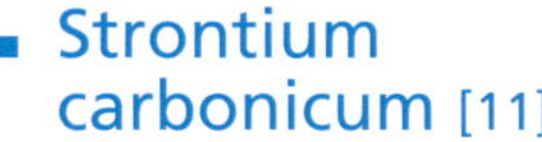

Strontium carbonicum [11]

Strontiumkarbonat. $SrCO_3$.

Typisches

Passend für Herzerkrankungen, Angina pectoris, Apoplexie mit Abmagerung; Phlebitiden, Störungen durch Operationen, Beschwerden infolge von Verletzungen, **klimakterische Hitzewallungen.**
Hitzewallungen, aber Abneigung sich abzudecken.
Das Mittel entspricht der Abhängigkeit des Jugendalters, wo die Hilfe einer erfahrenen Person erwünscht ist, auf die man sich verlassen kann, wenn ein Problem auftaucht. Fehlt diese Figur oder gibt sie zu viel Anleitung, kommen die Angstmomente auf, die *Stront-c.* benötigen. [13]

Gemüt

Große Vergesslichkeit; Unruhe und qualvolle Angst, ausgelöst durch schlechtes Gewissen [52]. Angst, etwas Falsches zu sagen, mitten im Satz denkt er, er müsse es besser anders sagen.
Sehr kritischer Umgang mit sich selbst und mit anderen, Rauchern und Fleischessern gegenüber. Möchte alles genau wissen, Kinder fragen ihre Eltern Löcher in den Bauch.
Gereiztheit, mit der Neigung, in Wut zu verfallen; möchte alles prügeln, was ihm in den Weg kommt.
Angst vor Fremden; vor dem Erlernen neuer Dinge; Wahn, Dinge erscheinen fremd; Furcht vor Dunkelheit; schreckt leicht hoch; Wahn, eine Hand sei hinter ihm; Bedürfnis nach Führung, wünscht sich Gesellschaft. Träume von Schlangen. [13]

Kopf

Schwindel: Mit Verdunklung des Gesichtsfeldes. Empfindlich gegen kalte Luft. Kopfschmerzen mit Übelkeit und Schwindel, > Einhüllen. Heftige Kongestionen zum Kopf, wie bei drohendem Schlaganfall. Fröstelig auf der Kopfhaut und im oberen Teil des Rückens.

Augen
Tränenfluss und Schmerz bei Augenanstrengung. Rucken und Zittern der Lider. Farbensehen; nach Operationen zurückbleibendes Lichterscheinungen: rote und blaue Ringe, alles mit Blut bedeckt, sieht grüne Flecken in der Dunkelheit.

Magen
Verlangen nach Brot und Bier, kein Appetit auf Fleisch. Sobald er einige Bissen Fleisch gegessen, widersteht es ihm; hartes Schwarzbrot schmeckt ihm noch am besten. Heißhunger nach dem Essen wie vor dem Essen. Magendrücken nach dem Essen. Verlangen nach Käse, Pizza.

Abdomen
Nabelkoliken; drückende, quetschende Schmerzen in den Hypochondrien. Diarrhö mit Frösteln, Rumpeln mit reichlich stinkenden Winden.

Rektum
Harte, knotige Stühle, zögernd und nur mit großer Anstrengung zu entleeren. Danach Afterbrennen.

Genitalien
Männlich: Rasch vorübergehender Schmerz im re. Samenstrang während der Miktion. Urin stark nach Ammoniak riechend. Nykturie.
Weiblich: Menses zu früh und zu kurz. Verzögerte Menstruation, fleischwasserfarbene Leukorrhö, danach klumpiger Blutfluss. Leukorrhö beim Gehen.

Atemwege
Druck auf der Brust, wie eine Last *(Iber., Kali-c., Phos.)*. Schmerz in der li. Brustseite mit Beklemmung, < nach dem Essen. Heiserkeit und Rauheit im Hals, trockener Husten < nachts. Dyspnoe beim Gehen mit Röte des Gesichts.

Brust
Dumpfer, intermittierender präkordialer Druck. Heftig klopfende Arterien, Herzklopfen. Empfindung, als wenn das Herz erdrückt oder erstickt würde. Herzblock.

Extremitäten
Knochenkaries des Femur. Schmerzen in den langen Röhrenknochen; < Herunterhängenlassen der Glieder. **Chronische Verstauchungen, besonders der Knöchelgelenke** mit Ödemen. Ischialgie mit Knöchelödem.

Schlaf
Zuckungen im Schlaf.

Haut
Hautausschläge im Winter. Juckende, nässende Ausschläge > im Freien, in der warmen Sonne.

Modalitäten
Verschlimmerung: Kälte, **im Winter.**
Besserung: Wärme, Einhüllen.

Sulfur

Schwefel. Schwefelblüte.

Typisches
Passt für Personen, die der skrofulöser Diathese zuzurechnen sind, mit venöser Kongestion, speziell im Pfortadersystem.
Personen mit nervösem Temperament, schnell bewegt, temperamentvoll, plethorisch; Haut reagiert äußerst empfindlich auf Wetterwechsel *(Hep., Kali-c., Psor.)*.
Für hagere, gebeugte Menschen, die krumm gehen und sitzen; gebeugter Gang wie bei alten Männern.
Stehen ist die schlimmste Körperhaltung für Sulf.-Patienten; sie können nicht stehen; jede stehende Haltung ist unbequem.
Schmutzige, **dreckige Menschen** mit Neigung zu Hautaffektionen *(Psor.)*.
Abneigung gegen Waschen; **immer schlimmer nach einem Bad.**
Zu faul, sich aufzuraffen; zu unglücklich, um zu leben.
Kinder: **können es nicht vertragen, gebadet oder gewaschen zu werden** (mit kaltem Wasser: *Ant-c.*); abgemagert, dickbäuchig; unruhig, heiß, stoßen nachts die Bettdecken beiseite *(Hep., Sanic.)*; Wurmleiden, aber das bestgewählte Mittel versagt.

Wenn sorgfältig ausgewählte Mittel keine Besserung bringen, besonders bei akuten Krankheiten hilft *Sulf.* häufig, die Reaktionskräfte anzufachen; es demaskiert den Fall (bei chronischen Krankheiten: *Psor.*).
Skrofulöse, psorische, chronische, von unterdrückten Hautausschlägen herrührende Krankheiten *(Caust., Psor.)*.
Beschwerden mit ständigen Rückfällen (Menses, Leukorrhö etc.); dem Patienten scheint es beinahe gut zu gehen, doch dann fängt die Krankheit immer wieder an.
Kongestion in einzelnen Körperteilen: in Augen, Nase, Brust, Abdomen, Ovarien, Armen, Beinen oder irgendeinem Organ, weist auf die Entstehungsphase von Tumoren oder malignen Wucherungen hin, besonders im Klimakterium.
Brennen: am Scheitel; mit stechendem Schmerz in den Augen; im Gesicht, ohne Röte; von Bläschen im Mund; und Trockenheit im Hals, erst re., dann li.; im Magen; im Rektum; im After, juckende Hämorrhoiden und brühend heißer Urin; wie Feuer in kleinen Wellen *(Ars.)*; in der Brust, zum Gesicht aufsteigend; auf der Haut des gesamten Körpers, mit heißen Wallungen; an einzelnen Stellen, zwischen den Schulterblättern *(Phos.)*.
Chronischer Alkoholismus; Wassersucht und andere Beschwerden von Trinkern; sie „bessern sich", werden aber ständig rückfällig *(Psor., Tub.)*. Betrinkt sich heimlich [11].

Gemüt

„Grosse Neigung zu philosophischen und religiösen Schwärmereien." [2].
Alles erscheint hübsch, woran der Patient Gefallen gefunden hat; sogar Lumpen erscheinen schön.
Törichte Glückseligkeit und Stolz, glaubt im Besitz schöner Dinge zu sein; selbst Lumpen erscheinen wunderschön. [52]
„Sie bildet sich ein, schöne Kleider zu haben, sieht alte Lumpen für schöne Kleider an, einen Rock für eine Jacke, eine Mütze für einen Hut." [2]
„Sie befürchtet für andere mit Ängstlichkeit." [2]

Kopf

Schwindel: beim Treppensteigen, beim Gehen im Freien auf eine Anhöhe. [11]
Hitzewallungen während des Tages, mit Schwäche- und Ohnmachtsanwandlungen, die mit leichtem Schweiß vorbeigehen.
Häufig Schwäche- und Ohnmachtsanwandlungen im Laufe des Tages (vgl. *Zinc.*).
Migräne jede Woche oder alle zwei Wochen; entkräftend, schwächend *(Sang.)*; mit heißem Scheitel und kalten Füßen.
Ständige Hitze am Scheitel.
„Immer eine kalte Stelle oben auf dem Kopfe." [2]

Mund

Hellrote Lippen, als ob das Blut hindurchtreten wollte *(Tub.)*.

Magen

Gefühl von Schwäche, Leere oder Ohnmacht im Magen gegen 11 Uhr morgens (10 Uhr oder 11 Uhr, > Essen: *Nat-c.*); kann nicht aufs Mittagessen warten.
Starkes Verlangen nach Süßem, nach Herzhaftem, stark gewürzten Speisen, Fett, Schinken, Speck, Fleisch, Eiern, nach ungekochten Speisen. [11]

Abdomen

Bewegungen im Abdomen wie von einem Kind *(Croc., Thuj.)*.
„Bewegung im Bauche, wie von der Faust eines Kindes." [2]

Rektum und Harnorgane

Diarrhö: nach Mitternacht; schmerzlos; frühmorgens aus dem Bett treibend *(Aloe, Psor.)*; als sei der Darm zu schwach, den Inhalt zurückzuhalten.
Obstipation: Stühle hart, knotig, trocken, wie verbrannt *(Bry.)*; voluminös, schmerzhaft, **das Kind hat Angst vor dem Stuhlgang wegen der Schmerzen,** oder die Schmerzen nötigen das Kind, beim ersten Versuch aufzuhören; im Wechsel mit Diarrhö.
Ausscheidung von Urin und Fäzes schmerzhaft in den davon berührten Partien; große Mengen farblosen Urins; rote, wunde Stellen um den After; **sämtliche Körperöffnungen sind sehr rot;** alle Ausscheidungen scharf; machen wund, was immer sie berühren.

Genitalien

Menses: zu früh, reichlich, zu lang dauernd.
Menorrhagie, hat sich von der letzten Fehlgeburt nicht erholt. „Eine Einzeldosis zu Neumond" [59].

Extremitäten

Tagsüber kalte Füße **mit brennenden Sohlen nachts,** will für sie eine kühle Stelle finden *(Sang., Sanic.);* streckt sie zur Abkühlung aus dem Bett *(Med.);* nächtliche Waden- und Fußsohlenkrämpfe.

Schlaf

Nächtliche Erstickungsanfälle, möchte, dass Türen und Fenster offen sind; wird plötzlich nachts hellwach; schläfrig nachmittags und nach Sonnenuntergang, Schlaflosigkeit die ganze Nacht über.
Glückliche Träume, wacht singend auf.

Haut

Furunkel: Bilden sich in Massen an verschiedenen Körperteilen; oder: sobald ein Furunkel geheilt ist, folgt der nächste *(Tub.).*
Wollüstiges Jucken; Kratzen bessert; „Kratzen tut gut"; Kratzen verursacht Brennen; schlimmer in der Bettwärme *(Merc.);* Wundheit in den Hautfalten *(Lyc.).*
Mit arzneilichen Seifen und Waschungen behandelte Hautaffektionen; salbenbehandelte Hämorrhoiden.

Verwandtschaft

Komplementär: *Aloe, Psor.;* Beschwerden nach Abusus von Metallen im Allgemeinen. Verträgt sich mit: *Calc., Lyc., Puls., Sars., Sep.* Die Mittel folgen häufig in dieser Reihenfolge: *Sulf. – Calc. – Lyc.* oder *Sulf. – Sars. – Sep. Calc.* sollte nicht vor *Sulf.* gegeben werden. Zur Resorptionserleichterung seröser oder entzündlicher Exsudate in Gehirn, Pleura, Lunge, Gelenken, wenn *Bry., Kali-m.* oder das bestgewählte Mittel nicht durchzieht.
Sulf. ist das chronische Mittel zu *Acon.* und folgt gut bei Lungenentzündung und anderen akuten Krankheiten.

Modalitäten

Verschlimmerung: Ruhe; **Stehen; Bettwärme;** Waschen, Baden; wechselhaftes Wetter *(Rhus-t.).*
Besserung: trocken-warmes Wetter; Liegen auf der re. Seite (umgekehrt: *Stann.*).

ERGÄNZUNGEN

Quellen-Nachtrag

Mütter, die im Wartezimmer Kekse an ihre Kinder verteilen und sich um die Krümel nicht sorgen. Dokumente, Impfpässe, Vorsorgehefte, Befundmitteilungen werden vergessen und haben einen großen braunen Fleck von der Kakaotasse. [36]

Nachträge

Der in der Literatur wenig erwähnte, zur Plethora neigende, sog. saubere *Sulf.*-Typ ist sehr aktiv und kann sogar eine elegante Großartigkeit an den Tag legen. Aber immer findet der Betrachter Schuppen am Kragen, einen Fettfleck auf der Krawatte, eine offene Naht oder einen abgerissenen Knopf. Diesen Dingen misst der *Sulf.*-Patient wenig Wert bei.
Leugnet seine Ängste, obwohl er zutiefst beeindruckt ist durch schlechte Nachrichten oder das Schicksal der Freunde; er erlebt alles mit Schuldgefühlen wegen seines Egoismus. Ängstliche Sorge um andere; Beschwerden sowohl durch Verachtung als auch durch Verachtet-werden, durch Verlegenheit. Angst vor Armut. Wahnidee, in Ungnade gefallen zu sein.
Berührung: Weiß nicht, ob Objekte wirklich sind, wenn sie sie nicht berührt hat. Kinder, die im Sprechzimmer alles anfassen müssen, sämtliche Schubladen aufziehen, in Schränken nachsehen.
Wichtiges Mittel für Impffolgen. Bei vorausgegangenen Antibiotikabehandlungen häufig angezeigt – besonders, wenn sich die Vitalkraft auf das homöopathische Mittel hin erholt und wieder einen hochfieberhaften Infekt produziert. Folgt gut auf *Acon.* und *Bell.*

Drucksensible Punkte

Weihepunkt: Ni 18 li.
de la Fuye: Y 3, E 4.

Sulfur jodatum [11]

Schwefeljodid. S_2J_2.

Typisches

Resorptionsfördernd, wenn nach überstandenen Entzündungen Verdickungen der Gewebe zurückbleiben: Tonsillarhypertrophie, Zungenverdickung nach parenchymatöser Glossitis, Parotishypertrophie nach Mumps.

Kopf

Empfindung, als stünden die Haare aufrecht; als läge ein Band um die Stirn.

S

Haut, Schweiß

Akne, Bartflechte, nässende Ekzeme, schrecklich juckende dunkelrote, geschwollene Ekzemoberfläche. Variköse Ekzeme. Lichen planus.
Stinkende Schweiße. Narben werden rot.

Modalitäten

Verschlimmerung: Wärme, geistige Anstrengung.

Sumbulus moschatus [11]

Ferula sumbul / moschata. Moschuswurzel. Umbelliferae.

Typisches

Passt für Patienten mit nervösen Spannungen, Schlaflosigkeit, Hysterie, Ohnmachtsneigung und anfallartigem Herzklopfen.
Chorea. Hydrops, durch Nervosität beeinträchtigte Vitalkraft. Epilepsie, fällt nach vorne, mit Schaum vor dem Mund.

Gemüt

Morgens dumpf, unfähig zu studieren, Verstand klarer am Abend.
Furcht, verrückt zu werden.
Fröhliche Laune, dauerndes Lächeln mit idiotischem Gesichtsausdruck. Hysterische Laune mit Lachen und Weinen (bei beiden Geschlechtern), ausgelassen und niedergeschlagen. Erregbar, reizbar, zappelig.

Nase

Zupfen an der Nase bei Askaridiasis.

Abdomen

Askaridiasis mit geblähtem, trommelartigem Abdomen und Obstipationsneigung.

Urin

Öliges Häutchen auf der Oberfläche.

Genitalien

Männlich: Skrotumerythem. Jucken in den Genitalien mit gesteigertem sexuellem Verlangen. Fehlendes sexuelles Verlangen, keine Erektion.
Weiblich: Hitzewallungen; Menses zu früh, zu kurz, schwach, verzögert.
Ziehende Schmerzen in den Brüsten. Korkenzieherartiger Schmerz im li. Adnex- und Uterusbereich.

Atemwege

Spasmodisches Asthma, katarrhalisch oder kardial. Hackender Husten, Heiserkeit.

Brust

Atemnot bei Herzklopfen, anfallsweise Tachykardien, < Aufregung; morgens benommen. Wallungen < daran denken.
Herz erregbar beim Aufrichten und bei Anstrengung (23-jährige Frau mit schlechtem Verhältnis zur Mutter nach plötzlichem Tod des Vaters).
Herz: Unregelmäßiger Puls, starker Herzschlag, voll und scharf, ruckend, gelegentlich unregelmäßig, rasch, dann langsam. Nervöse Herzbeschwerden, besonders nach Anstrengung oder beim Verdauen; rheumatische Karditis. Pektangina durch Neuralgie im li. Hypochondrium.

Schlaf

Schlaflosigkeit bei chronischem Alkoholismus.

Haut

Acne punctata, schwarze Poren; miliare rötliche Flecken auf dem Rücken, am re. Schulterblatt und an der Hüfte; auf der Stirn, am Kinn und an den Wangen. Kopfhauterkrankungen bei Säuglingen.

Symphytum officinale

Beinwell. Boraginaceae.

Typisches

Erleichtert Heilung von Knochenfrakturen *(Calc-p.)*; **mindert eigentümlich stechenden Schmerz;** begünstigt Kallusbildung; wenn das Leiden nervösen Ursprungs ist.
Nicht heilende Knochenfrakturen, insbesondere wenn die Beschwerden nervösen Ursprungs sind. [10]
Empfindlichkeit an der Frakturstelle; Periostschmerz nach erfolgter Wundheilung.

Mechanische Verletzungen; Stöße, Prellungen, Hiebe auf den Augapfel.

Augen

Augenschmerzen nach einem Stoß mit einem stumpfen Gegenstand; wenn ein Schneeball das Auge getroffen hat; wenn das Kind seine Faust der Mutter ins Auge geschlagen hat *(*für die Weichteile rund um das Auge: *Arn.*).

Verwandtschaft

Vgl.: *Arn.* (bei Prellungen [10]); *Calend., Calc-p., Fl-ac., Hep., Sil.* (bei Knochenverletzungen [11]).
Folgt gut nach *Arn.* bei **stechenden** Schmerzen und wenn nach einer Verletzung Empfindlichkeit des Periosts zurückbleibt.

ERGÄNZUNGEN

Drucksensibler Punkt

Weihepunkt: Dü 17 li.

Syphilinum

Syphiliserreger. Sekret luetischer Geschwüre. Nosode.

Typisches

Schmerzen vom Einbruch der Dunkelheit bis zum Morgengrauen; beginnen mit der Abenddämmerung und enden beim Morgengrauen *(Merc., Phyt.).*
Schmerzen allmählich an- und abschwellend *(Stann.);* verlagern sich und verlangen häufigen Lagewechsel.
Alle Symptome sind schlimmer in der Nacht *(Merc.);* von Sonnenuntergang bis Sonnenaufgang.
Extreme Abmagerung des gesamten Körpers *(Abrot., Jod.).*
Wenn das bestgewählte Mittel versagt oder nicht dauerhaft wirkt bei syphilitischen Krankheiten oder syphilitischer Diathese.
Syphilitikern oder Patienten, die nach lokal behandeltem Schanker jahrelang mit Hals- und Hautleiden behaftet sind, nützt es fast immer, wenn die Behandlung mit diesem Medikament begonnen wird – es sei denn, ein anderes Mittel ist klar indiziert.

Gemüt

Gedächtnisverlust; kann sich an Namen von Büchern, Personen oder Orten nicht erinnern; Rechnen fällt schwer.
Empfindung: als ob er wahnsinnig würde, als ob er gleich gelähmt würde; mit Apathie und Indifferenz.
Entsetzliche Furcht vor der Nacht wegen geistiger und körperlicher Erschöpfung beim Erwachen; es ist unerträglich, er wünscht sich lieber den Tod.
Fürchtet das schreckliche Elendsgefühl beim Erwachen *(Lach.).*
Familiäre Neigung zu Alkoholismus *(Asar., Psor., Tub., Sulf., Sulf-ac.).*
Krankhafte Furcht vor Ansteckung: **Waschzwang.** [11]

Kopf

Kopfschmerzen, neuralgisch, verursachen Schlaflosigkeit und Delirium in der Nacht; beginnen um 16 Uhr, verschlimmern sich zwischen 22 Uhr und 23 Uhr und hören bei Tageslicht auf (hören um 23 Uhr oder 24 Uhr auf: *Lyc.*).
Haarausfall.

Augen

Akute Neugeborenenophthalmie; Lider geschwollen, verkleben im Schlaf; Schmerz verstärkt sich nachts, < 2–5 Uhr morgens; profuser Eiter; > kühlendes Augenbad.
Augenschmerzen > durch kaltes Wasser. [10]
Ptosis: Lähmung des Musculus obliquus superior; durch die schlaff herabhängenden Lider sieht der Patient schläfrig aus *(Caust., Graph.).*
Doppeltsehen; sieht ein Bild unter dem anderen.

Mund

Zähne: Verfallen am Zahnfleischrand und brechen ab; hohl, mit gezackten Rändern; winzig, konvergent an den Spitzen *(Staph.).*

Magen

Verlangen nach Alkohol in jeder Form. Familiäre Neigung zu Alkoholismus *(Asar., Psor., Tub., Sulf., Sulf-ac.).*

Rektum

Jahrelange hartnäckige Verstopfung; Rektum scheint durch **Strikturen** verschlossen; nach Ge-

S

brauch eines Klistiers war die Stuhlentleerung so qualvoll wie Wehen *(Lac-c., Tub.)*.
Fissuren in Anus und Rektum *(Thuj.)*; Rektumprolaps; hartnäckige Fälle mit Syphilis in der Anamnese.
Kindlicher Analprolaps – wie eine Rose. [11]

Genitalien

Leukorrhö: stark, **sickert durch die Binde** und rinnt bis zu den Fersen hinab *(Alum.)*.

Brust

Herz: stechende Schmerzen von der Basis zur Spitze, nachts (von der Spitze zur Basis: *Med.*; von der Basis zum Schlüsselbein oder zur Schulter: *Spig.*). **Hypertension** [11].

Extremitäten

Rheuma im Schultergelenk oder an der Insertionsstelle des Deltoideus, < beim seitlichen Heben des Arms (*Rhus-t.*; re. Schulter: *Sang.*; li.: *Ferr.*).

Haut

Hautausschläge: matte, rote, kupferfarbene Flecke, werden bei Kälte blau.

Verwandtschaft

Vgl.: *Aur., Asaf., Kali-j., Merc., Phyt.* bei Knochenleiden und syphilitischen Krankheiten.

Modalitäten

Verschlimmerung: nachts, zwischen Dämmerung und Tageslicht.

ERGÄNZUNGEN

Nachtrag

Auch durch Antibiotika oder andere Therapiemethoden behandelte Fälle sind nicht grundsätzlich als in der Diathese geheilt zu betrachten, wie die Reaktionen und Eliminationskrisen auf *Syph.*-Gabe beweisen. Tabes. Lähmungserscheinungen.

Drucksensibler Punkt

de la Fuye: Bl 54.

KAPITEL

T Tabacum – Tuberculium bovis

Tabacum

Tabak. Nicotiana tabacum. Solanaceae.

Typisches

Durch zerebralen Reizzustand verursachte Erkrankungen, gefolgt von ausgeprägter Vagusreizung.
Passivraucher, rauchenden Eltern ausgesetzte Kinder mit verzögertem Wachstum und Appetitlosigkeit. [11]
Abmagerung von Wangen und Rücken.
Vollständige Entkräftung der gesamten Muskulatur. Patient fühlt sich maßlos elend.
Die Symptome treten anfallsweise auf – Asthma, Migräne, Schwindel, Niesen.

Gemüt

Große Verzweiflung mit Magenverstimmung, Herzklopfen und aussetzendem Puls.
Neigung zu weinen. Qualvolle Angst und Unruhe, < nachmittags. Kann nicht lesen und studieren oder sich auf einen Gegenstand konzentrieren. Fürchtet, jemand kommt und sperrt ihn ein oder ermordet ihn. Wie berauscht, Singen, Tanzen, Geschwätzigkeit, Hände und Füße zittern. Redet Unsinn. [20]

Kopf

Schwindel: **totenähnliche Blässe** (und das Gefühl, sich nicht aufrecht halten zu können [10]), zunehmend bis zur Bewusstlosigkeit; > frische Luft und Erbrechen; Aufstehen oder Nach-hinten-Schauen; beim Öffnen der Augen. Morbus Menière [11].
Migräne beginnt am frühen Morgen, unerträglich gegen Mittag, tödliche Übelkeit, heftiges Erbrechen; < Lärm und Licht; periodisch, hält ein, zwei Tage an.
Plötzlicher Kopfschmerz auf der re. Seite, wie von einem Hammer oder einer Keule getroffen.

Augen

Verschwommenes Sehen: Sieht wie durch einen Schleier; Strabismus infolge von Hirnerkrankungen.
Amaurose durch Atrophie der Retina oder des Nervus opticus.

Gesicht

Blass, blau, hager, eingefallen, verfallen; bedeckt mit kaltem Schweiß (kalter Schweiß auf der Stirn: *Verat.*).

Magen

Nausea: unaufhörlich, wie seekrank; Erbrechen bei der geringsten Bewegung; mit Ohnmachtsgefühl; > frische Luft.
Erbrechen: **heftig,** mit kaltem Schweiß; **sobald er sich bewegt;** in der Schwangerschaft, wenn *Lac-ac.* nicht durchzieht *(Psor.).*
Seekrankheit: tödliche Übelkeit, Blässe, Kälte; < die leichteste Bewegung **und** > an Deck in der frischen, kalten Luft.
Schreckliches, ohnmachtartiges Schwächegefühl und Flauheit in der Magengrube.
Empfindung von Erschlaffung des Magens mit Übelkeit *(Ip., Staph.).*

Abdomen

Kind will den Bauch unbedeckt haben, weil dies die Übelkeit und das Erbrechen erleichtert; Kältegefühl im Bauch *(Colch., Elaps, Lach.).*

Rektum

Obstipation: Darm inaktiv oder Rektumparalyse; Sphinkterspasmen; Analprolaps; seit Jahren bestehend; Herpes ani.
Diarrhö: plötzlich, gelblich, grünlich, schleimig; dringend, wässrig, **mit Übelkeit, Erbrechen, Schwäche und kaltem Schweiß** *(Verat.);* mit extremer Mattigkeit; nach exzessivem Rauchen.

Harnorgane

Nierenkolik: heftige krampfartige Schmerzen entlang des Ureters, linksseitig *(Berb.)*; tödliche Übelkeit und kalter Schweiß.

Brust

Palpitationen, heftig beim Liegen auf der li. Seite; hören beim Umdrehen auf die re. Seite auf.
Puls: schnell, voll und groß; klein, unterbrochen, äußerst langsam; schwach, unregelmäßig, beinahe nicht tastbar.

Extremitäten

Hände eiskalt bei warmem Körper.
Eiskalte Beine vom Knie abwärts; Zittern der Gliedmaßen.

Haut

Eiseskälte der Haut, **bedeckt mit kaltem Schweiß.**

Verwandtschaft

Antidote für Tabakabusus sind: *Ip.*: für exzessive Nausea und Erbrechen. *Ars.*: für schlimme Folgen von Kautabak. *Nux-v.*: für Magenbeschwerden am nächsten Morgen nach Rauchen. *Phos.*: Palpitationen, Raucherherz, sexuelle Schwäche. *Ign.*: für lästigen Singultus nach Kautabak. *Clem.* oder *Plan.*: für Tabakzahnschmerzen. *Sep.*: rechtsseitige Gesichtsneuralgien; Dyspepsie; chronische Nervosität, besonders bei sitzender Beschäftigung. *Lyc.*: für Impotenz, Spasmen, kalte Schweiße nach exzessivem Rauchen. *Gels.*: Hinterhauptkopfschmerz und Vertigo nach exzessivem Abusus, besonders Rauchen. *Tab.* C 200 / M: zur Erleichterung des unstillbaren Verlangens beim Abgewöhnen des Tabakgenusses (*Calad., Nicot., Plan.* [11]).

Modalitäten

Besserung: freie, frische, kalte Luft; Aufdecken.

ERGÄNZUNGEN

Modalitäten

Verschlimmerung: Bewegung; Fahren; Liegen auf der li. Seite.

Drucksensible Punkte

Weihepunkte: 3E 17 li., Ren 4, Ren 14.

Tarantula

Kubanische und spanische Tarantel. Araneideae.

Typisches

Passt für hochnervöse Patienten, besonders mit choreatischen Affektionen, wobei der ganze Körper oder der re. Arm und das li. Bein angegriffen sind (li. Arm und re. Bein: *Aga***r**.).
Ständige Bewegung der Beine, Arme, des Rumpfes, dabei unfähig, irgendetwas zu tun; Zucken und Rucken der Muskeln.
Symptome treten periodisch auf.

Gemüt

Ruhelosigkeit, **konnte sich in keiner Stellung ruhig verhalten;** muss in Bewegung bleiben, **obwohl Gehen alle Symptome verschlimmert** (umgekehrt: *Rhus-t., Ruta*).
Überempfindlichkeit: geringste Aufregung reizt, gefolgt von träger Traurigkeit; extreme Überempfindlichkeit der Fingerspitzen.
Fühlt sich wie ein Sklave, an dessen Fäden man zieht, möchte sich befreien durch Tanzen. Musik beruhigt. Versteht nicht, dass die Regeln seiner Erzieher nötig sind, um die Freiheit eines jeden zu bewahren, die dort aufhört, wo die eines anderen beginnt. [36]
Verlangen zu schlagen und zu schreien < Widerspruch. [11]

Kopf

Kopfschmerzen: Stark, als ob Tausende von Nadeln ins Gehirn stächen.
Kopfschmerzen, neuralgisch, < **Geräusch, Berührung, helles Licht,** > Reiben des Kopfes gegen das Kissen.
Heftiger, vernichtender Kopfschmerz begleitet andere Beschwerden, z. B. Durchfall. [11]

Genitalien

Bei jedem Menstruationsbeginn Hals, Mund und Zunge unerträglich trocken, besonders beim Schlafen *(Nux-m.)*. Schwitzen vor der Regel [11].
Extreme sexuelle Erregung, selbst bis zur Manie; Uterusspasmen; Pruritus vulvae wird unerträglich.

Rücken
Leichte Berührung entlang der Wirbelsäule ruft spasmodischen Schmerz in Brust und Herzgegend hervor.

Haut
Abszesse, Furunkel, Nagelbetteiterungen, betroffene Stellen sind von **bläulicher Farbe** *(Lach.),* mit **fürchterlich brennendem Schmerz** *(Anthr., Ars.);* die **Qualen einer Nagelbetteiterung** zwingen den Patienten, nächtelang im Zimmer auf- und abzuwandern.
Bösartige Geschwüre; Karbunkel, Anthrax; Gangrän.

Verwandtschaft
Ähnlich: *Apis, Crot-h., Lach., Plat., Mygal., Naja, Ther.*

Modalitäten
Verschlimmerung: Bewegung; **Berührung;** Berührung der betroffenen Stellen; Geräusch; Wetterwechsel.
Besserung: im Freien; Musik; **Reiben der betroffenen Körperteile.** Die Nervenenden wurden so gereizt und empfindlich, dass irgendeine Art von Reibung nötig war, um Erleichterung zu verschaffen.

ERGÄNZUNGEN

Quellen-Nachtrag

Fünfjähriger Patient zum Arzt: „Deine Mittel sind nutzlos, Herr *Sankaran,* gib mir besser das richtige Mittel, sonst komme ich nicht noch mal her". – Spöttisch, ungehorsam, schreiend, streitsüchtig, ruhelos, wirft und zerstört Dinge, liebt Musik und tanzt umher. [8]

Nachträge

Fährt schnell bei Hardrockmusik nach langem Arbeitstag zwei Stunden in die Berge, richtet die Ferienwohnung ein und kehrt in der Nacht noch zurück.
Tarent. ist häufig bei zwanghaften, sorgfältigen Arbeitern angezeigt, die unter großem Verantwortungsstress stehen wie z. B. Fluglotsen und Journalisten.
Kettenraucher, 60 Zigaretten täglich.
Wirft sich die ganze Nacht im Bett umher, kann wochenlang mit Minimalschlaf auskommen. Die nervöse Ruhelosigkeit ist stammhirnbezogen – wird zornig, wenn ihm zu langsame Leute über den Weg laufen.
Reagiert stark auf kräftige, leuchtende Farben. Begeistert von Farben, möchte malen. Ruheloser Geist, ruhelose Hände. Spielt in der Freizeit Musikinstrumente, mit dem Computer, mit der Schreibmaschine.
Zerstörungswut, Selbstverstümmelung, Schlagen mit dem Kopf, in späteren Stadien auch Verlangen zu schlagen, zu töten. Erotische Besessenheit nötigt den Patienten zu offenen sexuellen Annäherungsversuchen.
Steht auf dem Fußballplatz und onaniert. Anorexia nervosa, braucht täglich Sex, unerwiderte enttäuschte Liebe, simuliert. **Eifersucht;** eifersüchtiger und bisher treuer Ehemann erwägt Scheidung, als Ehefrau fremdgeht.
Schizophrenie, misstrauisch; 30-Jähriger, der seine Mutter schlägt, seit er 17 Jahre alt ist, zieht sich danach daumenlutschend zurück, Nägelkauen. Starkes Mitgefühl.
Furcht vor Krankheit, 13-jähriger Junge zeigt ein Ganglion am Handrücken und fragt: „Ist das Aids? "

Taraxacum officinale

Löwenzahn. Compositae.

Typisches
Für gastrische und Gallenattacken, besonders für gastrischen Kopfschmerz.
Schwäche.

Mund
Landkartenzunge *(Lach., Merc., Nat-m.);* bedeckt mit einem weißen Belag mit Gefühl von Roheit. Dieser Belag geht **in Stücken** ab, hinterlässt dunkelrote, zarte, **sehr empfindliche Stellen** *(Ran-s.).*

Magen
Appetitlosigkeit.

Abdomen
Gelbsucht mit Vergrößerung und Verhärtung der Leber (Landkartenzunge).
Rektum
Weiße Stühle; biliöse Diarrhö. [11]

Extremitäten
Ruhelose Glieder bei Typhus *(Rhus-t., Zinc.).*
Kalte Fingerspitzen. Brennende Zehen. [11]

Fieber, Schweiß

Starke Nachtschweiße, besonders in der Erholungsphase nach biliösen Fieberzuständen oder Typhus.

Verwandtschaft

Vgl.: *Bry., Chel., Hydr., Nux-v.* bei gastrischen und biliösen Erkrankungen.

Modalitäten

Verschlimmerung: beinahe alle Symptome erscheinen im Sitzen; Hinlegen; Ausruhen.

ERGÄNZUNGEN

Modalitäten

Besserung: Gehen; Berührung.

Tipps

Nach *Deichmann* in C 7 bewährt bei Migräne mit matschigen Stühlen. [42]
Bewährtes Zwischenmittel, wie zur Drainage, bei Kniearthrosen (C 4).

Drucksensibler Punkt

Weihepunkt: Gb 3 li.

T

Taxus baccata [11]

Eibenbaum. Taxaceae.

Gemüt

Hilflosigkeit *(Hell., Kali-br., Petr., Phos., Stram.).* Träume vom Fliegen. Seufzen und Ungeduld, unfähig für geistige Betätigung. Stupor, Delirium.

Kopf

Supraorbital- und Schläfenkopfschmerz. Schwankendes Gefühl in Ruhe, beim Niedersetzen und beim aufrechten Stehen.

Ohren

Polyposis.

Gesicht

Sieht krank aus, blass, livide, verkrampft.

Magen

Heißhunger, bald nach dem Frühstück; zwei Stunden nach dem Essen, Gurgeln im Abdomen während Fasten. Leeregefühl, ohne Hunger.
Übelkeit, Speichelfluss, Galleerbrechen.
Unwohlsein, Schwäche und Schmerz in der Magenregion < Berührung.

Harnorgane

Schneidender Schmerz an der Nierenbasis, kann weder stillsitzen noch aufstehen, kann sich auch nicht im Bett umdrehen.
Harnwegstenesmus. Pollakisurie, schwierige Miktion, feiner Strahl. Strangurie, Urin rot.

Genitalien

Semenorrhö, ohne Erektion oder sexuelle Befriedigung. Große Erregung während des Koitus, danach schwach und wie beengt.

Atemwege

Husten, heftig und erschöpfend, nach jeder Mahlzeit, durch tiefes Einatmen mit Beengungsgefühl.

Extremitäten

Drückender Schmerz im Ellenbogen < Bewegung; Rheumaschmerz im re. Zeigefinger < beim geringsten Kontakt mit warmem Wasser.
Hüft- und Knieschmerzen und reißender Schmerz im Oberschenkel mit unerträglicher Kälte > nachts.
Abszess am re. Knie.
Große Sugillation an der li. Fußsohle. Gicht, schießende Schmerzen in den Zehen.

Fieber

Beginnt nachts um 2 Uhr mit Schaudern, gefolgt von trockener Hitze der Hände und Füße mit allgemeinem Unwohlsein mit Trockenheit des Mundes ohne Durst, danach reichlicher Schweiß auf der Stirn. Reichlich übelriechende Nachtschweiße.

Haut

Alle behaarten Stellen werden kahl. Schwarze Gelbsucht. Erysipel. Trockener Ausschlag, rote Basis, stark juckend. Petechien. Bläschenausschläge.

Modalitäten

Verschlimmerung: Druck; vor und nach jeder Mahlzeit; Kontakt mit Wasser oder anderen Flüssigkeiten; nach Koitus.
Besserung: Reiben (Jucken der Augenlider).

ERGÄNZUNGEN

Quellen-Nachtrag: Fallbeispiel

Schwacher, anämischer, krebskranker Junge erholt sich von der schweren zytostatischen Therapie auffallend gut: Hat Appetit, guten Teint, lacht und albert, will wieder in die Schule. [36]

Tellurium metallicum [11]

Typisches

Hautausschläge; chronisch stinkende Otorrhö; Schmerzen der Wirbel oder der Knie; Neuralgien.
Ungepflegte Patienten mit schlechtem Körpergeruch, Geruch nach Knoblauch.
Neuralgien plötzlich auftretend und verschwindend; Ischias- oder Gesichtsneuralgie < Berührung, Liegen auf der schmerzhaften Stelle.

Gemüt

Furcht, an wunden, schmerzhaften Stellen und Körperteilen **berührt zu werden.** *Scholten* [82] überträgt das Symptom auf das seelische Terrain und weist die *Tell.*-Patienten der Gruppe derer zu, die vom alten Ruhm zehren, weil sie ihre Werke aus den Händen gegeben haben und nun nicht an die Schmerzlichkeit erinnert werden wollen, die mit der Aufgabe der Lebensleistung verbunden war.

Kopf

Entzündung der Dura mater.

Ohren

Otorrhö, chronisch und nach Fischlake stinkend, scharf; häufig mit Gehörgangsekzem *(Asa-f., Psor., Sanic., Thuj.).* Bläulich-rote entzündliche Schwellung der Ohrmuschel, mit lokaler Berührungsempfindlichkeit.

Rücken und Extremitäten

Arthrotische oder traumatische Schmerzen der Wirbelsäule von C 7 bis Th 5, des Sakrums und der Knie mit Kontraktion der Beugesehnen < (sehr empfindlich auf) Berührung.

Haut

Hautausschläge: vesikulöse Eruptionen in Beugefalten, hinter den Ohren, an der Haargrenze, am Kinn, Damm, scharf nässend, mit Juckreiz < Bettwärme, auch girlandenförmig; Trockenheit der Haut.
Herpes, Herpes circinatus; Impetigo, Pytiriasis versicolor.

Terebinthina oleum

Terpentinöl. Ätherisches Öl.

Typisches

Kongestion und Entzündung der Eingeweide; Nieren, Blase, Lunge, Darm, Uterus; mit Blutung und Neigung zur Bösartigkeit.

Gemüt

Abscheu vor dem Leben; Angst abends im Bett, Auffahren im Schlaf. Hysterie, kann kein Körperteil bewegen. Schreien bei der Zahnung. Erregung, Furcht vor Apoplexie. Manie, Wahn, er würde nach vorne fallen, beim Gehen; Wahn, in der Luft zu schweben; Delirium, Stupor durch Sepsis, mit Fieber; kehrt nach dem Antworten schnell wieder; Bewusstlosigkeit nach Stuhlgang. [11]

Mund

Zunge: **glatt, glänzend, rot,** als ob sie der Papillen beraubt sei, oder wie glasiert *(Pyrog.);* erhöhte Papillen; Belag schält sich in Stücken ab, die hellrote Flecken zurücklassen, oder der gesamte Belag löst sich plötzlich ab (bei Exanthemen); trocken und rot; Brennen an der Spitze *(Mur-ac.).*

Abdomen

Extrem berührungsempfindlich; Aufblähung, Flatulenz, **extreme Blähsucht;** Meteorismus *(Colch.).*

Würmer: mit fauligem Atem, Würgen *(Cina, Spig.)*; trockener, kurzer Husten; Kitzeln im After; Askariden, Würmer, Bandwurmsegmente werden ausgeschieden. Aszites mit Anasarka, bei organischen Nierenschäden; Wassersucht nach Scharlach *(Apis, Hell., Lach.)*. **Heftige brennende und ziehende Schmerzen in Nieren, Blase und Urethra** *(Berb., Cann-s., Canth.)*.

Rektum

Diarrhö: Stuhl wässrig, grünlich, schleimig; **häufig, reichlich, stinkend, blutig; Brennen** in After und Rektum; **Ohnmacht** und **Erschöpfung** danach *(Ars.)*.

Harnorgane

Der Urin hat den Geruch von Veilchen.
Hämaturie: Blut **vollständig mit dem Urin vermischt;** Sediment wie Kaffeesatz; **wolkig, rauchig, eiweißhaltig; reichlich, dunkel oder schwarz, schmerzlos.**
Blutungen; **aus dem Darm,** mit Ulzerationen; passive Blutungen, dunkel, mit Geschwürbildung oder Epitheldegeneration.
Heftiges Brennen und Schneiden in der Blase; Tenesmus; empfindliches Hypogastrium; Zystitis und Restharn durch Blasenfundusatonie.
Albuminurie: akut, in frühen Stadien, wenn mehr Blut und Eiweiß vorhanden sind als Harnzylinder und Epithel; nach Diphtherie, Scharlach, Typhus.
Urin reich an Eiweiß und Blut, aber nur wenige Harnzylinder, wenn überhaupt; < Leben in feuchten Wohnungen.
Strangurie; spasmodische Harnverhaltung.

Haut

Purpura haemorrhagica; frische Ekchymosen in großer Anzahl von Tag zu Tag *(Sulf-ac.)*.

Verwandtschaft

Vgl.: *Alumen, Arn., Ars., Canth., Lach., Nit-ac.* Wird als Prophylaktikum bei Malaria und Afrikanischen Fiebern empfohlen.

ERGÄNZUNGEN

Modalitäten

Verschlimmerung: Feuchtigkeit; Kälte; nachts; Liegen; Druck.
Besserung: Bewegung.

Drucksensible Punkte

de la Fuye: Bl 23, Gb 26, Bl 41.

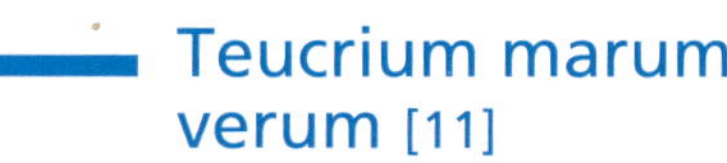

Teucrium marum verum [11]

Katzengamander. Labiatae.

Typisches

Tuberkulinisches Terrain. Lymphatisches System. Schleimhautpolypen in der Nase und im Genital.
Kleine Kinder, abgemagert, ruckender Singultus beim Stillen und Rülpsen, ohne etwas nach oben zu bringen.

Gemüt

Empfindlich gegen Geräusche, Schritte, Stimmen, < in der Fieberhitze. Empfindliche Kinder, Pubertierende. Erregung beim Hören von Schrecklichem.
Abneigung gegen geistige Anstrengung, mürrisch, will sitzen; will magnetisiert werden. Geht auf die Nerven, lästig. Lustig und fröhlich im Freien.
Geistige Verwirrung, Delirium tremens.

Kopf

Periodischer Seitenkopfschmerz bei **Stirnhöhlenentzündung mit Flimmerskotom** und Druckschmerz an der li. Schläfe, mit Trübsehen re.; < Druck, Bewegung.

Augen

Tränenfluss bei Schnupfen.

Ohren

Tubenkatarrh, als ob Luft durch den Schleim ins Ohr dränge.

Nase

Schnupfen, gelbes Sekret. Nasenpolyposis < nach Nasentropfen (d. h. Unterdrückung von Schnupfen), Nase einseitig (re.) zu, Tränen bei Schnupfen Nase nachts verstopft. Heuschnupfen.

Rektum

Oxyuriasis.

Atemwege

Beim Husten modriger Geschmack im Hals, wenn er Schleim hoch räuspert.

Brust

Kitzel in der Trachea wie von Staub.

Haut

Ausschlag rot schuppend, stechende Hautschmerzen.

ERGÄNZUNGEN

Nachträge

Fistel bei operiertem Osteosarkom (*Teucr.* Q 1). Schmerz wie eingeklemmter Nerv. Heiter bei Bewegung im Freien.

Teucrium scorodonia [11]

Gemeiner Holzgamander. Labiatae.

Typisches: Bewährt bei kavernöser Lungentuberkulose, Hodentuberkulose, Nierentuberkulose, tuberkulöse Phthise (Ø bis D 3, C 6).

Theridion curassavicum

Gift der Orangenspinne, Curaçaospinne. Araneideae.

Typisches

Jeder Laut scheint den ganzen Körper zu durchdringen, verursacht Übelkeit und Schwindel.

Seekrankheit bei nervösen Frauen; **sie schließen die Augen,** um von den Schiffsbewegungen loszukommen, und ihnen wird sterbensübel.

Schmerzen in allen Knochen, wie gebrochen.

Für extreme nervöse Empfindlichkeit; in Pubertät, Schwangerschaft und Klimakterium.

Bewirkt häufig eine Heilung bei Schwindsucht, wenn es in den frühen Stadien der Krankheit gegeben wird.

Bei Skrofulose, wenn die bestgewählten Mittel keine Erleichterung verschaffen.

Gemüt

Die Zeit vergeht zu schnell (zu langsam: *Arg-n., Cann-i., Nux-m.*).

Geschäftig, arbeitswütig, ruhelos, geschwätzig, macht Gesten, spielt mit den Fingern, ringt die Hände. Hysterie, muss sich hinlegen. Voller unbestimmter Wünsche: einen Partner an sich zu fesseln, durch Farben, Tanz und Musik. Geisteskrankheit in der Menopause; Wahn, der Kopf sei vom Rumpf getrennt, doppelt zu sein; Dinge springen vor ihr vom Boden auf. Freude während Kopfschmerzen. Angst und impulsive Gewalttätigkeit. [11]

Kopf

Schwindel (mit Übelkeit [11]): beim Schließen der Augen (*Lach., Thuj.;* beim Öffnen: *Tab.;* beim Aufwärtsschauen: *Puls., Sil.*); durch jedes, selbst das geringste Geräusch (Klingeln, Wecker, Telefon, Glockenschlagen [11]); labyrinthärer Schwindel (Morbus Menière). Kann sich nicht beeilen wegen Schwindel [11].

Kopfschmerzen: zu Beginn einer Bewegung, wie von einem dumpfen, schweren Druck hinter den Augen; heftig, tief im Gehirn; < beim Hinlegen *(Lach.);* sehr viel < Schritte anderer oder durch die geringste Bewegung des Kopfes.

Nase

Chronischer Nasenkatarrh; Absonderung dick, gelb, grünlich, stinkend *(Puls., Thuj.).*

Mund

Zahnschmerzen; **jeder schrille Klang** fährt durch die Zähne.

Magen

Übelkeit: durch die geringste Bewegung und **besonders beim Schließen der Augen;** durch schnelles Fahren im Wagen (< Geräusche [11]).

Genitalien

Erektionen schwach, Pollutionen nachts und im Mittagsschlaf (jede Nacht: *Nat-p.;* unterdrückter Sex, Mönche, Lumbago: *Cob.*). [11]

Atemwege

Husten: alle paar Minuten einmaliges, tonloses, explosives Hervorstoßen von Luft. Dabei zucken Kopf und Oberkörper abwärts gegen die Knie zu. Täglich ununterbrochen, beim Sprechen, Singen und beim Einschlafen zuckt der Kopf nach vorn und die Knie nach oben. [78]

Brust

Heftige Stiche nach oben in der li. Brust, unter der Schulter, erstrecken sich bis zum Hals *(Anis., Pix, Sulf.)*.

Rücken

Große Empfindlichkeit zwischen den Wirbeln, sitzt seitlich auf dem Stuhl, um Druck gegen die Wirbelsäule zu vermeiden *(Chin-s.)*; < das geringste Geräusch und die geringste Erschütterung, selbst durch Schritte auf dem Boden.

Bei Rachitis, Karies, Nekrose dringt es offensichtlich zur Wurzel des Übels vor und vernichtet die Ursache. (Dr. *Baruch*)

Verwandtschaft

Folgt gut auf: *Calc.* und *Lyc.*

ERGÄNZUNGEN

Modalitäten

Verschlimmerung: Augenschließen; Geräusch; Lärm; Berührung; leiseste Bewegung; Fahren.
Besserung: Ruhe; Wärme.

Nachträge

Über die Jahre entwickelte enorme Hypersensitivität. Nervös-trockene Typen. Erregt schwatzhaft, leicht müde werdend, erhöhtes Schlafbedürfnis. Nach Schock keine Energie, morgens aufzustehen. Kopfschmerz über dem li. Auge < Reden, warmes Trinken, Flatulenz. Wenig Selbstvertrauen, wenig sexuelles Interesse.

Drucksensibler Punkt

Weihepunkt: Du 19.

Thlaspi bursa pastoris

Hirtentäschelkraut. Cruciferae.

Typisches

Mittel gegen Hämorrhagien und Harnsäure.

Kopf

Schwindel < Aufstehen.

Augen und Gesicht aufgedunsen. Stirnkopfschmerz < abends. Über dem re. Auge ist ein heftiger Schmerz, der das Auge nach oben zieht. Schuppiger Ausschlag hinter den Ohren. [72]

Nase

Häufiges Nasenbluten. Blutung nach Nasenoperationen, v. a. passive Blutungen. [72]

Harnorgane

Häufiger Harndrang, phosphatreicher Urin, Harngrieß, Ziegelmehlsediment. Chronische Zystitis, Urethritis, Dysurie und Spasmen. Hämaturie. Nierenkoliken. Urin geht in kleinen Stößen ab. [11]

Nieren- und Blasenreizung. Chronische Zystitis; Dysurie und spasmodische Harnverhaltung; Harn geht in kleinen Spritzern ab. Hämaturie, Harngrieß, häufiger Drang; Nierenkolik; **Ziegelmehlsediment.** Schwerer phosphathaltiger Urin; Albuminurie während der Schwangerschaft. Kann den Gebrauch eines Katheters ersetzen [72].

Genitalien

Männlich: Samenstrang empfindlich beim Gehen oder Fahren, bei Erschütterung. [72]

Weiblich: Metrorrhagie mit heftigen Krämpfen und uteriner Kolik; bei Chlorose; nach Abort*, Wehen, Fehlgeburt; im Klimakterium; bei *Gebärmutterkrebs (Phos., Ust.)*. Hämorrhagie von einem Uterusfibrom mit Schmerzhaftigkeit im Rücken und allgemeinem Zerschlagenheitsschmerz. [72] Menses: zu früh; zu reichlich; sich lange hinziehend (acht, zehn, sogar 15 Tage); zögernder Beginn, am ersten Tag kaum ein Anzeichen; am zweiten Tag Kolik, Erbrechen, eine Blutung mit großen Klumpen; jede zweite Periode stärker. Eine Periode sehr profus, die nächste weniger. [10] Zu häufige und reichliche Blutung oder Verzögerung der Menses durch Inertia uteri; erschöpfend, erholt sich kaum von der einen Periode, ehe die nächste beginnt. Leukorrhö: blutig, dunkel, stinkend; einige Tage vor und nach den Menses (macht unauswaschbare Flecken [72]).

Jede zweite Menstruationsblutung ist sehr reichlich. Wunder **Schmerz im Uterus beim Aufstehen.** [72]

Reichliche passive Blutung aus jeder Körperöffnung; Blut **dunkel und klumpig.** Folgen unterdrückter Uteruserkrankung (Abrasio). [11]

Rücken

Rückenschmerzen wie geprellt. Schmerzen zwischen den Schulterblättern. [11]

Verwandtschaft

Vgl.: *Sin.-a., Trill., Vib., Ust.,* (*Croc., Mill., Urt-u.* [11]).

ERGÄNZUNGEN

Nachtrag

Auffallendes Ich-nahes Symptom: Verlangen nach Buttermilch.

Tipp

Bei Blutungen, und besonders beim Nasenbluten, genügt es oft, wenn ein paar Samenkapseln oder ein grünes Blatt des Hirtentäschelkrauts in der hohlen Hand zerrieben werden. [87]

* Engl.: „abortion" (➤ Anmerkung zu *Caul.*).

Thuja occidentalis

Lebensbaum. Cupressaceae.

Typisches

Passt für die hydrogene Konstitution nach *v. Grauvogl,* die durch Sykose verursacht wird.
Thuj. zeigt die gleiche Beziehung zur Sykose nach *Hahnemann* [1] – Feigwarzen, Kondylome und warzenartige Auswüchse von Haut und Schleimhäuten – wie *Sulf.* zur Psora oder *Merc.* zur Syphilis.
Wirkt gut bei phlegmatischer Veranlagung, bei sehr molligen Personen, dunkler Teint, schwarzes Haar, ungesunde Haut.
Beschwerden durch schlimme Folgen von Impfungen *(Ant-t., Sil.);* von unterdrückter oder ungenügend behandelter Gonorrhö *(Med.).*
Übergewichtige Babys. [11]

Gemüt

Fixe Ideen: als ob eine fremde Person an seiner Seite stünde; als wären Körper und Seele getrennt; als wäre ein lebendiges Tier im Abdomen; als stünde er unter dem Einfluss einer höheren Macht.
Geisteskranke Frauen wollen keine Berührung und keine Annäherung.
Wahnidee, der Körper sei anfällig; dünn; spröde, aus Glas; Wahnsinn, möchte nicht berührt werden. Angst vor der Annäherung anderer Menschen. Angst, der Arzt wolle ihn nicht sehen; der Arzt scheint ihr Schrecken einzuflößen. Religiöser Fanatismus. [11]

Kopf

Schwindel beim **Schließen der Augen** *(Lach., Ther.).*
Kopfschmerzen: Als ob ein Nagel in den Scheitel getrieben würde *(Coff., Ign.),* oder als ob ein konvexer Knopf auf die betroffene Stelle gedrückt würde; < nach sexuellen Exzessen; Überhitzung; von Tee *(Sel.);* chronisch, oder sykotischen bzw. syphilitischen Ursprungs.
Weiße, abblätternde Kopfschuppen; trockenes Haar und Haarausfall.

Augen

Ophthalmie der Neugeborenen; sykotisch oder luetisch; **große Granulationen, wie Warzen oder Blasen;** > Wärme und Einhüllen; wenn abgedeckt, Empfindung, als ob ein kalter Luftstrom durch sie hinausbliese.
Augenlider: über Nacht verklebt; trocken, schuppig an den Rändern; Gerstenkörner und Lidknorpeltumoren; Chalazion, dicke harte Knoten, wie kleine Kondylome; durch *Staph.* teilweise gebessert, aber nicht geheilt.

Ohren

Chronische Otitis; Ausfluss purulent, wie faules Fleisch riechend; Granulationen, Kondylome; blassrote Polypen, zellig, leicht blutend.
Chronischer Katarrh: nach Exanthemen; dicker grüner Schleim, Blut und Eiter (*Puls.*).

Mund

Zahnverfall an den Wurzeln, die Kronen bleiben gesund (*Mez.;* an den Rändern: *Staph.*); bröckeln, werden gelb *(Syph.).*
Ranula, bläulich, oder Krampfadern auf der Zunge oder im Mund *(Ambr.).*

T

Ranula: bläulich, umgeben von Krampfadern; Krampfadern im Mund, unter der Zunge oder im Rachen *(Ambr.)*. [10]
Zahnschmerzen vom Teetrinken.
„Beim Nasenschneuzen Pressschmerz im hohlen Zahn oder an dessen Seite *(Culex)*." *(Bönninghausen)*

Abdomen

Als ob ein Tier schreien würde; „hörbares Knurren im Unterleibe" [1]; Bewegung wie von etwas Lebendigem; etwas ragt hier und da hervor wie der Arm eines Foetus *(Croc., Nux-m., Sulf.)*.

Rektum

Obstipation: heftige Schmerzen im Rektum erzwingen das Einstellen der Bemühungen; „beim Stuhlgange, heftiger Schmerz im Mastdarme, dass sie ablassen musste" [1]; **Stuhl schlüpft zurück, nachdem er teilweise herausgepresst ist** *(Sanic., Sil.)*.
Hämorrhoiden geschwollen, **Schmerzen am meisten beim Sitzen.**
Diarrhö: frühmorgens; gewaltsam mit vielen Winden herausschießend *(Aloe)*; **gurgelnd, wie Wasser aus einem Spundloch;** schlimmer nach dem Frühstück, nach Kaffee, fettem Essen, Impfung, (Zwiebeln [11]).
Anus eingerissen, schmerzhaft bei Berührung, umgeben von flachen Warzen oder feucht-schleimigen Kondylomen.

Harnorgane

Empfindung nach dem Wasserlassen, als tröpfle Urin durch die Harnröhre; scharfes Schneiden **bei Beendigung der Miktion** *(Sars.)*.

Genitalien

Männlich: Schweiß an den Genitalien riecht nach Honig. **Unterdrückte Gonorrhö: Ursache für Gelenkrheuma** (Monarthritis! [11]); Prostatitis; Sykosis; Impotenz, Kondylome und viele konstitutionelle Beschwerden. Prostataadenom [11].
Weiblich: Quälender, brennender Schmerz in der li. Ovarialregion beim Gehen oder Reiten, muss sitzen oder liegen *(Croc., Ust.)*; < bei jeder Periode. Koitus verhindert durch außerordentliche Empfindlichkeit der Vagina (*Plat.;* durch Trockenheit: *Lyc., Lyss., Nat-m.*).
In den Geburtsteilen und im Mittelfleische Klammschmerz beim Aufstehen vom Sitzen. Ziehender Schmerz im Schoße, wenn sie stand und ging, aber nicht im Sitzen. Wenn sie weit geht, sticht's in den Schamteilen [1].

Extremitäten

Gefühl, wie wenn das Fleisch von den Knochen geschlagen wäre (*Phyt.;* wie geschabt: *Rhus-t.*).
Beim Gehen Gefühl, als wären die Beine aus Holz.
Empfindung, als wäre der Körper, besonders die Glieder, aus Glas und könnte leicht zerbrechen. Reicht beim Händedruck nur die Fingerspitzen mit großer Vorsicht [9].
Schmerzen in der Schulter < beim Hochheben des Armes, < beim darauf Liegen mit Steifheit des ganzen Armes. Wadenkrämpfe beim Strecken der Zehen. Krampfhaftes Zusammenziehen in der li. Wade und über den Fußrücken früh beim Ausstrecken im Bett. [11]
Nägel: verformt, spröde *(Ant-c.)*.

Fieber

Schüttelfrost, in den Oberschenkeln beginnend.

Schweiß

Nur an unbedeckten Körperteilen; oder überall **außer am Kopf** (umgekehrt: *Sil.*); **im Schlaf, hört beim Erwachen auf** (umgekehrt: *Samb.*); reichlich, saurer Geruch, stinkend, nachts.

Haut

Schmutziges Aussehen; braune oder bräunlichweiße Flecken hier und dort; **Warzen, groß, absiedelnd, gestielt** *(Staph.)*; Ausschläge nur an bedeckten Stellen, brennen nach Kratzen.
Gestielte Warzen am Hals, dicke dunkle Blumenkohlwarze in der Supraklavikulargrube (re.) am 12. Punkt des Magenmeridians. [11]

Verwandtschaft

Ergänzend: *Med., Sabin., Sil.* Vgl.: *Cann-s., Canth., Cop., Staph.* Für Warzen am Präputium ist *Cinnabaris* vorzuziehen. Folgt gut nach *Med., Merc., Nit-ac.*

Modalitäten

Verschlimmerung: nachts; Bettwärme; um 3 Uhr und 15 Uhr; kalte, feuchte Luft; Schlafmittel.

ERGÄNZUNGEN

Quellen-Nachtrag

Paschero beschreibt seine *Thuj.*-Patienten als sicher und selbstständig mit eigennütziger, kalt berechnender Ich-Hypertrophie, wobei eine schützende und ausgleichende Art mit Schuldgefühlen und Reizbarkeit abwechselt. Bei instinktiven Entgleisungen mahnt sofort die Moral. Vergisst Konkretes. Misstrauisch, Furcht vor Fremden, deshalb distanziert. Informationen werden nur angedeutet, um den Arzt zu testen, wie weit er darauf eingeht, und weil die eigenen Vermutungen angezweifelt werden. [84]

Nachträge

„*Thuja* birgt ein dunkles Geheimnis." Hitzewellen im Klimakterium mit Brennen in der Vagina nach zwei Abtreibungen als 20-Jährige. Geheime Sexspiele in Gruppen.
Mehrfach weggeätzte Warze am Hals als Hinweis auf Impfschäden, z. B. Dermatose nach Durchimpfung bei der Bundeswehr. Asthma nach Tetanusimpfung.

Tipp

Es soll bei Viruskrankheiten immer an *Thuj.* gedacht werden, wenn keine handfesten Symptome vorhanden sind. (*Pierre Schmidt,* zitiert nach [58])

Drucksensibler Punkt

Weihepunkt: Ren 12.

Trillium pendulum

Amerikanische Waldlilie. Liliaceae.

Typisches

Hämorrhagie: reichlich, sowohl aktive als auch passive Blutung, gewöhnlich hellrot; aus Nase, Lungen, Nieren und Uterus *(Ip., Mill.).*
Tendenz zu Fäulnis der Säfte.
Krämpfe in allen Körperteilen. [11]

Gemüt

Zorn und Gereiztheit, Furcht vor drohender Krankheit, vor dem Tod. Ruhelos im Bett, muss sich ständig bewegen. Verwirrung in Bezug auf seine Identität; Wahnidee, doppelt zu sein. [11]

Augen

Schmerzen, als ob die Augäpfel herausfallen würden *(Nux-v.).* [11]

Nase

Nasenbluten: reichlich, passiv, hellrot.

Mund

Blutung aus der Zahnhöhle nach dem Zahnziehen *(Ham., Kreos.).* Zunge und Gaumen fühlen sich schmierig an *(Iris-v.)* [11].

Genitalien

Menses: reichlich, alle zwei Wochen, eine Woche oder länger dauernd *(Calc-p.);* nach Überanstrengung oder einer zu langen Fahrt.
Gebärmutterblutung mit Ohnmacht, (Abortus [11]).
Menorrhagie: Regel **reichlich, herausschießend, hellrot; bei der geringsten Bewegung** (*Sabin.*); durch verlagerten Uterus; **im Klimakterium; alle zwei Wochen,** dunkel, klumpig (*Thlas., Ust.*), (mit Empfindung des Herabsinkens im Epigastrium [11]).
Reichliche uterine Blutung im Klimakterium; Periode alle zwei Wochen; blass, von dunklem Aussehen, mit Herzklopfen. Verstopfung und Ohrgeräuschen *(Ferr.);* schmerzhaftes Schwächegefühl in der Magengrube.
Reichliche Uterusblutungen mit äußerster Erschöpfung, Schwindel, **Trübsehen,** Herzklopfen, **Verstopfungsgefühl und Geräuschen in den Ohren** *(Form.)* und schmerzhaftem Schwächegefühl in der Magengrube. Klimakterium mit Schwachsichtigkeit, ängstlichem Aussehen, blass, **schwach,** Blutung kehrt alle zwei Wochen wieder. [10]

Atemwege

Hämoptoe: beginnende Phthisis, mit blutigen Sputa; in fortgeschrittenen Stadien mit reichlichem eitrigem Auswurf und beschwerlichem Husten.

Brust

Heftige Krämpfe am Xiphoid. [11]

Rücken

Empfindung, als ob Hüften und Kreuz auseinanderfielen; Verlangen, sie fest zusammenzubinden [10]; als ob die Sakroiliakalgelenke auseinander fielen; als wären die Beckenknochen gebrochen *(Aesc.)*; mit Blutung.

Verwandtschaft

Komplementär: *Calc-p.* bei Menstruations- und hämorrhagischen Beschwerden. Vgl.: *Chin., Bell., Kali-c., Mill., Lach., Sep., Sulf., Thlas., Ust.*

ERGÄNZUNGEN

Modalitäten

Verschlimmerung: Bewegung; Klimakterium.
Besserung: Anstrengung in frischer Luft; feste Bandagen; Vorwärtsbeugen.

Tuberculinum/Bacillinum

Sputum eines Tbc-Kranken oder tuberkulöses Lungengewebe mit Kaverneninhalt oder humane Stämme von Mycobacterium tuberculosis. Nosode.
Die Potenzen von *Fincke* und *Swan* waren aus einem Eitertropfen präpariert, der aus einem Lungentuberkulose-Abszess oder -Sputum gewonnen war. Die Potenzen von *Heath* stammten von einer tuberkulösen Lunge, in der mikroskopisch Tuberkulosebakterien nachgewiesen wurden. Daraufhin waren die ersteren *Tuberculinum,* die letzteren *Bacillinum* genannt worden. Beide Präparationen sind zuverlässig und wirksam.

Typisches

Geeignet für Personen mit hellem Teint; blauäugige und blonde eher als brünette; groß, schlank, flache, enge Brust; geistig aktiv und frühreif, körperlich schwach; tuberkulinische Diathese.
Wenn bei Tuberkulose in der Familienanamnese **das bestangezeigte Mittel nicht hilft oder keine Dauerwirkung zeigt;** der Name der Krankheit spielt dabei keine Rolle.
Ständiger Symptomenwechsel; Beschwerden befallen ein Organ, dann ein anderes – Lungen, Hirn, Nieren, Leber, Magen, Nervensystem –, beginnen plötzlich und hören plötzlich auf.
Erkältet sich leicht, ohne zu wissen wie und wo; scheint sich jedes Mal zu erkälten, „wenn er zum Luftschnappen nach draußen geht" *(Hep.)*.
Schnelle und ausgeprägte Abmagerung; fällt vom Fleisch, obwohl er gut isst *(Abrot., Calc., Con., Jod., Nat-m.)*.

Gemüt

Melancholisch, verzweifelt; mürrisch, reizbar, übellaunig, verdrießlich; schweigsam, schmollend; von Natur aus liebenswürdig veranlagt, ist er nun am Rande des Wahnsinns.
Alles im Raum erscheint fremd, als wäre er an einem fremden Ort.

Kopf

Kopfschmerzen: chronisch, tuberkulös; Schmerzen stark, scharf, schneidend, von oberhalb des re. Auges zum Hinterkopf; wie von einem eisernen Reifen um den Kopf *(Anac., Sulf.)*; wenn das bestgewählte Mittel nur palliativ wirkt.
Schulkopfschmerz: < durch Lernen oder selbst leichte geistige Anstrengung; bei Gebrauch der Augen in Naharbeit, und wenn eine Brille keine Besserung bringt; bei Tuberkulose in der Anamnese.
Akute zerebrale oder basilare Meningitis mit drohendem Erguss; nächtliche Halluzinationen; erwacht erschreckt und schreiend aus dem Schlaf; wenn *Apis, Hell.* oder *Sulf.* trotz guter Indikationen nicht durchziehen.
Plica polonica; eine Reihe schlimmer Fälle wurde dauerhaft geheilt, nachdem *Bor.* und *Psor.* versagt hatten.

Nase

Haufen kleiner Geschwüre, sehr schmerzhaft, erscheinen nacheinander in der Nase; **grüner, stinkender Eiter** *(Sec.)*.

Rektum

Diarrhö: frühmorgens, plötzlich, imperativ *(Sulf.)*; Abmagerung, obwohl er gut isst *(Jod., Nat-m.)*; Stuhl dunkel, braun, wässrig, übelriechend; gewaltsam abgehend; große Schwäche und reichliche Nachtschweiße.

Genitalien

Menses: zu früh; zu reichlich; zu lang; zögernder Eintritt; mit grässlicher Dysmenorrhö; bei Patienten mit Tuberkulose in der Anamnese.

Atemwege

Der tuberkulöse Primärkomplex beginnt in der Lungenspitze, gewöhnlich in der li. *(Phos., Sulf., Ther.)*.

Haut

Ekzem: knötchenförmig über den ganzen Körper; starker Juckreiz, < abends beim Ausziehen, durch Baden; enorme Mengen weißer, kleieartiger Schuppen; nässend hinter den Ohren, im Haar, in Hautfalten schmerzhaft und wund; feuerrote Haut. Trichophytie*.

Verwandtschaft

Komplementär: *Psor., Sulf.* Wenn *Psor., Sulf.* oder das bestgewählte Mittel nicht durchzieht oder dauerhaft wirkt; *Tub.* folgt *Psor.* als konstitutionelles Mittel bei Heuschnupfen und Asthma. *Bell.* kommt bei tuberkulinischen Krankheiten für akute, kongestive oder entzündliche Attacken in Frage. *Hydr.* verbessert (erhöht) das Gewicht bei mit *Tub.* geheilten Patienten.

ERGÄNZUNGEN

Modalitäten

Verschlimmerung: geschlossene Räume; Bewegung; Anstrengung; feuchtkaltes Wetter, Wetterwechsel; Zugluft; Erwachen; Geräusche; Aufregungen; Denken an die Beschwerden; Gürteldruck.
Besserung: kalter Wind, frische Luft.

Quellen-Nachtrag

Nach *Sankaran* ist der Kern des tuberkulösen Miasmas das Gefühl, eingeschlossen und beengt zu sein, erdrosselt zu werden, weshalb alle Energie eingesetzt wird, aus dieser Lage schnell herauszukommen. Will aus den Fesseln der Gesellschaft heraus, deshalb die Unternehmungen, die Wagemut und Kühnheit erfordern: Erstbesteigungen, Freeclimbing, Fallschirmspringen. [12]

Nachträge

Ständige Katarrhe der oberen Luftwege (alte Lungen-Tuberkulose); rezidierende Anginen; Abmagerung als Kind; schlaflos vor Mitternacht seit der Kindheit; verzögerte Menarche, Menses stark; seit langem chronisch obstipiert. Schweiße bei der geringsten Anstrengung, Wallungen mit Schweiß in der Menopause; Verlangen nach Fett und Eiern; Urininkontinenz beim Laufen und Husten (*Tub.* C 200, später C 1000, danach *Calc.*).

Wenn das Mittel als Nosode nach klinischen Diagnosen eingesetzt wird, bringt es unnötige Unruhe in den Fall. Nach der Simile-Regel angewandt, wirkt es zuverlässig. Reiselust, häufiger Ortswechsel. Asthma zu Hause bei Extrem-Bergsteigern mit Verlangen nach Speck. Neurodermitis-Kinder aus Allergikerfamilien mit Lust auf Gewürztes, Geräuchertes und Speiseeis. Boshafte Kinder, die absichtlich Verbote übertreten und mit ihren Wutanfällen die Familie tyrannisieren. Zerbricht mit Schadenfreude kostbare Dinge, an denen andere hängen. Furcht oder Ekel vor Hunden und Katzen; Tierhaarallergie.
Voegelis Asthmafälle zeigten großenteils eine entscheidende Wende nach Verabfolgung von *Tub.* [99]
Tuberkulinische Fondmittel nach *Vannier: Nat-m., Ferr., Kali-c., Jod., Ars., Phos., Sep., Sil.*
Drainage: *Bry., Crat., Ign., Nux-v., Puls., Rhus-t., Solid.*
Akut: *Abrot., Apis., Arum-tr.*
* Engl. „ringworm" (➤ Anmerkung zu *Nat-m.*).

Tuberculinum bovis [11]

Bovine Stämme von Mycobacterium tuberculosis. Nosode.

Typisches

Vegetative Dystonie, Oophoritis, Chronische Sinusitiden.
Hektische Röte. **Hitzewallungen mit Schweiß.**

Gemüt

Furcht vor einem Ereignis; Erwartungsspannung vor dem Gang zum Arzt oder Zahnarzt. Angst abends, vor Mitternacht. Verträgt es nicht, angesehen zu werden.
Leicht beleidigt, nimmt leicht etwas übel.
Froh und glücklich; Verzweiflung und Reizbarkeit; Erregung; Verlangen, Sachen zu zerbrechen oder zu zerschlagen. **Wirft** Gegenstände nach Personen.
Eigensinnig, starrköpfig. Fleißig, Arbeitswut. Unrast, gestikuliert. **Will wandern** und umherstreifen, Partner wechseln. Verlangen zu reisen. Hartnäckige quälende Gedanken nachts. Redet im Schlaf. Empfindlich auf Geräusche, Musik bessert die Stimmung. Vergesslich.
Eiter aus Pockenpusteln. Nosode.

T

KAPITEL

V Valeriana officinalis – Viola tricolor

Valeriana officinalis

Baldrian. Valerianaceae.

Typisches

Außerordentliche nervöse Erregbarkeit; hysterisches, nervöses Temperament *(Ign., Puls.);* Menschen mit überwiegend intellektuellen Fähigkeiten; wechselhafte Stimmung.
Rote Körperteile werden weiß *(Ferr.).*
Fühlt sich leicht, wie in der Luft schwebend (*Asar., Lac-c.;* als ob die Beine schwebten: *Stict.*).
Überempfindlichkeit aller Sinne *(Cham., Nux-v.).*

Kopf

Gefühl von großer Kälte im Kopf (auf dem Scheitel: *Sep., Verat.*).

Hals

Gefühl, als ob ein Faden im Hals herunterhinge (auf der Zunge: *Nat-m., Sil.*).

Magen, Abdomen, Rektum

Kind erbricht: **geronnene Milch, in großen Klumpen;** dasselbe im Stuhl *(Aeth.);* **sobald es gestillt wurde, nachdem die Mutter zornig war.**
Durchfall vermischt mit konsistenten Teilen wie Stücke geronnener Milch. [49]

Extremitäten

Ischialgie: Schmerz < im Stehen **und wenn der Fuß auf dem Boden ruht** *(Bell.);* beim Ausstrecken des Beins, während des Ausruhens von vorausgegangener Anstrengung; > beim Gehen.
Fersenschmerz: morgens beim Aufstehen in Fersen und Mittelfuß. Schmerzen, > nach Gehen, wie starker Muskelkater. Verrenkungsschmerz im re. Fußgelenk, < Stehen.

Verwandtschaft

Vgl.: *Asaf., Asar., Croc., Ign., Lac-c., Spig., Sulf.* Nach Missbrauch von Kamillentee. Gegen Schmerzen in den Fersen: *Agar., Caust., Cycl., Led., Mang., Phyt.*

ERGÄNZUNGEN

Modalitäten

Verschlimmerung: Ruhe; Stehen; Aufregung; abends.
Besserung: Lagewechsel; Herumgehen; Reiben.

Variolinum

Eiter aus Pockenpusteln. Nosode.
Ist bisher nur unvollständig geprüft.
Hat die gleiche Beziehung zu Pocken wie *Antitoxin* (*Diphtherinum* [11]) zu Diphtherie.
Ein ausgedehnter klinischer Bericht von kompetenten und zuverlässigen Beobachtern bezeugt seinen Heilungswert bei Variola – einfache, zusammenfließende und bösartige – ebenso wie bei Variolois und Windpocken.
Es hat hervorragende Wirkung in allen Potenzen von der C 6 bis zur CM gezeigt.
Als ein Prophylaktikum für oder als Schutz gegen Pocken ist es der einfachen Impfung weit überlegen und absolut sicher vor den Folgeschäden, besonders vor septischen und tuberkulösen Infektionen. Der Nutzen der potenzierten Arznei ist der Stein des Anstoßes für den Materialisten. Aber ist dies schwieriger zu verstehen als die infektiöse Natur von Pocken, Masern oder Keuchhusten? Diejenigen, die sie nicht verwendet haben, sind ebenso wie diejenigen, die das Gesetz der Ähnlichkeit nicht experimentell geprüft haben, keine kompetenten Zeugen. Man teste es und gebe die Fehlschläge der Welt bekannt.

Typisches
Allgemeine Schmerzen: < **im Rücken, im Nacken und in den Beinen;** wie wenn der Rücken durchbricht. [11]
Sklerotische Ablagerungen in den Gefäßen und im Rückenmark. [11]

Augen
Grünsehen beim Aufrichten. Blindheit nach unterdrücktem Kopfgrind. [11]

Magen
Alle Gerüche verursachen Übelkeit. Geschmack eitrig, wie Kupfer. [11]
Streckt die Zunge während des Schlafes heraus. [11]
Brechwürgen nach Nahrungsaufnahme. [11]

Abdomen
Blähsucht, aufgeblasen, sieht aus wie schwanger. Ruhr. [11]

Genitalien
Hodengeschwulst. [4]

Atemwege
Schweratmigkeit. [11]

Rücken
Empfindung, wie wenn kaltes Wasser den Rücken hinunterläuft. [11]

Fieber
Heftiger Schüttelfrost. Hohes Fieber. Übelriechende Schweiße. [11]

Haut
Empfindung, als ob Käfer unter der Haut krabbelten *(Coca).* [11]
Palmarekzem. Pustulöse Ausschläge mit üblem Geruch. Windpocken. [11]
Herpes zoster und Zosterneuralgien. Geschwüre wie mit der Kelle ausgeschöpft. [11]

ERGÄNZUNGEN

Modalitäten

Verschlimmerung: Bewegung; Pockenimpfung.

Quellen-Nachtrag

In den USA wurde die Pockenimpfung abgeschafft, nachdem maligne sarkomatöse Entartungen der Impfnarben wiederholt beobachtet worden waren und homöopathische Ärzte auf ihre guten Ergebnisse mit Statistiken verweisen konnten. [58]

Veratrum album

Weiße Nieswurz. Liliaceae.

Typisches
Für Kinder und alte Menschen; **die Extreme des Lebens;** Personen, die gewohnheitsmäßig frieren und mangelhafte Reaktionsfähigkeit aufweisen; junge Menschen mit nervös-sanguinischem Temperament.
Geeignet für Erkrankungen mit rapidem Absinken der Lebenskraft; völlige Entkräftung; Kollaps.
Ohnmachtsanfälle von der geringsten Anstrengung *(Carb-v., Sulf.);* äußerste Schwäche.
Ohnmachtartiges Schwächegefühl während Hämorrhagie (Ohnmacht: *Trill.*).
Eisige Kälte: an Gesicht, Nasenspitze, Füßen, Beinen, Händen, Armen und vielen anderen Körperteilen. Kältegefühl im Bauch *(Colch., Tab.).*
Schlimme Folgen von Opiumessen und Tabakkauen. Vertreibt häufig schlimme Folgen von exzessivem Gebrauch von Alkohol und Tabak.

Gemüt
Kann es nicht ertragen, allein gelassen zu werden; lehnt es aber hartnäckig ab zu reden. Viele Ängste.
Glaubt, schwanger zu sein oder bald entbunden zu werden.
Manie mit Verlangen, alles zu zerschneiden und zu zerreißen, besonders Kleider *(Tarant.);* mit obszönen, unzüchtigen Reden; erotische oder religiöse Manie *(Hyos., Stram.).*
Wahnidee, taub und stumm zu sein, kann nicht hören. [11]
Wochenbettpsychose. [11]
Selbstgefällig, möchte immer Anerkennung. [13]

Kopf

Kalter Schweiß auf der Stirn (am ganzen Körper: *Tab.*); bei nahezu allen Beschwerden.

Gefühl **eines Eisklumpens am Scheitel,** mit Frösteln (*Sep.); wie von Hitze und Kälte zur gleichen Zeit auf der Kopfhaut; als ob das Hirn in Stücke gerissen würde.

Totaler Haarausfall wegen schwerstgradigem eiternden Ekzem seit Geburt.

Gesicht

Blass, blau, eingefallen; Züge eingesunken, hippokratisch; rot im Liegen, wird blass beim Aufstehen *(Acon.).*

Blau verfärbt, durch Schrecken ausgelöst. [11]

Hals

Kitzelgefühl im Hals und Husten. [11]

Magen

Durst: stark, unstillbar, auf große Mengen sehr kaltes Wasser und saure Getränke; will nur Kaltes.

Verlangen **nach Saurem oder erfrischenden Dingen** *(Ph-ac.).*

Heftiges Erbrechen mit reichlichem Durchfall.

Erbrechen: sehr heftig mit Übelkeit und großer Schwäche; < Trinken *(Ars.);* bei der geringsten Bewegung *(Tab.);* mit nachfolgender großer Schwäche.

Abdomen

Schneidender Schmerz im Bauch wie von Messern.

Rektum

Cholera*: Erbrechen und Stuhlentleerung; Stühle reichlich, wässrig, herausschießend, schwächend; nach Schreck *(Acon.).*

Diarrhö: häufig, grünlich, wässrig, herausschießend; gemischt mit Flocken; schneidende Kolik mit in Händen und Füßen beginnenden Krämpfen, die sich überallhin ausbreiten; erschöpfend, nach Schreck; < bei der geringsten Bewegung; mit Erbrechen, kaltem Schweiß auf der Stirn und nachfolgender Schwäche *(Ars., Tab.).*

Obstipation: kein Drang; Stühle großkalibrig, hart *(Bry., Sulf.);* in runden, schwarzen Bällen *(Chel., Op., Plb.);* durch untätiges Rektum; häufiger Drang wird im Epigastrium empfunden (*Ign.;* im Rektum: *Nux-v.*); schmerzhaft bei Säuglingen und Kindern, nach *Lyc.* und *Nux-v.*

Genitalien

Dysmenorrhö: mit Erbrechen und Stuhlentleerungen oder erschöpfender Diarrhö mit kaltem Schweiß *(Am-c., Bov.);* ist bei jeder Regel so schwach, dass sie zwei Tage lang kaum stehen kann *(Alum., Carb-an., Cocc.).*

Extremitäten

Schmerzen in den Gliedern bei feuchtem Wetter, < Bettwärme, > fortgesetztes Gehen.

Haut

Profus eiternde Ekzeme.

Fieber

Bei kongestivem oder bösartigem intermittierendem Fieber mit extremer Kälte, Durst, **kaltes, eingefallenes Gesicht;** Haut kalt und feucht, große Schwäche; kalter Schweiß auf der Stirn und totenblass im Gesicht.

Verwandtschaft

Folgt gut nach: *Ars., Arn., Chin., Cupr., Ip.* Nach *Camph.* bei Brechdurchfällen und Cholera. Nach *Am-c., Carb-v.* und *Bov.* bei Dysmenorrhö mit Erbrechen und Stuhlabgang.

Modalitäten

Verschlimmerung: geringste Bewegung; nach Trinken; vor und während der Regel; während des Stuhlgangs; beim Schwitzen; nach Schreck. Wochenbett [11].

V

ERGÄNZUNGEN

Modalitäten

Besserung: heiße Getränke; Herumgehen; Zudecken; Liegen.

Quellen-Nachtrag

Gemein: Sechsjähriges Kind schaut aus dem Fenster und wirft auf ein untenstehendes Kind einen Stein. Selbstgefällig: Dreijähriger Junge mit Haarausfall aufgrund eiternder ausgedehnter Ekzeme seit seiner Geburt schaut die Mutter nicht mehr an, wenn sie ihn beim Heimkommen nicht als Erstes gebührend begrüßt, bis sie sich bei ihm entschuldigt. Schlägt Leute auf den Hintern und lacht. Dreist gegen den Vater. [9]

Nachträge

Abgesehen von der lebensrettenden akuten Wirkung bei Kollaps, Darmgrippe etc. – weshalb es von Patienten als **„homöopathische Feuerwehr"** bezeichnet wurde –, spielt eine zentrale Rolle das Gefühl der **Verzweiflung um seine soziale Stellung:** Beschwerden durch verletzte Ehre; die Furcht, ausgeschlossen oder hinausgeworfen zu sein, verspottet zu werden. Liebt pompöses Auftreten. Lügner. Stolz auf seine Stellung, nehmen ihn geschäftliche und finanzielle Verluste schwer mit. Er sieht dann Diebe und Einbrecher, erkennt seine Verwandten nicht. Oder er fällt in religiöse Manie, Gott hält ihn auf dem Schoß, er ist Christus, oder er verzweifelt am Seelenheil. **Betet,** im Knien.
Versucht, am verlorenen Königreich festzuhalten.
Überaktive Kinder, malen, singen, spielen ohne Unterlass. Fröhlich, klatschen in die Hände, ziehen an den Haaren. Frühreif, Schamlos, diktatorisch, wählerisch.
Ziellose Aktivität bei Erwachsenen. Irrt sich bezüglich seiner Identität. Überaus kritisch und tadelsüchtig. Er ist der einzig Gesunde, alle anderen sind verrückt.
Colitis ulcerosa: blutig-schleimige Durchfälle, Verlangen nach sauren Speisen, eiskalte Haut, Verlangen nach warmen Bädern.
Weigert sich zu essen. Feinschmecker, redet viel vom Essen. Gier auf Eis, Gewürztes, Gebratenes, Kaffee, Tee; Abneigung gegen Süßigkeiten. Schluckt seine Fäzes.
Einkoten aus Protest, weil allein gelassen.
Wirft im Zorn mit Sachen: Hilflose Dame in den Neunzigern mit schwerer Herzinsuffizienz erhebt sich, kotet sich ein, geht auf den Balkon, ruft die Leute zusammen und wirft Blumentöpfe in die Menge auf die Straße, weil die Pflegerin sie nach gebührender Vorbereitung für zwei Stunden allein ließ, um ins Theater zu gehen. *Verat.* C 200 beendet den Erregungszustand und leitet eine anhaltende Regenerationsphase der Herzinsuffizienz ein.
* Engl. „cholera ": 1. früher eine unspezifische Bezeichnung für verschiedene gastrointestinale Störungen; 2. Cholera asiatica (Erreger: Vibrio comma).

Drucksensible Punkte

Weihepunkt: Ren 14.
de la Fuye: Di 4, Dü 7.

Veratrum viride

Grüne Nieswurz. Liliaceae.

Typisches

Für vollblütige, plethorische Menschen. Zyanose [11].
Blutandrang, besonders zur Schädelbasis, **zu Brust, Wirbelsäule und Magen.**
Heftige Schmerzen begleiten die Entzündungen.
Kind zittert, zuckt, drohende Konvulsionen; ständiges Rucken oder Nicken des Kopfes.
Sonnenstich, Kopf voll, Pochen der Arterien, geräuschempfindlich; Doppeltsehen oder Halbsehen *(Gels., Glon.).*

Kopf

Ohnmacht und Blässe beim Versuch, sich zu erheben. [11]
Nervöser Kopfschmerz oder Migräne; Blutandrang durch unterdrückte Menses; stark, fast apoplektisch, mit heftiger Übelkeit und Erbrechen.
Apoplexie infolge von Blutüberfülle, heißer Kopf, blutunterlaufene Augen, belegte Stimme.
Konvulsionen: getrübtes Sehen; Basalmeningitis; Kopf nach hinten gezogen; Kind dicht an Spasmen.
Zerebrospinale Krankheiten; mit Spasmen, erweiterten Pupillen, tetanischen Konvulsionen; Opisthotonus; **feuchtkalter, klebriger Schweiß.**
Zunge: weiß oder gelb mit rotem Streifen in der Mitte; trockener oder feuchter, weißer oder gelber Belag, oder auf beiden Seiten kein Belag; fühlt sich verbrüht an *(Sang.).*

Nase

Heftiges und fortdauerndes Niesen. [5]

Magen

Magenschwäche, drückt „gegen die Wirbelsäule", < Liegen auf dem Rücken. Erbrechen im Wechsel mit Stupor. [5]

Harnorgane

Spärlicher, roter Urin.

Brust

Herzschwäche bei Pneumonie. [11]
Puls: steigt plötzlich an und sinkt allmählich bis unter normal; **langsam, weich, schwach;** unregelmäßig, intermittierend *(Dig., Tab.).*
Voller, harter, schneller Puls. Langsamer, voller Puls, hart wie Eisen.
Verat-v. sollte nicht einfach gegeben werden, „um den Puls herunterzubringen" oder „die Herztätigkeit

zu kontrollieren“, sondern, wie jedes andere Mittel auch, aufgrund der Totalität der Symptome.

Extremitäten

Akuter Rheumatismus, starke Schmerzen in Gelenken und Muskeln *(Bry., Sal-ac.)*.

Haut

Erysipel; phlegmonös an Gesicht und Kopf mit schmalem, deutlich umschriebenem roten Streifen auf der Mitte der Zunge und Delirium. [88]

Fieber

Hohes Fieber.

ERGÄNZUNGEN

Quellen-Nachtrag: Fallbeispiel

Herzinsuffizienz bei dekompensierter Hypertonie: 81-jährige Frau; Nase bläulich und kalt; kollapsartiger Schwindel; Puls unregelmäßig, hart und voll; Hände kalt schweißig; Knöchelödeme (D 15). [7]

Tipp

Nach *Kurt Wiener* wichtigstes Mittel bei Poliomyelitis neben *Gels.* und *Lath.*

Drucksensibler Punkt

Weihepunkt: Ni 25 li.

Viburnum opulus [11]

Gemeiner Schneeball. Caprifoliaceae.

Typisches

Allgemeines Übelkeitsgefühl mit Beckenbeschwerden. Angezeigt bei aus der Krankengeschichte bekanntem Vorkommen **heftiger Dysmenorrhö** oder Nachwehen oder häufiger und sehr früher Fehlgeburten. **Abortusgefahr** in den ersten Wochen der Schwangerschaft,

Motorische Unruhe bei subkortikaler Erregung. Verlangen herumzugehen.

Schmerzen beginnen im Rücken, ziehen auf einer Seite des Hypochondriums herum und gipfeln in einem heftigen Abwärtsdrängen hinunter in den Oberschenkel.

Gemüt

Gehobene Stimmung, öfter gefolgt von Depression. Verwirrung, als ob sie nicht sagen könnte, wo sie war oder was sie tat oder tun wollte, morgens beim Erwachen. Reizbar, möchte allein sein. Deprimiert.

Kopf

Beim Versuch, sich aufzusetzen, wird ihr schwach. Ist nicht imstande, den Geist auf die gewohnte Tätigkeit zu richten.

Schwindel: nachmittags, beim Schließen der Augen, < Treppabgehen oder beim Herumgehen in einem schlecht beleuchteten Raum; mit Neigung, nach li. abzuweichen; als ob er beim Aufstehen vom Sitzen nach vorne fallen würde. < Hinabbeugen. Schwere über den Augen, muss zweimal hinsehen, um einen Gegenstand sicher zu erkennen. Die Schmerzen machen sie so nervös, dass sie nicht ruhig sitzen kann.

Kopfschmerz bei jedem Hustenstoß; Hämmern im Kopf; Beginn um 15 Uhr, < gegen Abend und nachts; Supraorbitalregion, ausstrahlend zum Scheitel und Hinterkopf; parietal; zermalmend; als ob sich der Kopf öffnen und schließen würde; < Pressen zum Stuhlgang.

Kopfhaut berührungsempfindlich; als würde am Haar gezogen.

Gesicht

Sehr blass, mit dunklen Ringen unter den Augen.

Genitalien

Männlich: **Schmerzen und Schwellung** der Nebenhoden und Hoden der li. Seite, am nächsten Tag Epidydimitis re., so schmerzhaft und geschwollen, dass er ein Suspensorium tragen muss.

Weiblich: **Menstruationsschmerz** mit Gefühl, **als ob der Atem ihren Körper verlassen würde** und das Herz aufhörte, zu schlagen.

Krampfhafte Wehen; falsche Wehen vor oder nach echten Wehen. Abdominalspasmen schießen die Beine hinunter. Schmerzhafte Geburt. Wehenartige Schmerzen von außerordentlicher Heftigkeit. Gussweise Blutung.

Wie **gestaut in den Beckenorganen. Krampfartige, kolikartige Schmerzen** in beiden Adnexbereichen. Pelviner Krampf rund um das Becken zum Uterus

erstreckt sich auf Dickdarm, Ureteren, Oberschenkel und Waden.

Modalitäten

Verschlimmerung: plötzliche Erschütterung, Bewegung, 15 Uhr, nachts; Linkslage (hämmernder Schmerz im li. Hypochondrium von 23–3 Uhr).
Besserung: Ruhe; Niederlegen; frische Luft; Herumgehen.

Viola odorata [11]

Wohlriechendes Veilchen. Violaceae.

Typisches

Lymphatisch-nervöses Temperament. Nässendes Ekzem auf dem Kopf. Rheumatismus der Deltamuskeln und Handgelenke. **Kreuzweises Auftreten von Symptomen: li. oben, re. unten.**

Gemüt

Große Erwartungsangst. Gefühle werden vom Intellekt beherrscht, zeigt sie nicht; analysiert sich selbst. Abneigung gegen Musik, besonders Violine. Erregung, äußerliche Spannung. Hysterische Stimmung mit ständigem Weinen, ohne zu wissen warum. Zustrom unausgegorener und verwirrter Ideen. **Kann nur die halbe Idee erfassen,** ordnet sie richtig ein, kann sie aber **nicht behalten.** Kindisches Benehmen, ungehorsam, verweigert Nahrung, spricht mit sanfter leiser Stimme.
Konzentrations- und Gedächtnisschwäche mit Vergesslichkeit.

Kopf

Schwindel: Drehschwindel, auch im Sitzen.
Kopfschmerzen, manchmal mit Krämpfen in den Augen und leuchtenden Kreisen im Gesichtsfeld. Ziehen im li. Stirnhöcker. Kopf fühlt sich schwer an und sinkt nach vorne. Empfindung von Schwäche in der Nackenmuskulatur.

Augen

Schmerz vom li. Auge bis zum Scheitel < beim Husten. Chronische Chorioiditis mit fürchterlich klopfendem Kopfschmerz in der re. Schläfe.
Hordeola. Krampf in den Augenlidern; Verlangen, die Augen zu schließen.

Ohren

Ohrenleiden in Verbindung mit Schmerz in den Augäpfeln. Bringt unterdrückten Ausfluss wieder, Absonderungen aus beiden Ohren mit Taubheit verschwand nach einer Dosis der Urtinktur.

Nase

Heuschnupfen < Gräser, Hausstaub, Nüsse, Tierhaare [73]. Heiserkeit gefolgt von Schnupfen. Empfindung, als ob der harte Gaumen ausgetrocknet wäre.

Hals

Epitheliom der Tonsille mit Dysphagie und Erstickungsanfällen.

Magen

Verlangen nach Kartoffeln, Fleisch.

Rektum

Afterjucken, jeden Nachmittag. Würmer.

Harnorgane

Urin: stinkt wie Katzenurin.

Genitalien

Männlich: Pollutionen, gefolgt von Kopfschmerz.
Weiblich: Dysmenorrhö; Mens stark, anfangs schmerzhaft.

Atemwege

Keuchhusten nervöser, dünner kleiner Mädchen. **Dyspnoe hauptsächlich tagsüber,** in lang dauernden Anfällen; trockener, kurzer, heftiger Husten mit viel Atemnot.
Atmung erschwert und kaum wahrnehmbar, mit schmerzhafter Ausatmung, qualvoller Angst und heftigem Herzklopfen. Brustbeklemmung weckt sie. Sputum reichlich, fadenziehend, geleeartig.

Modalitäten

Verschlimmerung: Rückwärts- und Vorwärtsbeugen des Kopfes; tagsüber (Husten); kalte Räume; trübe, nasse Tage (Heiserkeit und Sehkraft).
Besserung: beim Aufstehen am Morgen (Knochenschmerzen).

ERGÄNZUNGEN

Nachtrag

Schmerzen im Handteller nach Violinspielen *(Calc., Kali-c., Mag-p.);* Dupuytren.

Viola tricolor [11]

Wildes Stiefmütterchen. Violaceae.

Typisches

Hautkrankheiten, besonders des behaarten Kopfes bei Kindern. Kombination von Harnwegssymptomen mit Hautleiden. Nervenleiden nach Unterdrückung von Hautausschlägen.

Gemüt

Unzufrieden, reizbar, schlecht gelaunt tagsüber, abends fröhlich und heiter. Hast, einstürmende Gedanken, wie von innerlicher, qualvoller Angst mit großem Schwächegefühl. Angst nach dem Essen, während Fieber, vor der Zukunft. Sehr empfindlich, Neigung zu schimpfen und Streitsucht. Lästig, geht auf die Nerven. Abneigung gegen Arbeit; Neigung, zu sitzen. Gedächtnisschwäche. Geistige Schwäche nach Pollutionen.

Mund

Die Zunge ist voller Schleim mit einem bitteren Geschmack, das Essen schmeckt aber wie gewohnt.

Harnwege

Häufiger Harndrang, mit reichlichem Abgang von Urin. Urin stinkt wie Katzenurin. Enuresis.

Extremitäten

Rheumatismus und Gicht; Gelenkrheumatismus mit juckendem Ausschlag um die Gelenke.
Zucken der Hände und geballte Fäuste während des Schlafes.

Haut

Milchschorf bei Brustkindern oder bei kürzlich entwöhnten Säuglingen. Impetigo des behaarten Kopfes und des Gesichts bei Kindern und erwachsenen Frauen. Unerträgliches Jucken, vorzüglich nachts, der Ausschlag nimmt das ganze Gesicht ein, selbst hinter den Ohren, nur die Lider sind ausgenommen. Tinea capitis; Favus und Pilzbefall bei Kindern und Erwachsenen mit Lymphknotenschwellung. Jauchige Geschwüre mit heftigem Jucken.

Modalitäten

Verschlimmerung: nachts; im Winter.

KAPITEL

W X Y Z Wyethia helenoides – Zingiber officinale

Wyethia helenoides [11]

Wyethia helenoides. Melarhiza inuloides. Compositae.

Typisches: **Heuschnupfen:** Trockene Empfindung im Hals trotz reichlichen Schleims. Kribbeln an den Rändern der Augenlider. Lippen fühlen sich an wie verbrüht oder geschwollen. Weicher **Gaumen juckt, muss ihn dauernd mit der Zunge bearbeiten.** Niedergeschlagen. Mildes Augensekret, Niesanfälle. Scharfes Nasensekret, Husten.

X-Ray [11]

Potenzierte Röntgenstrahlen.

Diese von *H. C. Allen* [97] ausführlich beschriebene Nosode geht auf *Bernhardt Fincke* und einen der ersten Prüfer, *J. B. Campbell,* zurück.

Typisches

Hebt die Vitalkraft geistig und physisch wieder an, nachdem sie durch die toxischen Wirkungen von Röntgenbestrahlungen auf Knochen und weiche Gewebe unterdrückt wurde.

Unterdrückte Symptome kommen bei tiefsitzenden, sykotischen konstitutionellen, oft bösartigen Krankheiten, bei denen es schwerfällt, das vorherrschende Miasma zu erkennen, wieder an die Oberfläche zurück. Bei Rheumatismus und Neoplasien in Erwägung ziehen.

Gemüt

Seelisch reizbar. Aufhellung der geistigen Funktionen nach scharfem, stechenden Schmerz in der li. Schläfe, die ihn ins Taumeln bringt, dieser Impuls wird unmittelbar am Herzen gespürt.

Seelische Niedergeschlagenheit nach kurzen Momenten des Schlafens, zwölf Tage lang.

Aufgeregter geistiger Zustand während reichlicher Menses, würde am liebsten jemanden umbringen.

Misanthropie während einer Nierenkolik, wollte keine Fragen beantworten, niemanden sehen und mit niemanden sprechen, völlige Erschöpfung.

Yucca filamentosa [11]

Palmlilie. Liliaceae.

Typisches

Leberleiden mit Kopfschmerzen und nervösen Störungen, Roemheld-Syndrom. Schmerzhafte Leberkongestion, vermehrter Gallenfluss, übler Mundgeruch, gelbliche Zunge oder bläulich-weiß mit Zahnabdrücken, Subikterus, Durchfallneigung mit braunen, galligen Stühlen.

Frostig, wenn vom Ofen entfernt.

Gemüt

Laszive Phantasien; empfindlich gegen Geräusche; macht Fehler beim Schreiben und Sprechen, benutzt falsche Worte; Gedächtnisschwäche, Gedanken wandern.

Launenhaft, traurig.

Kann sich nicht erinnern, was er gelesen hat, mit argen Schmerzen in der re. Seite, die dann in der Herzspitze auftreten.

Dumpfe Empfindung im Kopf um 13:30 Uhr; als andere zu ihm sprechen, scheint er zu verstehen, zwei Minuten später weiß er nicht mehr, was gesagt wurde.

Kopf

Kopfschmerz: schwer, drückend, pochend. Frontal, in beiden Schläfen, bis zu den Augen ausstrahlend,

Abneigung gegen Licht, < Geräusche, Bewegung und Hitze.
Gefühl, als bliese kalte Luft auf die li. Seite der Kopfhaut.

Augen
Haloniert. Jucken und Brennen im li. Auge.

Mund
Der Gaumen ist weich und trocken; muss trinken, um ihn zu befeuchten; Geschmack verfaulter Eier.

Hals
Äußerer Hals: Engigkeit um den Hals, abends, muss den Kragen abnehmen,
Empfindung, **als hinge etwas hinten die Choanen hinunter,** kann es aber weder nach unten noch nach oben bringen. Fadenziehender Schleim hinten im Hals.
Tonsillen dunkelrot, Pharynx voller Granula, dunkelrot, Schleimfäden vom Mund zum Zungengrund.

Abdomen
Gebläht nach dem Abendessen, schmerzhaft. Viele geruchlose Flatus. Kolik: Krampfhafte Schmerzen nach dem Frühstück > Hinlegen und Zusammenkrümmen, < Bewegung; gefolgt von Diarrhö.

Rektum
Ständiger Stuhldrang; Tenesmen, < nach dem Stuhl, > Windabgang. Diarrhö folgt auf die kneifenden Schmerzen im Abdomen. Mehrere gelbliche Stühle innerhalb einer Stunde.

Harnorgane
Reizblase, Pollakisurie, Brennen. Ödematöse Röte um den Meatus urethrae. Urin vermehrt, hohe Dichte.

Genitalien
Erektionen die ganze Nacht, den ganzen Vormittag, **kann nicht studieren wegen sexueller Vorstellungen.**

Brust
Zusammenschnüren in der ganzen Brust und im Herzen. Momentaner Schmerz in der Herzregion.

Rücken
Zervikalschmerz mit Opisthotonusneigung. Schlimmer Schmerz in der li. Skapula, um 21 Uhr. Rückenschmerzen.

Extremitäten
Krampfende Schmerzen in den Knien, an der Hinterseite des li. Beines, über dem Knöchel, wie verrenkt.

Modalitäten
Verschlimmerung: Geräusche; Bewegung; Druck.
Besserung: Vorwärtsbeugen.

Zincum metallicum

Zink. Element.

Typisches
Personen, die an zerebraler und nervöser Erschöpfung leiden; Mangel an Lebenskraft; **mangelnde Gehirn- oder Nervenkraft;** zu schwach, um Exantheme oder die Menses hervorzubringen, auszuhusten, zu urinieren; zu verstehen, sich zu erinnern.
Unaufhörliches und heftiges Unruhegefühl in den Füßen oder unteren Extremitäten; muss sie ständig bewegen.
Bei zerebralen Affektionen: Bei drohender Gehirnlähmung; wo die natürliche Heilkraft zu schwach ist, um Exantheme zu entwickeln *(Cupr., Sulf., Tub.);* bewährt bei Hydrozephalus.
Konvulsionen: während des Zahnens, mit blassem Gesicht, keine Hitze, mit Ausnahme vielleicht des Hinterkopfes, kein Temperaturanstieg (umgekehrt: *Bell.*); Rollen der Augen; Zähneknirschen.
Automatische Bewegung von Händen und Kopf, oder einer Hand und des Kopfes *(Apoc., Bry., Hell.).*
Chorea: durch unterdrückten Ausschlag; durch Schreck.

Gemüt
Kind wiederholt alles, was zu ihm gesagt wird.
Somnambulismus nach unterdrückten Emotionen. [11]

Sehr nervös.
Beschwerden durch Demütigung, Kummer, Kränkung, Schreck oder nach sexuellen Exzessen. Bringt es nicht über sich zu arbeiten. Lachen abwechselnd mit Traurigkeit; Furcht abwechselnd mit Traurigkeit. Furcht vor Abwärtsbewegung, Alleinsein, vor Dunkelheit, vor eingebildeten Dingen. **Religiöse Gemütsstörungen.** [11]
Empfindlich gegen Geräusche, Papierknistern, **Stimmen;** < Musik, Blasmusik, Klavierspiel.
Alkoholismus. Delirium tremens, manisches, rasendes Delirium; **flieht und springt plötzlich aus dem Bett auf;** flüstert, kann nur schwer beruhigt und zurückgehalten werden. **Manie nach unterdrückten Hautausschlägen.** Boshaft, gemeine, böse Streiche von Schuljungen an Mitschülern oder Lehrern.
Wahnidee, das Bett würde schaukeln, Gegenstände seien doppelt, er habe Böses getan, er würde ermordet; er werde stürzen; der Teufel sei hinter ihr her; man wolle ihn festnehmen; sieht Diebe.

Kopf
Clavus hystericus.

Gesicht
Gesicht abwechselnd blass und rot.

Magen
Hunger: Heißhunger gegen 11 Uhr oder 12 Uhr *(Sulf.)*; **große Gier beim Essen;** kann nicht schnell genug essen (beginnende Gehirnerkrankung bei Kindern).

Harnorgane
Kann **den Harn nur** nach hinten gebeugt sitzend **ausscheiden.**

Genitalien
Fühlt sich immer in jeder Hinsicht besser, **sobald die Regelblutung einsetzt; sie erleichtert alle ihre Leiden;** diese kehren aber wieder, sobald die Blutung aufhört.
Kopfschmerzen setzen während der Menses aus; > an der frischen Luft.

Rücken
Spinale Affektionen; **Brennen entlang der ganzen Wirbelsäule;** Rückenschmerzen, **viel < durch Sitzen,** > durch Umhergehen *(Cob., Puls., Rhus-t.)*.
Spinale Reizung; große Entkräftung.
Kann Berührung des Rückens nicht ertragen *(Chin-s., Tarant., Ther.)*.
Lumbalgie: < beim Umdrehen im Bett, Aufstehen von einem Sitz, Bücken, beim Gehen; > Bein anziehen *(Coloc.)*, fortgesetzte Bewegung. [11]

Extremitäten
Exzessives nervöses Bewegen der Füße im Bett Stunden nach dem Hinlegen, sogar im Schlaf.
Füße schweißig und um die Zehen wund; stinkender, unterdrückter Fußschweiß.
Frostbeulen, schmerzhaft, < durch Reiben.
Zucken und Rucken einzelner Muskeln *(Agar., Ign.)*.
„Muskel-Zucken hie und da am Körper. Fippern in verschiedenen Muskeln. Fippern und Zucken in verschiedenen Muskel-Theilen. Viel sichtbares Zucken am Körper und im Gesichte. Sichtbares Zucken in beiden Armen und Händen. Heftiges Zittern aller Glieder." [2]
Schwäche und Zittern der Extremitäten; der Hände beim Schreiben; während der Menses.

Schlaf
Kind schreit im Schlaf auf; der ganze Körper zuckt im Schlaf; wacht erschreckt auf, schreckt hoch, **rollt den Kopf von einer Seite auf die andere.**

Schweiß
Kann während eines Schweißausbruchs keine Bedeckung vertragen.
„Nacht-Schweiß, die ganze Nacht, mit Hitze; sie konnte keine Decke leiden." [2]

Verwandtschaft
Vgl.: *Hell., Tub.* bei beginnenden Gehirnerkrankungen durch unterdrückte Ausschläge.
Wird gut gefolgt von *Ign.*, aber nicht von *Nux-v.*, welches nicht passt.
Feindlich: Cham. und *Nux-v.* sollten weder vorher noch nachher verwendet werden.

Modalitäten
Verschlimmerung: Weintrinken (viele Symptome), selbst einer kleinen Menge *(Alum., Con.)*. „Wein erhöht sehr fast alle Beschwerden, selbst wenn sie schon durch Kampher getilgt schienen." (CK V, 1241)

Besserung: Aushusten (Symptome der Brust); Urinieren (Symptome der Blase); Samenergüsse (Symptome des Rückens; < dadurch: *Cob.*); Regelblutung (allgemein).

ERGÄNZUNGEN

Quellen-Nachtrag

Kinder, die mit den Genitalien spielen. Tics und Unruhezustände bei verzögerter Pubertät. [36]
Hepatitis-B-kranker Arzt fiel in ein Leber-Delirium und musste von mehreren Personen festgehalten werden; Heilung durch *Zinc.* [13]

Nachträge

Übelkeit: Würgen mit Erbrechen bitteren Schleims und zuletzt des Gegessenen unter Hustenstößen, Wärmegefühl im Bauch, Schweiß, mit Frösteln über die Arme, Schütteln des Körpers, leerem Aufstoßen, Schlucksen, Kollern und Kneifen im Bauch; > Gekrümmtsitzen, beim Aufrichten sofort schlechter.
Antwortet langsam. Betäubung; durch Scharlach, während der Menses, nach Nasenbluten. Macht Gesten und Gebärden.

Drucksensible Punkte

Weihepunkte: Ma 12 re., Pe 6, Du 19.

Zingiber officinale [11]

Zingiber officinale, Ingwer, Zingiberaceae.

Typisches

Affiziert sind Lungen, Nasenschleimhäute, Ozaena und Katarrh der Choanen. Wie viele Gewürze hat auch *Zing.* Eine besondere Wirkung auf die Verdauungsorgane – Diarrhö nach Melonen, Flatulenz, Druck im Magen wie von einem Stoß, < Essen von Brot.

Gemüt

Fröhlich, gut gelaunt, ein angenehmes Gefühl im Innern. Asthma ohne Ängstlichkeit.
Erhöhte Hirnaktivität. Vergesslich, schwaches Gedächtnis. Reizbar und frostig, abends, während der Menses. Nervös und zappelig. Füße sehr unbehaglich und wusste nicht, was tun.

Kopf

Als sei der Kopf zu groß. Verwirrt und leer im Kopf. Als würde beim Vorbeugen der Inhalt des Kopfes in die Stirn und Nasenwurzel gepresst. Kopfschmerz, als drücke das rechte Auge heraus.
Stirnkopfschmerz: Als drücke ein Brett durch den Kopf, betäubend schwerer Kopfschmerz etwa 1½ Stunden gegen 11 h, ziehend über der Stirn und Nasenwurzel, < Anstrengung.
Drückender Hinterhauptskopfschmerz, li. Lachen und Reden < den Kopfschmerz.

Augen

Wie ein Sandkorn im Auge.

Zähne

Leicht ziehender Schmerz im li. Unterkiefer von zwei Molaren zum 1. Schneidezahn; in allen Zähnen gegen 17 h, zum 1. Schneidezahn 22 h und nachts, ziehend im li. Unterkiefer. Ziehender Schmerz im li. Oberkiefer zu den Schläfen.

Hals

Als ob ein Hindernis im Hals wäre.

Magen

Verdauungsschwäche, schwer wie ein Stein im Magen, < Essen von Brot, nach Melonen. Viel Durst. Aufstoßen und Diarrhö. Übelkeit. Übersäuerung. Erbrechen von Schleim wie bei Trinkern.

Abdomen

Stiche in der Milz. Beim Stehen zusammenziehender Schmerz durch das Abdomen, bald danach Stuhlgang. Scharfer Schmerz in der li. Ileozökalregion.

Rektum

Durchfall wässrig, reichlich anfangs, dann spärlich mit großer Flatulenz. Schneidender Schmerz in den Därmen, < morgens, < durch verdorbenen Magen, nach Trinken unreinen Wassers. Röte und Jucken am Anus.

Harnorgane

Polyurie. Harn dick, trüb, dunkelbraun, von scharfem Geruch. Prolongierte Harnverhaltung, nach Fleckfieber. Akuter Schmerz im Orificium uretrae, stechend-brennend beim Urinieren.

Genitalien

- Männlich: Präputiom juckt, fühlt sich kalt an. Schmerzhafte Erektionen. Vermehrtes sexuelles Verlangen. Nächtliche Samenergüsse.
- Weiblich: Mens zu früh und zu reichlich. Blut dunkel, geronnen.

Atemwege

Feines Kratzen im Kehlkopf reizt zu trockenem hackendem Husten. > Wassertrinken. Schleimrasseln, manchmal Auswurf von dickem Schleim. Schmerzhafte Atmung, < nachts, muss sich im Bett aufsetzen, < jeden Morgen zwei, drei Stunden. Pleuritische Schmerzen.

In der Herzregion heftiger, fein stechend-drückender Schmerz.

Rücken

Torticollis mit Kopfschmerz und Übelkeit. Rückenschmerz wie von Schwäche, lahm, wie wundgeschlagen, < beim Sitzen und Anlehnen, oder von Gehen und Stehen. Steifigkeit.

Rheumatisch ziehende Schmerzen in den Extremitäten.

Schlaf

Durchschlafstörung von 3 h bis frühmorgens.

Modalitäten

Verschlimmerung: Berührung, Liegen, Bewegung, Aufstehen, Lachen und reden, abends und nachts, in kalter und feuchter Luft. Brot, Melonen.

Besserung: Sitzen, Stehen, Abdecken.

Antidot: *Nux-v.*

Anhang

Henry C. Allen

Henry C. Allen (➤ Abb. A.1), in Nilestown nah bei London in Ontario geboren, stammte aus einer bekannten Vermonter Familie, die mehrere Generäle hervorgebracht hatte, mütterlicherseits von den Kolonisten der Massachusetts Bay ab. Er studierte am Western Homeopathic College in Cleveland, Ohio, wo er 1861 promovierte, und später am College of Physicians and Surgeons von Kanada. Bald nach seiner Graduierung diente er als Armeechirurg unter General Grant.

Nach dem Krieg gegen die Südstaaten wurde ihm eine Professur für Anatomie an seiner Alma Mater in Cleveland angeboten, wo er auch praktizierte. Später nahm er einen Ruf für den gleichen Lehrstuhl am Hahnemann Medical College von Chicago an, wo ihm 1868 auch der Lehrstuhl für Chirurgie als Nachfolger für Dr. Beebe angetragen wurde, den er aber nicht annahm. Nach seiner Heirat praktizierte er von 1868 bis 1875 in Brantford, Ontario, und war dann ordentlicher Professor für Materia Medica an der Universität von Michigan.

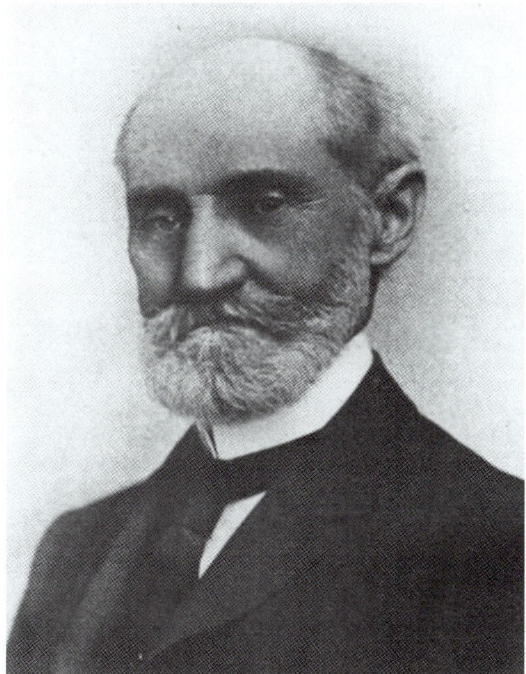

Abb. A.1 Henry C Allen

1892 gründete er das Hering Medical College und Hospital, wo er Dekan und Professor für Materia Medica bis zu seinem Tod 1909 war. In den 1890er-Jahren machte sich ein Wandel in der homöopathischen Lehre bemerkbar. Die Ausbildung an vielen Schulen bezog sich oft auf neue Methoden und vernachlässigte die Lehre Samuel Hahnemanns. Die meisten Absolventen dieser Schulen hatten sich oberflächlich mit der Therapeutik befasst und zeigten pathologische Liebhabereien, wussten aber wenig über Homöopathie. *Allen* arbeitet aktiv daran, das Organon wieder in die Lehrpläne der Schulen aufzunehmen. Wie *Hahnemann* und *Hering* vor ihm verteidigte *Allen* leidenschaftlich die induktive Methode, wie sie im Organon beschrieben wird. *Allen* war eine der Leitfiguren für die Homöopathie nach *Hahnemann*. Seine Bemühungen waren ausschlaggebend für die Gründung der International Hahnemannian Association (IHA). Obwohl er standfest die Grundsätze von *Hahnemann* befolgte und verteidigte, war er stets um eine konstruktive Diskussion bemüht. *Allen* war Ehrenvorsitzender des Amerikanischen Instituts für Homöopathie, Mitglied und Ehrenmitglied zahlreicher wissenschaftlicher Gesellschaften, Ehrenvizepräsident vom Cooper Club in London, England, und Ehrenmitglied der Homöopathischen Gesellschaft in Kalkutta. Der folgende Auszug aus einer Würdigung durch die IHA charakterisiert Allen sehr treffend: *„Sein Leben und seine Motive [waren] frei von Vorwürfen und seine Handlungsweise entsprach höchsten homöopathischen Standards. Er war so absolut selbstlos wie man über-*

haupt sein kann. Er stand immer für die reine und unbefleckte Homöopathie ein und ihre Interessen waren ihm oberstes Gebot.“

Jahrelang war *Allen* Herausgeber der „Medical Advance“ und schrieb für diese und andere Zeitschriften eine Vielzahl von Artikeln. Von seinen Büchern sind außer den „Keynotes of Leading Remedies“ am bekanntesten „The Homeopathic Therapeutics of Intermittent Fever“, „The Homeopathic Therapeutics of Fevers“, „Therapeutics of Tubercolous Affections“ und die „Materia Medica of the Nosodes“. Außerdem besorgte er die Überarbeitung von *Bönninghausens* Taschenbuch.

Allen vertrat die Auffassung, dass die Voraussetzung für eine erfolgreiche Verordnung eines Mittels die sorgfältige und umfassende Fallaufnahme ist. So sagte er: *„Eines unserer Haupthindernisse für Fortschritte bei unserem Studium der Homöopathie ist die Art und Weise, wie wir Fälle aufnehmen. Wir rückbesinnen uns nicht auf Hahnemanns System der Therapeutik. Es besteht ein großer Unterschied zwischen diagnostizierten Symptomen und Symptomen der Therapeutik. Diagnostizierte Symptome sind die einer Krankheit eigentümlichen Symptome, während die therapeutischen Symptome den Patienten als Person betreffen. Je mehr heute die Bedeutung von Symptomen für eine Diagnose zunimmt desto weniger Wert haben diese für die Mittelauswahl. Homöopathie ist im Grunde so einfach wie das „Wegrollen eines Baumstamms“.* (2009 Hahnemann Institut)

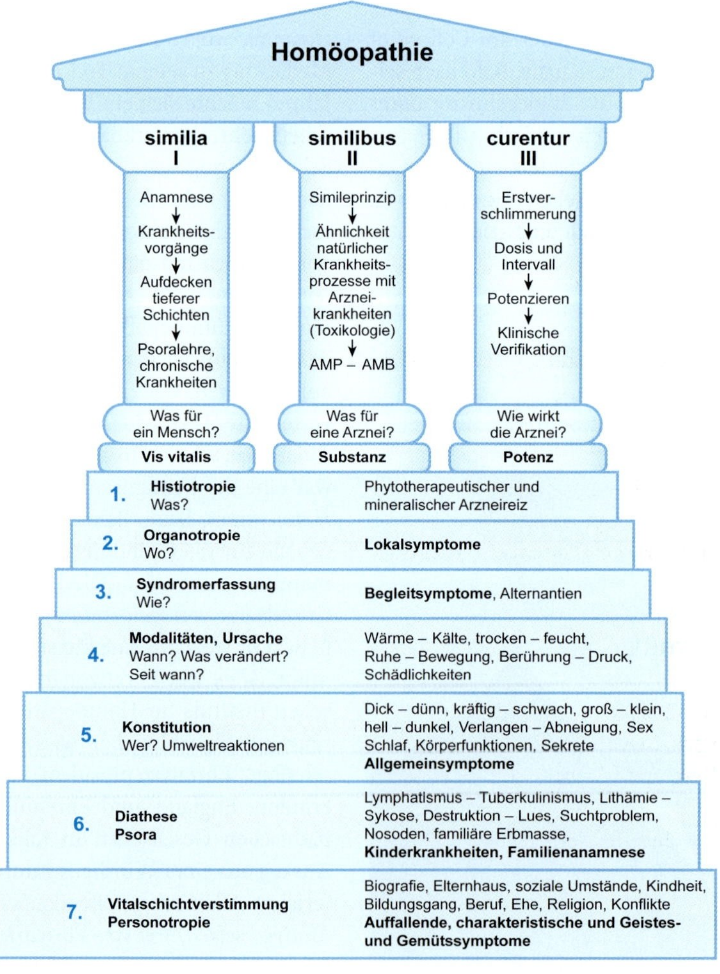

Abb. A.2 Sieben Schichten der Ähnlichkeit [L231]

Säulen der Homöopathie und Schichten der Ähnlichkeit

Die Homöopathie mit ihrem Ähnlichkeitsprinzip („Similia simiblilus curentur") fußt auf drei Säulen und beinhaltet in der fachgerechten Anwendung sieben Schichten der Ähnlichkeit (➤ Abb. A.2).

Gewichtung der Symptome

Die Wertung der einzelnen Zeichen und Symptome richtet sich nach den Schichten der Ähnlichkeit.

I. Auffallende, sonderliche Symptome

- Symptom ist an und für sich sonderlich (z. B. Sepiasattel).
- Symptom wird durch die Modalitäten sonderlich (z. B. Kopfschmerz nur in der Sonne).
- Durch die Lokalisation (z. B. Warzen am Handteller).
- Empfindungen – konstanter Art.
- Auffallend durch die Erstreckung (z. B. Kopfschmerz strahlt zur Zunge aus).
- Beginn und Ende eines Symptoms (plötzlich, allmählich.)
- Kombination von zwei Symptomen.
- Wenn ein erwartetes Symptom fehlt (z. B. Herzpatient schläft links, Fieber-Patient st durstlos).

II. Geist und Gemüt

- Willens- und Gemütslage (Suizid, Selbsterhaltung, soziales Verhalten).
- Vernunft und Verstand (Ängste, Wahnideen, Delirien).
- Angelerntes (Sprechen, Schreiben).

III. Allgemeines - „Ich habe, mir ist ..."

- Wundverhalten.
- Sekrete (Zeit, Modalitäten), Farbe, Geruch, Beschaffenheit.
- Abneigungen, Zuneigungen.
- Menses.
- Schlaf.

IV. Ursachen

- Trauma.
- Schreck, Schock.
- Operationen.
- Umwelteinflüsse, meteorologisch, thermisch etc.

V. Begleitsymptome (Beispiel)

Häufiger Harndrang beim Nachlassen von Kopfschmerz.

VI. Alternantien (Beispiele)

- Gesicht abwechselnd rot und blass.
- Hämoptoe nach unterdrückter Mens.

VII. Lokalsymptome (Beispiel)

Risse zwischen den Zehen.

Wahl der Potenz und Dosierung

Potenzwahl

Die Verordnung auf den niederen Ähnlichkeitsschichten erfolgt mehr nach histiotropen und organotropen Gesichtspunkten und erfordert Tiefpotenzen. Um Hochpotenzen zuverlässig wirksam verordnen zu können, ist der Besuch von Repertorisationskursen unerlässlich sowie das eingehende Studium

der Grundlagenliteratur mit folgenden Werken:
Hahnemann S. Organon der Heilkunst. 6.A. München: Elsevier
Kent JT. Vorlesungen zur Theorie der Homöopathie. Stuttgart: Haug
Jahr GHG. Die Lehren und Grundsätze der gesamten theoretischen und praktischen Homöopathie. Euskirchen: G. H. G. Jahr
Die Hierarchisierung der aufgenommenen Liste von Zeichen und Symptomen muss sicher beherrscht werden. Hochpotenzen wirken viel tiefer in die kranke Person und auch viel länger, sie haben den Charakter eines Depot-Präparates, eine Nachmedikation ist nicht nötig sobald die Reaktion läuft.

- Wenn ein klares Syndrom vorhanden ist, kann das angezeigte Mittel in der C 30 gegeben werden.
- Sind gute Modalitäten vorhanden, kann das Mittel bis zur C 200 gegeben werden.
- Auf den Schichten der Konstitution und der Diathese kann – je nach Reaktionskraft – ab C 30 (allmählich höhergehend) verordnet werden bis C XM.
- Bei vorliegenden auffallenden, charakteristischen (§ 153) Zeichen und Symptomen aufgrund der biografischen Anamnese kann personotrop verordnet und die Vitalschichtstörung angegangen werden. Je nach Reaktionskraft wird ab C 30 bis zu den höchsten Potenzen verordnet.
- Bei Defekten und mangelnder Reaktionskraft empfiehlt es sich, die C-Potenzen nicht über die C 200 hinaus zu dosieren. Häufig sind hier die LM-Potenzen angebracht, die täglich (LM 6) oder jeden 2. Tag (LM 12 und höher) gegeben werden, evtl. auch häufiger.
- Mitunter sind aber gerade bei Defekten, organischen Veränderungen, Geschwächten, Tumorpatienten o. ä., Tiefpotenzen und mittlere Potenzen notwendig und besonders gut wirksam.

Nicht die Höhe der verordneten Potenz macht den guten Homöopathen aus, sondern die sorgfältige Arzneimittelwahl! Die homöopathisch gewählte Arznei kann dann aufgrund der Potenzskala der Reaktionskraft des Kranken angepasst werden.

Dosierungen

- Bei besonders geschwächten Patienten: Urtinktur bis zur D 3, etwa 1- bis 5-mal tgl. 5 Tr. und mehr (10–50 Tr.), evtl. auch öfter einnehmen.
- D 3 bis D 6, etwa 1–3-mal tgl. 5 Tr. oder 1 Tbl.
- D 12 wird täglich oder jeden 2. Tag gegeben, 1-mal 5 Tr. oder 5 Glob.
- D 15 wird 1-mal wöchentlich verabreicht.
- D 30 – Wirkungsdauer mindestens 14 Tage.
- C 30 – Wirkungsdauer mindestens 35 Tage, oft über 3 Monate.
- C 200 – Wirkungsdauer mindestens 35 Tage, oft über 3 Monate.
- M – Wirkungsdauer mindestens 35 Tage, oft über 3 Monate.
- XM – Wirkungsdauer mindestens 35 Tage, oft über 3 Monate, evtl. bis zu einem Jahr.
- CM Wirkungsdauer etwa 1 Jahr.

Für die Verordnung von LM- bzw. Q-Potenzen gelten besondere Vorschriften.
Niemals in die Besserung hinein wiederholen! Hochakute Fälle erfordern mitunter baldige Wiederholung.
Näheres zur zweiten Verschreibung im gleichnamigen Kapitel von *Kent JT. Zur Theorie der Homöopathie. J. T. Kents Vorlesungen über Hahnemanns Organon.* Übersetzt von Jost Künzli von Fimelsberg. Heidelberg: Haug.

Heilungsverlauf

Hering-Regel

Während der homöopathischen Behandlung kommt es unter der richtigen Arznei zu einer allmählichen Besserung der Beschwerden, wenn diese heilbar sind. Im Normalfall bessern sich nicht alle Beschwerden zugleich, sondern in einer bestimmten Reihenfolge, die nicht zufällig ist, sondern einer Gesetzmäßigkeit folgt: Diese Gesetzmäßigkeit wird als Hering-Regel bezeichnet. Sie besagt, dass sich die Symptome bzw. Krankheiten in folgender Reihenfolge bessern.

- **Von oben nach unten:** Ein Hautausschlag heilt demnach zuerst am Oberkörper ab, bevor auch die Beine und später die Füße keine Symptome mehr zeigen.
- **Von innen nach außen:** Die Heilung beginnt bei der Psyche, geht über zu den lebenswichtigen inneren Organen, es folgt der Bewegungsapparat und zum Schluss heilt die Haut.
- **In der umgekehrten Reihenfolge ihres Auftretens:** Jüngere Krankheiten heilen vor schon seit längerem bestehenden Erkrankungen ab. Der Regel folgend, wird die Krankheitsgeschichte des Patienten rückwärts aufgerollt.

Hinweise zur Bewertung des Krankheitsverlaufs

- Akute Krankheiten sind ein Auflodern der Psora, hier nur akute Symptome repertorisieren!
- Lokalübel zeigen an, dass die Krankheit noch ungeheilt ist. Palliativmaßnahmen nehmen uns einen Indikator!

Quellenverzeichnis

[1] Hahnemann S. Reine Arzneimittellehre (6 Bde.), Dresden 1811–1821. 6. A. Heidelberg: Haug, 1995

[2] Hahnemann S. Die chronischen Krankheiten, ihre eigentümliche Natur und homöopathische Heilung (4 Bde.). Dresden/Leipzig 1828–1830. Nachdruck Heidelberg: Haug, 1995

[3] Keller, Georg von; Künzli von Fimmelsberg, Jost: Kents Repertorium der homöopathischen Arzneimittel (3 Bde.). 14. A. Heidelberg: Haug, 1998

[4] Hahnemann S. Organon der Heilkunst, Standardausgabe der 6. A. Herausgegeben und bearbeitet von J. M. Schmidt. 2. A. Heidelberg: Haug, 1999

[5] Boger CM. A Synoptic Key of the Materia Medica, Parkersburg 1915

[6] Boger CM. Vorlesungen über Materia Medica. Herausgegeben und übersetzt von K.-H. Gypser und A. Wegener. Heidelberg: Haug, 1989

[7] Leers H. Einfache Homöopathie in Fallbeispielen. Heidelberg: Haug, 1990

[8] Sankaran R. The Spirit of Homeopathy. Mumbai: Homoepathic Medical Publishers, 1991

[9] Sankaran R. Einblicke ins Pflanzenreich. Mumbai: Homoeopathic Medical Publishers, 2003

[10] Hering C. The Guiding Symptoms of Our Materia Medica (10 Bde.), 1879–1891. Dt.: Leitsymptome unserer Materia Medica (10 Bde.), übers. v. R. von Schlick, von Schlick, Aachen 1992–1998

[11] Ungern-Sternberg, Manfred von: Lesefrüchte, Praxiserfahrungen, Mitteilungen aus den Arbeitskreisen Detmold und Witten sowie eigene Beiträge v. a. in AHZ und ZKH

[12] Sankaran R. The Substance of Homoeopathy. Mumbai: Homoepathic Medical Publishers, 1994

[13] Sankaran R. Die Seele der Heilmittel. Mumbai: Homoeopathic Medical Publishers, 2000

[14] Hartlaub CGC, Trinks, CF. Reine Arzneimittellehre (3 Bde.), Leipzig 1828–1831, Nachdruck Hamburg o. J.

[15] Allen TF. The Encyclopedia of Pure Materia Medica (10 Bde.), New York/Philadelphia 1874–1879. Nachdruck. New Delhi: B. Jain, 1992

[16] Stapf JF (Hrsg.): Archiv für die homöopathische Heilkunst (Bd. 1–20). Leipzig: Reclam, 1822–1848

[17] Mezger J. Gesichtete homöopathische Arzneimittellehre (2 Bde.). Saulgau: Haug, 1950. 11. A. Haug, Heidelberg, 1995

[18] Imhäuser H. Homöopathie in der Kinderheilkunde: Heidelberg: Haug, 1970

[19] Imhäuser H. Persönliche Mitteilung

[20] Clarke JC. Praktische Materia Medica (2 Bde.). Herausgegeben und übersetzt von T. Quak. Schäftlarn: Barthel & Barthel, 1994

[21] Guitton A.: Deux observations d'Anacardium, ZKH 1991; 35 (4): 169

[22] Feldhaus H-W. Homöopathie und ganzheitliche Zahnmedizin. Sonntag: Stuttgart, 1995

[23] Julian O-A. Matière Médicale d'Homéothérapie. Paris: Masson, 1971

[24] Julian O-A. Dictionnaire de Matière Médicale de Nouveaux Homéothérapeutics. Paris: Masson, 1981

[25] Müller HV. Auflösung Homöo-Quiz. AHZ 1992; 237 (4): 159–160

[26] Müller HV. Auflösung Homöo-Quiz. AHZ 1992; 237 (2) 2: 75–78

[27] Müller HV. Auflösung Homöo-Quiz. AHZ 1992; 237 (5) 5: 219–220

[28] Sharma SR. Single Symptom – Single Remedy: Total Cure. ZKH 1992; 36 (6): 255–256

[29] Wegener A. Belladonna als Mittel bei chronischen Sehstörungen. ZKH 1993; 37 (1): 16–19

[30] Wegener A. Laryngitis – Bromium. ZKH 1992; 36 (2):54–55
[31] Klunker W. Verifikationen und klinische Symptome – Bryonia alba (dioica). ZKH 1993; 37 (1): 20
[32] Vithoulkas G. Materia Medica Viva. (Bd. I–IX). Göttingen: Burgdorf, 1992–2001 (Bd. I–IX). Band X: München: Elsevier, 2004
[33] Lehmann H. Persönliche Mitteilung
[34] Schuster B. Bambus in der Praxis. Weilburg: Verlag für Homöopathie, 1996
[35] Servais P. (ohne Titel). Cahier du Groupement Hahnemannien 1990 (27): 281–287
[36] Grandgeorge D. Homöopathische Arzneimittelbilder in der Kinderheilkunde. Stuttgart: Sonntag, 2000
[37] Seckendorff Ekkehard von: Anwendung der Sehgal-Methode. In: Temme M. Homöopathische Arznei in der Praxis. Homöopathie aktuell 2002; 4: 1–2
[38] Ramakrishna AU, Coulter C. Homoeopathic Approach to Cancer. St. Louis: Quality Medical Publishing, 2001
[39] Moskowitz R. Zwei Arzneimittel für die Entbindung. ZKH 1991; 35 (4): 160–168
[40] Candegabe EF. Vergleichende Arzneimittellehre. Göttingen: Burgdorf, 1990
[41] Voisin H. Materia medica des homöopathischen Praktikers. Übersetzt von Gerd-Witte. Heidelberg: Haug, 1985
[42] Deichmann H. Persönliche Mitteilungen
[43] Dunham C. Lectures on Materia Medica. Philadelphia 1878. Deutsche Ausgabe: Vorlesungen zur homöopathischen Materia medica. Übersetzt und bearbeitet von S. Reis. Stuttgart: Haug, 2003
[44] Gudjons B. Auf der Suche nach der richtigen Ausgangssubstanz für die homöopathische Arznei Hekla Lava, ZKH 1993; 37 (1): 28–31
[45] Prollius A. Persönliche Mitteilung
[46] Yingling WA. Handbuch der Geburtshilfe. Schäftlarn: Barthel & Barthel, 1985
[47] Guernsey HN. Homöopathie in Gynäkologie und Geburtshilfe. Ruppichteroth: Similimum, 1995
[48] Schlüren E. Homöopathie in Frauenheilkunde und Geburtshilfe. 8. A. Heidelberg: Haug, 2001
[49] Whitmont EC. Psyche und Substanz. Göttingen: Burgdorf, 1997
[50] Sastry KGK. Asthma an Enigma. ZKH 1991; 35 (3): 123–124
[51] Stiegele A. Homöopathische Arzneimittellehre. Stuttgart: Hippokrates, 1949
[52] Phatak SR. Homöopathische Arzneimittellehre. 2. A. München: Elsevier, 2004
[53] Barthel H. Charakteristika homöopathischer Arzneimittel. 2. A. Schäftlarn: Barthel & Barthel, 1993
[54] Zandvoort, Roger van (Hrsg.): Complete Repertory. Übersetzt von H. Droege. Leidenscham: Institute for Research in Homoeopathic Information and Symptomatology, 1998
[55] Knerr CB. A Repertory of Hering's Guiding Symptoms of Our Materia Medica. Philadelphia: F. A. Davis co., for the estate of C. Hering, 1896. New Delhi: B. Jain Publishers, 1988
[56] Rademacher JG. Erfahrungsheillehre. Nachdruck der Ausgabe von 1843. Lorch: Karl Rohm, 1939
[57] Husemann F. Agave Americana bei Sexualstörungen. Der Merkurstab 1999 (5): 328
[58] Künzli von Fimmelsberg, Jost: Persönliche Mitteilungen
[59] Lippe, Adolph Graf zur: Keynotes of the Homoeopathic Materia Medica, Philadelphia 1905. Deutsche Ausgabe: Grundzüge und charakteristische Symptome der homöopathischen Materia medica. Bearbeitet von O. Eichelberger. Göttingen: Burgdorf, 1992
[60] Stauffer K. Klinische Homöopathische Arzneimittellehre. 13. A. Heidelberg: Haug; 1998
[61] Schroyens F. (Hrsg.). Arzneimittelbilder der Gemüts- und Traumsymptome. Greifenberg: Hahnemann Institut, 1996
[62] Anschutz EP. New, Old and Forgotten Remedies. New Delhi: Indian Books & Periodicals Syndicate (o. J.)
[63] Keller G von. Kreosot und die homöopathische Materia medica. ZKH 1991; 35 (2): 47–52
[64] Keller G von. Natrium carbonicum und die Arzneimittelbilder. ZKH 1991; 35 (4): 179–183
[65] Keller G von. Verifikationen und klinische Symptome. ZKH 1992; 36 (2): 56–57
[66] Meyer-König P. Laurocerasus für nächtliches Schreien bei Säuglingen. AHZ 263 (1991) 5: 198–199
[67] Gerd-Witte H. Kompendium der homöopathischen Arzneisymptome, Haug, Heidelberg 1981
[68] Becker J, Schmelzer W. Der raffinierte Zucker – eine homöopathische Arzneimittelprüfung. 3. A. Freiburg: Homöopathieverlag, 1998
[69] König P. Verifikationen und klinische Symptome – Sanicula aqua. ZKH 1991; 35 (1): 12
[70] Schindler E. Vortrag zu „Mephitis“. Vortrag auf der 129. Jahrestagung des DZVhÄ in Wiesbaden am 27.5.1977. Karlsruhe: DHU-Sonderdruck, 1977
[71] Gnaiger-Rathmanner J. Petroleum, eine Arznei der Kohlenstoff-Gruppe. In: Documenta Homoeopathica. Wien: Maudrich, 2003: 109–142
[72] Boericke W. Pocket Manual of Homoeopathic Materia Medica, San Francisco 1910. Deutsche Ausgabe: Handbuch der homöopathischen Materia medica. Übersetzt von D. J. Beha. Heidelberg: Haug, 1994
[73] Bahemann A. Viola odorata – Bestätigung eines Charakteristikums. ZKH 47 2003 (2): 78–79
[74] Jahr JHG Systematisch-alphabetisches Repertorium der homöopathischen Arzneimittellehre. Leipzig, 1844–1848
[75] Prädel J. Die Sehgal-Methode. München: Müller & Steinicke, 1995
[76] Foubister D. The Carcinosin Drug Picture. British Homeopathic Journal LVI 1967; 3: 180
[77] Wapler H. Persönliche Mitteilung
[78] Platon. Phaidon. In: Sämtliche Werke, Bd. 2. Übersetzt von F. Schleiermacher. Reinbek: Rowohlt, 1994
[79] Schilsky B. Homöopathiefibel für Ärzte. 5. A. Heidelberg: Haug, 1969
[80] Gawlik W. Arzneimittelbild und Persönlichkeitsportrait. Stuttgart: Hippokrates, 1989

[81] Gawlik W. Homöopathie in der Geriatrie. Stuttgart: Hippokrates, 2001
[82] Scholten J. Homöopathie und die Elemente. Utrecht: Stichting Alonissos, 1997
[83] Stedman's Medical Dictionary. Baltimore: Stedman: 1911. 27. A. Philadelphia: Lippincott Williams & Wilkins, 1976
[84] Paschero TB. Persönliche Mitteilungen
[85] Raue CG. Special Pathology. Philadelphia: F. E. Boericke, 1868. New Delhi: B. Jain, 2003
[86] Lang G. Persönliche Mitteilung
[87] Bönninghausen Clemens von: Die Aphorismen des Hippokrates (1863). Nachdruck. Göttingen: Burgdorf, 1979
[88] Nash EB. Leaders in Homoeopathic Therapeutics (Philadelphia 1899). Deutsche Ausgabe: Leitsymptome in der homöopathischen Therapie. Neuübersetzung der 4. amerik. Aufl. von 1913. Übersetzung: R. Wilbrand. Heidelberg: Haug, 1995
[89] Wright-Hubbard E. Persönliche Mitteilung
[90] Trebin E. Nat-sil. und Kali-sil. AHZ 2005; 250: 77–84
[91] Diderich J. Taraxacum officinialis.Der Mekurstab 2007; 60: 249–250
[92] Stefanovic A. Didaktische Materia medica. Herbolzheim: Similimum-Verlag, 2011
[93] Kant H. Persönliche Mitteilung
[94] Oldenburg E. Es wirkt auch, wenn man nicht daran glaubt. Naturheilpraxis 2003; 2: 214–216
[95] Srinivasan KS. Drei Fälle aus der homöopathischen Praxis. ZKH 2016; 60 (01): 39–42
[96] Kittler G. Lac equinum. Zweibrücken: K. J. Müller Verlag, 2006
[97] Allen HC. Nosoden. Übersetzung: Thomas v. Grudzinski. Schäftlarn: Barthel & Barthel Verlag, 1996
[98] Wachsmuth J, Wachsmuth C. Olibanum sacrum - Heiliger Weihrauch. Greifenberg: Hahnemann-Institut, 2001
[99] Voegeli A. Das Asthma und seine Behandlung. Heidelberg: Haug, 1964